重庆市第九人民医院简介

重庆市第九人民医院位于北碚城区,由著名爱国主义实业家卢作孚先生于1927年创立。抗战爆发后,国立江苏医学院(今南京医科大学)于1939年搬迁到此,其附属医院(今江苏省人民医院)也在此开诊。历经90余年的建设,医院目前已发展为国家三级甲等综合医院、重庆市急救医疗分中心、重庆北部区域医疗中心、重庆医科大学北碚附属医院、西南大学附属医院。

医院有1个本部和3个分院,占地面积100亩,建筑面积11万平方米。目前编制床位1200张,在岗员工约1700人。其中,高级职称技术人员219人,博士、硕士生(含在读)222人。现拥有价值上亿元的各种先进的医疗仪器设备。

医院通过实施人才强院战略,专科水平和综合实力有了较大提升,2019年获批设立市级博士后科研工作站。现有2个省部级"中心",21个省部级重点学科(专科)、特色专科,9个区级重点专科。医疗服务人口辐射重庆北部、四川等500余万人,年均收治门诊病人70余万人次,收治住院患者4万余人,开展各类手术1.2万余台。

目前,医院成本管理研究全国领先、儿童孤独症康复治疗西部领先、医教研综合实力重庆市北部领先。未来,医院将努力完善"一体两翼"的功能布局,着力提高学科特色水平,提高办院治院能力,提高医疗服务能力,提高公共卫生应急能力,不断丰富附属医院内涵,促进医院医教研协调协同发展。

总主编简介

张培林：一级主任医师，教授。

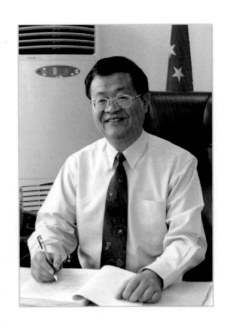

重庆市医院成本管理研究中心和重庆市医学重点研究室——医院成本控制研究室创始人。

现任"全国示范性劳模和工匠人才创新工作室"主任、重庆市医院成本管理研究中心主任、重庆市卫生经济学会会长、重庆市第九人民医院博士后科研工作站站长兼首席专家。兼任中国县域医院院长联盟医疗保障与支付制度管理学组专家、国家标准"全国公立医院成本管理办法"编制组专家、世界银行项目医院标准化成本核算体系课题组负责人、中国医院品质管理联盟平衡计分卡专委会名誉主任。

曾任重庆市第九人民医院传染科主任、大内科主任、副院长，1998年5月至2016年1月任重庆市第九人民医院院长。2001年5月至2005年3月兼任北碚区卫生局局长，2005年9月至2010年8月兼任重庆市第九人民医院党委书记。

被评为全国先进工作者，全国劳模——工匠创新人才，荣获全国五一劳动奖章，享受国务院特殊津贴。被评为全国优秀院长、全国医院管理杰出院长、全国百姓放心示范医院优秀管理者、中国卫生经济优秀工作者。还被评为重庆市百名优秀专业技术人才、重庆市传染病学术学科带头人、重庆市卫生系统优秀共产党员、重庆市卫生系统优秀青年、重庆市非典防范先进个人、重庆市职工信赖好书记，以及荣获北碚区首届杰出人才奖和首届突出贡献奖、北碚区优秀共产党员称号。

曾多次受到党和国家领导人以及重庆市委、市政府领导的亲切接见。

为中国医院成本管理研究重点学科创始人，先后建立了重庆市第九人民医院医院成本控制研究室、重庆市医院成本管理研究中心、博士后科研工作站。率领的团队，不仅在医院成本管理基础研究层面承担世界银行项目和国家标准编制重点课题或项目，还在应用层面做出了重要贡献：全国首创"1+1大于2"的"五合"理论与实践；从战略性医院成本管理角度节约和盘活国有资产；全国首创把医院人力成本发展为人力资源直至人力资本，对所管理的医院分配体系进行改革，创建了奖金"模糊弹性"发放机制；全国首创公立医院支出向预防倾斜、为患者节约医疗支出的医院健康教育促进模式，并向全国推广；全国率先引入平衡计分卡用于公立医院质量安全和成本支撑规律研究并形成理论体系；在中国西部率先创办三甲医院直办的社区卫生服务中心，使优质医疗资源向基层倾斜并形成全国示范模型。在健康中国战略背景下，率先在全国提出"五联动""五对接""五破除"等先进理念。

目前，以深化建设博士后科研工作站为契机，以"五联动""五对接""五破除"为指导，带领团队正在从"转化、完善、未来"三个方向深入工作："转化"即将已研究较成熟的科研成果进一步转化为社会生产力；"完善"即在正在研究的领域加快完善成果体系，如民营医院质量安全与成本支撑逻辑关联研究、互联网医疗生存发展与成本支撑逻辑模式研究、不同成本支撑条件下互联网医疗生存发展模式研究等；"未来"即根据《"健康中国2030"规划纲要》并结合成研中心人员力量，不断拟定研究方向，为新时代健康中国做出应有的贡献。

医院成本控制研究室系列丛书

中等规模医院资源匹配研究的理论与实践

ZHONGDENG GUIMO YIYUAN ZIYUAN PIPEI
YANJIU DE LILUN YU SHIJIAN

重庆市第九人民医院医院成本控制研究室 编

总主编 张培林

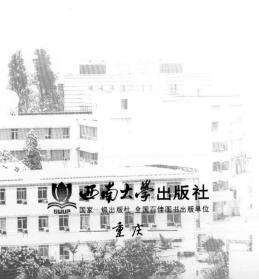

西南大学出版社

国家一级出版社 全国百佳图书出版单位

重庆

图书在版编目（CIP）数据

中等规模医院资源匹配研究的理论与实践 / 重庆市第九人民医院医院成本控制研究室编. -- 重庆 : 西南大学出版社, 2022.6

（医院成本控制研究室系列丛书）

ISBN 978-7-5697-1450-0

Ⅰ.①中… Ⅱ.①重… Ⅲ.①医院－资源配置－研究－中国 Ⅳ.①R197.32

中国版本图书馆 CIP 数据核字(2022)第 087585 号

中等规模医院资源匹配研究的理论与实践
ZHONGDENG GUIMO YIYUAN ZIYUAN PIPEI YANJIU DE LILUN YU SHIJIAN

重庆市第九人民医院医院成本控制研究室　编

责任编辑：牛振宇
封面设计：汤　立
出版发行：西南大学出版社（原西南师范大学出版社）
　　　　　　重庆·北碚　邮编：400715
　　　　　　网址：www.xdcbs.com
经　　销：新华书店
印　　刷：重庆新荟雅科技有限公司
幅面尺寸：185 mm×260 mm
印　　张：35.75
插　　页：3
字　　数：701千字
版　　次：2022年7月第1版
印　　次：2022年7月第1次印刷
书　　号：ISBN 978-7-5697-1450-0

定　　价：168.00元

·编委会

BIANWEIHUI

重庆市卫生服务中心（重庆市卫生人才交流中心）

林　子

重庆医科大学

张明昊

重庆医科大学附属第二医院

刘依婷　程　康　方雄鹰

重庆医科大学附属儿童医院

高　勇

重庆诺盾生物科技有限公司

刘代燨

重庆市妇幼保健院

黄成庆

北碚区中医院

谢文义

北碚区妇幼保健院

周玉福

重庆财经学院

蒋竹媛　李冰洁

天津理工大学

张令天

XUYAN 序　言

　　"没有全民健康,就没有全面小康"——习近平总书记关于健康中国建设的重要论述,激发了卫生经济工作者的斗志……

　　重庆市医院成本管理研究中心(以下简称成研中心)作为我国卫生经济领域的重要研究力量,多年来孜孜以求:以服务社会为己任,专注"三措并举";以劳模创新为抓手,坚持"四重境界";以提升质量为目标,喜获"五星满贯";以协调发展为理念,形成"六大转变"……

一、在"三措并举"的求索中

　　一是立足研究:在本丛书总主编张培林教授引领下,成研中心在医疗资源匹配、医疗项目成本核算、政府财政投入补偿、医疗服务价格动态调整、医保支付方式改革、医务人员薪酬改革中潜心研究,重点攻关,先后中标30项各级各类课题;包括世界银行(以下简称世行)项目和国家社科基金等。二是着力应用:成研中心专注于将研究应用于实践,先后借助世行项目对重庆市贫困区县进行医院管理对口帮扶,其中彭水县的"资金池"项目,让当地有限资源"抱团取暖",成为了重庆市委明确的20个重大改革攻坚项目之一,成功经验正通过各种渠道推广。三是力争实效:本丛书总主编受邀参加国家医保局采购建议讨论,提出的建议获采纳。"重庆市医院成本管理研究中心的创建及其对成本管理的创新贡献"荣获中国医院协会评选的改革开放四十年(2018年)医院管理精典案例奖,并以"西部中等规模医院差异化发展的探索"为题,获中国医院杂志建国70周年巡礼专栏特别报道,成为全国被报道的八家医院之一。

二、在"四重境界"的追求上

一是积极为当地服务：立足市内外调研和交流，举办各种培训班，充分发挥专家智囊团作用，积极为当地服务。二是努力向全国推广：在出版的9部专著，发表的近100篇SCI、CSCD、中文核心论文中立言；在以坚持公益为导向，强调医德医风建设，共同专注学会健康发展中立德；在实践—理论—实践的PDCA循环中立行。三是争取进相关标准：在"卖产品、卖服务、卖思想、卖标准"中，成研中心以"卖标准"为自身不懈追求，先后参与国家标准制定，创建的国际标准受到好评。四是力争在国际有影响：力争三个"五理论"（资源匹配等的"五对接"、药品零差等的"五破除"、成本核算等的"五联动"）得到部分发展中国家认可；力争"两个一体化"（"质量、安全、成本、消耗"一体化，"目标、任务、考核、发放"一体化)理论被发达国家认可；力争国际标准尽快通过"一带一路"落地。

三、"五星满贯"的喜悦

一是承担的世行项目高质量结题，为本书资源匹配的实证研究奠定了扎实基础；二是参与的国家标准已以"规范"形式出台，让成研中心在胜利喜悦中增添了撰写信心；三是承担的国家卫健委重点课题以二等奖结题，医疗卫生单位预算绩效一体化的落地使医疗资源匹配有温度，有深度，接地气；四是博士后工作锦上添花，以医务人员年薪制为切入点的资源匹配研究抓住了行业发展的"牛鼻子"；五是中心劳模示范工作室被评为全国示范性劳模创新工作室，凸显了本书主编劳模的先锋模范作用，带领团队再战辉煌的担当。

四、在"六大转变"的征程上

成研中心一直秉承六大转变理念：一是从做课题到做标准的转变；二是从有人做到创建研究平台做的转变；三是从国内到国际的转变；四是从培养财会人才到培养复合型研究人才的转变；五是从卫生经济学术研究延伸到贯彻健康中国方针的转变；六是从创新研究到创造价值的转变。

本书作为成研中心的系列著作之一，将继续分享20余年来团队专心、专业、专攻中的点滴，希望给业内外同仁提供有理论、有实践、能操作的政策依据和技术支持。

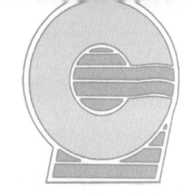

前　言

　　长期以来,医疗资源的相对不足与配置不佳是导致资源浪费的一个顽疾,笔者带领团队在医院经济领域深耕20余载,对此问题做了深入探讨,有一些收获:

　　一、带领成研中心专注医院成本管理的理论与实践

　　(一)"一个特点":研究型管理者要做到"点线面"结合。"点"是要有实践创新点;"线"是要根据这些实践创新点形成创新理论;"面"就是要将这些创新理论通过课题、论文、报告、专著等进行总结和扩充,形成知识体系。

　　(二)"两个方面":始终要把医院质量安全与成本支撑这两方面的相关规律研究,作为我们根据中央精神,结合医院实际进行改革的研究重点。

　　(三)"三大定位":管理者要对医院的发展有明确的定位,重庆市第九人民医院这个中等规模的医院通过20年低成本差异化发展,逐步形成了医院成本管理研究全国领先、儿童孤独症康复治疗西部领先、医教研综合实力重庆市北部领先的"三大定位"。

　　(四)"四重境界":由低至高,指研究型管理者心中要有把医院发展好为当地百姓服务、形成可复制可在全国推广的经验、将部分管理经验形成国家标准、力争使医院在国际有一定影响力的目标。

　　(五)"五个领先":一是在全国首创资产重组的"五合"理论,成果写进了2009年新医改方案;二是全国首创奖金"模糊弹性"发放理论;三是全国首创医院健康教育"一二三四"模式;四是首先在全国将平衡计分卡(BSC)应用于质量安全与成本支撑的医院管理体系;五是在中国西部首创了全国三甲医院直接兴办社区卫生服务中心的模式。研究型管理者要力争上游,使医院成为行业标杆。

　　(六)"六个转变":一是从做课题到做标准的转变。在课题上中标世行项目和国家社科基金等多层级课题,同时将主要精力放在参与医院标准化成本核算等3个国家标准的创建上。二是从有人做到创建研究平台做的转变。比如我们自主创建了成研中心和劳模创新示范工作室,还与西南大学和重庆工商大学分别共建研究所。三是从国内到国际的转变。在医疗改革和医院管理领域的BSC、成本核标、RBRVS(点值法)等研究国内闻名。医院标准化成本核算研究取得国际突破。四是从培养财会人才到培养复合型研究人才的转变,即从培养卫生经济团队的财会人才转变到培养财务专业人才、医院成本管理人才等复合型研究人才。五是从卫生经济学术研究延伸到贯彻健康中国战略实践研究的转变。比如我们的建言献策曾受到中央巡视组的高度赞誉。六是从创新研究到创造价值的转变。比如成研中心的点值法本土化创新理论等在多个医院开始试行。成研中心指导鄂钢医院改制成功,为中国医改树立了一个成功操作模型,还与金算盘软件公司合作,实现创利5亿元。

二、作为全国劳模的责任与担当

我自2010年荣获全国劳模以来,始终不忘初心,牢记使命,孜孜以求,在六个方面作出了些许成绩:一是创建了医药行业的一些国际标准,比如医院标准化成本核算体系标准;二是创建了医药行业的一些国家标准,比如全国公立医院成本核算办法等;三是中标国家社科基金项目,比如"供需方视角下政府对公立医院投入的对比研究"(14BGL112);四是为国家医疗保障局和重庆市发改委的物价制定提供决策依据;五是不断延伸研究平台,做到院校结合、院企结合,对企业发展产生了很好的效果;六是立德、立功、立言,比如对医院成本管理系列学术成就进行了整理。

三、作为博士后科研工作站站长兼首席专家的成就辉煌

我在2019年成为博士后科研工作站站长兼首席专家后,一直在思考:如何培养最高层次的人才?如何打造最优秀的队伍?如何找准我国医改继续深化的切入点?经过反复思量,最终选择了资源匹配作为其中之一,经过两年的辛劳,我和团队将心得整理成文,呈书于此。

全书包含四个部分:

第一章介绍新医改以来卫生资源匹配变化简况。包括八节内容:一是资源与卫生资源概要;二是卫生财力资源与卫生总费用的纵横分析;三是医疗机构资源配置与消耗;四是职工医保与居民医保的支付变化;五是三级公立医院资源配置基本简况;六是三级公立医院绩效考核

指标;七是从预算与绩效管理一体化视角看卫生资源匹配的新要素;八是从业财融合角度看卫生资源匹配的新要素。

第二章介绍1200床位医院资源匹配的规律研究。包括五节内容:一是人力成本主导下的资源匹配;二是市场主导下的资源匹配推演;三是床位主导下的资源匹配推演;四是资本性成本为主导的资源匹配推演;五是政府补偿多少为主导的资源匹配推演。

第三章介绍复杂因素对资源匹配影响研究。包括四节内容:一是基于ISM的我国中等规模医院资源配置优化的关键影响因素;二是"三虹吸"较长时间事实存在对医院资源匹配的影响;三是DIP分值付费指导下人力价格调整滞后对医院运营的影响;四是新冠肺炎疫情对医院资源匹配预置及其成本的启示。

第四章回顾重庆市第九人民医院在资源匹配上的创新改革及课题研究简况,共有十五节。主要内容:一是资源向预防倾斜,医院健教促进模式(1994);二是资源在低水平人力成本时向骨干、临床一线倾斜的奖金模糊弹性发放(1995);三是资产重组时人力资源为主"大"更包容"小"的"五合"1+1大于2(1998);四是中心医院人力资源向社区沉淀的分级诊疗早期医联体"四定"模式(2000);五是基于专业背景的预判力和责任担当的判断力前移处置重大事件霍乱,保一方平安的启示(2001-2003);六是借鸡下蛋的院企合作影像科放疗科发展模式(2002);七是先创品牌倒逼加快完善内容的创三甲差异化模式(2003);八是管理者把单位作为家、职场、官场的不同价值观,面对重大项目资金链断裂时的资源工具运用选择(2005);九是探索质量安全成本规律,在中国最早引入BSC+PDCA模式(2004);十是真实信息实际成本的2000项医疗项目的核算(2011);十一是补供方与补需方的平衡点研究,来自国家社科基金的结论(2014);十二是不同条件与参数下的成本核算方法学选择(2016);十三是"四重境界"对国家的贡献(2018);十四是预算绩效管理一体化的"抓中间、促两头"(2020);十五是从"五有"到"五好"的全国劳模创新示范工作室(2021)。

本书尽管两载"速"成,但也反复推敲,数十次易稿,不过仍心中忐忑,恳求批评与建议,复望同行切磋,先行诚谢!

2021年9月于重庆

目 录
Mulu

第一章　新医改以来卫生资源匹配变化简况

CHAPTER 1

导读：

　　拥有全球最多人口的中国，在过去的医改探索实施中，已经取得了许许多多令世界瞩目的成效。医改是世界难题，要在2030年实现《健康中国规划纲要》中的目标，还有众多的事要做，还要有艰难的路要走。

　　美国三届总统医疗体制改革政策的卫生经济顾问、中国国务院医改领导小组专家委员会外籍顾问萧庆伦教授，从1979年至今持续关注中国医疗领域40多年，并致力于研究中国医疗改革之路，积极为中国医改建言献策。2019年6月在第三届中美卫生合作论坛上，他为中国医改开出了"三味解药"：第一，转型为以基层为本的医疗制度，建立具有中国特色的医联体；第二，实施系统化医院改革，重塑医疗服务体系。例如改革医务人员薪酬体系，鼓励优劳优得，推行院长专业化，提升医院内部管理水平，等等；第三，回归公立医院公益性，重塑医师医德。

　　萧院士的"处方"是否真的能成为中国医改的"解药"，笔者通过长期在一家三甲医疗机构担任院长和从医四十多年的经历认识到，医改的关键基础就是再认识再创新符合中国国情实际的卫生经济学规律。再认识再创新卫生经济的基本内涵就是如何使得卫生资源配置最优，效果最大。例如医改初期提出"保基本、强基层、建机制"的方向。但"基本""基层""机制"一旦涉及支撑资源的来源与去向、硬件与软件的量化、公益与市场等方面时就会陷入困境。

　　本章主要以卫生资源及其配置为指引，依据2009年"新医改"实施以来的各项有关卫生经济学数据，对自2009年以来的医疗卫生事业改革发展进行相关总结分析，以数据说话，看看医改的"解药"究竟有什么，怎样才会"起效"，以期与同行们进行深度交流。

🌱 第一节　资源与卫生资源概要

资源是指社会经济活动中人力、物力和财力的总和。资源配置是通过一定的方式把有限的资源合理分配到社会的各个领域中去，以实现资源的最佳利用，即用最少的资源耗费，生产出最适用的商品和劳务，获取最佳的效益。资源配置合理与否，对一个国家经济发展的成败有着极其重要的影响。一般来说，资源如果能够得到相对合理的配置，经济效益就会显著提高，经济就能充满活力；否则，经济效益就明显低下，经济发展就会受到阻碍。

在资源配置是通过不同层次的经济主体实现的条件下，实现不同经济主体的利益，就成为它们配置资源的动力，从而形成资源配置的动力机制。资源配置的决策权可以是集中的或分散的，集中的权力体系和分散的权力体系有着不同的权力制约关系，因而形成不同的资源配置决策机制。

卫生资源有广义和狭义之分，广义的卫生资源是指在一定社会经济条件下，人类开展卫生保健、维护健康活动的一切社会经济活动中人力、物力、财力要素的总和。狭义的卫生资源是指社会为卫生部门提供的人力、物力、财力要素的总和，通常采用卫生总费用进行表达，具体的内容为国家或者地区所拥有的卫生机构数量、床位数量、卫生人员数量、各类医疗装备数量和人均卫生经费及经费来源等。卫生总费用的总额占国内生产总值的比值、卫生总费用结构及其来源等是衡量国家或者地区在阶段时期卫生事业发展水平的重要指标。

卫生资源的配置与其他行业经济主体资源配置有着在阶段时期内的有限性、多样性和选择性配置的相同共性，但也有其鲜明的特点：健康是公民的基本权利，在国家发展的价值观中，健康处在核心地位，具有根本性和不可替代性。健康是包括卫生部门在内的全社会的共同责任，所有部门、所有社会成员都要把自己的工作和行动与人民健康联系起来，防止自己的工作过程、工作结果以及行为过程、行为结果对人的健康产生危害，并努力维持和促进人民健康。在卫生资源分配中涉及的最基本、最重要的伦理原则就是公平、公正原则。公正是社会最基本的伦理道德原则，只有公正分配才能从道义上保证人的健康的基本权利得以实现；公正分配意味着有比例地进行各个方面的卫生投资并正确把握卫生工作的发展方向；公正分配还意味着消除浪费，合理使用资源，提高使用效率。 在坚持社会公平公正的原则下，医疗服务体系还必须注重效率原则。坚持效率原则就是坚持最有效地、最合理地利用卫生资源,其实质是社会资源的有效配置、有效利用和资源措施的有效发挥。

1949年新中国成立以来,中国共产党和中国政府一直高度重视人民健康,一直致力于发展中国卫生事业。尤其是在2009年以来,我国颁布了一系列致力于医疗卫生事业深化改革的文件和举措:《中共中央 国务院关于深化医药卫生体制改革的意见》、《"健康中国2030"规划纲要》、《全国医疗卫生服务体系规划纲要(2015—2020年)》、《"十三五"卫生与健康规划》、《"十三五"深化医药卫生体制改革规划》、《"十三五"国家医学中心及国家区域医疗中心设置规划》等都是围绕着如何合理有效地进行卫生资源配置和有效地利用卫生资源而展开。中共中央2018年提出卫生事业单位到2022年要全面落实预算与绩效管理一体化,这也是对卫生资源优化配置的最新具体要求。

一、卫生资源分类

卫生资源是人类开展卫生保健活动所使用的社会资源,包括卫生人力资源、卫生物力资源、卫生技术资源、卫生信息资源和卫生财力资源。

卫生人力资源:由医师、护士、放射检验药剂等辅助检查治疗部门的技术人员、行政后勤管理人员等组成的医疗机构的人力资源。广义上的卫生人力资源还包括了这些医务人员的教育培训机构的人力资源和行业管理部门的人员。2020年中国卫生系统人员已有1347.5万人,其中卫生技术人员1067.8万人,占比79.24%。

卫生物力资源,指一系列建立医疗机构开展医疗服务活动所需要的有形物耗资源,包括建立医疗机构所需要的土地、环保、房屋和各种装备。需要说明的是,本书把企业药品、医疗装备和医用耗材列入了相应的医药工业范畴。

卫生技术资源:医学既是一门研究人的生老病死活动的科学,又是一门与其他相关科学技术领域密切相关的科学。医学技术也伴随着其他科学技术的发展而发展,因此医疗卫生服务需要不断掌握新技术以提升医疗服务质量水平,同时也需要学习掌握和应用相应的管理技术,建立适应不断发展的医院质量安全、医院经营、运行机制与制度。

卫生信息资源:医疗卫生服务涉及服务对象的各种基本信息要素,如年龄、性别、家族、民族、婚姻、生育、职业、个人嗜好、生活习惯、居住地和居住地条件等;涉及患者就医过程中的用药、治疗手段及结果与转归等诊治信息的记录、储存、分析和应用;涉及医疗机构的运行管理,如医疗质量安全、物流、效率评价;等等。随着信息技术的日新月异,卫生信息资源的配置、应用和扩展已经发挥出巨大的作用。同时也需要充分认识到,由于医疗信息涉及大量个人隐私,部分还上升到国家安全层面,国家也在不断地推出保障医疗信息的相关法规。

卫生财力资源,指在整个医疗卫生服务活动中所产生的经济活动以货币形式运行的资源,包括财力的投入、使用、效益评价等。

二、卫生资源配置的特点

卫生资源是卫生部门开展卫生保健活动的物质技术基础。其特点是:

(1)有限性,即社会可能提供的卫生资源与人们卫生保健实际需要之间总有一定的差距。

(2)多样性,即人们的卫生保健需求具有多样性、随机性和差异性,因此卫生资源必须投向诸如医疗、预防、妇幼保健、计划生育、环境保护、医学教育、医药科研、药品器械生产等方面。

(3)选择性,由于卫生资源的有限性和人们卫生保健需求的多样性,卫生资源在实际使用过程中总是被有选择性地投入到某个卫生服务领域,而不是在所有卫生服务领域内平均分配。按照《全国医疗卫生服务体系规划纲要(2015—2020年)》对卫生服务体系资源配置的指标要求:省办医院的功能定位是向省级区域内若干个地市提供急危重症、疑难病症诊疗和专科医疗服务;接受下级医院转诊;承担人才培养、医学科研;承担相应公共卫生和突发事件紧急医疗救援任务。县办医院的功能定位是向县级区域内居民提供基本医疗卫生服务的重要载体,主要承担县级区域内居民的常见病、多发病诊疗;急危重症抢救与疑难病转诊;培训和指导基层医疗卫生机构人员;承担相应公共卫生服务职能以及突发事件紧急医疗救援;等等。

如此资源匹配形成的医疗卫生分级诊疗体系,有利于明确医疗市场对象,使卫生资源配置形成较好的诊疗服务效益。但由于多种原因,到目前为止,小病在社区,大病原则上在区县治疗,急危重症、疑难病症诊疗依靠省级医院或者国家级医疗中心的较高质量分级诊疗体系在我国普遍尚未形成。大医院的"三虹吸"使得省办医院卫生资源和县办医院及基层医疗机构卫生资源都未充分发挥出其效率效益。国家卫健委推出的"三明"模式,使我们看到一个区域的好典型案例,值得各地借鉴。

三、卫生资源配置指标

《全国医疗卫生服务体系规划纲要(2015—2020年)》中明确的全国医疗卫生服务体系资源要素配置主要指标有如下内容:

(一)医疗卫生服务体系机构组成

医疗卫生服务体系主要包括医院、基层医疗卫生机构和专业公共卫生机构等。医院分为公立医院和社会办医院。其中,公立医院分为政府办医院(根据功能定位主要划分为县办医院、市办医院、省办医院、部门办医院)和其他公立医院(主要包括军队医院、国有和集体企事业单位等举办的医院)。县级以下为基层医疗卫生机构,分为公立和社会办两类。专业公共卫生机构分为政府办专业公共卫生机构和其他专业公共卫生机构(主要包括国有和集体企事业单位等举办的专业公共卫生机构)。根据属地层级的不同,政府办专业公共卫生机构划分为县办、市办、省办及部门办四类。(见图1-1-1)

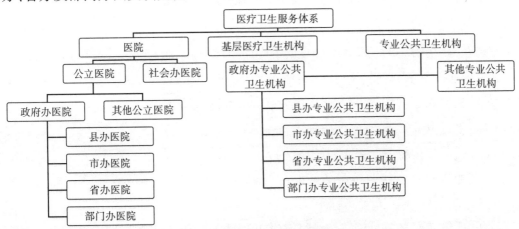

图1-1-1 医疗卫生服务体系组成机构示意图

2017年1月,国家卫健委发布了《"十三五"国家医学中心及国家区域医疗中心设置规划》,"规划"认为:我国卫生与健康事业虽然取得了长足的进步,但仍然存在着医疗资源总量不足,分布不均衡,优质医疗资源短缺,患者向大医院集中、跨区域流动等问题。设置国家医学中心和国家区域医疗中心有利于促进优质医疗资源纵向和横向流动,提高我国整体和各区域医疗服务技术水平,有利于缓解诊疗重大疾病优质医疗资源分布不均和专科疾患专业优质医疗资源短缺问题。通过稳步推动医学高地建设,建成以国家医学中心为引领,国家区域医疗中心为骨干的国家、省、地市、县四级医疗卫生服务体系,提升我国整体医疗服务水平。

鉴于本书主要是以医院为对象的医疗机构内容编写,故对公共卫生机构内容不做阐述。

(二)医疗机构的定位与规划设置

1. 公立医院

公立医院是我国医疗服务体系的主体,应坚持公益性,充分发挥在提供基本医疗服务、急危重症和疑难病症诊疗等方面的骨干作用,承担医疗卫生机构人才培养、医学科研、医疗教学等任务,承担法定和政府指定的公共卫生服务、突发事件紧急医疗救援、援外、国防卫生动员、支农、支边和支援社区等任务。

各级各类公立医院的规划设置要根据地域实际,综合考虑城镇化、人口分布、地理交通环境、疾病谱等因素合理布局。合理控制公立综合性医院的数量和规模,对于需求量大的专科医疗服务,可以根据具体情况设立相应的专科医院。在具备一体化发展条件的区域,可探索打破行政区划的限制,跨区域统筹设置医疗卫生机构,推动资源优化调整,实现大区域范围内资源共享,提高配置效率。

各级各类公立医疗机构的功能定位及规划设置具体内容相关指标如下。

县办医院的功能定位指标:

县办公立医院是政府向县级区域内居民提供基本医疗卫生服务的重要载体,其主要功能指标有:

(1)主要承担县级区域内居民的常见病、多发病诊疗。

(2)急危重症抢救与疑难病转诊。

(3)培训和指导基层医疗卫生机构人员。

(4)承担相应公共卫生服务职能以及突发事件紧急医疗救援等。

县办医院的规划设置指标:

(1)县级区域依据常住人口数,原则上设置1个县办综合医院和1个县办中医类医院。

(2)中医类资源缺乏,难以设置中医类医院的县可在县办综合医院设置中医科或民族医科室。

(3)民族地区、民族自治地方的县级区域优先设立民族医医院。

(4)50万人口以上的县可适当增加公立医院数量。

地市级区域医院的功能定位指标:

(1)向地市级区域内居民提供代表本区域高水平的综合性或专科医疗服务。

(2)接受下级医院转诊。

(3)承担人才培养和一定的科研任务。

（4）承担相应公共卫生和突发事件紧急医疗救援任务。

地市级区域医院的规划设置指标：

（1）依据常住人口数，每100万—200万人口设置1—2个市办综合性医院（含中医类医院），服务半径一般为50km左右。

（2）每个地市级区域原则上至少设置1个市办中医类医院。

（3）在地市级区域应根据需要规划设置儿童、精神、妇产、肿瘤、传染病、康复等市办专科医院（含中医类专科医院）。

省办医院的功能定位指标：

（1）向省级区域内若干个地市提供急危重症、疑难病症诊疗和专科医疗服务。

（2）接受下级医院转诊。

（3）承担人才培养、医学科研任务。

（4）承担相应公共卫生和突发事件紧急医疗救援任务。

省办医院的规划设置指标：

（1）在省级区域划分片区，依据常住人口数，每1000万人口规划设置1—2个省办综合性医院。

（2）可以根据需要规划设置儿童、妇产、肿瘤、精神、传染病、职业病以及口腔、康复等省办专科医院（含中医类专科医院）。

（3）在省级区域内形成功能比较齐全的医疗服务体系。

部属医院的规划设置指标：

（1）主要向跨省份区域提供疑难危重症诊疗和专科医疗服务。

（2）接受下级医院转诊。

（3）承担人才培养、医学科研任务。

（4）承担相应公共卫生和突发事件紧急医疗救援等任务和提供技术支撑。

（5）带动医疗服务的区域发展和整体水平提升。

国家医学中心和国家区域医疗中心的规划设置指标：

国家医学中心在全国范围按综合、肿瘤、心血管、妇产、儿童、传染病、口腔、精神专科设置，重大疾病按呼吸、脑血管、老年医学专业设置。

其功能定位指标：在疑难危重症的诊断治疗、高层次医学人才的培养、高水平基础医学研究与临床研究成果转化、解决重大公共卫生问题、医院管理等方面代表全国顶尖水平，具备国际竞争力，有能力发挥牵头作用，引领全国医学技术发展方向，为国家政策制定提供支持，会同国家区域医疗中心带动全国医疗、预防和保健服务水平提升。

国家区域医疗中心在每个省(自治区、直辖市)遴选在医、教、研、防、管理均有领先水平的综合医院,建设1个综合类别的国家区域医疗中心。

其功能定位指标:在疑难危重症诊断治疗、医学人才培养、临床研究、疾病防控、医院管理等方面代表区域顶尖水平,协同国家医学中心带动区域医疗、预防和保健服务水平提升,努力实现区域间医疗服务同质化。

2.基层医疗机构

基层医疗卫生机构的主要职责是提供预防、保健、健康教育、计划生育等基本公共卫生服务和常见病、多发病的诊疗服务以及部分疾病的康复、护理服务,向医院转诊超出自身服务能力的常见病、多发病及危急和疑难重症病人。基层医疗卫生机构主要包括乡镇卫生院、社区卫生服务中心(站)、村卫生室、医务室、门诊部(所)和军队基层卫生机构等。

乡镇卫生院和社区卫生服务中心功能定位指标:

(1)负责提供基本的公共卫生服务。

(2)常见病、多发病的诊疗、护理、康复等综合服务。

(3)受县级卫生计生行政部门委托,承担辖区内的公共卫生管理工作。

(4)负责对村卫生室、社区卫生服务站的综合管理、技术指导和乡村医生的培训等。

(5)乡镇卫生院分为中心乡镇卫生院和一般乡镇卫生院,中心乡镇卫生院除具备一般乡镇卫生院的服务功能外,还应开展普通常见手术等,着重强化医疗服务能力并承担对周边区域内一般乡镇卫生院的技术指导工作。

乡镇卫生院和社区卫生服务中心规划设置指标:

(1)按照乡镇、街道办事处行政区划或一定服务人口进行设置。

(2)在每个乡镇办好1所标准化建设的乡镇卫生院,在每个街道办事处范围或每3万—10万居民规划设置1所社区卫生服务中心。

(3)综合考虑城镇化、地理位置、人口聚集程度等因素,可以选择1/3左右的乡镇卫生院提升服务能力和水平,建设中心乡镇卫生院。

(4)有条件的中心乡镇卫生院可以建设成为县办医院分院。

(5)城市地区一级和部分二级公立医院可以根据需要,通过结构和功能改造转为社区卫生服务中心。

村卫生室、社区卫生服务站功能定位与规划设置指标:

在乡镇卫生院和社区卫生服务中心的统一管理和指导下,承担行政村、居委会范围内人群的基本公共卫生服务和普通常见病、多发病的初级诊治、康复等工作。单位内部的医务室和门诊部等基层医疗卫生机构负责本单位或本功能社区的基本公共卫生和基本医疗服务。

合理确定村卫生室和社区卫生服务站的配置数量和布局,根据乡镇卫生院、社区卫生服务中心覆盖情况以及服务半径、服务人口等因素合理设置。原则上每个行政村应当设置1个村卫生室。

其他门诊部、诊所等基层医疗卫生机构功能定位与规划设置指标:

根据居民健康需求,提供相关医疗卫生服务。政府可以通过购买服务的方式对其提供的服务予以补助。

个体诊所等其他基层医疗卫生机构的设置,不受规划布局限制,实行市场调节的管理方式。

3.社会办医院

社会办医院是医疗卫生服务体系不可或缺的重要组成部分,是满足人民群众多层次、多元化医疗服务需求的有效途径。社会办医院可以提供基本医疗服务,与公立医院形成有序竞争;可以提供高端服务,满足非基本需求;可以提供康复、老年护理等紧缺服务,对公立医院形成补充。

按照每千常住人口不低于1.5张床位为社会办医院预留规划空间,同步预留诊疗科目设置和大型医用设备配置空间。放宽举办主体要求,进一步放宽中外合资、合作办医条件,逐步扩大具备条件的境外资本设立独资医疗机构试点。放宽服务领域要求,凡是法律法规没有明令禁入的领域,都要向社会资本开放。优先支持举办非营利性医疗机构。引导社会办医院向高水平、规模化方向发展,发展专业性医院管理集团。支持社会办医院合理配备大型医用设备。加快办理审批手续,对具备相应资质的社会办医院,应按照规定予以批准,简化审批流程,提高审批效率。

完善配套支持政策,支持社会办医院纳入医保定点范围,完善规划布局和用地保障,优化投融资引导政策,完善财税价格政策,社会办医院医疗服务价格实行市场调节价。鼓励政府购买社会办医院提供的服务。加强行业监管,保障医疗质量和安全。

4.老年健康与医养

根据1956年联合国《人口老龄化及其社会经济后果》确定的划分标准,一个国家或地区65岁及以上老年人口数量占总人口比例超过7%时,则意味着这个国家或地区进入老龄化。1982年维也纳老龄问题世界大会,确定60岁及以上老年人口占总人口比例超过10%,意味着这个国家或地区进入严重老龄化。

1999年我国已经进入老龄化社会。国家统计局于2011年4月28日发布了以2010年11月1日零时为标准时点的第六次全国人口普查结果显示：我国60岁及以上人口占13.26%，其中65岁及以上人口占8.87%。

2021年5月11日发布的时至2020年11月1日零时我国第七次全人口普查结果显示：中国总人口数为14.1178亿人，60岁及以上人口为264018766人（2.64亿人），占18.70%，其中65岁及以上人口为190635280人（1.91亿人），占13.50%。依据上述数据和标准，我国已经进入"严重老龄化"阶段。

2011年9月17日，国务院发布了《中国老龄事业发展"十二五"规划》（国发〔2011〕28号），文件指出："未来20年，我国人口老龄化日益加重，到2030年全国老年人口规模将会翻一番，老龄事业发展任重道远。我们必须深刻认识发展老龄事业的重要性和紧迫性，充分利用当前经济社会平稳较快发展和社会抚养比较低的有利时机，着力解决老龄工作领域的突出矛盾和问题，从物质、精神、服务、政策、制度和体制机制等方面打好应对人口老龄化挑战的基础。"明确了我国老龄化事业发展的指导思想、发展目标和基本原则，部署了"十二五"期间老龄化事业发展的十一项主要任务和五项保障举措。同年12月16日国务院办公厅发布了《社会养老服务体系建设规划（2011－2015年）》，对社会养老服务体系建设明确了"以居家为基础、社区为依托、机构为支撑"内涵与功能定位。

2017年2月28日，国务院发布了《"十三五"国家老龄事业发展和养老体系建设规划》，认为《中国老龄事业发展"十二五"规划》和《社会养老服务体系建设规划（2011—2015年）》确定的目标任务基本完成，并以此为基础提出了八个方面的主要任务，到2020年，多支柱、全覆盖、更加公平、更可持续的社会保障体系更加完善，居家为基础、社区为依托、机构为补充、医养相结合的养老服务体系更加健全：城镇职工和城乡居民基本养老保险参保率达到90%，基本医疗保险参保率稳定在95%以上，政府运营的养老床位数占比不超过50%，护理型床位占比不低于30%，65岁以上老年人健康管理率达到70%，经常性参与教育活动的老年人口比例达到20%以上，老年志愿者注册人数占老年人口比例达到12%，城乡社区基层老年协会覆盖率达90%以上。

2017年4月21日，在北京举办的2017清华养老产业高端论坛上，对2010年开始逐渐风靡全国养老界的"9073"的养老概念和格局进行了溯源：一是国家层面文件没有确认，二是中华人民共和国民政部的系列养老规划文件也未见有"9073"明确表述。网络查询显示在2007年1月24日《上海民政事业发展十一五规划》中有"全市户籍老年人中，90%由家庭自我照顾，7%享受社区居家养老（照顾）服务，3%

享受机构养老服务"的表述；在2016年9月30日颁布的《上海市老龄事业发展"十三五"规划》中相关表述调整为："以居家为基础、社区为依托、机构为支撑的'9073'养老服务格局进一步完善。"如此，自2010年起，在养老产业相关的公开报道中，开始涌现"9073"的提法，并逐渐成为很多地方民政部门养老政策制定的基础性依据和发展目标。在此论坛上，有学者依据我国目前的现实状况和日本的养老模式认为：我们基本上是"9802"，98%的人居家，2%的人进机构，98%的一部分是靠社区的支持性服务，而不是替代。为此"9802"的观念被提出。

2019年9月4日，国家卫生健康委关于做好2019年基本公共卫生服务项目工作的通知发布，其中明确从2019年起"老年健康服务、医养结合"将纳入基本公卫生服务，同时公布了由《老年健康与医养结合服务管理工作规范》，对65岁及以上的老人明确了健康管理和医养结合服务具体的项目内容、组织实施及经费保障和相关项目考核指标。

《中共中央关于制定国民经济和社会发展第十四个五年规划和二〇三五年远景目标的建议》，其中对老年健康提出了"积极开发老龄人力资源，发展银发经济。推动养老事业和养老产业协同发展，健全基本养老服务体系，发展普惠型养老服务和互助性养老，支持家庭承担养老功能，培育养老新业态，构建居家社区机构相协调、医养康养相结合的养老服务体系，健全养老服务综合监管制度"的建议。

（三）床位配置指标

根据常住人口规模合理配置公立医院床位规模，重在控制床位的过快增长。

各地应结合当地实际情况，参考以下指标研究制定本地区公立医院床位设置：

（1）每千常住人口公立医院床位数3.3张（含妇幼保健院床位）。其中，县办医院床位数1.8张，市办医院床位数0.9张，省办及以上医院床位数0.45张，国有和集体企事业单位等举办的其他公立医院床位数调减至0.15张。

（2）每千常住人口公立医院床位数超过3.3张的，原则上不再扩大公立医院规模，鼓励有条件的地区对过多的存量资源进行优化调整。

（3）对医疗卫生服务资源短缺、社会资本投入不足的地区和领域，政府要加大投入，满足群众基本医疗卫生服务需求。

（4）中医类医院床位数可以按照每千常住人口0.55张配置。同时，可以按照15%的公立医院床位比例设置公立专科医院。

表 1-1-1　《全国医疗卫生服务体系规划纲要(2013—2020年)》床位配置指标

主要指标	2020年目标	2013年目标	指标性质
每千常住人口医疗卫生机构床位数/张	6	4.55	指导性
医院	4.8	3.56	指导性
公立医院	3.3	3.04	指导性
其中:省办及以上医院	0.45	0.39	指导性
市办医院	0.9	0.79	指导性
县办医院	1.8	1.26	指导性
其他公立医院	0.15	0.60	指导性
社会办医院	1.5	0.52	指导性
基层医疗卫生机构	1.2	0.99	指导性
每千常住人口执业(助理)医师数/人	2.5	2.06	指导性
每千常住人口注册护士数/人	3.14	2.05	指导性
每千常住人口公共卫生人员数/人	0.83	0.61	指导性
每万常住人口全科医生数/人	2	1.07	指导性
医护比	1:1.25	1:1	指导性
市办及以上医院床护比	1:0.6	1:0.45	指导性
县办综合性医院适宜床位规模/张	500	–	指导性
市办综合性医院适宜床位规模/张	800	–	指导性
省办及以上综合性医院适宜床位规模/张	1000	–	指导性

(5)尽管我国抗击新冠肺炎疫情斗争取得了重大战略成果,但新冠病毒的传播特点和免疫属性极有可能使其与人类长期共存,建设完善的相关防控诊疗体系已经成为共识。笔者认为:部分地区以大型综合性公立医院为主,正在扩建相关防控收治系统,有关床位的增加是必然的结果。由于目前无论是公立医院的传染科(感染科)或传染专科医院,因疾病谱和或抗生素的优势存在,传染病的种类和数量都已在明显的控制之中,相关床位数需求不高,因抗击新冠肺炎疫情"战"时需要的床位和"平"时空闲的床位需要有一个辩证的认知和相应的机制标准。因"战"而需要的床位扩建,不能因此影响慢病诊治的高质量分级诊疗体系,因"战"而需要的床位扩展,在"平"时如何"养"应纳入系统工程考虑。这是否可作为老龄化的医养使用值得探讨。

(四)医院单体规模指标

(1)县办综合性医院床位数一般以500张左右为宜。

(2)50万人口以上的县可适当增加。

(3)100万人口以上的县原则上不超过1000张。

(4)市办综合性医院床位数一般以800张左右为宜。

(5)500万人口以上的地市可适当增加,原则上不超过1200张。

(6)省办及以上综合性医院床位数以1000张左右为宜,原则上不超过1500张。

(7)专科医院的床位规模要根据实际需要合理设置。

(五)建筑面积指标

对于各类医疗机构国家已有相应的建筑标准、建设标准或规范化建设,如:《综合医院建设标准》(建标111-2021)、《中医院建设标准》(建标106-2008)、《城市社区卫生服务机构设置和编制标准指导意见》等。本书以综合性医院建设标准为案例,简要介绍医院建设的规范要求。

依据《综合医院建设标准》建标111-2021,综合医院建设用地包括:医院的急诊部、门诊部、住院部、医技科室、保障系统、业务管理和院内生活用房等七类与医疗服务密切相关的部门用地;另外依据医院的级别和功能,还有教学、科研工作的建筑用地;此外还有相应的道路交通、绿化、室外活动设施用地。这些内容以医院床位数作为指标关联相应用地面积,具体内容见表1-1-2。

表1-1-2 综合医院建设用地指标与建筑面积指标

医院规模/床位数	<200张	200—499张	500—799张	800—1199张	1200—1500张
用地指标/(m²/床)	117	115	113	111	109
七类用房建筑面积/(m²/床)	110	113	116	114	112

新建综合医院密度不宜超过35%,容积率不超过2.0,绿地率不低于35%。

对七类用房占床均建筑面积也有相应的占比参考指标。

对大型医疗设备、中医特色治疗、中药制剂、感染科、预防保健、科研与国家级重点科研项目、教学、规培、人防、连接通道、信息化建设等单列增加相应的建筑面积内容指标。

对医院建设中供电、采暖、通风、给排水、电梯、规范通道、污水处理、医废处理、防毒、防辐射、物料储存与装修等均有相应建设规定与指标。

依据上述的建设标准要求,无论是新修建还是改造增加,从立项、设计、审批、建设(地下、地面)、装修等完成所产生的资金投入、形成固定资产和财务支出构成医院的财力建设资源配置。

(六)卫生人才队伍

1.人员配备指标

每千常住人口执业(助理)医师数达到2.5人,注册护士数达到3.14人,医护比达到1∶1.25,市办及以上医院床护比不低于1∶0.6,公共卫生人员数达到0.83人。每千常住人口基层卫生人员数达到3.5人以上,城乡每万名居民有2—3名合格的全科医生,每千服务人口不少于1名的标准配备乡村医生。每所村卫生室至少有1名乡村医生执业。市、县、乡级妇幼保健计划生育服务机构中卫生技术人员比例应当不低于总人数的80%。这样的配置标准是以医疗质量安全和把中国作为发展中国家的现状而拟定的,由于中国地域广阔,各地发展不均衡,局部地区可能因"利益"导向高于该数据指标要求,优势医疗市场大的区域;有可能因成本支撑原因(政府投入较少,社会办医生又不愿意去)出现较大的比例低于该数据指标。

2.人才培养

(1)建立住院医师和专科医师规范化培训制度,开展助理全科医生培训,推动完善毕业后医学教育体系,培养合格的临床医师。

(2)建成院校教育、毕业后教育、继续教育三阶段有机衔接的具有中国特色的标准化、规范化临床医学人才培养体系。

(3)构建以"5+3"(5年临床医学本科教育+3年住院医师规范化培训或3年临床医学硕士专业学位研究生教育)为主体、以"3+2"(3年临床医学专科教育+2年助理全科医生培训)为补充的临床医学人才培养体系。

(4)加强以全科医生为重点的基层医疗卫生队伍建设,健全在岗培训制度,鼓励乡村医生参加学历教育。加强政府对医药卫生人才流动的政策引导,推动医药卫生人才向基层流动,加大西部地区人才培养与引进力度。制定优惠政策,为农村订单定向免费培养医学生,研究实施基层医疗卫生机构全科医生及县办医院专科特设岗位计划。创造良好的职业发展条件,鼓励和吸引医务人员到基层工作。加强公共卫生人才队伍建设,加强高层次医药卫生人才队伍建设,大力开发护理、儿科、精神科等急需紧缺专门人才。大力支持中医类人才培养。加大对中西部地区高等医学院校的支持,缩小区域、院校和学科专业之间培养水平的差距。新医改以来,目前面临的最大问题是高质量的"小病进社区,大病进医院"的分级诊疗体系缺乏强制性,笔者认为主要原因一是缺乏优质的全科医师,二是缺乏合适的薪酬体系,三是大型医院的"三虹吸"尚缺乏制约机制(例如:门槛、"虹吸"中小疾病"利益制约"),四是尚未对大医院医师在基层医疗机构多点执业建立规范体系和正向激励机制(现多为反向把小病虹吸到大医院),等等。

3.人才使用

(1)健全以聘用制度和岗位管理制度为主要内容的事业单位用人机制,完善岗位设置管理,保证专业技术岗位占主体(原则上不低于80%)。

(2)健全以岗位职责要求为基础,以品德、能力、业绩为导向,符合卫生人才特点的科学化、社会化评价机制,完善专业技术职称评定制度,促进人才成长发展和合理流动。

(3)深化收入分配制度改革,建立以服务质量、服务数量和服务对象满意度为核心,以岗位职责和绩效为基础的考核和激励机制,坚持多劳多得、优绩优酬,人员收入分配重点向关键岗位、业务骨干和做出突出成绩的医药卫生人才倾斜。建立以政府投入为主、用人单位和社会资助为辅的卫生人才队伍建设投入机制,优先保证对人才发展的投入,为医药卫生人才发展提供必要的经费保障。国家卫健委坚决要求公立医院员工薪酬不得与经济指标挂钩,以及国外医务人员人力价值观念的引入,现部分地区(如三明市)已经开始年薪制试点。笔者所在的研究机构也在招收博士后做相关深入研究。

(4)创新公立医院机构编制管理,合理核定公立医院编制总量,并进行动态调整,逐步实行编制备案制,探索多种形式的用人机制和政府购买服务方式。

(七)功能整合与分工协作

建立和完善公立医院、专业公共卫生机构、基层医疗卫生机构以及社会办医院之间的分工协作关系,整合各级各类医疗卫生机构的服务功能,为群众提供系统、连续、全方位的医疗卫生服务。

(1)防治结合;

(2)上下联动;

(3)中西医并重;

(4)多元发展;

(5)医养结合。

(八)实施保障与监督评价

(1)加强领导;

(2)合理划分各级政府责任;

(3)明确相关部门职责;

(4)创新体制机制;

(5)加大资源调整力度;

(6)规范规划编制流程;

(7)严格规划实施;

(8)建立规划实施的监督评价机制。

四、卫生资源配置方式

(一)计划性配置方式

计划性配置方式是以政府的指令性计划和行政手段进行的配置方式,采用统一分配卫生财力资源,统一安排卫生机构设置、规模的方法,确定医疗服务项目及其收费标准,确定医保资金的筹集和支付。从全局和整体利益的角度进行卫生资源配置,能较好地体现卫生事业的整体性和公平性。

(二)市场性配置方式

市场性配置方式是以竞争、价格、供求等为市场要素进行的医疗机构建立和开展医疗服务活动的卫生资源配置。这种方式能较好地体现效率原则,把有限的卫生资源配置到效率较高的地方,满足民众多方面、多层次的卫生服务需要。其卫生财力资源不是由政府财政提供,而是来自社会或者个人。

另外一种市场性配置方式则是公立医疗机构依据市场的需要,以其自有资金购置医疗装备,扩大或者是改造原来的病房,引进优异的医学人才,等等,以提升机构服务水平。

前者多以营利性民营医疗机构为主,其卫生财力资源随着投入增加可提升自有资产价值。后者多以公立医疗机构为主,但其卫生财力资源随着投入增加可保值增值国有资产。前者需要注意中国的国情,即民办医院的主要导向也是非营利模式;后者要注意大型医院无序扩展会导致"三虹吸",这不利于发展健全慢性病分级诊疗体系。

(三)兼有方式

计划性配置和市场性配置各有优点和缺点,卫生服务的公益福利性质决定了利用卫生资源市场性配置这种唯利性的固有机制是不可能解决基础性医疗服务的,不能解决卫生服务分配不公,不能解决人人享有卫生健康和因病致贫、贫病交困的问题。因此,有学者通过分析国内外案例,认为以计划性配置方式为主、市场性配置方式为辅的卫生资源配置更有利于我国卫生事业的发展。

五、卫生资源配置原则与要求

人们主观上都希望卫生资源配置按照经济学原理实现帕累托最优状况(Pareto criterion),但现实生活中医疗卫生资源配置的有限性决定了改革总是会给一部分人带来好处,而给另外一部人带来新的困难。因此卫生资源的配置需要遵循如下原则,以尽可能实现优化配置。

(一)与国民经济和社会发展相适应原则

尽管改革开放已经使得我国成为世界第二大经济体,但作为人口大国、地域大国,卫生资源分布不均,要完全实现卫生资源的公平和实现卫生事业的发展还有着这样那样的问题。因此,卫生事业的改革与发展需要从我国实际情况出发,实事求是地确定卫生改革举措和资源配置标准,使其与国民经济与社会发展相协调相适应。

(二)效率与公平兼顾原则

我国实施经济体制改革以来最大的动因之一就是要追求效率,卫生事业的发展和卫生服务活动在有限的卫生资源状况下,同样需要遵循"效率优先、兼顾公平"的原则。优化配置,提高服务质量,提高卫生劳动生产效率,提高卫生资源利用率和降低成本是卫生事业改革发展的主旋律。

当然,卫生服务活动的公平性是卫生事业发展的又一主要目标,这是卫生经济理论、社会发展理论的基础内涵。遵循着这样的理论,《健康中国2030规划纲要》的"健康优先、改革创新、科学发展、公平公正"的指导思想就很好地诠释了卫生服务活动的公平性目标。

(三)重点倾斜与兼顾全局原则

社会经济的发展、卫生经济的社会需求和卫生资源的有限性决定了卫生资源配置需要遵循重点倾斜与兼顾全局原则。即使是美国这样的经济、科技、军事强国,其2017年卫生总费用已占当年GDP 17.1%,人均卫生费用达到10246美元,位居全球194个国家之首,仍然面临着医改的艰难选择。

因此,合理统筹、综合安排、防治结合、城乡兼顾、中西医协同、保基本、解决因病致贫致困、医保支付改革等问题的解决还任重道远。

(四)成本效益配比原则

成本效益配比原则是以谋求最小投入获得最大收益为目的的。但在医疗卫生服务中,所获得的收益不仅仅包括经济收益,还有社会效益、医疗质量安全保障等多方面的考量。

如：采用口服小儿麻痹症糖丸预防脊髓灰白质炎的经济效益和社会效益差距巨大，不能完全用成本效益配比原则解释。因此，卫生资源配置的成本效益配比与最优化选择相关联，常常是对有限的医疗诊治方案或者是资源配置方案进行选择。

（五）卫生资源优化配置需要适应防病治病、保障健康

总的来讲，卫生资源的配置一直是以解决民众防病治病问题、保障民众健康为前提的。随着社会的变革与发展，不同时期的卫生资源配置侧重有所不同。

中华人民共和国成立之初，中国民众处于较为严重的缺医少药状态，建立能够改善我国缺医少药状态的医疗卫生服务体系是较为急迫的任务。此阶段以政府为主导的计划性卫生资源配置很重要。

1979—2009年，我国逐渐进入社会主义市场经济体制建设阶段，医疗机构也要用市场经济手段进行经营管理，尽管政府以项目形式对卫生投入的绝对数仍然在逐渐增加，但在卫生总费用中的占比在逐年减少，政府也不再承担公立医疗机构的亏损，故在此阶段卫生资源以市场性配置为主。

随着我国经济发展，完全用市场手段进行医疗卫生服务这一项具有公益性、福利性的活动遇到了一些需要解决的问题，医疗体制改革也进入了深水区。2009年4月，政府出台了《中共中央 国务院关于深化医药卫生体制改革的意见》（以下简称新医改方案），以着力解决民众"看病难、看病贵"的问题，明确了五项改革任务和"六项埋单"。从2009年新医改方案发布至目前，我国卫生资源配置方式变为兼有形式，在建立基本医疗保障体系、建立国家基本药物制度、完善基层医疗卫生服务体系和基本公共卫生服务体系的医疗卫生财力资源配置上，由政府为主导；在公立医院深化改革中，政府对公立医院的投入也有所增加。

我国面临着工业化、城镇化、人口老龄化以及疾病谱、生态环境、生活方式不断变化等带来的新挑战，需要统筹解决关系人民健康的重大和长远问题。2016年10月25日由中共中央、国务院印发并实施的《"健康中国2030"规划纲要》规定："要坚持以人民为中心的发展思想……坚持健康优先、改革创新、科学发展、公平公正的原则，以提高人民健康水平为核心，以体制机制改革创新为动力，从广泛的健康影响因素入手，以普及健康生活、优化健康服务、完善健康保障、建设健康环境、发展健康产业为重点，把健康融入所有政策，全方位、全周期保障人民健康，大幅提高健康水平，显著改善健康公平。"

（六）卫生资源优化配置需要兼顾供需双方需求

在有限的卫生资源状况下，对其进行优化配置需要在兼顾供需双方需求的情况下进行，也需要在政府部门的主导下进行。

供方是提供医疗卫生服务的部门，医疗机构肯定希望政府部门承担起应有的"六项埋单"责任与相应的资金内容；希望政府部门能够解决因公立医院深化改革（如实施药品、耗材零差价）后带来的亏损；解决以医务人员活化劳动为主的医疗服务项目价格定价与成本背离而产生的亏损；等等。

需方是患者民众，其肯定希望在自身患病时享受的医疗卫生服务能够及时解决病痛，能在自己的经济能力范围内解决医药费用，并对过诊过治的医疗行为深恶痛绝。

医保部门限于医保资金的有限性，一方面要保障民众患病就医费用可支付报销，力争不要增加民众患者的经济负担，另一方面还要对医院为患者诊治付出给予应有的支付，其中还需要监管考核医院是否有不恰当的过诊过治医疗行为，避免医保资金遭受不必要的损失。医保局成立之后，制定医疗服务相关产品项目价格的权力归移到医保局。价格的制定及其动态调整既要考虑民众的承担能力，还要考虑医院能否承担亏损，更要考虑医保资金能否维持正常运转。

地方财政部门在没有硬性、定量化的考核指标下，有限的地方财政资金很可能就不会或者较少考虑到对医疗卫生进行财力资源的配置，而优先考虑更需要财政资金支持的项目。

在面临降价、回款、限量、可否纳入医保目录等问题时，医药、耗材生产企业也希望有较好的竞争力和相应的收益。

因此，笔者认为，面对各方需求，应在政府的统一领导下建立有效数据库，分析和评价最优资源配置方案，并形成动态调整和可持续发展的资源配置机制；而其中最为重要的基础数据就是规模化的医院成本核算结果汇集。

六、卫生资源配置的效率效益评价

我国的医疗卫生服务事业在2009年新医改方案中再次定义为公益性，《"健康中国2030"规划纲要》则进一步把人民健康提升至国家战略层面，明确了到2030年：在县和市域内基本医疗卫生资源按常住人口和服务半径合理布局，实现人人享有均等化的基本医疗卫生服务；省级及以上分区域统筹配置，整合推进区域医疗资源共享，基本实现优质医疗卫生资源配置均衡化，省域内人人享有均质化的危急重症、疑难病症诊疗和专科医疗服务。全面建成体系完整、分工明确、功能互补、密切协作、运行高效的整合型医疗卫生服务体系。

对医疗卫生服务建设提供资金的卫生财力资源来自国家税收,其体现了公益性、独立性的二次分配。对其资金投入进行相应的效益评价是必要举措。除了常见的卫生经济学评价外,笔者认为更重要的应有如下评价内容。

(一)区域医疗机构设置评价

医疗机构是医疗卫生服务体系中最主要的部分,医疗机构主要由综合性医院、中医院、专科医院和基层医疗机构组成。随着城乡区域的发展,民众的医疗卫生需求需要有相应的医疗机构的配套设置,按照区域发展规划和医疗机构设置要求,依据人口数量、交通位置,对现有医疗资源存量和指标要求进行论证整合,提出区域内相关医院的建设规划,并随着区域规划的逐步实施而实现。

相关医院建成后,应对这些卫生资源配置投入使用的效果进行评价,即是否达到预期设计要求,然后进行总结、调整。其中有一个重要的问题:在该区域内是否会批准设置民营医院?

笔者认为,如果在原规划设计中依据区域医疗机构设置要求,或者原医疗机构设置在现实中不能满足民众需要时,就应考虑将民营医院作为补充内容。但如果该区域医疗资源已经能满足民众需求,那么引入民营医疗机构就有可能对国家投入的卫生资源效率效益产生影响。此外,从2021中国医院床位规模100强排名可以看出,一些原来规模就比较大、水平较高的医院已迅速扩张并形成拥有2800—8500张床位的超大型医院(见表1-1-3)。这些医院多数为医科大学附属医院,也有省级医院和市级医院,并产生"三虹吸"效应。这样会对其他公立医院已有的资源配置效益、高质量分级诊疗推行产生重大负面影响。针对医疗资源配比的刚性约束与医院自主性扩张的矛盾,在公立医院的公益性定位及成本支撑与市场性运营定义与界限不明确的情况下,医院单体规模限制性指标及条款的作用力似乎较弱。

表1-1-3　2021中国医院床位规模100强排名

排名	医院名称	床位数/张
1	郑州大学第一附属医院	8500
2	中国医科大学附属盛京医院	6750
3	南昌大学第一附属医院	6496
4	哈尔滨医科大学附属第二医院	6100
5	华中科技大学同济医学院同济医院	6000
6	吉林大学附属第一医院	5900

排名	医院名称	床位数/张
7	青岛大学医学院附属医院	5687
8	安徽省立医院	5450
9	湖北省人民医院	5200
10	山东大学齐鲁医院	5100
11	西安国际医学中心	5037
12	华中科技大学同济医学院附属协和医院	5000
13	浙江大学医学院附属第一医院	5000
14	安徽医科大学第一附属医院	4990
15	合肥市第一人民医院	4965
16	十堰市太和医院	4854
17	中山大学附属第三医院	4800
18	徐州医科大学附属医院	4500
19	徐州市中心医院	4500
……	……	……

（二）区域卫生资源使用模式评价

国家希望医疗卫生服务是"大病进医院，小病在社区"的分级医疗模式，这样可以使配置的卫生资源效率充分提升。

现实情况中：

从患者的角度看，患者更愿意直接去较大医院，一站式解决病患问题。究其原因：他们对基层医疗机构服务技术信任度不够，担心在基层医疗机构花了钱但最终仍然要去大医院诊治，不但费钱费时费事，还有可能耽误病情诊治。

从医疗机构角度看，基层医疗机构既有医疗技术水平问题，也有部分疾患需要时间才能明确病因及诊断情况的问题，还有基层医疗机构虽然是收支两条线。但由于某些区域地方财力资源不够，相当一部分基层医疗机构的资金仍然需要依靠医疗收入来支撑，从而有留住患者"创收"因素存在等。从大医院（包括部分市级、区县级中等规模医院）角度看，医院的主要财力资源来自医疗收入，因此也更愿意各种患者"通吃"。

因此，虽然有着一定程度的医保分级诊疗支付，但并没有对患者实行"大病在医院，小病在社区"相关分级诊疗的强制性要求和规定；基层医疗机构也没有形成完整完全的强制性财政投入；全科医师的培训与目前全科医师的产出数量尚不能满足现实基层医疗机构的需求；政府财政、医疗卫生、医保物价等联合联动以及相关的强制性政策、机制配套等"五强制"体系均未完全形成。(所谓的"五强制"体系为2014年中央巡视组市场调研重庆市第九人民医院全国示范社区卫生服务中心时,时任重庆市第九人民医院院长张培林教授提出的建议:分级诊疗要有强制性的规定、政府卫生投入需要有硬性的指标要求、要有全科医师的强制性培训、相关政策要有明确的配套和相关部门——医院、行业管理、医保、财政、薪酬体系联动。)理想的分级诊疗模式难以完全实现,结果是基层医疗机构和大医院的卫生资源配置效率均打折扣,还需要"上下求索"并不断改进。

"医疗联合体"是目前分级诊疗体系建设的一个重要抓手。其理想模式是:在区域范围内,以区域卫生总费用为财力资源,以已有的或者规划设置的1—2个大、中型医院为中心医疗机构,区域内的乡镇卫生院为中间医疗机构,以区域内在城镇的社区卫生服务中心(站)和在农村的卫生室作为基础的医疗机构共同组成一个医疗网络结构,共享区域卫生费用,共同完成区域内公共卫生、防病治病、健康管理与健康促进任务。

"医疗联合体"最初的模型是在2000年左右出现。经过"市场化"第二阶段的洗礼,医疗机构的管理者们逐渐懂得和掌握了"市场为大"、"资源利用"和"互补共赢"的经营理念与技巧,逐渐出现多种形式的、在一定程度上符合分级诊疗体系建设的、利益共同体的"联盟":规模较大的医院,如教学医院、省级医院利用自身财力、人力、技术资源配置优势,成为一些区县医院技术指导医院,并帮助这些医疗机构识别或者接收需要到大医院诊治的患者,从而扩展了对市场的占领,区县医院通过这样的"联合"能得到大医院的技术指导,使得医院发展进步,以便在将来能够更好地服务于患者;大医院将完成手术后病情已经稳定的患者转入周边的下级医疗机构去完成康复疗程,这样使得大医院可以有床位周转收治需要进行较高级别手术的患者,周边基层医疗机构也因为有患者收治而不至于床位空闲,起到了大医院和周边下级医疗机构资源互补利用"双向转诊"的作用。此外,互联网络的发展,图像技术的进步使得"互联网医疗"逐渐发展,"远程会诊"的诊断技术效果得到提升,使得这样的"联合"更为高效,更有利于分级诊疗体系的建设。2020年5月9日,国家卫健委发布《国家卫生健康委办公厅关于加快推进国家医学中心和国家区域医疗中心设置工作的通知》(国卫办医函 2020 357号);2017年4月26日,国务院办公厅发布了《国务院办公厅关于推进医疗联合体建设和发展的指导意见》(国办发〔2017〕32号);2020年7月9日,国家卫生健康委与国家中医药管理局联合印发《医疗联合体管理办法(试行)》(国卫医发〔2020〕13号)。这些文件都对多种"医联体"的实施推进办法与规定提出了指导意见。在目前医院需要收入支撑医院运行与发展的实际状况下,部分医联体上转轻症病人多、下转轻症病人少,有的医联体"龙头"医院甚至下达所属下级医院上转病人指标等,这些有违中央相关文件精神的行为应予纠正。但"自收自支、结余分成"的机制使大医院在各种市场竞争方式与策略方面中占有优势。

(三)质量安全与成本支撑匹配评价

在医疗机构的资源配置上,保障医疗卫生服务中质量安全的资源配置同样不能完全用成本效益配比解释。如一般来讲,医护人员值班室内可以不配置卫生间,也不必配置有线电话。但是120值班室必须配置卫生间,并在卫生间内连线配置120报警电话,以便于120接线员在解决"大号"生理需求时也能相对及时地接听处理120报警情况。又如,随着科学技术的发展,医院的图像处理、检验检测结果、患者病案记录、医保关联等信息量巨大,并需要对其进行存放和读取;另外,医疗卫生技术人员以前通过到图书室查阅书籍、专业刊物以提升自己技术水平的方式逐渐改为通过互联网提升;再者,在财务资金运行管理、物资运行管理、人力资源管理、行政事务运行管理、激励绩效管理、智慧医院与互联网医疗和目前正在深入推进发展的医疗质量预警及处理、DRG/DIP分组统计核算、预算绩效一体化等方面,均需要医院机构投入不小的财力资金资源。而这些财力资源的投入目前多数是没有直接产生经济效益的。

如此可见,在有限的卫生财力资源下,既要考虑质量安全所需要的成本支撑底线,又要兼顾考虑有限财力资源可支撑的底线。笔者认为,卫生服务的成本效益配比原则与评价均应以医学科学规律为基础,以遵循卫生经济学规律为导向,以管理学规律为工具,对医疗卫生的"公益性与市场性"的资源匹配、"供方与需方"的资源匹配、"大病与小病合适分级诊疗体系"的资源匹配、卫生总费用占GDP比例及其来源构成的合适匹配、中央与地方财权事权的合适匹配等进行综合评价,并尽快建立评价体系。

(四)区域医疗服务项目价格与成本配比评价

医疗机构通过医疗卫生服务获得收入的类型主要有三种:

药品、耗材收入:目前这类收入已为零差价,医疗机构还需要为其承担储存、转送、监管、发放和部分耗材使用前处理的费用支出。已有的资料显示,一个收入在8亿元左右的中等规模医院,这部分费用支出每年约有2000万元。按2009年新医改方案提出的"六项埋单"内容看,这部分支出应属于"政策性亏损"范畴。目前多数医疗机构是自己承担。

检查、检验收入：包括放射影像学、超声影像学检查、电生理检查、检验学检查等需要依赖相应设备而进行的医疗服务项目。这类项目目前已有的成本核算结果有结余，也是目前医院收入的主要来源。

医疗服务性收入：除药品、耗材、检查、检验收入外，这部分收入主要依靠医护人员活化劳动的医疗服务项目，如诊查费、护理费、手术费、治疗费等。这类项目由于历史的原因到目前为止，多数仍然处于亏损状态。

如此，医院处于一种"经济与道义博弈"的窘迫状况，患者支付和医保金支付有可能会增加。以下这个典型案例可使我们理解这样的状况：特别护理项目定价为38元/日，需要有三个护士三班倒实现对患者一对一服务，即三位护士共同收入为38元。三位护士平均每人每天人力成本假设按200元计算，三人共计600元。因此，特别护理项目亏损562元。要弥补这个亏损，就需要做有结余的项目来补偿。医院要有1元钱的结余目前需要通过7元钱左右的收入才能得到。按7×562=3934计算，在医院多数医疗服务性项目亏损和药品耗材零差价也有亏损的状况下，显然就要去做检测检验项目才能得到补偿。如此，患者支付和医保金支付加大，医院的医疗资源对患者而言实际上是做的无效使用。假如说特别护理定价在600元，医院不需要再去考虑多做有结余的项目来进行补偿，患者支付与医保金支付合计可能会少支付3334元。如此，与成本支付相匹配的医疗服务项目定价有可能会减少患者支付、医保金支付。

因此，笔者认为应当通过区域卫健委或者医保局建立医院成本核算系统，对区域内医疗机构成本核算大数据结果进行分析评价，其结果可作为对价格与成本进行匹配定价的依据，制定出合理的医疗服务项目价格。这样可规范医疗行为，减轻患者和医保负担，提升卫生资源配置使用效率。国家卫健委推广的"三明模式"，从医院管理学角度把医院成本分为人力成本、运行成本和基建成本三类，并通过创新改革综合措施在人力成本为当地人均社平工资约3倍的基础上，努力使技术服务收入解决人力成本问题，医技检查收入解决运行成本问题，政府投入解决基建成本问题。相关资料显示，2020年起技术服务收入占中心医院总收入41%，医技收入占26%，且基建全为政府投入。三明案例值得我们深入分析和总结，若在全国类似地区形成共识可加快推广。

作者：张培林　刘宪

第二节 卫生财力资源与卫生总费用

卫生财力资源是卫生资源配置与消耗的资金表达,以卫生总费用进行具体描述一个国家或地区在一定时期内(通常是一年)全社会用于医疗卫生服务所消耗的资金总额,是以货币作为综合计量手段,从全社会角度反映卫生资金的全部运动过程,分析与评价卫生财力资源的筹集、分配和使用效果。

卫生总费用=政府卫生支出+社会卫生支出+个人现金卫生支出

政府卫生支出=公共卫生服务经费+公费医疗经费(医疗保障补助)。政府卫生支出是指各级政府用于卫生事业的财政预算拨款,反映了政府财政对医疗卫生的投入水平和支持力度。

公共卫生服务经费包括卫生事业费、中医事业费、计划生育事业费、食品和药品监督管理费、预算内基本建设经费、医学科研经费、卫生行政与医疗保险管理费和政府其他部门卫生经费。卫生事业费包括医院经费、卫生院补助、防治防疫事业费、妇幼保健费、干部培训费、合作医疗补助费、托儿所经费、处理群众医疗欠费基金和其他卫生事业费等。

医改前的公费医疗经费是指由各级卫生部门掌握的用于国家工作人员等实行免费医疗开支的费用。国家行政机关、党派团体、事业单位的工作人员,离休退休人员,革命残废军人,退休军官及大专院校在校学生等享受公费医疗待遇,国营企业职工不在公费医疗经费开支范围内,所需医疗费用在企业职工福利费中开支。随着医疗保障体系的改革,公费医疗已经演变为主要是保障国家工作人员而实行且提供免费医疗及预防服务的一项社保制度。

现在实施的职工医疗保险、城乡医疗保险是在职员工和城乡居民都会参与的一种基本医疗保障,属于社会卫生支出范畴。公费医疗经费与医保都是在生病就医时人们会用到的一种福利制度。两者的不同是:公费医疗是向特定的一些工作人员如公务员提供的免费医疗及预防的社保制度,其保障范围更大,报销比例更高;医保是把在职员工、农民、学生、小孩都涵盖在内,其在患病时,可在规定的范围内按一定比例进行报销。

社会卫生支出是指政府预算外社会各界对卫生事业的资金投入,主要表现为社会医疗保险,包括行政事业单位负担的职工公费医疗超支部分,企业职工医疗卫生费,企事业单位举办的卫生机构设施建设费,乡村集体经济单位用于乡村卫生机构建设、防疫保健补助和合作医疗经费补助的费用,商业健康保险,社会办医支出,国际组织、社会团体和个人捐赠,行政事业性收费收入,等等。

个人现金卫生支出是指城乡居民在接受各类医疗卫生服务时的个人现金支付,包括享受各种医疗保险制度的居民在就医时因不能报销而需要自付的费用,可反映城乡居民医疗卫生费用的负担程度。

本章节依据可得的资料数据,对1949年以来,尤其是新医改以来的卫生财力资源配置——卫生总费用相关情况进行说明。

为便于表述,作者把我国的医改过程大致分为如下几个阶段,第一个阶段:中华人民共和国成立后的前30年。第二个阶段:中华人民共和国成立后的第二个30年,伴随着1978年的改革开放,我国的医疗卫生事业也进入到一个特殊的"市场化"经营与发展阶段。第三个阶段:2009年开始实施《中共中央国务院关于深化医药卫生体制改革的意见》至今。

一、卫生总费用及其占GDP变化

第一阶段:我国通过有效的制度安排,用占GDP 3%左右的卫生投入,以低水平、广覆盖的方式建立了全国医疗卫生服务体系,大体上满足了几乎所有社会成员的基本医疗卫生服务需求,国民健康水平迅速提高。其中,不少国民综合健康指标达到了中等收入国家的水平,成绩十分显著,被一些国际机构评为发展中国家医疗卫生工作的典范。

在此阶段,我国医院和卫生院增长了25倍,每千人口拥有的医院、卫生院病床数增长了8.9倍,在城镇建立起了以大、中型综合医院和专科医院为骨干的政府系统医疗网络。另外,许多行业主管部门以及大中型国有企业还建立了自己的综合性或专业性医院,形成了行业和企业的医疗服务系统,促进了基层医疗服务机构的发展和医疗资源的合理利用。同时,随着医疗服务、公共卫生、营养条件和教育水平等诸多方面的改善,我国人口的平均寿命从中华人民共和国成立初期的34岁上升到1957年的57岁和1980年的68岁,其中城市人口的健康水平提高得更快。

第二阶段:依据国家卫健委发布的统计年鉴提供的数据,我们可以看到卫生总费用的逐年变化(见图1-2-1),年均增长率约为17.8%。

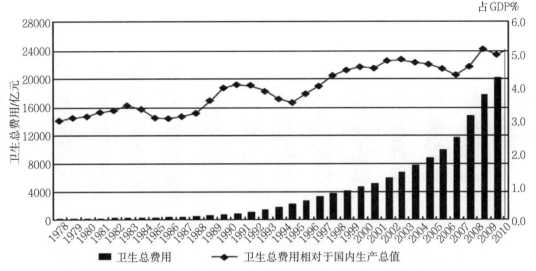

图1-2-1 1978—2010年我国卫生总费用占GDP的纵向情况

注：数据来源《2020中国卫生健康统计年鉴》。

第三阶段：随着2009年开始实施的《中共中央国务院关于深化医药卫生体制改革的意见》，我国开始了新一轮医改，重点推进基本医疗保障制度建立、公共卫生服务项目支出、基层医疗卫生服务体系建设、基层医疗卫生机构和公立医院补偿机制改革等五个方面改革。

在政府的主导下，以缓解"看病贵、看病难"为基本目标，在我国建立了全球最大的医疗保障体系，参保人数达到了12.56亿人，覆盖我国人口的93%。采用收支两条线方式，新建立了我国基本医疗机构体系；建立了主要由国家保障的公共卫生体系；公立医院改革不断深化，推行了取消药品、耗材批零差价，并通过取消药品、耗材批零差价得到的费用空间去调整部分医疗服务项目价格，其中尤其是注重调整以医务人员活化劳动价值为主的医疗项目。到2020年，我国的卫生总费用预计达到72306.4亿元，占当年GDP 7.12%。依据国家卫健委发布的统计年鉴提供的数据，我们可以看到2009—2020年卫生总费用的逐年变化（见图1-2-2），年均增长率约为14.18%。

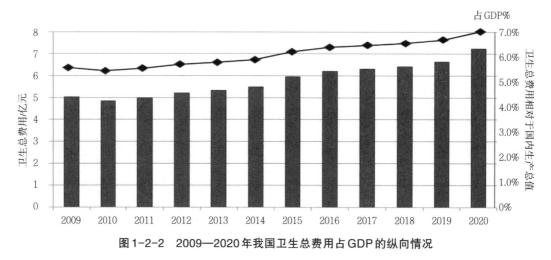

图1-2-2　2009—2020年我国卫生总费用占GDP的纵向情况

注:数据来源《2020中国卫生健康统计年鉴》和《2020年我国卫生健康事业发展统计公报》。

我国卫生总费用的增长有多种因素。首先,技术性因素是我国卫生总费用增长的主要原因,包括新医疗仪器设备、医用耗材和新的药品不断产出,医疗新技术的应用。这些技术性因素一方面在对疾患的诊断治疗中发挥了巨大的作用,另一方面必然也增加了医药费用。此外,随着对疾患及其流行病学认知的深入,医学科学模式的转换也对医疗服务提出了更多更高的质量要求,这些要求同样也是需要成本的。其次,价格因素也是卫生总费用增长的又一个重要因素。有学者指出,在1993—1995年间我国处于经济高速发展阶段,CPI较高,对卫生总费用增长的影响程度达到60%,但在除去物价因素后,这三年的卫生总费用又是增长最慢的。其他影响卫生总费用增长的因素还有医疗服务价格的调整,但在进入21世纪后多为挤出药品、耗材价格的"空间腾挪平移"。人口老化,疾病模式改变,随着我国经济发展国民健康消费需求释放也是影响因素。

二、政府、单位、个人卫生费用比例变化

国际对卫生总费用采用的是"二分法",即广义政府卫生支出和私人卫生支出。目前世界卫生组织和世界银行都采用这一分类口径。我国卫生费用核算是在遵循共计核算原则方法的基础上,按照支付费用的来源,结合国情设立的"三分法":政府卫生支出、社会卫生支出和个人现金卫生支出。国际社会保障基金和我国一样包含了政府财政对医疗保障的转移支付,但在机构和单位的卫生费用筹集中,其只包含了政府控制的机构单位(雇主)及其雇员缴纳的费用,不包含非政府

控制的企业卫生支出。在国际社会保障基金中商业健康保险、社会捐赠、企业卫生支出等均属于私人卫生支出,而在我国这些属于社会卫生支出部分。在我国的广义政府卫生支出中,又包含了政府卫生支出和社会卫生支出。而在我国的社会卫生支出中的社会医疗保障支出中,既有机构缴费,又有个人缴费。有学者认为不能将我国的政府卫生支出与国际广义的政府卫生支出进行直接比较,否则会低估我国广义上政府筹资机构在卫生资金中的作用。

依据我国发布的卫生统计年鉴和统计公报,可以看到我国1978—2020年卫生总费用的三个来源、构成演变情况。从图1-2-3中可以看到个人支付已经从2001年的60%左右下降为2020年的30%以下。

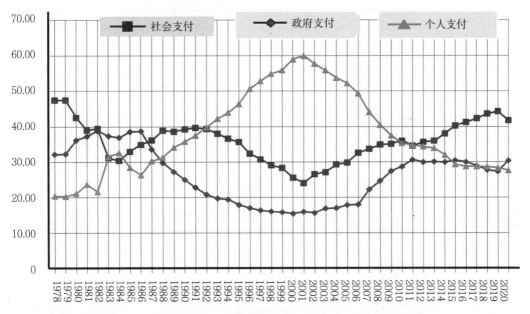

图1-2-3　1978年至2020年我国卫生总费用构成比值曲线图

注:数据来源《2020中国卫生健康统计年鉴》和《2020年我国卫生健康事业发展统计公报》。

同样依据我国发布的卫生统计年鉴,可以看到我国1978—2020年卫生总费用的三个来源组成情况及其费用逐年增长率的情况(见图1-2-4、图1-2-5)。

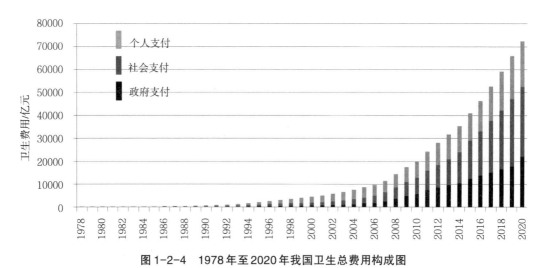

图1-2-4　1978年至2020年我国卫生总费用构成图

注：数据来源《2020中国卫生健康统计年鉴》和《2020年我国卫生健康事业发展统计公报》。

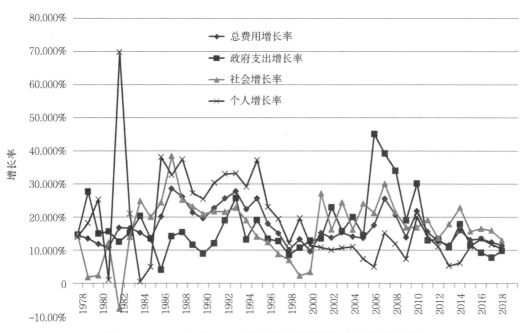

图1-2-5　1978年至2019年我国卫生总费用各来源增长率情况

注：数据来源《2020中国卫生健康统计年鉴》。

依据2020年中国卫生健康统计年鉴中发布的数据（见表1-2-1），在2017年全球194个国家（除朝鲜、利比亚、黑山、索马里、叙利亚、也门、阿尔巴尼亚没有完整数据）按照"二分法"降序排列，中国卫生总费用占GDP比值排名第125位；政府卫生支出占总费用比值排名第91位；个人卫生支出占总费用比值排名第74位。

表1-2-1　2017年中国卫生总费用、政府卫生支出、个人卫生支出世界排序　　单位:%

卫生总费用占GDP比值			政府卫生支出占总费用比值			个人卫生支出占总费用比值		
排序	国家	比值	排序	国家	比值	排序	国家	比值
1	图瓦卢	17.1	1	文莱	94.8	1	亚美尼亚	85.5
2	美国	17.1	2	古巴	89.4	2	阿塞拜疆	84.5
9	古巴	11.7	8	日本	84.1	14	印度	72.1
118	越南	5.5	83	汤加	58.3	66	新加坡	47.1
119	科威特	5.3	84	尼加拉瓜	58.1	67	特立尼达	46.8
120	俄罗斯	5.3	85	巴林群岛	58.0	68	厄瓜多尔	46.4
121	汤加	5.3	86	韩国	57.4	69	约旦	45.9
122	埃及	5.3	87	突尼斯	57.1	70	海地	45.1
123	罗马尼亚	5.2	88	拉脱维亚	57.1	71	摩尔多瓦	44.7
124	佛得角	5.2	89	俄罗斯	57.1	72	南非	44.4
125	中国	5.2	90	塞黑	56.7	73	布隆迪	44.2
126	摩洛哥	5.2	91	中国	56.7	74	中国	43.3
127	沙特阿拉伯	5.2	92	南非	53.7	75	塞黑	43.1
128	秘鲁	5.0	93	特立尼达	53.2	76	俄罗斯	42.9
129	塞舌尔	5.0	94	厄瓜多尔	52.8	77	拉脱维亚	42.7

注:数据来源《2020中国卫生健康统计年鉴》。

三、人均卫生费用变化

人均卫生费用是指当期卫生总费用与当期人口数之比,一定程度反映了人均卫生资源消耗。根据作者可得到的1978—2019年我国卫生总费用与我国人口数数据,1978—2019年我国人均卫生费用及其增长率见表1-2-2、图1-2-6。

表1-2-2　1978—2019年我国人均卫生费用一览

年份	卫生总费用/亿元	人口数/亿人	人均卫生费用/元	增长率
1978	110.21	9.6259	11.45	—
1979	126.19	9.7542	12.94	12.99%
1980	143.23	9.8705	14.51	12.17%
1981	160.12	10.0072	16.00	10.27%
1982	177.53	10.1654	17.46	9.15%
1983	207.42	10.3008	20.14	15.30%
1984	242.07	10.4357	23.20	15.20%
1985	279.00	10.5851	26.36	13.63%
1986	315.90	10.7507	29.38	11.48%

续表

年份	卫生总费用/亿元	人口数/亿人	人均卫生费用/元	增长率
1987	379.58	10.9300	34.73	18.19%
1988	488.04	11.1026	43.96	26.57%
1989	615.50	11.2704	54.61	24.24%
1990	747.39	11.4333	65.37	19.70%
1991	893.49	11.5853	77.12	17.98%
1992	1096.86	11.7171	93.61	21.38%
1993	1377.78	11.8517	116.25	24.18%
1994	1761.24	11.9850	146.95	26.41%
1995	2155.13	12.1121	177.93	21.08%
1996	2709.42	12.2389	221.38	24.42%
1997	3196.71	12.3626	258.58	16.80%
1998	3678.72	12.4761	294.86	14.03%
1999	4047.50	12.5786	321.78	9.13%
2000	4586.63	12.6743	361.88	12.46%
2001	5025.93	12.7627	393.80	8.82%
2002	5790.03	12.8453	450.75	14.46%
2003	6584.10	12.9227	509.50	13.03%
2004	7590.29	12.9988	583.92	14.61%
2005	8659.91	13.0756	662.30	13.42%
2006	9843.34	13.1448	748.84	13.07%
2007	11573.97	13.2129	875.96	16.98%
2008	14535.40	13.2802	1094.52	24.95%
2009	17541.92	13.3450	1314.49	20.10%
2010	19980.39	13.4091	1490.06	13.36%
2011	24345.91	13.4735	1806.95	21.27%
2012	28119.00	13.5404	2076.67	14.93%
2013	31668.95	13.6072	2327.37	12.07%
2014	35312.40	13.6782	2581.66	10.93%
2015	40974.64	13.7462	2980.80	15.46%
2016	46344.88	13.8271	3351.74	12.44%
2017	52598.28	13.9008	3783.83	12.89%
2018	59121.91	13.9538	4236.98	11.98%
2019	65841.39	14.0005	4702.79	10.99%

注:数据来源《2020中国卫生健康统计年鉴》和《2020年我国卫生健康事业发展统计公报》。

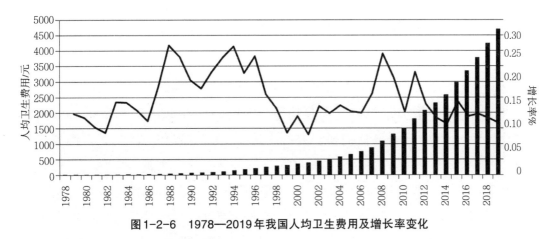

图1-2-6 1978—2019年我国人均卫生费用及增长率变化

注：数据来源《2020中国卫生健康统计年鉴》。

从表1-2-2、图1-2-6可知，我国人均卫生费用从1978年的11.45元到2019年4702.79元，净值增加了4691.34元。2019年的人均卫生费用为1978年的410倍，年均增长15.91%左右。鉴于人均卫生费用来源于卫生总费用，其增长原因亦相同，即与新技术应用、新药品的使用，以及物价、老龄化和健康消费需求释放相关。2017年以来，我国人均费用增长率持续走低，与我国采取的药品、耗材零差价举措密切相关。

尽管卫生总费用增长较快，根据2020年中国卫生健康统计年鉴发布的数据，在2017年187个国家中，我国人均卫生费用为440.80美元，排名在第86位。

我国以较低水平费用基本解决了占世界人口20%的人群医疗卫生问题，同时把1978年我国男性公民人均寿命66.9岁，女性公民人均寿命69岁，提高到2019年我国人均寿命77.3岁，这样的成就是令人瞩目的！

而在1949年至1978年的第一阶段中，我国卫生总费用及相关人均卫生费用水平低，与当时的医疗卫生服务公益性及医疗卫生服务项目定价不计成本密切相关。这也是我国能够以较低水平费用解决14亿人口的医疗卫生问题的主要原因。因为在我国的医疗服务项目中，如诊察费、护理费、治疗费、手术费等以医护人员活化劳动价值为主的项目价格较低，价格与成本背离。德国的医护人员费用占卫生总费用比重在50%—70%，而我国目前约占23%—40%，且我国医护人员的工作量一般超过国外。

作者：刘宪 林子 程康

🌱 第三节　医疗机构资源配置与消耗(运行)

各种医疗机构的设置和建设,是构建与发展医疗卫生服务体系的基础,医疗机构建设和开展医疗服务活动所需要的土地、环保、房屋和各种装备资源属于卫生物力资源配置与消耗;医疗机构开展医疗服务活动所需要的医师、护士、放射检验药剂等辅助检查治疗部门的技术人员和医疗机构行政后勤管理人员等组成医疗机构的卫生人力资源配置;医疗机构在不断吸收掌握新的医疗技术,提升医疗服务水平,不断吸收掌握医院管理技术,提升医院经营效率效益中的活动及耗费,属于医疗机构卫生技术资源配置;随着计算机网络和信息技术的发展,医院从当初的依靠笔纸记录形成医疗文书档案逐渐进入到信息化时代,医院逐渐建立的HIS、LISSE、PACK、OA、医护工作站、互联网+、智慧医院等,属于医疗机构卫生信息资源配置;所有医疗机构这些资源的配置、使用、运行及其效率产生与评价以货币化表达属于卫生财力资源配置。

一、医疗机构资源配置

从上述医疗机构的分类可以看到医疗机构的规划设置建设实际上就是医疗卫生服务体系的规划与建设。医疗机构建成使用数量、医疗机构卫生人员与卫生技术人员数量、医疗机构的床位数、房屋面积与医疗装备(设备)等代表了卫生资源的配置与建设程度。

(一)第一阶段

时间段:1949年—1979年。

主体状况:在计划经济支配下,快速地以低水平的方式建立了覆盖我国城乡的初级医疗卫生服务体系。

主体状况:在计划经济下,快速地以低水平的方式建立了覆盖我国城乡的初级医疗卫生服务体系。

配置特征:在中国共产党领导下的中国政府,非常重视民众医疗卫生健康事业,在第二个五年计划结束10年的时间里,我国医疗机构数由3670个发展为261195个。其中医院数增加了3420家,新建立了330家中医院和401家专科医院;基层医疗机构从1769家发展为238672家;公共卫生机构由20个增加到6762个。卫生人员由1949年的54.13万增加到1978年的788.30万,其中有477.75万乡村医师。病床数由1949年的8.46万张增加到1978年的204.17万张,每千人床位数由1949年的0.16万张增加到1978年的2.12万张。如此建立了覆盖我国城乡从1949年的5.4亿人到1979年的9.6亿人的初级医疗卫生服务体系。

低水平配置表现:

财力资源花费不高:医疗机构的财力投入几乎全部来自国家财政,医院的盈亏不由医院负责,由政府财政兜底。企事业单位职工享受医药报销,企业职工家属享受报销50%。农村地区则为农村合作医疗形式,现有一些免费的医疗服务。医疗服务也是以不计成本的方式定价,一定程度地保障没有医保报销的民众可以得到廉价的医疗服务。根据作者可得到的数据,1978年、1979年的卫生总费用分别为110.21亿元、126.19亿元,人均卫生费用分别为11.45元、12.94元。

技术资源水平较低:由短期培训形成的乡村卫生技术人员队伍覆盖和解决广大农村地区的医疗卫生服务问题。城市医院中也以中专水平的医师为主,在"文革"时期有部分由护士转岗为医师。

物力资源配置水平较低:医疗机构的设施设备也比较简陋,尤其是基层医疗机构上万元的医疗设备很少。1973年笔者在农村亲眼所见的赤脚医生装备就是一个医药箱(挎包),内有一个听诊器和1—2个注射器用具。注射器采用沸水浸泡后使用。1949年—1978年中国医疗机构发展情况具体数据见表1-3-1、1-3-2、1-3-4、1-3-5。

表1-3-1　1949—1978年中国医疗机构发展情况　　　　　　　　　　单位:家

年份	医疗机构合计					基层医疗卫生机构	公共卫生机构
		医院数					
			综合医院	中医医院	专科医院		
1949	3670	2600				769	20
1950	8915	2803	2692	4	85	3356	517
1955	67725	3648	3351	67	188	51600	4546
1960	261195	6020	5173	330	401	238672	6762
1965	224266	5330	4747	131	399	207395	6231
1970	149823	5694	5353	117	385	136168	3445
1975	151733	7654	6817	160	543	134765	5723
1978	169732	9293	7539	447	643	149413	6447

注:1. 数据来源《中国卫生和计划生育统计年鉴2013》。

2. 1949—1955年基层医疗机构为"门诊部(所)",公共卫生机构包括疾控中心、专科防治院、妇幼保健院。

3. 1960年基层医疗机构包含乡镇卫生院和门诊部(所)。

4. 未含港澳台数据,后同。

表 1-3-2　1949—1978年中国医疗机构卫生人员　　　　　　　　单位:万人

年份	卫生人员数合计	卫生技术人员				乡村医师卫生	其他技术人员	管理	工勤技术
		执业医师	注册护士	药剂	检验				
1949	54.13	50.50	36.34	3.28	0.34			1.19	2.43
1950	61.12	55.50	38.08	3.78	0.81			2.19	3.43
1955	105.28	87.41	50.40	10.73	6.09	1.54		8.65	9.23
1960	175.92	150.48	59.61	17.01	11.92			13.20	13.23
1965	187.23	153.16	76.28	23.45	11.73		1.10	16.89	16.09
1970	657.18	145.32	70.23	29.51		477.93	1.08	15.69	17.16
1975	743.52	206.71	87.77	37.95	21.99	7.75	484.17	1.41	25.14	27.09
1978	788.30	246.39	97.82	40.52	26.66	9.88	477.75	2.30	29.81	32.06

表 1-3-3　1949—1978年中国医疗机构每千人口卫生技术人员　　　　　　　　单位:人

年份	卫生技术人员			执业(助理)医师			注册护士		
	合计	城市	农村	合计	城市	农村	合计	城市	农村
1949	0.93	1.87	0.73	0.67	0.70	0.66	0.06	0.25	0.02
1955	1.43	3.49	1.01	0.81	1.24	0.74	0.14	0.64	0.04
1960	2.37	5.67	1.85	1.04	1.97	0.90	0.23	1.04	0.07
1965	2.11	5.37	1.46	1.05	2.22	0.82	0.32	1.45	0.10
1970	1.76	4.88	1.22	0.85	1.97	0.66	0.29	1.10	0.14
1975	2.24	6.92	1.41	0.95	2.66	0.65	0.41	1.74	0.18

表 1-3-4　1949—1978年中国病床数

年份	床位数/万张							人口数/万人	每千人床位数/张
	合计	综合	中医	专科	乡镇	妇幼	专病		
1949	8.46	8.00						54167	0.16
1950	11.91	8.46	0.01	0.74		0.27		55196	0.22
1955	36.28	17.08	0.14	2.80		0.57		61465	0.59
1960	97.68	44.74	1.42	7.95	4.63	0.88	1.74	66207	1.48
1965	103.33	48.04	1.04	7.49	13.25	0.92		72538	1.42
1970	126.15	57.21	1.01	7.79	36.80	0.70		82992	1.52
1975	176.43	76.33	1.37	11.11	62.03	0.97	2.88	92420	1.91
1978	204.17	87.33	3.40	12.10	74.73	1.16	2.63	96259	2.12

注:表1-3-2、表1-3-3、表1-3-4数据来源《2013中国卫生和计划生育健康统计年鉴》。

（二）第二阶段

时间段：1979年—2009年。

主体状况："文革"10年结束后，伴随着社会主义市场经济初级阶段的改革，医药行业和医院都被要求逐渐采用执行"市场经济"模式为主的经营发展方式。

主体状况：医药行业和医院向市场化经营发展。

财力资源配置：

从卫生总费用中三个来源之一政府卫生支出的绝对数来看，政府卫生支出的绝对数从1978年的35.44亿元增加到2009年的4816.26亿元，年均增长率约为17.52%，但在卫生总费用中所占比值则由1978年的32.16%下降到2009年的27.46%，其中2000年为最低值15.47%，而同年个人卫生支出占卫生总费用比值达到了最高点约为60%。

有学者认为：依据1997年的《关于卫生改革与发展的决定》和2000年的《关于卫生事业补助的意见》明确提出"政府卫生投入不低于财政支出的增长幅度"要求，对比当时卫生部和国家统计局发布的资料数据，对按照财政支出增长率计算得到的政府卫生投入与实际政府卫生支出进行比较，1997年至2009年这个差额有1323.1亿元。同样按照政府财政支出增长率对政府卫生事业费支出与实际的政府卫生事业费支出进行比较，1997年至2008年这个差额有1580.56亿元。

在此阶段，政府已不再承担公立医院的亏损，且原来由政府承担的公立医院在编人员的工资支付也逐渐变为差额支付或者是不支付，医院的建设发展（基建和设备购置）采用了项目拨款方式，有项目也不一定有拨款而需要医院自筹解决。如某市某区某院在2005年投入使用的病房大楼修建主要是通过自有资金和贷款解决。又如某市教学附属医院在2019年投入使用的20多万平方米的新院区主要是通过自筹资金修建。

物力资源与技术资源配置：

医院作为高技术单位，努力地学习新的医学理论与技术；与医疗卫生密切相关的医药、医用装备企业也不断地推出新产品并应用；进口药品和医用装备也不断地被引进、应用。第二阶段应该是我国医疗机构尤其是城市规模较大的医院医疗水平提升最快的阶段。其中既有"文革"十年耽误的边际效果，也有"市场化"的作用。这样的结果是：一方面，医疗技术水平不断提高，民众的疾患诊治效果也随之提升，医院的服务能力也逐渐提高；另一方面，随着医院管理层在"市场化"中的锻炼成长，通过改造医院医疗环境、增加先进的医疗设备，在提升医院医疗水平的同时也为医院带来多方面的收益,逐渐成为共识和相应的行动。但也随之导致了医药费用支出不断加大,新技术、新药品、新设备形成的新医疗服务项目应用和价格因素成为了卫生费用增长的主要推手。

医疗服务项目的价格调整:

医疗服务的价格是医疗机构资源配置与经营效果的关键要素。由于在第一阶段计划经济时期的医疗服务项目价格制定完全不考虑成本因素,其目的就是让多数人能够看得起病,即使没有医保的人也能享受到由政府补贴医院运行成本的公益性医疗服务。医院也不用考虑亏损问题。医院的医务人员在不考虑经济因素的情况下,对患者采用当时所能应用的医疗科学技术进行治疗。医患间也没有经济利益上的冲突。进入"市场化"阶段后,随着政府逐渐减少对公立医院的财政投入,不再为医院亏损埋单,不计成本的医疗服务价格状况与医院的实际成本的矛盾日益突出,政府也对原来的价格进行了多次的"恢复性"、"差异性"、"放开性"和"控制性"调整,但至2012年时仍有70%左右的医疗服务项目处于亏损状态。以医务人员活化劳动价值为主的如诊察费、护理费、治疗费、手术费等多数费用仍然处于亏损状态,需要通过其他有结余的项目和药品耗材差价进行补偿。总体上药品耗材的差价补偿成为支撑医院经济运行的主要模式。一定时期内此模式激发了医院发展的内生活力,缓解了手术难、住院难等问题,但也造成过诊过治、大医院虹吸低端病人等问题,最后为"促销"等埋下了隐患。李玲教授曾经在2016年央视节目中讲到药品耗材促销费用占到总额度的50%。三明市的医改"腾笼换鸟"模式也是在药品招标价上再议价降低了平均50%左右。

医保的变化:

由于价格变化和医疗服务新技术、新药品、新设备应用所带来的医药费用不断增加等原因,民众医药费的报销逐渐出现了多种限制。在2000年卫生总费用中,个人支付部分已经达到了60%,民众因看病贵、看不起病、因病致贫致困严重影响到了医疗卫生服务的公平性和社会的稳定性。

医疗服务:

从表1-3-5、表1-3-6中可以看到第二阶段我国医疗机构及其构成的医院、综合医院、中医医院、专科医院、基层医疗卫生机构和公共卫生机构的数量变化和增减幅度,反映了我国医疗服务体系整体资源的配置情况。

从图1-3-1可以看到医院诊疗人次数、医院住院人次数的增长情况。1980年全国医院诊疗人次数为10.53亿人次,2009年为19.22亿人次;1980年全国医院住院人次数为2247万人,每千人口住院为22.76人次,2009年达到了8488万人,每千人口在医院住院达到了63.60人次。这样的变化原因众多,最主要的原因应为人口老龄化。

其中,1992年医院诊疗人次数从14.94亿人次逐渐下降到2003年的12.81亿人次,以后又逐渐上升,2011年为22.6亿人次。这个变化趋势与总费用中民众个人支付的趋势刚好是负相关。卫生总费用演变趋势却并没有随着诊疗人次数趋势变化,仍处于逐渐增高状态。人均诊疗费用也处于与总费用增长趋势相同的状态。一定程度也说明了民众在个人现金卫生支出总费用占比较高的情况下,医院就医人数有可能要相应减少。

表1-3-5 1978—2009年中国医疗机构发展情况 单位:家

年份	医疗机构合计						
		医院总数				基层医疗卫生机构	公共卫生机构
			综合医院	中医医院	专科医院		
1978	169732	9293	7539	447	643	149413	6447
1980	180553	9902	7859	678	694	157887	6988
1981	800205	10252	8044	781	718	776768	7188
1985	978540	11955	9197	1485	938	951665	7972
1990	1012690	14377	10424	2115	1362	981027	8547
1995	994409	15663	11586	2361	1445	960555	8803
2000	1034229	16318	11872	2453	1543	1000169	11386
2005	882206	18703	12982	2620	2682	849488	11177
2009	916571	20291	13364	2728	3716	882153	11665

注:1. 数据来源《中国卫生和计划生育统计年鉴2013年》《中国卫生健康统计年鉴2020》。

2. 从1981年起,基层医疗卫生机构包含村卫生室;从2002年起,基层医疗卫生机构包含社区卫生服务中心(站),公共卫生机构包含卫生监督所。

表 1-3-6　1980—1990 年中国医疗机构增减情况

机构	1980年/家	1990年/家	比1980年增减/家	与1980年相比的增长率	2009年/家	比1990年增减/家	与1990年相比增长率
医疗机构	180553	1012690	832137	460.88%	916571	−96119	−10.49%
医院	9902	14377	4475	45.19%	20291	5914	29.15%
综合医院	7859	10424	2565	32.64%	13364	2940	22.00%
中医医院	678	2115	1437	211.95%	2728	613	22.47%
专科医院	694	1362	668	96.25%	3716	2354	63.35%
基层医院	157887	981027	823140	521.35%	882153	−98874	−11.21%
公卫机构	6988	8547	1559	22.31%	11665	3118	26.73%

表 1-3-7　1979—2009 年中国医疗机构卫生人员　　　　　　　　单位：万人

年份	卫生人员数合计									
		卫生技术人员				乡村医师卫生	其他技术人员	管理	工勤技术
		执业医师	注册护士	药剂	检验				
1978	788.30	246.39	97.82	40.52	26.66	9.88	477.75	2.30	29.81	32.06
1980	735.55	279.82	115.32	46.58	30.84	11.43	382.08	2.78	31.08	39.78
1985	560.61	341.09	141.33	63.70	36.52	14.52	129.31	4.61	35.88	49.72
1990	613.77	389.79	176.31	97.45	40.60	17.04	123.15	8.55	39.67	52.61
1995	670.45	425.69	191.78	112.56	41.85	18.95	133.10	12.08	45.00	54.57
2000	691.04	449.08	207.58	126.68	41.44	20.09	131.94	15.75	42.68	51.59
2005	644.73	456.41	204.21	134.96	34.95	21.15	91.65	22.57	31.28	42.81
2009	778.15	553.51	232.92	185.48	34.19	22.07	105.10	27.50	36.27	55.77

注：数据来源《2018 中国卫生健康统计年鉴》。

表 1-3-8　1980—2009 年中国医疗机构每千人口卫生技术人员　　　　单位：人

年份	卫生技术人员			执业（助理）医师			注册护士		
	合计	城市	农村	合计	城市	农村	合计	城市	农村
1980	2.85	8.03	1.81	1.17	3.22	0.76	0.47	1.83	0.20
1985	3.28	7.92	2.09	1.36	3.35	0.85	0.61	1.85	0.30
1990	3.45	6.59	2.15	1.56	2.95	0.98	0.86	1.91	0.43
1995	3.59	5.36	2.32	1.62	2.39	1.07	0.95	1.59	0.49
2000	3.63	5.17	2.41	1.68	2.31	1.17	1.02	1.64	0.54
2005	3.50	5.82	2.69	1.56	2.46	1.26	1.03	2.10	0.65
2009	4.15	7.15	2.94	1.75	2.83	1.31	1.39	2.82	0.81

注：数据来源《2018 中国卫生健康统计年鉴》。

表 1-3-9　1979—2009 年中国病床数

年份	床位数/万张							人口数/万人	每千人床位数/张
	合计	综合	中医	专科	乡镇	妇幼	专病等		
1978	204.17	87.33	3.40	12.10	74.73	1.16	2.63	96259	2.12
1980	218.44	94.11	5.00	12.87	77.54	1.64	2.73	98705	2.21
1985	248.71	112.77	11.23	16.56	72.06	3.46	2.95	105851	2.35
1990	292.54	136.90	17.57	21.95	72.29	4.66	3.10	114333	2.56
1995	314.06	158.72	22.72	24.51	73.31	5.13	3.07	121121	2.59
2000	317.70	164.09	25.93	25.08	76.65	7.12	2.84	126743	2.51
2005	336.75	183.47	28.77	29.21	70.32	9.41	3.34	130756	2.58
2009	441.66	227.11	38.56	41.67	109.98	12.61	2.71	133450	3.31

注:1.2000 年、2005 年、2009 年分别有其他医疗机构床位 12.52 万张、6.09 万张、4.21 万张。

2.2005 年、2009 年基层医疗机构分别含有社区卫生服务中心床位 2.5 万张、13.13 万张。

表 1-3-10　1980—2009 年中国医院医疗服务人次数

年份	诊疗人次数/亿人	住院人次数/万人	人口数/万人	人均诊疗次数	每千人住院人次数
1980	10.53	2247	98705	1.07	22.76
1985	12.55	2560	105851	1.19	24.18
1990	14.94	3182	114333	1.31	27.83
1995	12.52	3073	121121	1.03	25.37
2000	12.86	3584	126743	1.01	28.28
2005	13.87	5108	130756	1.06	39.07
2009	19.22	8488	133450	1.44	63.60

注:数据来源《中国卫生和计划生育统计年鉴 2013 年》。

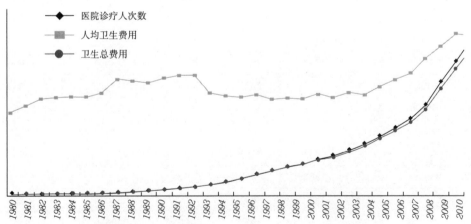

图 1-3-1　1980 年至 2009 年我国医院诊疗人次数、人均卫生费用和卫生总费用趋势关系

注:数据来源《中国卫生和计划生育统计年鉴 2013 年》。

（三）第三阶段

时间段：2009年—目前。

主体状况：2009年新医改方案及后续举措逐渐实施：强化了公共卫生服务体系和基层医疗服务体系建设；建立了覆盖全国95%以上人口的医保体系，人均个人支付已经低于30%，一定程度缓解了"看病难、看病贵"问题；提出了对公立医院的"六项埋单"，并加大对公立医院的财政补偿投入；公立医院改革进入了深水区：取消药品批零差价，取消医用耗材批零差价，以此额度为空间对医疗服务项目价格进行调整；强化对公立医院的绩效考核，控制医药费用增长，试点开展DRG/DIP医保支付；等等。同时伴随着其他学科的科学技术发展，医学技术也不断创新应用，医疗技术水平与医疗质量安全水平不断提升，有效地服务了民众。

2015年国务院办公厅印发《全国医疗卫生服务体系规划纲要（2015—2020年）》，对2020年全国医疗卫生服务体系资源要素配置主要指标进行了解读；2016年中共中央、国务院印发《"健康中国2030"规划纲要》，明确了2030年健康中国具体实现目标。

1.医疗卫生服务体系建设

此阶段医疗机构的建设数量仍然在增加（表1-3-11，表1-3-12）。

表1-3-11　2009—2020年中国医疗机构发展情况　　　　　单位：家

年份	合计					
		医院			基层医疗卫生机构	公共卫生机构
			综合医院	中医医院	专科医院		
2009	916571	20291	13364	2728	3716	882153	11665
2010	936927	20918	13681	2778	3956	901709	11835
2011	954389	21979	14382	2831	4283	918003	11936
2012	950297	23170	15021	2889	4665	912620	12083
2013	974398	24709	15887	3015	5127	915368	31155
2014	981432	25860	16524	3115	5478	917335	35029
2015	983528	27587	17430	3267	6023	920770	31927
2016	983394	29140	18020	3462	6642	926518	24866
2017	986649	31056	18921	3695	7220	933024	19896
2018	997433	33009	19693	3977	7900	943639	18033
2019	1007579	34354	19963	4221	8531	954390	15958
2020	1022922	35394				970036	14492

注：数据来源《中国卫生健康统计年鉴2020》和《2020年我国卫生健康事业发展统计公报》。

表 1-3-12　第三阶段中国医疗机构增减情况

机构	2009年/家	2019年/家	比2009年增减/家	比2009年增长率	2020年/家	比2019年增减/家
医疗机构	916571	1007579	91008	9.93%	1022922	15343
医院	20291	34354	14063	69.31%	35394	1040
综合医院	13364	19963	6599	49.38%		
中医医院	2728	4221	1493	54.73%		
专科医院	3716	8531	4815	129.57%		
基层医院	882153	954390	72237	8.19%	970036	15646
公卫机构	11665	15958	4293	36.80%	14492	−1466

2.财力资源配置

2010年我国卫生总费用为19980.39亿元,其中:政府卫生支出为5732.49亿元,占比28.69%;社会卫生支出7196.61亿元,占比36.02%;个人卫生支出7051.29亿元,占比35.29%。

2019年我国卫生总费用为65841.39亿元,其中:政府卫生支出为18016.95亿元,占比27.36%,增加净值1284.46亿元;社会卫生支出29150.57亿元,占比44.27%,增加净值21953.96亿元;个人卫生支出18673.87亿元,占比28.36%,增加净值11622.58亿元。10年时间我国卫生消费增加了3.29倍。

2020年全国卫生总费用预计达72306.4亿元,其中:政府卫生支出21998.3亿元(占30.4%),社会卫生支出30252.8亿元(占41.8%),个人卫生支出20055.3亿元(占27.7%)。人均卫生总费用5146.4元,卫生总费用占GDP百分比为7.12%。

根据2020中国卫生健康统计年鉴中发布的数据:2010年公立医院有13510个,平均每家医院得到政府财政拨款收入为586.9万元,合计为7929019万元(792.9亿元)。2019年公立医院有11465个,平均每家医院得到政府财政拨款收入为2670万元,比2010年增加了2083.1万元,合计这些公立医院政府财政拨款收入为30611550万元(3061.16亿元),比2010年增加净值22682531万元(2268.25亿元)。由此可见,政府财政对公立医院的投入增加,也反映了我国卫生财力资源对公立医院的配置情况。(见表1-3-13)

表 1-3-13　2010与2019年公立医院财政拨款比较

项目	2010年	2019年	增减数
公立医院数/家	13510	11465	−2045
每家医院财政拨款/(万元/年)	586.9	2670	+2083
合计/万元	7929019	30611550	+22682531

续表

项目	2010年	2019年	增减数
综合医院/家	4748	4050	-698
每家医院财政拨款/(万元/年)	997.8	4140	+3142.2
合计/万元	4737554.4	16767000	+12029445.6

注:数据来源《中国卫生健康统计年鉴2020》。

随着2015年国务院办公厅发布了《全国医疗卫生服务体系规划纲要(2015—2020年)》和2020年全国医疗卫生服务体系资源要素配置主要指标出台,尤其是《"健康中国2030"规划纲要》发布并有明确的2030年具体实现目标,各地陆续出台了更多有利于医疗卫生体系建设的政策,如在城市新区修建医疗机构可享受优厚条件,甚至可由政府直接投资修建医疗机构"交钥匙"工程,为民众提供了便捷优质的医疗服务,同时也拉动了地区经济发展。

3.人力资源配置

表1-3-14　2009—2020年中国医疗机构卫生人员　　　　单位:万人

年份	卫生人员数合计						乡村医师卫生	其他技术人员	管理	工勤技术
		卫生技术人员								
			执业医师	注册护士	药剂	检验				
2009	778.15	553.51	232.92	185.48	34.19	22.07	105.10	27.50	36.27	55.77
2010	820.75	587.62	241.33	204.81	35.39	23.06	109.19	29.02	37.06	57.88
2011	861.60	620.29	246.61	224.40	36.40	23.89	112.64	30.60	37.49	60.59
2012	911.57	667.56	261.61	249.66	37.74	24.93	109.44	31.91	37.30	65.36
201	979.05	721.06	279.38	278.31	39.56	26.66	108.11	35.98	42.10	71.81
201	1023.42	759.00	289.25	300.41	40.96	27.93	105.82	37.97	45.13	75.53
201	1069.39	800.75	303.91	324.15	42.33	29.37	103.15	39.97	47.26	78.25
201	1117.30	845.44	319.10	350.72	43.93	29.37	100.03	42.61	48.32	80.89
2017	1174.90	898.82	339.00	380.40	45.30	32.59	96.86	45.15	50.91	83.16
2018	1230.03	952.92	360.72	409.86	46.77	34.29	90.71	47.66	52.91	85.84
2019	1292.83	1015.40	386.69	444.51	48.34	36.25	84.23	50.40	54.38	88.43
2020	1347.50	1067.80	408.60	470.90			79.20	53.00	56.10	91.11

注:数据来源《中国卫生健康统计年鉴2020》和《2020年我国卫生健康事业发展统计公报》。

表 1-3-15　2009—2020 年中国医疗机构每千人口卫生技术人员　　　　单位：人

年份	卫生技术人员			执业(助理)医师			注册护士		
	合计	城市	农村	合计	城市	农村	合计	城市	农村
2009	4.15	7.15	2.94	1.75	2.83	1.31	1.39	2.82	0.81
2010	4.39	7.62	3.04	1.80	2.97	1.32	1.53	3.09	0.89
2011	4.58	7.90	3.19	1.82	3.00	1.33	1.66	3.29	0.98
2012	4.94	8.54	3.41	1.94	3.19	1.40	1.85	3.65	1.09
2013	5.27	9.18	3.64	2.04	3.39	1.48	2.04	4.00	1.22
2014	5.56	9.70	3.77	2.12	3.54	1.51	2.20	4.30	1.31
2015	5.84	10.21	3.90	2.22	3.72	1.55	2.37	4.58	1.39
2016	6.12	10.42	4.08	2.31	3.79	1.61	2.54	4.75	1.50
2017	6.47	10.87	4.28	2.44	3.97	1.68	2.74	5.01	1.62
2018	6.83	10.91	4.63	2.59	4.01	1.82	2.94	5.08	1.80
2019	7.26	11.10	4.96	2.77	4.10	1.96	3.18	5.22	1.99
2020				2.90			3.34		

注：数据来源《中国卫生健康统计年鉴2020》和《2020年我国卫生健康事业发展统计公报》。

4.物力资源配置

（1）医疗机构床位数。（见表 1-3-16）

表 1-3-16　2009—2020 年中国病床数

年份	床位数/万张							人口数/万人	每千人床位数/张
	合计	综合	中医	专科	基层	妇幼	专病等		
2009	441.66	227.11	38.56	41.67	109.98	12.61	6.92	133450	3.31
2010	478.68	244.95	47.71	49.65	119.22	13.44	7.19	134091	3.57
2012	572.48	297.99	54.80	62.11	132.43	16.16	7.65	135404	4.23
2014	660.12	349.99	66.50	76.25	138.12	18.46	7.34	136782	4.83
2016	741.05	392.79	76.18	84.46	144.19	20.65	7.24	138271	5.36
2018	840.41	43789	87.21	105.41	158.36	23.28	6.75	139538	6.02
2019	880.70	453.27	93.26	115.81	163.11	24.32	6.54	140005	6.29
2020	910.10				164.90			141178	6.46

注：数据来源《中国卫生健康统计年鉴2020》和《2020年我国卫生健康事业发展统计公报》。

(2)医疗机构设备配置与建筑面积。

医疗机构设备随着相关科学技术的发展而发展,原来的X光透视、照片机、心电图机、手术床等数千元、数万元的设备发展到现在,有了放射、核磁、超声、激光、生化仪、腔镜、机器人等数百万、数千万的医疗设备。这极大地提高了临床疾患诊断准确性和有效治疗水平。这些设备的配置多数是在第二阶段,尤其是第三阶段中进行的。从表1-3-17中可见我国医疗机构设备配置的发展情况。

表1-3-17　2012年、2016年、2019年中国医疗机构设备数

年份	机构名称	万元设备总价值/万元	设备台数/台			
			合计数	<50	50-99	100
2012	机构总计	52415999	3586935	3416555	96464	73916
2016	机构总计	96419048	5924738	5606771	171218	146749
2019	机构总计	145551203	8195651	7729326	243781	222544
2012	医院	44005792	2726508	2579858	80079	66571
2016	医院	81635498	4601414	4332240	138622	130552
2019	医院	119503141	6409983	6020442	194682	194859
2012	综合医院	34161152	2057108	1943902	61082	52124
2016	综合医院	61826138	3404226	3201517	102933	99776
2019	综合医院	88366967	4551553	4264020	141385	146175
2012	中医医院	4677379	328327	312068	9015	7244
2016	中医医院	8936943	563023	532612	15891	14520
2019	中医医院	13123679	785830	740450	23030	22350
2012	专科医院	4555819	301090	285898	8790	6402
2016	专科医院	9313074	543809	513000	16954	13855
2019	专科医院	15399874	920996	873362	25612	22022
2012	基层医疗	3343176	439640	431354	6530	1756
2016	基层医疗	5897857	640344	622814	13188	4342
2019	基层医疗	13234606	888800	859853	20850	8367

注:数据来源《2013中国卫生和计划生育统计年鉴》《2017中国卫生和计划生育统计年鉴》《中国卫生健康统计年鉴2020》。

从表1-3-17可以看到,2019年与2012年比较,各类医疗机构设备配置明显增加。配置增加结果比较数据见表1-3-18。

表1-3-18　2019年与2012年中国各类医疗机构设备数增减比较

机构	比较	万元设备总价值	设备台数	<50	50-99	100及以上
机构合计	增减率	177.68%	128.49%	126.23%	152.72%	201.08%
	增减净值/万元	93135204	4608716	4312771	147317	148628
医院	增减率	171.56%	135.10%	133.36%	143.11%	192.71%
	增减净值/万元	75497349	3683475	3440584	114603	128288
综合医院	增减率	158.68%	121.26%	119.35%	131.47%	180.44%
	增减净值/万元	54205815	2494445	2320118	80303	94051
中医院	增减率	180.58%	139.34%	137.27%	155.46%	208.53%
	增减净值/万元	8446300	457503	428382	14015	15106
专科医院	增减率	238.03%	205.89%	205.48%	191.38%	243.99%
	增减净值/万元	10844055	619906	587464	16822	15620
基层医院	增减率	295.87%	102.17%	99.34%	219.30%	376.48%
	增减净值/万元	9891430	449160	428499	14320	6611

随着城镇化建设的提速,城市新区不断出现,医疗机构作为城市新区的必需配置也不断增加;医院的发展改造,包括设备增加的扩张、病房改造的扩大、危房改造及相关附属功能增加等。

在第三阶段,医院的修建资金配置有多种来源方式。

政府投入:此阶段政府加大了对医院修建的投入,部分地区还有"交钥匙"工程。多数地区仍然是以项目投入方式为主,有的地区政府还有贴息支付修建贷款利息方式,有的地区医院需要自己支付贷款利息和偿还贷款。

医院自筹:完全是医院自筹资金进行修建,自筹资金有两种,医院使用既往结存资金或者贷款进行。如某市某区某院在2005年投入使用病房大楼修建主要是采用自有资金和贷款进行。又某市教学附属医院在2019年投入使用的20多万平方米的新院区建设主要是采用自筹资金修建。

院企合作:由企业出资与医院合建项目。企业的资金投入是需要有回报的,要从修建项目投入使用后产生的效益中,或者是通过对医院供给药品耗材途径得到相应的效益。此种方式被认为会将公立医院的"公益性"转为"功利性",未得到认可。

不管是何种方式修建的医院项目,所产生的项目投入使用后都形成了医院的固定资产结果,而这个资产属于国有资产。换句话讲,医院可以在政府有可能并没有对项目进行全部投入资金的情况下而得到了项目的全部资产权。有报道对2004—2009年综合医院的政府投入与资产、负债进行比较,综合医院的固定资产增值明显大于政府投入(见表1-3-19)。[①]

表1-3-19 2004—2009年我国综合医院政府投入、固定资产和负债情况 单位:亿元

年份	政府财政补助	上级补助收入	合计	固定资产	负债
2004	159.2	49.0	208.2	3044.4	1170.2
2005	169.2	46.0	215.2		
2006	201.3	47.9	251.2		
2007	284.3	47.8	332.1		
2008	357.0	43.2	400.2		
2009	457.2	55.1	512.3	6695.2	3445.7
合计			1919.2	增值 3650.8	差值 2275.5

表1-3-20 2012年、2016年、2019年中国医疗机构建筑面积 单位:m²

年份	机构名称	房屋建筑面积合计	建筑面积		
				业务用房面积	租房面积
2012	机构总计	585417433	553865555	370392119	31551878
2016	机构总计	735832058	682255227	489786296	53576831
2019	机构总计	894647756	807038200	591781619	87609556
2012	医院	339875852	317456649	249367460	22419203
2016	医院	462826187	420135225	346777621	42690962
2019	医院	590415181	517636319	432242124	72778862
2012	综合医院	252970463	239929885	188367612	13040578
2016	综合医院	331404653	308000974	254802312	23403679
2019	综合医院	409746569	370608363	309959681	39138206
2012	中医医院	39840069	38151977	30583191	1688092
2016	中医医院	53549589	50634751	42450844	2914838
2019	中医医院	70527433	63963858	54339173	6563575
2012	专科医院	41396656	34418935	26468781	6977721
2016	专科医院	66561655	52191715	41640610	14369940

① 张培林,郝秀兰,郑万会,等.平衡记分卡在医院管理中的理论与实践[M].重庆:西南师范大学出版社,2014:84.

年份	机构 名称	房屋建筑 面积合计	建筑面积		
				业务用房面积	租房面积
2019	专科医院	91536977	68699574	56001488	22837403
2012	基层医疗	190716388	184428445	84144501	6287941
2016	基层医疗	213318006	205549388	97730313	7768618
2019	基层医疗	238063154	227869723	110975649	10166431

注：数据来源《2013中国卫生和计划生育统计年鉴》《2017中国卫生和计划生育统计年鉴》《中国卫生健康统计年鉴2020》。

表1-3-21 2019年与2012年中国各类医疗机构建筑面积增减比较

机构	比较	建筑面积合计	建筑面积	业务用房	租房面积
机构合计	增减净值/㎡	309230323	253172645	221389500	56057678
	增减率	52.82%	45.71%	59.77%	177.67%
医院	增减净值/㎡	250539329	200179670	182874664	50359659
	增减率	73.71%	63.06%	73.34%	224.63%
综合医院	增减净值/㎡	156776106	130678478	121592069	26097628
	增减率	61.97%	54.47%	64.55%	200.13%
中医院	增减净值/㎡	30687364	25811881	23755982	4875483
	增减率	77.03%	67.66%	77.68%	288.82%
专科医院	增减净值/㎡	50140321	34280639	29532707	15859682
	增减率	121.12%	99.60%	111.58%	227.29%
基层医院	增减净值/㎡	47346766	43441278	26831148	3878490
	增减率	24.83%	23.55%	31.89%	61.68%

表1-3-22 2012年、2016年、2019年政府办医疗机构建筑面积

年份	机构 名称	房屋建筑 面积合计/㎡	建筑面积/㎡	租房面积/㎡	业务用房 面积/床
			业务用房面积/㎡		
2012	机构总计	421412915	409666099	308331710	11746816	—
2016	机构总计	509290895	495096473	395406382	14194422	65.46
2019	机构总计	598384636	576603179	467614789	21781457	70.10
2012	医院	253633692	248022119	194843701	5611573	77.49
2016	医院	324001775	316484563	261743029	7517212	65.46
2019	医院	393669280	379888346	318816583	13780934	70.70
2012	综合医院	187867332	184202737	144580364	3664595	81.54

续表

年份	机构名称	房屋建筑面积合计/m²	建筑面积/m²		租房面积/m²	业务用房面积/床
			业务用房面积/m²			
2016	综合医院	237123835	232047092	192159009	5076743	69.47
2019	综合医院	285477869	275128618	230835973	10349251	75.80
2012	中医医院	36928380	35832395	28755906	1095985	70.25
2016	中医医院	47099284	45868987	38596846	1230297	57.94
2019	中医医院	58673240	56876658	48505753	1796582	62.10
2012	专科医院	25074793	24367311	18523087	707482	63.97
2016	专科医院	33552537	32549486	25714148	1003051	53.29
2019	专科医院	40627893	39285833	32134807	1342060	56.00
2012	基层医疗	116711660	113079731	78795526	3631929	—
2016	基层医疗	130254949	126119123	91365557	4135826	64.55
2019	基层医疗	145682713	140372680	103608188	5310033	65.40

注：数据来源《2013中国卫生和计划生育统计年鉴》《2017中国卫生和计划生育统计年鉴》《中国卫生健康统计年鉴2020》。

表1-3-23　2019年与2012年政府办医疗机构建筑面积增减比较

机构	比较	建筑面积合计	建筑面积	业务用房	租房面积
机构合计	增减净值/m²	176971721	166937080	159283079	10034641
	增减率	41.99%	40.75%	51.66%	85.42%
医院	增减净值/m²	14003558	131866227	123972882	8169361
	增减率	55.21%	53.17%	63.63%	145.58%
综合医院	增减净值/m²	97610537	90925881	86255609	6684656
	增减率	51.96%	49.36%	59.66%	182.41%
中医院	增减净值/m²	21744860	21044263	19749847	700597
	增减率	58.88%	58.73%	68.68%	63.92%
专科医院	增减净值/m²	15553100	14918522	13611720	634578
	增减率	62.03%	61.22%	73.49%	89.70%
基层医院	增减净值/m²	28971053	27292949	24812662	1678104
	增减率	24.82%	24.14%	31.49%	46.20%

表 1-3-24　2012年、2016年、2019年政府办医疗机构资产与负债　　　　　单位：万元

年份	机构分类	总资产	非流动资产	负债	净资产	固定资产/每床
2012	总计	188296351	113549265	74368122	113928229	—
2016	总计	317465756	180539074	131902252	185563505	20.54
2019	总计	419041799	228285445	179882197	239158069	23.6
2012	医院	148623898	88578587	63790371	4833527	19.2
2016	医院	252370771	140567943	115630823	136739948	23.15
2019	医院	342794183	184570828	157541974	185251686	27.6
2012	综合医院	112606982	67944987	49796328	62810653	20.9
2016	综合医院	187114426	105226080	88487194	98627232	25.14
2019	综合医院	249893549	135405044	118623814	131269447	30.4
2012	中医医院	18536816	11009533	8519474	10017342	14.8
2016	中医医院	33029648	18231630	16756341	16273307	17.43
2019	中医医院	4632757	25535695	23648062	22654696	20.1
2012	专科医院	15377575	8409563	4590301	10787273	15.7
2016	专科医院	27441083	14438913	8513420	18927663	20.23
2019	专科医院	28722193	19137194	122337707	26484250	23.3
2012	基层医院	21467214	13277671	6427610	15039604	—
2016	基层医院	34423017	20735281	9029215	25393803	12.39
2019	基层医院	39124963	21127900	12564946	26557656	10.5

注：数据来源《2013中国卫生和计划生育统计年鉴》、《2017中国卫生和计划生育统计年鉴》、《中国卫生健康统计年鉴2020》。

表 1-3-25　2019年与2012年政府办医疗机构资产、负债增减比较

机构	比较	总资产	非流动资产	负债	净资产	每床固资产
机构合计	增减净值/万元	230745448	114736180	105514075	125229840	
	增减率	122.54%	101.05%	141.88%	109.92%	
医院	增减净值/万元	194170285	95992241	93751603	100418159	8.40
	增减率	130.65%	108.37%	146.97%	118.37%	43.75%
综合医院	增减净值/万元	137286567	67460057	68827486	68458794	9.50
	增减率	121.92%	99.29%	138.22%	108.99%	45.45%
中医院	增减净值/万元	27765941	14526162	15128588	12637354	5.30
	增减率	149.79%	131.94%	177.58%	126.15%	35.81%
专科医院	增减净值/万元	13344618	10727631	117747406	15696977	7.60
	增减率	86.78%	127.56%	2565.13%	145.51%	48.41%
基层医院	增减净值/万元	17657749	7850229	6137336	11518052	
	增减率	82.25%	59.12%	95.48%	76.58%	

5.技术资源配置

技术资源配置包括人力资源配置、设备资源配置和一些软实力,如培训、进修和管理等。有关设备资源配置前面已有描述,本节主要以如下可得人力资源数据内容进行阐述。

1979年我国医学专业研究生毕业人数57人;2000年我国医学专业研究生毕业人数6166人,较1979年增加了108倍;2012年我国医学专业研究生毕业人数56001人,较2000年增加了9.08倍;2019年我国医学专业研究生毕业人数74371人。这说明我国医师教育程度明显提升。

表1-3-26　2010年与2019年我国执业医师学历变化情况对比表

执业医师学历构成比	2010年	2019年	增减数
研究生学历(硕士、博士)	3.2%	13.6%	+ 10.4
本科学历	21.7%	43.8%	+ 22.1
大专学历	36.3%	27.9%	－ 8.7
中专学历	34.5%	13.6%	－ 20.9
高中及以下学历	4.2%	1.1%	－ 3.1

注:数据来源《中国卫生健康统计年鉴2020》。

一般三级甲等医院进入临床科室工作担任医师的医学毕业生门槛需要硕士研究生学历及以上,医科大学附属教学医院进入临床科室工作担任医师的医学毕业生门槛需要博士研究生学历,并且均要接受过临床医师规培。

医疗设备的更新和应用也是医疗技术资源的重要组成要素,从表1-3-15可以看到医疗设备的配置结果。近十多年来各种微创手术的开展,较大地降低了临床诊治风险,较大地提升了诊疗水平,当然医疗费用也在不断增长。

6.医疗服务效率

在第二阶段中我们以数据的可得性看到医院诊疗人次数、医院住院人次数的变化情况。同样以数据的可得性,从表1-3-24中可以看到我国医疗机构诊疗服务人次数、住院人次数的增长情况。

2009年全国医疗机构诊疗人次数为548767.1万人次,到2019年增长为871987.3万人次,年均增长约为4.77%。2009年全国医疗机构住院人次数为13256万人次,到2019年为26596万人次,年均增长约为7.27%。

这样的增长同样与老龄化密切相关,也与自2009年以来,在政府的主导下我国建立了世界上最大的医保体系并逐渐完善相关,也与民众随着我国经济发展的生活水平、健康意识提升相关。

而在2020年,全国医疗卫生机构总诊疗人次达77.4亿人次,比上年减少9.8亿人次(下降11.2%);住院人次数为23013万人次,比2019年减少3583万人次(下降13.5%);2020年的诊疗人次数与住院人次数的减少可能与新冠肺炎流行限行有关。

表1-3-27 2009—2020年我国医疗服务人次数

年份	诊疗人次数/万人次	住院人次数/万人次	人口数/万人	人均诊疗次数/次	每千人住院人次数/人次
2009	548767.1	13256	133450	4.11	99.33
2010	583761.6	14174	134091	4.35	105.70
2011	627122.6	15298	134735	4.65	113.54
2012	688832.9	17857	135404	5.09	131.88
2013	731401.0	19215	136072	5.38	141.21
2014	760186.6	20441	136782	5.56	149.44
2015	769342.5	21053	137462	5.60	153.16
2016	793170.0	22728	138271	5.74	164.37
2017	818311.0	24436	139008	5.89	175.79
2018	830801.7	25453	139538	5.95	182.41
2019	871987.3	26596	140005	6.23	189.97
2020	77.4(亿人次)	23013	141178	5.5	163.01

注:数据来源《2013中国卫生和计划生育统计年鉴》、《2017中国卫生和计划生育统计年鉴》、《中国卫生健康统计年鉴2020》、《2020年我国卫生健康事业发展统计公报》。

从表1-3-28、1-3-29和图1-3-2可以看到,医疗机构的诊疗人次数、住院人次数都在逐年增加,但基层医疗机构诊疗人次数占全国诊疗人次数比值、住院人次数占全国住院人次数比值从2010年以后逐年降低,尽管在2020年基层医疗机构诊疗人次数占总诊疗人次数比值较2019年有提升,但纵向的数据显示基层医疗机构资源配置未得到充分利用,高质量分级诊疗体系建设任重道远。

表1-3-28 2009—2019年全国医疗机构医疗人次数比较

项目	2009	2010	2012	2014	2016	2018	2020
诊疗总人次/亿人次	54.88	58.38	68.88	76.02	79.32	83.08	77.40
医院诊疗人次/亿人次	19.22	20.40	25.42	29.72	32.70	35.77	33.20
占总诊疗人数比	35.02%	34.94%	36.90%	39.09%	41.23%	43.05%	42.89%
综合医院诊疗人次/亿人次	14.36	15.1	18.74	21.82	23.85	25.89	—
占总诊疗人数比	26.17%	25.87%	27.21%	28.70%	30.07%	31.16%	—
中医院诊疗人次/亿人次	3.02	3.28	4.07	4.72	5.08	5.48	—

续表

项目	2009	2010	2012	2014	2016	2018	2020
占总诊疗人数比	5.50%	5.62%	5.91%	6.21%	6.40%	6.60%	—
专科医院诊疗人次/亿人次	1.55	1.68	2.16	2.59	3.06	3.56	—
占总诊疗人数比	2.82%	2.88%	3.14%	3.41%	3.86%	4.29%	—
基层医疗机构诊疗人次/亿人次	33.92	36.12	41.09	43.64	43.67	44.06	41.20
占总诊疗人数比	61.81%	61.87%	59.65%	57.41%	55.06%	53.03%	53.22%

注:数据来源《2013中国卫生和计划生育统计年鉴》、《2017中国卫生和计划生育统计年鉴》、《中国卫生健康统计年鉴2020》、《2020年我国卫生健康事业发展统计公报》。

表1-3-29 2009—2019年全国医疗机构住院人次数比较

项目	2009	2010	2012	2014	2016	2018	2020
住院总人次数/万人次	13256	14174	17857	20441	22728	25453	23013
医院/万人次	8488	9524	12727	15376	17528	20017	18352
占住院总人数比	64.03%	67.19%	71.27%	75.22%	77.12%	78.64%	79.75%
综合医院/万人次	6713	7505	9915	11844	13402	15040	—
占住院总人数比	50.64%	52.95%	55.52%	57.94%	58.97%	59.09%	—
中医院/万人次	1034	1168	1642	2011	2279	2669	—
占住院总人数比	7.80%	8.24%	9.20%	9.84%	10.03%	10.49%	—
专科医院/万人次	641	733	1004	1287	1546	1900	—
占住院总人数比	4.84%	5.17%	5.62%	6.30%	6.80%	7.46%	—
基层医疗机构/万人次	4111	3950	4254	4094	4165	4376	3707
占住院总人数比	31.01%	27.87%	23.82%	20.03%	18.33%	17.19%	16.11%

注:数据来源《2013中国卫生和计划生育统计年鉴》、《2017中国卫生和计划生育统计年鉴》、《中国卫生健康统计年鉴2020》、《2020年我国卫生健康事业发展统计公报》。

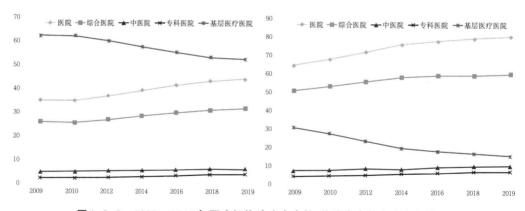

图1-3-2 2009—2019年医疗机构诊疗人次数、住院人次数占比变化情况

表1-3-30　2012年、2016年、2019年医疗机构床位使用率、医师日均工作负担

年份	病床使用率			每医师日均负担住床日/日			每医师日均负担诊疗人次/人次		
	2012	2016	2019	2012	2016	2019	2012	2016	2019
总计	82.8%	79.8%	78.0%	1.9	1.9	1.8	8.3	8.3	8.0
医院	90.1%	85.3%	83.6%	2.5 *1	2.6	2.5	7.3 *1	7.3	7.1
综合医院	91.0%	86.2%	84.8%	2.7 *2	2.6 *3	2.5 *4	7.6 *2	7.8 *3	7.9 *4
中医医院	88.6%	84.9%	83.5%	2.3	2.3	2.3	7.9	7.7	7.3
专科医院	87.6%	82.6%	80.2%	3.3	3.3	3.3	6.2	6.2	5.9
基层医疗	61.0%	59.7%	56.3%	0.9	0.8	0.7	10.0	10.1	9.7
社区卫生				0.6	0.5	0.5	14.6	15.6	15.9
卫生院				1.5	1.6	1.5	9.2	9.5	9.0

注:资料数据来源注《2013中国卫生和计划生育统计年鉴》、《2017中国卫生和计划生育统计年鉴》和《中国卫生健康统计年鉴2020》;

"*"标注数据在各自年鉴中有不同,本文采用的如下所示:

*1:数据来源《2013中国卫生统计年鉴》:表5-7-1 2012年各地区医院医师担负工作量;

*2:数据来源《2013中国卫生统计年鉴》:表5-7-2 2012年各地区综合医院医师担负工作量;

*3:数据来源《2017中国卫生健康统计年鉴》:表5-7-2 2016年各地区综合医院医师担负工作量;

*4:数据来源《2020中国卫生健康统计年鉴》:表5-7-3 2019年各地区综合医院医师担负工作量。

　　依据前面各相关表列出的数据可知,我国诊疗人次数、住院人次数增长,医疗卫生技术人员就业数量增长,我国医疗机构每医师日均负担住床日从2012年的1.9下降到2019年的1.8,每医师日均负担诊疗人次从2012年的8.3下降到2019年为8.0。

7.医疗保障体系

　　医药卫生包括两个方面:提供医疗卫生服务和支付医疗服务费用。前者是医药卫生事业的建设与发展,为民众提供诊治疾患与管理健康服务;后者是医疗保障体系的建设与发展,让民众能看得起病,健康有保障。因此,建立基本医疗保障体系也是医药卫生体系配置的主要组成部分,也是社会保障体系的重要组成部分,是民众健康生活的安全网,也是社会的稳定器。

| 1949年 | — | 第一阶段 | — | 1979年 | — | 第二阶段 | — | 2009年 | — | 第三阶段 | — | 目前 |

公费医疗	国家行政机关 党派团体 事业单位人员 离休退休人员 革命伤残军人 退休军官 大专院校学生

基本医疗保险	
城镇职工基本医疗保险	城镇就业人口
城镇居民基本医疗保险	城镇非就业人口
新农村合作医疗	农业人口

主要保障大病住院费用。保障的范围将逐步向门诊费用延伸，待遇也将逐步提高

企业劳保	企业职工 企业职工家属

合作医疗	农村　农民

城乡医疗救助	低收入人群 大病

公益定价	无医保 未就业人员

补充医疗保险	商业保险 特殊人群

图1-3-3　我国医疗保障体系构成简要图示

第一阶段时期,公费医疗经费来源为政府财政。企业职工的医疗费用参照公费医疗实施方法执行,由企业职工福利费开支,企业职工家属的医疗费用可按此报销50%。农村合作医疗由村民共同出资形成。这个阶段医疗卫生服务的定价完全不考虑成本,以便于没有收入来源的事业单位工作人员家庭中没有就业的人员和其他未就业人员也能享受到廉价的医疗服务。随着医疗保障体系的改革,公费医疗已经演变为主要是保障国家工作人员而实行且提供免费医疗及预防服务的一项社保制度。

随着我国经济体制的改革,我国医疗保障体系逐渐形成了由基本医疗保险、城乡医疗救助和补充医疗保险三部分构成的局面。基本医疗保险包括城镇职工基本医疗保险、城镇居民基本医疗保险和新型农村合作医疗三项制度,分别覆盖城镇就业人口、城镇非就业人口和农业人口,主要保障大病住院费用。保障的范围将逐步向门诊费用延伸,待遇也将逐步提高。2016年1月12日,国务院印发《关于整合城乡居民基本医疗保险制度的意见》,要求推进城镇居民医保和新农合制度整合,逐步在全国范围内建立起统一的城乡居民医保制度。城乡医疗救助的主要作用是兜底,资助城乡低保家庭成员、五保户参加城镇居民医保或新农合,并对经济困难家庭人员自负医疗费用进行补助。补充医疗保险包括商业健康保险和其他形式的补充医疗保险,主要解决基本医疗保障之外较高层次的医疗需求,以及特定人员的医疗保障问题。

城镇职工医疗保险费由用人单位和职工共同缴纳。用人单位缴费率控制在职工工资总额的6%左右,在职职工缴费率为本人工资的2%,退休人员个人不缴费。具体缴费比例由各统筹地区根据实际情况确定。目前,用人单位缴费率全国平均水平为7.37%,个人缴费率全国平均为2%。城镇职工基本医疗保险基金由统

筹基金和个人账户构成。个人账户主要支付门诊费用、住院费用中个人自付部分以及在定点药店购药费用。统筹基金用于支付符合规定的住院医疗费用和部分门诊大病医疗费用,起付标准为当地职工年平均工资的10%(实际在5%左右),最高支付限额(封顶线)为当地职工年平均工资的6倍左右。2009年,城镇职工基本医疗保险政策范围内住院医疗费用报销比例约72%,实际住院费用支付比例约67%。

为解决城镇非从业居民的医疗保障问题,2007年7月,国务院印发《关于开展城镇居民基本医疗保险试点的指导意见》(国发〔2007〕20号)。2009年城镇居民基本医疗保险参保人员人均筹资标准为130元。为了引导和帮助广大城镇居民缴费参保,城镇居民基本医疗保险实行了政府补助的政策。2009年政府对参保居民的补助标准为不低于每人每年80元。城镇居民基本医疗保险不建立个人账户,基金主要用于支付住院医疗费用和部分门诊大病费用。2009年城镇居民基本医疗保险政策范围内住院医疗费用支付比例约55%。此外,为解决参保居民常见病、多发病的门诊医疗费用负担问题,部分地区开展了门诊统筹工作,将普通门诊医疗费用纳入医疗保险支付范围。

新型农村合作医疗。新农合是以政府资助为主、针对农村居民的一项基本医疗保险制度。政府对所有参合农民给予适当补助,其中中央财政对中西部除市区以外参加新型农村合作医疗的农民每年每人补助40元,地方财政的资助额不低于40元,个人缴费20元。中央财政对东部省份也按中西部地区一定比例给予补助。新农合一般采取以县(市)为单位进行统筹,主要补助参合农民的住院医疗费用。各县(市)确定支付范围、支付标准和额度。2009年,新农合政策范围内住院医疗费用报销比例约55%。

2016年1月12日,国务院印发《关于整合城乡居民基本医疗保险制度的意见》要求推进城镇居民医保和新农合制度整合,逐步在全国范围内建立起统一的城乡居民医保制度。城乡居民基本医疗保险财政补助提高到每人每年420元。学生、儿童每人每年筹资标准是100元,个人缴纳医疗保险费60元,其余40元由政府补助。重度残疾、享受低保待遇和特殊困难家庭的学生儿童,个人不缴费,医疗保险费全部由政府补助。非从业城镇成年居民按照每人每年560元筹资,缴费和补助标准是:(1)重度残疾人、享受低保待遇人员、特殊困难家庭人员和低收入家庭60周岁以上老年人,个人不缴费,医疗保险费全部由政府补助;(2)70周岁以上的老年人个人缴纳医疗保险费120元,其余440元由政府补助;(3)其他非从业城镇居民个人缴纳医疗保险费330元,其余230元由政府补助。

城乡医疗救助体系是我国多层次医疗保障体系的兜底层次,包括城市医疗救助制度和农村医疗救助制度。由政府财政提供资金,主要是为无力进入基本医疗保险体系以及进入后个人无力承担自付费用的城乡贫困人口提供帮助,使他们能够与其他社会成员一样享有基本医疗保障。社会医疗救助的对象是因病致贫的低收入者和贫困者,资金主要由财政支持,也可以吸纳社会捐助等其他来源的资金。

表1-3-31 1990—2019年政府卫生支出中医疗保障支出

年份	卫生总费用/亿元	政府卫生支出				人口数/亿人	人均医疗保障/元
			医疗保障支出/亿元	占卫生总费用比	占政府卫生支出比		
1990	747.39	187.28	44.34	5.93%	23.68%	11.43	3.88
1992	1096.86	228.61	58.10	5.30%	25.41%	11.71	4.96
1994	1761.24	342.28	92.02	5.22%	26.88%	11.99	7.67
1996	2709.42	461.61	135.99	5.02%	29.46%	12.24	11.11
1998	3678.72	590.06	176.75	4.80%	29.95%	12.48	14.16
2000	4586.63	709.52	211.00	4.60%	29.74%	12.67	16.65
2002	5790.03	908.51	251.66	4.35%	27.70%	12.85	19.58
2004	7590.29	1293.58	371.60	4.90%	28.73%	13.00	28.58
2006	9843.34	1778.86	602.53	6.12%	33.87%	13.15	45.82
2008	14535.40	3593.94	1577.10	10.85%	43.88%	13.28	118.76
2010	19980.39	5732.49	2331.12	11.67%	40.67%	13.41	173.83
2012	28119.00	8431.98	3789.14	13.48%	44.94%	13.54	279.85
2014	35312.40	10579.23	4958.53	14.04%	46.87%	13.68	362.47
2016	46344.88	13910.31	6497.20	14.02%	46.71%	13.83	469.79
2018	59121.91	16399.13	7795.57	13.19%	47.54%	13.95	558.82
2019	65841.39	18016.95	8459.16	12.85%	46.95%	14.00	604.23

注:资料数据来源注《2013中国卫生和计划生育统计年鉴》、《2017中国卫生和计划生育统计年鉴》和《中国卫生健康统计年鉴2020》。

表 1-3-32　1990—2018年人均医疗保障支出与城乡医疗保健支出关系

年份	人均卫生费用 A/元	人均政府医疗保障 B/元	B/A	城镇人均医疗保健支出元/元	B/C	农村人均医疗保健支出 D/元	B/D
1990	65.37	3.88	5.94%	25.7	15.10%	19.0	20.42%
1995	177.93	9.27	5.21%	110.1	8.42%	42.5	21.81%
2000	361.88	16.65	4.60%	318.1	5.23%	87.6	19.01%
2005	662.3	34.66	5.23%	600.9	5.77%	168.1	20.62%
2008	1094.52	118.76	10.85%	786.2	15.11%	246.0	48.28%
2010	1490.06	173.83	11.67%	871.8	19.94%	436.8	39.80%
2012	2076.67	279.85	13.48%	1063.70	26.31%	513.8	54.47%
2016	3351.74	469.79	14.02%	1630.8	28.81%	929.2	50.56%
2018	4236.98	558.82	13.19%	2045.7	27.32%	1240.1	45.06%

到2019年,我国城乡居民医保参保人数已有10.25亿人,当年筹资8575亿元,人均筹资781元。2019年城乡居民医保使用支出8191亿元,使用率为95.52%,城乡居民医保基金累计结存5143亿元。

2019年,我国职工医保参保人数为3.29亿人,当年基金收入15845亿元,基金支出12663亿元,当年基金使用率79.92%,职工医保基金累积结存14128亿元。

到2019年,我国城乡居民参保人数与职工医保参保人数合计为13.54亿人,已覆盖96.72%人口。

8.信息资源配置与医院信息化建设

随着计算机与网络技术的发展,医院信息资源建设与配置日益完善,为医疗卫生服务带来了效率提升,为质量安全管控、患者就医方便、各种资料数据查询及医院人、财、物、信息与时间管理提供了有效帮助。

通过医院内各种信息软件的使用并合理组合已形成院内局域网络系统(内网);通过互联网关联的医院外部部门如医保、财务、培训、人社链接已形成相关管理资源信息;区域中心医院与医共体相关医院的链接已形成区域化的医疗网络体系并能高效共享医疗资源,通过远程会诊及时解决疑难病症的诊治;通过"互联网+医患+网上诊治+相关药品配送"已形成目前的互联网医疗;随着信息技术的日新月异,智慧化医院正在形成中。

(1)医院软件信息系统(医院临床信息系统)。

HIS(Hospital Information System)医院信息系统：

利用计算机和通信设备，已为医院所属各部门提供了对病人诊疗信息和行政管理信息的收集、存储、处理、提取及数据交换的相关功能，及满足各种临床医疗服务需要的信息化系统。其主要由如以下子系统组成，并随着需要和信息技术的发展而不断完善。

挂号与预约系统：

本系统实现了医院门诊部挂号处所需的各种功能，包括门诊安排的管理、号表的生成及维护、门诊预约管理和挂号处理，同时提供了病人信息的查询和有关挂号工作的统计功能。支持预约、限量、不限量、分时挂号。

功能主要包括：门诊安排、挂号处理、统计与查询等。

划价收费系统：

本系统集划价收费功能于一体，具有费别及收费系数的自定义能力，输入方法，灵活多样简单易学，允许项目在价表中不存在时手工划价，与门诊药房的库存关联，无药报警，集中统一价表管理，支持医院"一卡通"，集成医疗保险收费项目控制，费用自动分比例，费用按医疗保险政策分段统计等。

功能主要包括：划价收费、结账处理、收据查询、退费处理、日报表等。

门诊药房管理系统：

本系统是医院门诊处方药品的发放中心。它可以根据药房的不同类别，分中药房、西药房、中成药房等不同药房。药房与药库连通，直接从药库出库转药房入库，与门诊收费连接直接显示划价处方药品列表。本系统可对患者处方进行查询；可对任意时间段的发药量进行查询；可对午间时间段的发药患者进行查询。

功能主要包括：处方管理、药品出入库管理、库存管理，药房盘点门诊发药、付药统计查询，发药患者查询统计，对发药、报损、退药、退货任意时间段的动态查询，检查药品效期，进行药品数量上下限控制。

门诊医生工作站系统：

本系统操作简便，符合现代医院临床要求，能提供大量的医嘱词典数据，以及各种常用医嘱用语(如处方、检验、化疗、重患者等)等数据，并根据医师的使用频率，系统智能地重新排序，方便了医生的查询，有效地提高了护理工作效率和准确性。

功能主要包括：门诊记录、健康档案、电子处方、电子检验单、电子账单、电子医嘱等。

门诊护士站系统：

本系统为门诊医嘱的执行系统,能帮助实现对医嘱从审核到执行全过程的科学管理,对医嘱的不同时间段的执行、作废等操作,有帮助对患者的医嘱随时查询。

主要功能包括:医嘱审核、医嘱执行、医嘱取消、医嘱作废、医嘱恢复、医嘱退回等。

住院管理系统:

本系统包括入院登记、预交款管理、出院管理,它提供了两种结算方式,即正常出院结算与中途费用结算。中途费用结算是当患者住院达到一定的时间后,为了简化管理而对病人费用进行的结算。医院根据病人的要求,可在任意时间对病人进行中途结算。

功能主要包括:住院登记、押金管理、住院情况查询、病历号替换、患者费用查询、中结账单、出院结算、医嘱查询打印、费用查询打印、收入科室核算、数据维护等。

住院医生站管理系统:

本系统是整个住院部分的中心所在(中心系统),操作简单,符合现代医院临床工作需要。根据住院部的特殊情况,提供不同医嘱录入方式:快捷录入、标准录入、事后录入。所有的医用字典根据使用频率,实现智能排列,有效地提高了医生的工作效率,能更好地为患者服务。

功能主要包括:患者医嘱录入、医嘱审核、医嘱终止、重整医嘱、各种病程录、医嘱查询、患者病历首页查询,转科、出院等。

住院护士站管理系统:

本系统是整个住院护理的中心所在(中心系统),它可实现病房的床位分级管理、医嘱校对,医嘱执行,病人在住院期间的信息管理,病房分类管理,对病房、患者信息、患者费用等相关信息的查询。

功能主要包括:进行患者入病房指定床位、交换床位、医嘱执行、终止以及处方摆药、摆药查询、转科、出院申请、病历的查阅、护理病历的书写等。完成护士的日常工作。

住院药房管理系统:

本系统是住院处患者处方的摆药中心。它可以根据药房的不同类别分为中药房、西药房、中成药房等不同药房。药房与药库连通,直接从药库出库转药房入库,与住院护士医生站联接,直接显示划价处方药品列表,对患者的处方进行医嘱摆药、查询等。

功能主要包括:处方管理、药品出、入库管理、库存管理、药房盘点、病区摆药、付药统计、统计查询,对发药、报损、退药、退货任意时间段的动态查询。药品效期、药品数量上、下限控制。

药库管理系统:

本系统是医院药品的管理中心系统。它实现了对药品的计划、采购、入库、出库的科学管理;对药品基本信息、数量、保质期的实时管理;对药品的库存盘点、销售金额的动态查询。

功能主要包括:采购计划、采购结算、业务分析、库房进库动态查询、药库库存动态查询、药品零售动态查询、库房报损动态查询、系统维护等。

耗材管理系统:

本系统是医院的耗材管理中心系统。它实现了对耗材实现从计划、采购一直到入库、出库的科学管理;对耗材的库存盘点、销售金额的动态查询;对耗材发放、报损、退货任意时间段的动态查询;对耗材库存数的上、下限制。

功能主要包括:采购计划、库房进库动态查询、库存动态查询、零售动态查询、库房报损动态查询、系统维护等。

设备管理系统:

本系统是针对医院医疗器械以及办公用品的合理采购与科学管理,充分利用医疗物资资源,提高物资使用率,达到物品到位、责任到人的管理系统。它实现了对医院医疗物资的采购、出库、入库、调拨、存放、使用、维修、报损、报废等一系列工作有效管理及对盘点、统计、查询的科学管理。

功能主要包括:出库管理、入库管理、科室使用管理、查询管理、设备统计、设备效益核算、打印出入库报表、物品权属变更、设备调拨、设备大修管理、设备维修记录、设备报废管理、编码管理等。

多媒体导医系统:

触摸屏一体机放置于门诊大厅,或其他患者等人流量较多的地方,为人们提供医院的一些基本信息查询服务。它为医院向社会敞开的一扇窗,是医院与社会之间沟通的有效工具。

功能主要包括:医院介绍、科室介绍、专家介绍、就诊指南、药品价格查询、收费项目价格查询、患者就诊信息查询、就诊费用查询、常识介绍等。

一卡通管理系统:

本系统实现了持卡收费、结算,直接在药房刷卡取药,代替病历号使用功能,可减少患者及其家属等排队时间,提高医院服务质量及工作效率。本系统可在医院各个科室进行缴费、就诊和结算等。

功能主要包括:患者建卡、预存现金、费用查询、费用统计汇总、医疗卡的挂失、换卡、注销以及维护,并可在医院各科室进行就诊等。

管理员系统:

本系统对所有的模块进行管理工作。可实现前台对数据库数据的备份、还原等操作。对科室、医生、系统用户、工作人员工作量、收费标准、考勤情况等基本数据的管理。

功能主要包括:患者类别管理、系统用户管理、邮件系统管理、科室维护、医生管理、医保等收费比较、检查项目管理、标准收费项目管理、工作量管理等。

病案管理系统:

本系统是病人案例资料的信息库,它不但真实、准确地反映了患者病情诊断、治疗、护理、化验等全部信息,也真实地反映了医院及医疗人员的医疗水平、医疗效果,是医疗科研的宝贵资料。本系统管理全面,统计详细,信息共享,调用查阅方便。

功能主要包括:患者病案编辑、病案查询、病案统计、治疗记录查询、疾病分类查询、病历维护、治疗评价、病案借阅、信息综合检索、报表打印、ICD编码管理等。DRG、DIP

查询系统:

本系统是为满足医院各级管理层日常工作,以及计划、决策而精心设计的。通过本系统,各级管理层可依据职权权限全方位地对医疗、财务、人事、后勤物质保障等方面的动态信息进行查询,以帮助各级管理层为医院提供决策性的信息支持。

功能主要包括:人事工资信息查询、门诊流量查询、患者查询、收费查询、财务收支统计情况查询等。

手术系统:

实现手术实施的各种计费功能、方式、提供手术费用清单。对各科室医生传来的手术预约单,进行时间、手术间、台次以及所需设备、器材进行合理安排,以保证手术的执行,并具有完成手术执行报告、记录手术后用药、麻醉登记及各种费用的计扣等功能,对提高手术响应速度和医疗水平有很大的助益,还能减轻手术室工作人员抄写手术通知单、管理手术信息有统计上报工作月报等方面的工作负担。在手术之前,本系统还能帮助麻醉医师快速、方便的查询病人检查、化验及治疗等方面信息,为管理部门、临床科室提供及时、准确的手术工作数量和质量统计,实现病人手术费用的计算机划价。

功能主要包括:手术申请、手术确认、手术通知、手术摆药、手术医嘱、手术记录、手术质量、手术查询等。

医学影像信息系统:

本系统简称 PACS(Picture Archiving and Communication Systems),主要包括 FB-PACS-RIS(放射科 PACS 系统),FB-PACS-UIS(超声科 PACS 系统),FB-PACS-PIS(病理科 PACS 系统)等。PACS 系统覆盖从影像科室检查到临床调取结果的所有环节,即预约登记、检查登记、分诊叫号、影像后处理、科室影像归档存储及医生出报告、科室上传报告与图像、临床调阅检查结果。

医院实验室信息系统

本系统简称 LIS(Laboratory Information System, LIS),其能实现临床检验信息化,检验信息管理自动化。其主要功能是将检验的实验仪器传出的检验数据经数据分析后,自动生成打印报告,通过网络存储在数据库中,使医生能够通过医生工作站方便、及时地看到患者的检验结果。

(2)医院管理信息系统。

医院财务管理系统:

本系统主要包括系统设置、账簿管理、凭证管理、统计汇总、结账及报表、银行对账、资金管理等。本系统和医院各个科室的数据互联,做到了全院数据共享。通过对功能模块的操作,能提供财务分类、凭证管理、收费项目管理、报表管理、收入和核算表设置以及各科室信息的处理等监管业务功能。涉及到医院人、财、物的所有操作都可以灵活的报表格式来呈现汇总的结果。

医院成本核算系统:

按照国家卫生健康委、国家中医药管理局 2021 年发布的《公立医院成本核算规范》要求,公立医院成本核算系统主要由三部分组成:医院科室成本核算、医疗服务项目成本核算和病种、病人成本核算。医院科室成本核算以计算出到最小核算科室及其门诊住院的成本状态,产出相应的医疗业务成本;医疗服务项目成本核算是以各科室开展的医疗服务项目为核算对象,产出各个医疗服务项目的当期成本;病种成本或病人成本核算则是利用已知的医疗服务项目成本结果,对当期出院患者在院诊治期间所有耗费的医疗服务项目进行叠加而成;也可通过对当期出院患者与当期科室的医疗业务成本进行核算对接形成。通过病种、病人、成本的核算,进而可得到相应 DRG/DIP 成本。

医院全面预算管理系统:

本系统是紧紧围绕医院战略规划目标,以医院各业务单元成本、运行为基础,对医院进行全面的、客观科学的、精细而又灵活的预算管理软件系统,为达到合理配置、利用资源,提高资源使用效率,实现对资金资源与医院运行的全面预算编制、执行、监控、分析、评价、反馈和实现可持续发展。

医院绩效管理信息系统:

依据医院战略规划及目标,结合医改需要、医院具体管理需要,选用适当的绩效管理工具而设置的医院绩效管理系统。在医院层面,它是以国家发布的绩效考核指标为指南,按医院发展目标和计划,以各科室作为单独核算单元,通过一系列的指标设计、考核、评价和奖励发放激励绩效的管理系统。它是基于重庆市医院成本管理研究中心中标并结题的国家卫健委2020年重点课题"卫生单位预算与绩效管理一体化",从"抓中间、促两头"入手而生。它丰富了资源配置与质量安全的内容,并有利于国家方针的执行。详细内容可参见相关结题报告和本系列丛书的《"预算与绩效管理一体化"研究的理论与实践》。

医院人力资源管理系统:

本系统是基于医院规范管理而开发的人事综合职能管理系统,它实现了编制、调配、职称、考录、工资、考核、任免、离退休等人事业务的计算机网络化管理,实现了人事审批等业务流程电子化,在系统中方便地跟进审批等业务进展,对人事流程信息的每个环节进行追踪管理,提高工作人员的办事效率,优化业务流程的软件系统。

医院办公自动化系统:

本系统简称 OA 或者 HOA(Hospital Office Automation),它是利用医院内网和外网的链接以实现涵盖人事、薪酬、培训、绩效、考核与运行管理等方面信息管理的系统。它可较好实现管理规范、提升管理效率、降低经营管理成本。

(3)医院资源规划。

本系统简称 HRP(Hospital Resource Planning),是医院引入 ERP(Enterprise Resource Planning 企业资源计划)的成功管理思想和技术,融合现代化管理理念和流程,整合医院已有信息资源,而创建的一套支持医院整体运行管理的统一高效、互联互通、信息共享的系统化医院资源管理平台。HRP 是医院实现"人财物""医教研""护药技"管理科学化、规范化、精细化、可持续发展和战略转型的支撑软件。它通过建立合理的管理模式,以最大限度发挥医院资源效能,使医院全面实现管理的可视化,使预算管理、成本管理、绩效管理科学化,使得医护分开核算、三级分科管理、零库存管理、顺价作价、多方融资、多方支付以及供应链管理等先进管理方法在医院管理中应用成为可能。

（4）互联网医疗。

互联网医疗是互联网在医疗行业的新应用，其包括以互联网为载体和技术手段的健康教育、医疗信息查询、电子健康档案、疾病风险评估、在线疾病咨询、电子处方、远程会诊及远程治疗与康复等多种形式的健康管家服务。

（5）智慧医院建设。

智慧医院目前的定义范围主要包括面向医务人员的"智慧医疗"（以电子病历为核心的信息化的建设，电子病历和影像、检验等其他的系统互联互通）、面向患者的"智慧服务"（很多医院的一体机、自助机，手机结算、预约挂号、预约诊疗、信息提醒及其衍生出来的一些服务，比如停车信息的推送、提示等）和面向医院的"智慧管理"（医院精细化管理很重要的一条是精细化的成本核算。智能系统用于医院内部的后勤管理。管理者用手机或电脑上就可以看到全院运转的状态，包括OA的办公系统等）。

（6）医院信息化系统建设财力资源配置。

通过前面的介绍可知，目前医院的信息化系统建设内容繁多，并随着信息化技术发展而发展，所需要的资金投入也是以千万元为计。国家也竭力推进医院信息化建设，并给予了相当的资金支持。但医院的信息化系统建设资金来源除了政府财政投入外，主要还是依靠医院自有资金的投入。

笔者所在医院的信息科目前共有12人，工作房屋面积为472m²，每年的人员经费、固定资产折旧、无形资产摊销、材料消耗和其他费用约需800万元。医院的信息化建设绝大多数是不能直接产生经济效益的，但能提升医院运行效率，节约运行成本，并有助于患者而产生社会效益。

二、医疗机构的收入与支出

医疗机构的收入与支出，显示出各类医疗机构在当时的资源配置状况中，执行现有的医疗服务项目价格体系，伴随着公立医院深化改革举措而进行的医疗服务活动生成的社会效益和经济效益状况。需要说明的是从2019年开始，医院执行的是《政府会计制度》，相关数据栏目有所变化，本文通过归集、调整使之与前面的年份数据形成一致。

（一）全国医疗机构的财政补助收入与医疗事业收入概况

依据收集到的相关数据，笔者对2012年、2016年和2019年全国医疗机构所得到的财政补助收入和医疗事业收入情况进行归集，并对其进行纵向、占比等分析，得到以下结果（见表1-3-33）。

各类医疗机构无论是财政补助收入或者是医疗事业收入都在逐年提升，且财政补助收入的绝对数额和相对数额持续增长。而在医疗机构中的医院、综合医院、中医院、专科医院和基层医疗机构中事业收入占比呈下降趋势。

表1-3-33　2012年、2016年2019年全国医疗机构的收入情况

机构	年份	总收入(A)/万元	财政补助(B)/万元	B/A	事业收入(C)/万元	C/A
总计	2012	199857888	27140345	13.58%	165395271	82.76%
	2016	331661168	48485663	14.62%	270998597	81.71%
	2019	464413777	67353834	14.50%	380091655	81.84%
医院	2012	152875017	11636210	7.61%	137602138	90.01%
	2016	257843221	21384621	8.29%	230236088	89.29%
	2019	359675961	30823940	8.57%	321014376	89.25%
综合医院	2012	115676218	7960149	6.88%	105084490	90.84%
	2016	190396512	14396396	7.56%	171580025	90.12%
	2019	259942917	20334369	7.82%	233984538	90.01%
中医院	2012	17689272	1476223	8.35%	15808502	89.37%
	2016	30821200	3173275	10.30%	26910403	87.31%
	2019	43143505	4716346	10.93%	37486933	86.89%
专科医院	2012	17256415	1910820	11.07%	14807842	85.81%
	2016	31382302	3123031	9.95%	27308374	87.02%
	2019	48219451	4777650	9.91%	42373208	87.88%
基层医疗机构	2012	31384949	9015444	28.73%	19790708	63.06%
	2016	48293753	15768012	32.65%	28886213	59.81%
	2019	69938541	21503732	30.75%	42989491	61.47%

注：资料数据来源《2013中国卫生和计划生育统计年鉴》《2017中国卫生和计划生育统计年鉴》和《中国卫生健康统计年鉴2020》。

（二）全国医疗机构的收入与支出概况

从表1-3-34中数据可见，2012年、2016年、2019年全国医疗机构有结余。2019年，其医疗事业则出现了亏损，其亏损的原因需要对有效数据作进一步专项分析方能得出。2019年，全国医疗机构的人员经费支出占医疗事业收入比值已经超过了40%。

表1-3-34　2012年、2016年 2019年全国医疗机构的收入与支出情况

项目	2012年/万元	结余额/率	2016年/万元	结余额/率	2019年/万元	结余额/率
总收入	199857888	10045626	331661168	12418829	464413777	23449620
总支出	189812262	5.03%	319242339	3.74%	440964157	5.05%
财政收入	27140345	19933346	48485663	30749629	67353834	56509237
财政支出	7206999	73.45%	17736034	63.42%	10844597	83.90%
事业收入	165395271	18236604	270998597	18471582	380091655	−28827408
事业支出	147158667	11.03%	252527015	6.82%	408919063	−7.58%
人员经费	53835269	—	105690436	—	165902058	—
占总支出比	28.36%	—	33.11%	—	37.62%	—
占事业支出比	36.58%	—	41.85%	—	40.57%	—

注：资料数据来源《2013中国卫生和计划生育统计年鉴》《2017中国卫生和计划生育统计年鉴》和《中国卫生健康统计年鉴2020》

（三）全国公立医疗机构的收入与支出概况

从表1-3-35中数据可见，2012年、2016年和2019年全国公立医疗机构的有结余，且结余额逐年增加。2019年，其医疗事业则出现了亏损，其亏损额度占事业收入比值已经达到2位数，亏损的原因需要对有效数据作进一步专项分析方能得出。2016年，公立医疗机构的人员经费支出占医疗事业收入比值已经超过了40%，2019年又有所降低，小于了40%。

表1-3-35　2012年、2016年 2019年公立医疗机构的收入与支出情况

项目	2012年/万元	结余额/率	2016年/万元	结余额/率	2019年/万元	结余额/ 率
总收入	184468077	8625781	298076540	9584417	404256578	18790366
总支出	175842296	4.68%	288492123	3.22%	385466212	4.65%
财政收入	27029518	19851946	48163056	30492176	66832072	56012213
财政支出	7177572	73.45%	17670880	63.31%	10819859	83.81%

项目	2012年/万元	结余额/率	2016年/万元	结余额/率	2019年/万元	结余额/率
事业收入	151284453	11383742	240016516	5884914	325485031	-43754988
事业支出	139900711	7.52%	234131602	2.45%	369240019	-13.44%
人员经费	49824537	——	96260829	——	143993261	——
占总支出比	28.33%	——	33.37%	——	37.36%	——
占事业支出比	35.61%	——	41.11%	——	39.00%	——

注:资料数据来源《2013中国卫生和计划生育统计年鉴》《2017中国卫生和计划生育统计年鉴》和《中国卫生健康统计年鉴2020》

(四)全国医院的收入与支出概况

从表1-3-36中数据可见,2012年、2016年、2019年全国医院有结余,且结余额逐年增加。2019年,其医疗事业则出现亏损,亏损的原因需要对有效数据作进一步专项分析方能得出。全国医院的人员经费支出占医疗事业收入比值均未超过40%。

表1-3-36　2012年、2016年2019年全国医院的收入与支出情况

项目	2012年/万元	结余额/率	2016年/万元	结余额/率	2019年/万元	结余额/率
总收入	152875017	7468318	257843221	8165017	359675961	16926846
总支出	145406699	4.89%	249678204	3.17%	342749115	4.71%
财政收入	11636210	6792388	21384621	12125084	30823940	23541356
财政支出	4843822	58.37%	9259537	56.70%	7282584	76.37%
事业收入	137602138	21879525	230236088	24691014	321014376	-11699535
事业支出	115722613	15.90%	205545074	10.72%	332713911	-3.64%
人员经费	38996897	——	78185509	——	124643740	——
占总支出比	26.82%	——	31.31%	——	36.37%	——
占事业支出比	33.70%	——	38.04%	——	37.46%	——

注:资料数据来源《2013中国卫生和计划生育统计年鉴》《2017中国卫生和计划生育统计年鉴》和《中国卫生健康统计年鉴2020》

(五)全国综合医院的收入与支出概况

从表1-3-37中数据可见,2012年、2016年、2019年全国综合医院有结余,且结余额逐年增加。2019年,其医疗事业则出现亏损,亏损的原因需要对有效数据作

进一步专项分析方能得出。全国综合医院的人员经费支出占医疗事业收入比值均未超过37%。

表1-3-37 2012年、2016年2019年全国综合医院的收入与支出情况

项目	2012年/万元	结余额/率	2016年/万元	结余额/率	2019年/万元	结余额/率
总收入	115676218	5530041	190396512	5446212	259942917	11359968
总支出	110146177	4.78%	184950300	2.86%	248582949	4.37%
财政收入	7960149	4799439	14396396	8271197	20334369	15502307
财政支出	3160710	60.29%	6125199	57.45%	4832062	76.24%
事业收入	105084490	16560880	171580025	17170236	233984538	-8649623
事业支出	88523610	15.76%	154409789	10.01%	242634161	-3.70%
人员经费	29118510	—	57023210	—	89197091	—
占总支出比	26.44%		30.83%		35.88%	
占事业支出比	32.89%		36.93%		36.76%	

注:资料数据来源《2013中国卫生和计划生育统计年鉴》《2017中国卫生和计划生育统计年鉴》和《中国卫生健康统计年鉴2020》。

(六)全国基层医疗机构的收入与支出概况

从表1-3-38中数据可见,2012年、2016年、2019年全国基层医疗机构有结余,且结余额逐年增加,但其医疗事业则一直在亏损,结合全国基层医疗机构诊疗人次数占全国诊疗人次数比值、住院人次数占全国住院人次数比值、床位使用率和日均医师工作负担情况可知,基层医疗机构工作效率相对降低,而基层医疗机构的人员经费支出占医疗事业收入比值在各类医疗机构中比较又为最高,2019年已经超过57%。

表1-3-38 2012年、2016年2019年基层医疗机构的收入与支出情况

项目	2012年/万元	结余额/率	2016年/万元	结余额/率	2019年/万元	结余额/率
总收入	31384949	1725803	48293753	2492183	69938541	4456832
总支出	29659146	5.50%	45801570	5.16%	65481709	6.37%
财政收入	9015444	9015437	15768012	15015625	21503732	21503376
财政支出	7	—	752387	95.23%	356	—
事业收入	19790708	-2799018	28886213	-6772683	42989491	-5467331
事业支出	22589726	-14.14%	35658896	-23.45%	48456822	-12.72%
人员经费	9884046	—	18460256	—	27646037	—

项目	2012年/万元	结余额/率	2016年/万元	结余额/率	2019年/万元	结余额/率
占总支出比	33.33%	—	40.30%	—	42.22%	—
占事业支出比	43.75%	—	51.77%	—	57.05%	—

注:资料数据来源《2013中国卫生和计划生育统计年鉴》《2017中国卫生和计划生育统计年鉴》和《中国卫生健康统计年鉴2020》

(七)全国平均每所公立医院的收入与支出概况

从表1-3-39中数据可见,从2009年到2019年全国平均每所公立医院的总收入、总支出、医疗事业收入及支出、财政补助都呈逐年增长趋势。全国平均每所公立医院的总收入年均增长率约为16.76%略大于总支出年均增长率16.71%;医疗事业收入年均增长率16.59%小于其支出增长率17.22%;财政补助收入的绝对额增长率为最高,2019俩财政补助收入占总收入比值达到了9.69%,为2009年至2019年增长率的最高值。

从2009年到2019年全国平均每所公立医院均有结余。

从2009年到2019年全国平均每所公立医院的其医疗事业收入支出在2009年、2010年、2011年均为亏损,2012年至2018年均有结余,2019年则又出现亏损。

表1-3-39 2009—2019年平均每所公立医院收入与支出情况

年份	总收入/万元	总支出/万元	收一支/万元	医疗事业收入/万元	医疗事业支出/万元	收一支/万元	财政补助/万元	占比
2009	5890.2	5639.3	250.9	5267.4	5370.1	-102.7	479.5	8.14%
2010	7179.3	6872.0	307.3	6440.1	6536.5	-96.4	586.9	8.17%
2011	8832.1	8521.1	311.0	7878.8	8072.3	-193.5	766.7	8.68%
2012	10950.5	10438.5	512.0	9795.7	8408.2	1387.5	892.8	8.15%
2013	12666.8	12085.4	581.4	11361.5	9931.3	1430.2	1006.3	7.94%
2014	14610.2	13939.8	670.4	13149	11596.6	1552.4	1125.9	7.71%
2015	16498.5	15996.5	502.0	14612.4	13263.2	1349.2	1480.1	8.97%
2016	18915.7	18386.1	529.6	16721.5	15333.8	1387.7	1727.0	9.13%
2017	21452.8	20968.1	484.7	18909.0	17556.2	1352.7	1982.2	9.24%
2018	24182.9	23546.7	636.2	21200.8	19695.4	1505.4	2306.1	9.54%
2019	27552.1	26271.7	1280.4	24276.3	25860.2	-1583.9	2670.0	9.69%
增长率	16.76%	16.71%		16.59%	17.22%		18.91%	8.67%

注:医疗支出:医疗业务成本、业务活动费用和单位管理费用。

(八)全国平均每所综合医院的收入与支出结构情况

从《2013中国卫生和计划生育统计年鉴》《2017中国卫生和计划生育统计年鉴》《2018中国卫生健康统计年鉴》和《2020中国卫生健康统计年鉴》有关数据采集得到全国平均每所综合医院收入与支出及其结构相关情况(见表1-3-40、表1-3-44)。

从表中数据可以看到：

从表中数据可见,2012年、2016年、2017年和2019年全国平均每所综合医院各项收入及各项支出均有递增;医院的医疗业务成本是指医院临床医技医辅科室的直接支出成本,未包含行政后勤科室的成本,当医院的医疗(事业)收入+其他收入减去医疗业务成本+管理费用+其他支出后,在本表中2016年及以后几年均出现亏损,且亏损逐年增多。这说明了医院依靠医疗服务按照医疗服务项目价格收费获得的收入不能弥补医院医疗服务活动的支出,这样的亏损状况估计与取消药品耗材批零差价相关,需要财政补助收入来填补亏损,最终使得医院有结余。

表1-3-40　2012年、2016年、2017年、2019年平均每所综合医院医疗收入与支出

序号	项目内容	2012年/万元	2016年/万元	2017年/万元	2019年/万元
1	医疗(事业)收入	18633.1	31305.6	34677.0	43062.1
2	其他收入	322.5	661.3	779.4	788.3
3	1+2	18955.6	31966.9	35456.4	43850.4
4	医疗业务成本	16106.7	28823.2	32288.7	40880.6
5	1-4	2526.4	2482.4	2388.3	2181.5
6	管理费用	2487.6	3601.9	3844.9	4583.0
7	其他支出	262.5	262.1	324.0	557.0
8	4+6+7	18856.8	32687.2	36457.6	46020.6
9	3-8	98.8	-720.3	-1001.2	-2170.2
10	财政补助收入	1527.7	2911.1	3227.7	4228.1
11	科教项目收入	83.2	129.2	173.3	180.3
12	总收入	20566.3	35007.1	38857.3	48258.8
13	财政项目补助支出	626.2	1246.2	1382.6	2524.6
14	科教项目支出	72.8	102.4	120.3	201.7
15	总费用	19556.0	34035.7	37961.5	46020.7
16	12-15	1010.3	971.4	895.8	2238.1

按照三级医院绩效考核指标要求,将《2013中国卫生和计划生育统计年鉴》

《2017中国卫生和计划生育统计年鉴》《中国卫生健康统计年鉴2018》和《中国卫生健康统计年鉴2020》中门诊、住院的挂号收入、治疗收入、手术收入和护理收入合计得到医疗服务收入,并计算得到医疗服务收入占医疗收入比例。同时,计算人员支出占业务支出比重(见表1-3-41),可见服务收入占医疗(事业)收入比例逐年递增,2019年达到最高(22.45%)。

医疗服务是由医院的医务人员执行完成的,是反映医务人员高素质、高技术、高风险的劳动,医务人员的薪酬应该与这样的劳动付出相匹配。将医务人员的经费支出与医疗服务收入相比较可见,医院的人员经费支出绝对数额和占医疗业务成本比值均大于医疗服务收入绝对数额和医疗服务收入占医疗收入比值。2019年,医院的人员经费支出绝对数额为16173.7万元,比同年医疗服务收入9668.0万元多6505.7万元,医院的人员经费支出占医疗业务成本比值39.56%比医疗服务收入占医疗(事业)收入比值22.45%高出17.11个百分点。如此可见,在现行的医疗服务价格体系下,医务人员通过提供医疗服务性项目获得的收入是不能满足医院对医务人员的经费支出,还需要通过检查收入和财政补贴收入等弥补亏损。在实施药品耗材零差价的情况下,如何提升医院的检查收入和政府补助收入是医院是否能弥补亏损、产生结余的关键。大幅提升医院的检查收入容易产生过诊过治,增加患者、医保负担及浪费相应财力资源,后者则要看当地政府财政是否能有资金投入。

表1-3-41 平均每所综合医院医疗服务收入、人员经费占比分析

项目内容	2012年	2016年	2017年	2019年
医疗(事业)收入/万元	18633.1	31305.6	34677	43062.1
门诊服务收入/万元	727.4	1224.2	1417.9	1870.7
住院服务收入/万元	3160.4	5125.9	6098	7797.3
服务收入合计/万元	3887.8	6350.1	7515.9	9668
服务收入占医疗(事业)收入比	20.87%	20.28%	21.67%	22.45%
医疗业务成本/万元	16106.7	28823.2	32288.7	40880.6
人员经费/万元	5185.7	10640.2	12427.6	16173.7
人员经费占医疗业务成本比	32.20%	36.92%	38.49%	39.56%

（九）全国平均每所三级医院的收入与支出结构情况

从《2013中国卫生和计划生育统计年鉴》《2017中国卫生和计划生育统计年鉴》《中国卫生健康统计年鉴2018》和《中国卫生健康统计年鉴2020》有关数据采集得到全国平均每所三级医院收入与支出及其结构相关情况（见表1-3-42、表1-3-45）。

从表1-3-45中数据可见，从2012年、2016年、2017年和2019年全国平均每所三级医院除了在2017年的药品收入、2019年住院（药品）收入与2016年同类相比有下降外，其他的各项收入及各项支出均呈现递增趋势。药品收入的下降与执行药品零差价相关。

采用与综合医院分析评价一样的方式，将表1-3-42中医疗（事业）收入+其他收入与医疗业务成本+管理费用+其他支出进行比较（见表1-3-42）可见，医院的医疗业务成本是指医院临床医技医辅科室的直接支出成本，未包含行政后勤科室的成本，当医院的医疗（事业）收入+其他收入减去医疗业务成本+管理费用+其他支出后，在本表中2012年及以后均出现亏损。这说明医院依靠医疗服务按照医疗服务项目价格收费获得的收入不能满足医院医疗服务活动的支出，这样的亏损状况估计与取消药品耗材批零差价相关，需要财政补助收入来填补亏损，最终形成总收入支出有结余。

表1-3-42　2012年、2016年、2017年和2019年平均每所三级医院医疗收入与支出

序号	项目内容	2012年/万元	2016年/万元	2017年/万元	2019年/万元
1	医疗（事业）收入	50161.0	69829.5	75023.3	86252.2
2	其他收入	997.0	1577.6	1783.4	1489.4
3	1+2	51158.0	71407.1	76806.7	87741.6
4	医疗业务成本	43272.0	63817.9	69289.4	77159.3
5	1-4	6889.0	6011.6	5733.9	9092.9
6	管理费用	6241.0	7433.8	7798.5	8793.4
7	其他支出	969.0	969.9	760.5	1192.0
8	4+6+7	50482.0	72221.6	77848.4	87144.7
9	3-8	-321.0	-2392.1	-2825.1	-892.5
10	财政补助收入	3772.0	5463.7	5983.7	7813.1
11	科教项目收入	390.0	439.8	542.7	538.0
12	总收入	55320.0	77310.6	83333.1	96092.7
13	财政项目补助支出	1835.0	2726.3	3002.6	3970.6

序号	项目内容	2012年/万元	2016年/万元	2017年/万元	2019年/万元
14	科教项目支出	286.0	341.1	405.9	467.2
15	总费用	52603.0	75016.0	81256.9	91582.6
16	12-15	2717.0	2294.6	2076.2	4510.1

按照三级医院绩效考核指标要求,将《2013中国卫生和计划生育统计年鉴》《2017中国卫生和计划生育统计年鉴》《中国卫生健康统计年鉴2018》和《中国卫生健康统计年鉴2020》中门诊、住院的挂号收入、治疗收入、手术收入和护理收入合计得到医疗服务收入,并计算得到医疗服务收入占医疗收入比例。同时,计算人员支出占业务支出比重见表1-3-43,可见医疗服务收入占医疗收入比例呈现递增态势。2019年达到最高,即22.80%。

将医务人员的经费支出与医疗服务收入相比较可见,在2019年医院的人员经费支出绝对数额为32240.2万元,比同年医疗服务收入19668.6万元多12571.6万元,医院的人员经费支出占医疗业务成本41.78%,比医疗服务收入占医疗(事业)收入比值22.80%高出18.98个百分点。如此可见,在三级医院有着比综合医院更多的医务人员通过提供医疗服务性项目获得的收入,但是仍然不能支撑医院医务人员经费支出。

有关医疗服务性项目价格未体现医务人员劳动价值的结构性矛盾,目前"三明医改"模式医疗服务价格已占医院总收入41.6%,该案例值得深入研究探讨。

表1-3-43 平均每所三级医院医疗服务收入、人员经费占比分析

序号	项目内容	2012年	2016年	2017年	2019年
1	医疗(事业)收入/万元	50161.0	69829.5	75023.3	86252.2
2	门诊服务收入/万元	2147.0	3006.9	3361.2	4057.9
3	住院服务收入/万元	8173.0	11094.2	12985.7	15610.7
4	服务收入合计/万元	10320.0	14101.1	16346.9	19668.6
5	服务收入占医疗(事业)收入比	20.57%	20.19%	21.79%	22.80%
6	医疗业务成本/万元	43272.0	63817.9	69289.4	77159.3
7	人员经费/万元	13447.0	22912.9	26194.7	32240.2
8	人员经费占医疗业务成本比	31.08%	35.90%	37.80%	41.78%

表 1-3-44 2012年、2016年、2017年、2019年平均每所综合医院收入、支出及结构情况

单位:万元

序号	项目内容	2012年	占比%	2016年	占比%	2017年	占比%	2019年	占比%	占比说明
1	总收入	20566.3	100.00%	35007.1	100.00%	38857.3	100.00%	48258.8	100.00%	占总收入比
2	医疗(事业)收入	18633.1	90.60%	31305.6	89.43%	34677.0	89.24%	43062.1	89.23%	占总收入比
3	门诊收入	6117.3	32.83%	10098.4	32.26%	11061.8	31.90%	13844.6	32.15%	占医疗(事业)收入比
4	服务收入	727.4	3.90%	1224.2	3.91%	1417.9	4.09%	1870.7	4.34%	占医疗(事业)收入比
5	医技收入	1279.7	6.87%	2145.6	6.85%	2390.5	6.89%	3013.8	7.00%	占医疗(事业)收入比
6	卫材收入	141.0	0.76%	359.9	1.15%	409.4	1.18%	503.4	1.17%	占医疗(事业)收入比
7	药品收入	3011.7	16.16%	4475.8	14.30%	4585.7	13.22%	5492.1	12.75%	占医疗(事业)收入比
8	其他收入	957.5	5.14%	1892.9	6.05%	2258.3	6.51%	2964.6	6.88%	占医疗(事业)收入比
9	住院收入	12515.8	67.17%	21207.1	67.74%	23615.2	68.10%	29024.0	67.40%	占医疗(事业)收入比
10	服务收入	3160.4	16.96%	5125.9	16.37%	6098.0	17.59%	7797.3	18.11%	占医疗(事业)收入比
11	医技收入	977.1	5.24%	1876.6	5.99%	2170.8	6.26%	2880.6	6.69%	占医疗(事业)收入比
12	卫材收入	1670.3	8.96%	3994.2	12.76%	4658.9	13.44%	6107.0	14.18%	占医疗(事业)收入比
13	药品收入	5127.6	27.52%	7256.6	23.18%	7243.4	20.89%	7800.9	18.12%	占医疗(事业)收入比
14	其他收入	1580.4	8.48%	2953.8	9.44%	3444.1	9.93%	4438.2	10.31%	占医疗(事业)收入比
15	财政补助收入	1527.7	7.43%	2911.1	8.32%	3227.7	8.31%	4228.1	8.76%	占总收入比
16	科教项目收入	83.2	0.40%	129.2	0.37%	173.3	0.45%	180.3	0.37%	占总收入比
17	其他收入	322.5	1.57%	661.3	1.89%	779.4	2.01%	788.3	1.63%	占总收入比
18	总费用	19556.0	100.00%	34035.7	100.00%	37961.5	100.00%	46020.7	100.00%	占总费用比
19	医疗业务成本	16106.7	82.36%	28823.2	84.69%	32288.7	85.06%	40880.6	88.83%	占总费用比
20	药品费	6952.6	43.17%	10871.5	37.72%	11428.4	35.39%	13144.9	32.15%	占医疗业务成本比
21	人员经费	5185.7	32.20%	10640.2	36.92%	12427.6	38.49%	16173.7	39.56%	占医疗业务成本比
22	其他	3968.4	24.64%	7311.5	25.37%	8432.7	26.12%	11562.0	28.28%	占医疗业务成本比
23	管理费用	2487.6	12.72%	3601.9	10.58%	3844.9	10.13%	4583.0	9.96%	占医疗业务成本比
24	财政项目补助支出	626.2	3.20%	1246.2	3.66%	1382.6	3.64%	2524.6	5.49%	占总费用比
25	其他支出	262.5	1.34%	262.1	0.77%	324.0	0.85%	557.0	1.21%	占总费用比
26	科教项目支出	72.8	0.37%	102.4	0.30%	120.3	0.32%	201.7	0.44%	占总费用比
27	收支结余	1010.3	4.91%	1010.3	4.91%	971.4	2.77%	895.8	2.31%	占总费用比

表1-3-45 2012年、2016年、2017年、2019年平均每所三级医院收入、支出及结构情况　　　　　　　　　　　　　　单位：万元

序号	项目内容	2012年	占比%	2016年	占比%	2017年	占比%	2019年	占比%	占比说明
1	总收入	55320.0	100.00%	77310.6	100.00%	83333.1	100.00%	96092.7	100.00%	占总收入比
2	医疗（事业）收入	50161.0	90.67%	69829.5	90.32%	75023.3	90.03%	86252.2	89.76%	占总收入比
3	门诊收入	16719.0	33.33%	22957.7	32.88%	24515.5	32.68%	28175.9	32.67%	占医疗（事业）收入比
4	服务收入	2147.0	4.28%	3006.9	4.31%	3361.2	4.48%	4057.9	4.70%	占医疗（事业）收入比
5	医技收入	2951.0	5.88%	4195.6	6.01%	4562.3	6.08%	5452.5	6.32%	占医疗（事业）收入比
6	卫材收入	395.0	0.79%	801.0	1.15%	910.5	1.21%	1025.7	1.19%	占医疗（事业）收入比
7	药品收入	8751.0	17.45%	10885.9	15.59%	10867.7	14.49%	11791.4	13.67%	占医疗（事业）收入比
8	其他收入	2475.0	4.93%	4068.3	5.83%	4813.8	6.42%	5848.4	6.78%	占医疗（事业）收入比
9	住院收入	33443.0	66.67%	46871.8	67.12%	50507.8	67.32%	57535.4	66.71%	占医疗（事业）收入比
10	服务收入	8173.0	16.29%	11094.2	15.89%	12985.7	17.31%	15610.7	18.10%	占医疗（事业）收入比
11	医技收入	2634.0	5.25%	4092.4	5.86%	4559.5	6.08%	5563.3	6.45%	占医疗（事业）收入比
12	卫材收入	5046.0	10.06%	9307.7	13.33%	10496.5	13.99%	12472.7	14.46%	占医疗（事业）收入比
13	药品收入	13515.0	26.94%	16267.5	23.30%	15531.3	20.70%	15572.3	18.05%	占医疗（事业）收入比
14	其他收入	4075.0	8.12%	6110.0	8.75%	6934.8	9.24%	8316.4	9.64%	占医疗（事业）收入比
15	财政补助收入	3772.0	6.82%	5463.7	7.07%	5983.7	7.18%	7813.1	8.13%	占总收入比
16	科教项目收入	390.0	0.70%	439.8	0.57%	542.7	0.65%	538.0	0.56%	占总收入比
17	其他收入	997.0	1.80%	1577.6	2.04%	1783.4	2.14%	1489.4	1.55%	占总收入比
18	总费用	52603.0	95.09%	75016.0	97.03%	81256.9	97.51%	91582.6	95.31%	占总收入比
19	医疗业务成本	43272.0	82.26%	63817.9	85.07%	69289.4	85.27%	77159.3	84.25%	占总费用比
20	药品费	19132.0	44.21%	24696.2	38.70%	25134.4	36.27%	26731.0	34.64%	占医疗业务成本比
21	人员经费	13447.0	31.08%	22912.9	35.90%	26194.7	37.80%	32240.2	41.78%	占医疗业务成本比
22	其他	10693.0	24.71%	16208.8	25.40%	17960.3	25.92%	18188.1	23.57%	占医疗业务成本比
23	管理费用	6241.0	11.86%	7433.8	9.91%	7798.5	9.60%	8793.4	9.60%	占总费用比
24	财政项目补助支出	1835.0	3.49%	2726.3	3.63%	3002.6	3.70%	3970.6	4.34%	占总费用比
25	其他支出	969.0	1.84%	969.9	1.29%	760.5	1.10%	1192.0	1.30%	占总费用比
26	科教项目支出	286.0	0.54%	341.1	0.45%	405.9	0.49%	467.2	0.51%	占总费用比
27	收支结余	2717.0	4.91%	2294.6	2.97%	2076.2	2.49%	4510.1	4.69%	占总收入比

三、医院成本核算发展简况

分析评价医院的资源配置和资源使用过程中产生效益、效率的基础工作就是医院需要开展成本核算。

我国医院成本核算工作开展相对较晚，到目前为止除了北京地区以外尚未形成规模化的医院成本核算体系与数据库。

（一）国外医院成本核算的发展

1. 医院成本核算目的

国外医院成本核算目的主要包括四个方面：第一，医院内部产出成本核算报表，为医院内部经营管理服务。第二，为地区或国家医疗服务价格制定提供参考信息。不同国家成本与价格关联机制相同。比如，英国将参考成本（Reference Costs，RC）作为区域定价的基础，澳大利亚将国家有效成本（National Efficient Cost，NEC）指数化转换成国家有效价格（National Efficient Price，NEP）。第三，作为医院内部不同核算单元以及区域或国家层面医院运营效率比较的基准，提升行业成本信息的透明度。第四，为国家的病人分类系统发展提供参考信息。除上述外，部分国家就它还有其他用途，比如，丹麦用于评估民营医院的成本，英国用于学术研究，荷兰和葡萄牙用于经济评价。

表1-3-46 国外医院成本核算目的概述

核算目的	丹麦	英国	法国	德国	意大利	荷兰	葡萄牙	加拿大	澳大利亚
服务医院内部经营决策	—	√	√	√	√	√	√	√	√
地方层面价格设置参考	—	√	—	—	√	√	—	√	√
国家层面价格设置参考	√	√	√	√	√	√	√	√	√
不同单位运行效率比较基准	—	√	√	√	√	√	—	—	√
病人分类系统发展参考	—	√	√	√	√	—	—	—	√
其他目的	√	√	—	—	—	√	√	√	√

2. 医院成本核算对象

国外医院成本核算对象主要有4类：医疗服务项目、DRG、科室/专科成本和病人成本。国际经验显示，各国（地区）医院成本核算对象选定首先由医院筹资模式和支付制度决定，并受制于医院成本基础数据收集能力。在实践中，还受下列因素的影响：医疗体制、所有权和税收减免、医院组织结构、医院服务范围、临床服务具体内容、医改环境、患者病例组合、临床路径等。由于筹资和支付制度的差异，欧美国家主要开展 DRG、科室/专科、病人 3 类成本核算；伴随着信息技术发展，病人水平的基础数据获取成为现实，欧美国家越来越重视病人成本核算技术的开发和应用；并针对上述 3 类成本对象颁发强制性（必须执行）或自愿性（可选择执行）的成本核算指南：德、荷和澳等国颁发强制性的成本核算指南，要求医院进行 DRG、科室/专科、病人成本核算；英国的 HRG 成本核算为强制性，而科室/专科、病人成本为自愿性；丹麦的 DRG、病人成本为强制性，而科室/专科成本核算为自愿性；法国的科室/专科、病人成本核算为强制性，而病人成本核算为自愿性。

3. 医院成本核算方法关键技术

（1）成本分类。

① 按照性态划分。

成本按照性态一般可分为固定成本和变动成本。固定成本是指在一定时期、一定业务范围内，成本总额相对固定，不受业务量变化影响的成本项目。变动成本是指在一定时期、一定业务范围内，成本总额与业务量呈正比例变化的成本项目。人员经费中的固定部分、固定资产折旧与无形资产摊销属于变动成本，人员经费中的变动部分、药品费、卫生材料费、基础设施费为变动成本。不同国家对成本性态分类不尽相同，比如，加拿大分固定成本和变动成本两类，英国则分固定成本、半固定成本和变动成本三类。

② 按照投入资源使用寿命划分。

成本按照投入资源使用寿命可分为资产性成本（Capital Costs）和经常性成本（Recurrent Costs）。这种分类在国际上最为常见。经常性成本也称运营成本，是指 1 个会计年度内完全消耗或工作寿命不足 1 年且定期更换的资源项目，包括人员经费、药品费、卫生材料费、基础设施费用及其他经常性费用。资产成本是指由医院取得供长期使用、工作寿命超过 1 个会计年度的资产性成本，包括房屋折旧、医疗设备折旧、非医疗设备折旧。资产成本筹资渠道包括政府财政投入、社会捐赠、医院自筹、科研经费资助等。

③ 按照计入成本对象方式划分。

成本按照计入成本对象方式可分为直接成本和间接成本或中间费用成本。直接成本是指资源消耗与成本对象间存在直接因果关系的各项费用。由于直接成本与成本对象间存在明确的、可量化的因果关系，因此直接成本能够直接计入（或计算计入）成本对象。间接成本是指与成本对象不存在明确因果关系而不能直接归集到成本对象的各项费用，需采用一定原则和分配基准分摊计入成本对象。直接成本和间接成本分类具体规则取决于成本对象,医疗服务项目、DRG、科室/专科、病人成本核算的直接成本和间接成本分类规则各不相同。同一成本对象各国(地区)直接成本和间接成本分类规则亦不同,以病人成本核算为例,英国分为直接成本、间接成本和中间费用成本三类,德国和加拿大分为直接成本和间接成本两类,澳大利亚则分为直接成本和中间费用成本两类。

(2)医院成本基础数据收集方法。

按时间可将基础数据收集方法分为前瞻性和回顾性两种。在回顾性方法中,资源已经消耗,其目标是回顾性核算资源消耗的成本;在前瞻性方法中,资源尚未消耗,其目标是估算未来某一时间段内资源消耗的预估成本。由于数据已存在,回顾性方法比前瞻性方法更易实施,但其在数据可用性、质量和透明性方面的缺陷可能会影响成本核算结果的准确性和可靠性。前瞻性方法在计算资源消耗上更具控制力和更多灵活性,但其实施要求更加苛刻,因此其实施的范围和样本规模通常较小。

按基础数据获取方式可将基础收集方法分为观察者基准和参与者基准两种。观察者基准方法包括:时间和动作研究、访谈法、观察者评估量表、病历记录、单个医院的会计数据、手术室登记簿等;参与者基准方法包括:自我报告调查问卷、自我报告作业日志、成本日志、患者流量分析等。国际上,通常基于按时间和按基础数据获取方式两个维度,发展出四种医院成本基础数据收集方法。医院成本基础数据收集方法与医院成本核算方法紧密相关,一般而言,自上而下的成本核算适用于回顾性方法,而自下而上的成本核算前瞻性和回顾性方法均适用。

表1-3-47 医院成本基础数据收集方法概述

方法	观察者基准 (Observer-based)	参与者基准(Participant-based)
回顾性方法 (retrospective)	访谈法、观察者评估量表、病历记录、单个医院的会计数据、手术室登记簿等	自我报告调查问卷(来自医院或患者)等
前瞻性方法 (prospective)	时间和动作研究等	自我报告作业日志、成本日志、患者流量分析等

(3)医院成本计算方法。

① 方法概述。

国际上,医院成本核算过程包括三个连续步骤:第一步是识别(Identify)成本对象消耗资源的类别,第二步是测量(Measure)成本对象消耗资源的数量,第三步是为成本对象消耗资源赋值(Value)。识别和测量成本对象消耗资源的类别有两种方法:宏观方法(Gross-costing)和微观方法(Micro-costing),宏观方法成本类别识别和测量的准确性低于微观方法。在宏观方法中,成本构成类别在总水平上

(缺?)(比如,住院天数)被识别和测量;而在微观方法中,所有相关的成本构成类别在非常详细水平上被识别和测量。微观方法需测量所有的资源(人员工作时间、耗材、药品及其他成本项目类别)消耗;宏观方法仅测量一系列相对较大的项目(比如,住院天数和门诊次数)的资源消耗,而不需要记录病人住院期间向病人提供服务清单及登记医生所花时间。成本对象消耗资源赋值也有两种方法:自上而下法(Top-down costing)和自下而上法(Bottom-up costing),自上而下法成本核算结果准确性低于自下而上法。自上而下法和自下而上法最大差异在于单位成本形成路径不同。

国际上,从资源识别的准确性和单位成本计算的准确性两个维度衍生出四种具体的计算方法:自下而上微观成本核算法、自下而上宏观核算法、自上而下微观核算法和自上而下宏观核算法。通常将自下而上微观成本核算法视为医院成本核算的"金标准",但该方法往往需要花费大量的人力和物力。在具体方法学中,作业成本法(activity-based costing ABC)、时间驱动作业成本法(time-drive activity-based costing TDABC)通常作为自下而上微观成本核算法的代表。成本费用转换法(Ratio of Cost to Charges,RCCs)、当量法(relate value unit,RVUs)通常作为自上而下微观核算法的代表。选择何种成本核算方法由筹资和支付制度、成本核算范围、成本对象选择、预期成本核算结果准确性和可行性等因素决定。在医院成本核算实践中,国际上较少使用宏观方法,几乎都是用以微观方法为基础的自上而下或自下而上的混合方法。

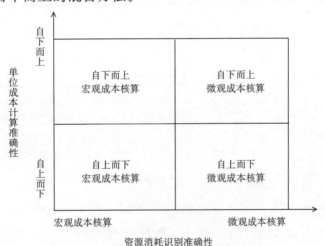

图 1-3-4 医院成本核算方法的国际经验概述

② 自下而上和自上而下方法比较。

第一,自上而下方法。

单位成本核算路径：第一步，核算医院消耗的各类资源的总成本，可分为直接成本和间接成本。第二步，进行科室成本核算。各类资源总成本向下分配到各科室，直接成本归集到科室、间接成本分摊到科室。第三步，科室成本分摊。有两种模式：模式1以加、澳、德为代表。以加拿大为例，设置转换功能中心（transient functional centres，TFC）和吸收功能中心（absorbing functional centres，AFC）；只进行一级分摊，即TFC向AFC分摊。模式2以美、日为代表。以美国为例，设置行政后勤、临床支持、临床服务三类科室；进行一级和二级分摊。第四步，计算科室提供服务或收治患者的单位成本。医疗服务项目单位成本为一级分摊后的科室总成本除以该科室提供服务次数，医疗服务项目单位成本表示为每次检查、检验、手术等服务项目的平均成本。患者单位成本表示为每出院人次、每床日、每诊次的平均成本。

核算关键技术：第一，直接成本和间接成本分类。以科室为成本核算对象进行直接成本和间接成本分类。不同国家（地区）分类规则有较大差异，总体来看它们与卫生体制、医院管理机制、筹资与支付制度等因素有关。第二，一级或二级分摊的方法学选择，分为直接分配法、阶梯分配法（step-down method）、交互分配法（reciprocal allocation method）、联立方程法（simultaneous equation allocation method）四种方法。就不同国家而言，美、日选用阶梯分配法，澳选用交互分配法，加、英、德选用联立方程法。第三，间接成本分配及一级、二级分摊的基准选择。首先，分配基准判断标准的选择。国际上有三种判断标准：因果标准、便利标准、承受能力标准。澳、英、德、加均以因果标准作为分配基准的选择方法。其次，分配基准是单一基准还是复基准。澳、英、德、加等国均基于因果标准建立了各级分配基准标准库，表现出复基准的特征。再次，澳、英、德、加等国针对不同资源项目或科室建立两类基准：优先基准和替代基准。

第二，自下而上方法。

单位成本核算路径。自下而上法与自上而下法核算路径完全相反，通过直接测量单个成本对象（服务/患者）资源消耗情况，尽可能准确地核算成本对象的实际成本。其路径是由单个服务或患者的真实成本向上加总形成平均成本，即：第一步，需测量单个成本对象（服务/患者）资源消耗的真实情况，核算单个服务/患者的成本；第二步，测量相同服务或病种（组）的平均成本。就医疗服务项目而言，若该项目仅在某一科室开展，则该单个服务的真实成本即为该院该项目的平均成本；若该项目在该院的几个科室均有开展，则平均成本为该院同时执行该项目科室的加权成本。就患者而言，平均成本为该院收治该病种（组）病人的平均成本。

核算关键技术。单位成本核算以作业(activity)为基础。以作业流程为基础识别成本对象在每个作业环节的资源消耗。医疗服务项目与病人、病种(组)作业环节属性不同:对医疗服务项目而言,作业环节是每项操作,比如,手术项目的操作为"术前准备+手术执行+术后整理";就病人、病种(组)而言,作业环节是基于临床路径的各临床支持和服务类科室的服务项目。第二,成本项目的单价和消费数量是直接成本归集的两个必备基准。以医务人员经费为例,医务人员单价是临床支持和服务类科室医务人员(医生、护士、医技)每分钟的人员经费,消费数量是病人在各临床支持和服务类科室消耗的分钟数;医务人员单价与病人消费分钟数的乘积为病人的直接医务人员经费。第三,间接成本(Overhead costs)分摊方法学的选择。间接成本分摊有两条路径,一是先分摊到科室,科室再分摊到成本对象,分摊到科室仍沿用直接分配法、阶梯分配法、交互分配法、联立方程法;二是直接分摊到成本对象,分摊方法有加权统计法、床日分摊法和边际加成法(从最不准确到最不可行排序)。

第三,两种方法联用:医院成本核算实践中的最佳路径。

通过系统分析国外发达国家医院成本核算指南,笔者发现一个普遍规律:各国均将自上而下法和自下而上法联用作为医院成本核算指南的推荐方法,而不是采用单一方法。国际上有关医院成本核算实践的学术论文也表现出类似特征。各国自上而下法和自下而上法联用路径有两种模式。模式1:能够直接分配到单个病人的直接成本项目,采用自下而上法直接分配到病人,比如医务人员经费、药品和卫生材料费;不能直接分配到单个病人的直接成本和间接成本项目采用自上而下法分配到病人。这一模式以澳大利亚为代表。模式2:间接成本中心成本项目采用自上而下法分摊到直接成本中心,分摊后的直接成本中心的成本项目基于因果关系标准采用系列成本驱动因子(cost drivers)分配到病人。这一模式以加、英、德为代表。

(4)医院成本核算质量监管方法。

在系统比较了英、丹、德、葡、荷医院成本核算质量监管方法基础上,笔者发现国外医院成本核算质量监管方法具有以下特征:第一,负责实施机构性质的多元化。英国由卫生财务管理协会(Healthcare Financial Management Association,HFMA)负责,HFMA是独立的第三方非营利性行业协会;丹麦由国家卫生局和国家审计学会负责;德国由医院支付制度研究所(Institut für das Entgeltsystem im Krankenhaus,INEK)负责,INEK由德国医院协会与医疗保险机构共同组建;葡萄牙由外部私立公司负责;荷兰由荷兰卫生局和医保局负责。第二,医院成本核算质量监管会借助评价工具。比如,英国借助重要性和质量评分系统(Materiality and Quality Score, MAQS),丹麦开发了内部质量评级系统,荷兰借助成本核算软件(Tragi)。第三,医院外部评价和医院自评相结合,比如英、葡、荷等国。第四,医院成本核算质量监管内容的多元化。比如,遵守医院成本核算指南情况对照审查、医院内部各单元成本比率逻辑审查、遵守病人分类码情况对照审查等。

表1-3-48　医院成本核算质量审查方法的国际经验

国家	实施机构		具体举措
	名称	性质	
英国	HFMA	行业学会	1.开发了MAQS,用于医院成本核算质量的自我评估;2.医院董事会必须就其成本核算过程的质量签署保证协议;3.开发的提交年度成本核算数据的模板里面包含了验证性审计,比如年度会计账户核对
丹麦	国家卫生局、国家审计协会	政府机构、行业学会	1.开发内部质量评级系统来评估每家医院成本核算质量,特别关注那些提供过高成本数据和过低成本数据的医院;2.国家审计协会负责对内部质量评价系统进行合规审查,确保评价结果准确性
德国	INEK	研究所	1.审查每家医院遵守医院成本核算指南的情况;2.成本核算结果质量监管包括三个步骤:一是对医院内部每个成本单元最低和最高成本进行经济审查,以及对各单元之间的成本比率进行经济审查;二是对医院遵守G-DRG分类码(ICD-10-GM、OPS)的情况进行审查;三是对医院每项数据合理性进行审查,比如,每个髋关节置换病例的成本必须真实反映髋关节假体的材料成本
葡萄牙	—	私立公司	1.审查每家医院遵守医院成本核算指南的情况;2.根据卫生管理局要求每年对成本核算某一主题进行审计;3.医院被强制要求对医院成本核算质量进行自我评估
荷兰	荷兰卫生局、医保局	政府机构	1.荷兰卫生局每年从全国医院中抽取一组样本医院,该组样本医院向荷兰卫生局提交单位成本数据;单位成本数据审核工作由荷兰医保局负责完成;2.医院被强制要求对医院成本核算质量进行自我评估;3.全国所有医院采用相同的成本核算软件(Tragi),软件中内置成本核算质量审查模块

(5)政策启示。

①加强医院成本核算方法学体系化研究,拓展医院成本核算范围。

目前,我国医院成本核算方法学尚未形成体系化。第一,我国重中端成本计算技术,而轻前端与后端技术的开发应用。就医院成本核算方法链条而言,前端核算技术包括基础数据收集方法与成本项目分类方法,是医院成本核算的基础;中端核算技术是具体的医院成本计算方法,是医院成本核算的核心;末端为医院成本核算质量监管方法,是保障医院成本核算质量的关键。第二,我国中端医院成本计算方法尚处于探索阶段。较多关注科室成本核算、项目成本核算,而轻视病种成本和DRG成本核算,病种成本和DRG成本核算缺乏理论基础和实践探索,病人成本核算概念更未涉及。以最简单的科室成本核算为例,对科室编码、分类及归类、成本与会计科目对照、各级分配基准标准库等技术尚未在全国形成共识。第三,我国中端医院成本计算方法尚未实现有效整合。就国家标准而言,科室、项目、病种、DRG、病人成本核算应在同一标准体系下,相互融合、相互支撑。但目前我国科室、项目、病种、DRG核算技术呈现碎片化状态,不仅不利于医院成本核算方法创新发展,还造成了医院成本核算结果应用的深度和广度不足。随着新时代下我国支付制度的变革,多维成本核算对象参考信息将成为医院和政府管理的决策工具,医院成本核算方法学体系化成为必然。笔者建议,一是建立医院成本核算整体框架,将医院成本核算前端、中端、末端技术纳入统一管理。二是有效整合不同成本对象医院成本计算方法,加强自上而下法和自下而上法整合的基础研究,重点关注 ABC、TDABC、RCCs、RVUs 在不同成本对象不同核算环节适用性,比较直接分配法、阶梯分配法、交互分配法、联立方程法分配间接成本的精度,以及加权统计法、床日分摊法、边际加成法对中间费用成本分配的可操作性。三是"成本引入发生地"原则,开展病人成本核算方法学理论研究,以病人成本核算为基础建立病种成算和DRG成本核算方法新机制。四是以分配基准标准库为载体,建立分配和分摊参数一体化机制,尽量实现科室、项目、病种、DRG、病人成本核算分摊参数一体化。

②强化医院成本核算的基础性支撑作用,建立医院成本核算激励约束机制。

医院成本核算对供管双方的重要性与日俱增。目前,国内供管双方对医院成本核算有用性重视程度不够,医院成本核算的基础性支撑作用尚未有效发挥。第一,国内对医院成本核算有用性认知层次有待深化。国内既有文献从微观和宏观两个维度阐述成本核算的有用性。在微观层面,从成本管理的其他四个内容(成本预算、成本分析、成本控制、成本评估与考核)阐述成本核算对医院内部精细化管理的作用机制;在宏观层面,从提供成本信息的真实性与透明度、合理公平地支付与补偿、实现资源最优配置阐述成本核算对政府政策的参考作用。但成本核算对病人分类系统、价值医疗、质量安全、管理会计与成本会计等支撑作用尚有待厘清。第二,医院成本核算结果应用层次较低。在医院内部,成本核算结果主要体现为收支结余核算、部分用于科室奖金分配、预算制定,成本核算尚未作为医院内部精细化管理的主要工具。在医院外部,成本核算尚未同支付、价格、补偿、薪酬体系挂钩,难以为政策制定提供循证依据。第三,尚未建立成本核算及结果应用的激励约束机制。成本核算基础性支撑作用难以有效发挥与全国尚未建立公立医院成本核算制度、政府对公立医院成本核算缺乏刚性要求、医院成本核算产出信息层次低、尚未开展成本核算影响因素大数据分析等因素有关。笔者建议：一是出台全国统一的公立医院成本核算操作手册，制定具体的行业操作指导规范，明确医院成本核算具体核算技术。二是建立医院成本核算激励约束机制，倒逼医院提升成本核算能力。成本核算结果直接同外部绩效考核、财政补偿、医保支付、绩效工资总量、院长薪酬等直接挂钩，同区域价格形成、病人分类系统、区域卫生资源分配等间接挂钩。三是开展成本核算结果及应用影响因素的大数据基础研究。

③开发医院成本核算数据评价工具，提升数据可得性和可用性。

目前我国医院成本核算数据存在以下问题：一是医院成本核算基础数据（基本字典池、收入数据、支出数据、计量数据）可得性和质量均不能满足医院成本核算要求。二是区域间不同医院基础数据产出能力参差不齐。三是不同医院采用不同医院成本核算软件，核算过程参数选择及核算质量均不相同，不利于区域成本大数据的生成和纵横比较。开发医院成本核算数据评价工具是解决上述问题的有效途径。国外医院成本核算数据评价从临床数据、财务会计数据、成本数据三方面展开，针对每种数据开发评价工具进行评级，比如英国的MAQS，针对公立医院医院成本核算过程数据进行评分，成本核算越接近资源的实际消耗（即，因果关系越强），所得分数越高；将评分分为四个等级：基础级（≤44.9%）、铜级（45-59.9%）、银级（60-74.9%）、金级（75-100%）。我国可借鉴英国MAQS实践经验，对医院成本核算基础数据、过程数据、结果数据分别开发评价工具，实现医院成本核算事前、事中、事后的多层级数据管控，提升数据可得性和可用性。

4. 医院科室成本核算经验及启示

（1）医院科室成本核算流程。

虽然各国医院科室成本核算流程不尽相同，但基本遵循以下7个核心步骤。一是科室分类，即制定医院成本中心的标准清单。行政后勤类、临床支持类、临床服务类是国际通行的分类规则，分别对应管理费用成本中心（Overhead cost centers，OCC）、中间服务成本中心（Intermediate cost centers，ICC）、最终服务成本中心（Final cost centers，FCC）。各国对这三类成本中心的命名有所差异。二是科室归类，即将各个科室分配到各类成本中心。三是计算每项投入的总成本，即进行成本项目归类（cost items），主要目标是确定成本分析将纳入哪些成本项目，并使用现有数据核算成本项目的总成本,确保医院成本能精确的归集和分摊到正确的科室。四是进行直接成本归集,即根据各科室实际消耗资源将直接成本直接归集到行政后勤类、临床支持类、临床服务类科室。直接成本能够直接归因于成本中心,其定义与各国的医院会计制度、信息系统复杂程度有关。五是拟定分配基准,进行间接成本、行政后勤类总成本、临床支持类总成本的多级分摊。间接成本是不能直接归集到各科室的费用,需采用一定原则和分配基准计算计入成本中心。这一分配基准分为间接成本、行政后勤类科室总成本、临床支持类科室总成本三类。六是采用阶梯分配法(step-down costing)进行成本分摊,即根据拟定的分配基准将间接成本分配到各个成本中心,并进行一级分摊(行政后勤类科室总成本分摊到临床支持类、临床服务类科室)和二级分摊(临床支持类科室总成本分摊到临床服务类科室)。七是计算和审核平均单位成本(出院人次成本、床日成本、诊次成本)。

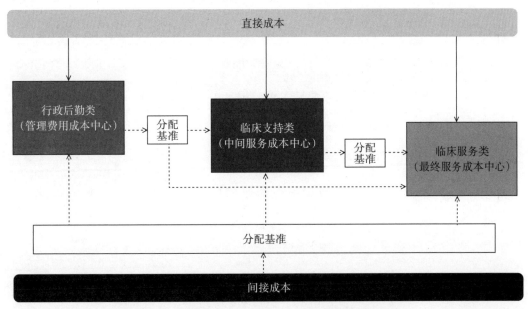

图1-3-5　医院科室成本核算成本归集与分摊的国际经验

(2)医院科室成本核算的关键技术。

① 科室分类和归类。

为确保各医院之间科室成本核算结果的公平性、准确性、可比性,需对成本核算中心进行标准化处理。为实现上述目标,了解掌握医院科室的临床和业务特点是如何影响其资源需求进而影响其成本消耗至关重要。一般而言,临床和业务特点包括制度安排、医院所有权性质、组织结构、支付机制、补偿机制、服务范围、病人病例组合、医疗安全与质量、临床路径等要素。成本核算中心标准化的结果是形成了三分类规则,各国命名不尽相同:日本将行政后勤类命名为辅助与管理部门、将临床支持类命名为中央诊疗部门,美国将临床支持类命名为中间医疗服务中心、将临床服务类命名为最终医疗服务中心,越南将行政后勤类命名为支持中心、将临床支持类命名为临床辅助中心,菲律宾将行政后勤类命名为间接费用成本中心、将临床支持类命名为中间医疗服务中心、将临床服务类命名为最终医疗服务中心。各国临床服务类又细分为门诊和住院两类。与科室分类相比,各国的科室归类差异更大。科室归类方式因各国医疗卫生系统差异而所有不同,不同国家往往需私人订制。但各国科室归类基本遵循两条原则:各个科室在医院中的功能定位以及病人是否从该科室出院。比如,康复科在日本被作为临床支持类,而在美国作为临床门诊类。

表1-3-49　科室分类和归类的国际经验

科室归类		日本	美国	越南	菲律宾
行政后勤类	名称	辅助与管理部门	行政后勤服务中心	支持中心	间接费用成本中心
	科室	诊疗支援类:医务科、用度科、信息科; 运营管理类:总务科、实施管理科、图书室;	辅助类:MSW、洗涤室、病案科、医务科、中央灭菌室、CE室、film管理科等; 管理类:医学图书室、看护管理室、理事长/院长办公室、人事科、经理科、总务科、企画室、信息科等	行政办、规划办、财务科、其他	行政办、护理部、人事科、维修科、清洁服务科、保卫科、信息中心、图书室、消毒供应中心、病案科、洗衣房、食堂、其他
临床支持类	名称	中央诊疗部门	中间医疗服务中心	临床辅助中心	中间医疗服务中心
	科室	手术室、检验科、放射科、康复科、药剂科、透析室、体检中心、营养科、社区医疗协作室、其他	麻醉科、手术室、放射线诊断、放射线治疗、输血室、病理诊断、内视镜室、药剂部、营养科等	药剂科、检验科、放射科、营养科、院感科、病理科、其他	药剂科、放射科、检验科、理疗科、ICU、NICU、CCU、手术室、其他

科室归类		日本	美国	越南	菲律宾
临床服务类	名称	临床服务部门	最终医疗服务中心	临床服务中心	最终医疗服务中心
	科室	内科、精神科、神经内科、呼吸内科、消化内科、胃肠科、心内科、小儿科、外科、整形外科、形成外科、美容外科、呼吸外科、心血管外科、小二外科、泌尿外科、皮肤科、性病科、产科、妇科、眼科、耳鼻喉科、急诊科等39个专科门诊和住院单元	住院单元:内科、外科、产科、小儿科、CCU、ICU、急救科等; 门诊单元:内科、外科、小儿科、整形外科、皮肤科、泌尿科、眼科、耳鼻喉科、妇产科、脑外科、牙科、精神科、急诊科、康复科	门诊单元:普通门诊(OPD); 住院单元:ICU、内科、传染病科、儿科、外科、产科/妇科、手术室、耳鼻喉科、牙科、眼科、其他	门诊单元:内科专家门诊、外科专家门诊、儿科专家门诊、妇产科专家门诊、整形专科门诊、精神病专科门诊、日间照料中心、其他 住院单元:内科、外科、儿科、妇产科、整形科、精神科、其他

② 成本项目分类。

虽然各国医院支出明细不尽相同,但均可被归纳为7+1个类别:人员经费、药品费、卫生材料费、基础设施费(水、电、气费等)、房屋折旧、医疗设备折旧、非医疗设备折旧(比如,办公设备、家具、计算机、软件、空调、发电机、车辆等)、其他费用(比如,差旅费、电话费、外包服务费、租赁费、办公用品费等)。上述分类完成后,还需进行三种形式的细分:第一,按成本可追溯性分为直接成本和间接成本分类。直接成本是能够直接追踪并直接分配到特定的科室,也叫科室个别成本,比如人员经费、药品费、医疗设备折旧等;间接成本是多个科室共同消耗的成本,也叫科室共同成本,比如基础设施费(水、电、气费等)、维修费等。第二,按成本性态分为固定成本和变动成本分类。一定时期和业务范围内,变动成本会随着收治病人数量变化而变化,而固定成本不受业务量变化影响。形式一与二进行交叉分类,形成四类成本群(cost gourps):直接固定成本、直接变动成本、间接固定成本、间接变动成本。第三,按投入资源使用寿命分为经常性成本和资产成本分类,该分类在国际上最为常见。经常性成本包括人员经费、药品费、卫生材料费、基础设施费用、其他经常性费用,资产成本包括房屋折旧、医疗设备折旧、非医疗设备折旧。

表 1-3-50　医院成本项目分类的国际经验

日本	美国	菲律宾	越南
材料费(药品费、诊疗材料费、医疗消耗工具器具费、供餐用材料费)、人员经费(工资、奖金、奖金资产减值损失、退休费、法定福利费)、委托费(检查、供餐、寝具、医务、清扫、其他)、设备关系费(设备折旧、设备租赁费、地租、维修费、固定资产税、设备维修费、设备保险费、车辆折旧)、研究研修费(研究费、研修费)、经费(福利费、差旅费、被服费、话费、广告宣传费、会议费、水电气费、保险费、交际费、会议费、医业坏账损失、坏账准备、杂费等)	人员经费(基本工资、奖金、福利费等)、药品费、卫生材料费、固定资产折旧(房屋、设备、车辆)、其他费用(水电气费、差旅费、话费、食品供应费、维修费、清洗费、租赁费等)	人员经费(基本工资、奖金、福利费等)、药品费和卫生材料费、资产成本(房屋、设备、车辆、土地折旧等)、其他经常性成本(差旅费、培训费、水电气费、办公费、邮费、话费、食品供应费、维修费等)	资产成本(房屋、设备、车辆折旧)、人员经费、材料费(药品非和卫生材料费)、他经常性成本(水电气费、差旅费、培训费、办公费、邮费、话费、维修费等)

③ 分配基准。

第一,分配基准选择方法。

国际上分配基准选择有三种判断标准:因果标准、便利标准、承受能力标准。因果标准作为分配基准选择方法最为科学,因此得到了各国的广泛认同。在准确测量资源消耗和实际收集数据之间进行权衡时,应以发生某一特定成本的主要成因(成本驱动因素)作为指导,分配基准应精确反映资源消耗与成本之间的因果关系。分配基准选择可能受国家制度、数据可得性、数据质量、成本核算工作目标和详细程度、医院会计制度、专家意见、高支出成本项目成本核算精确度的需求程度等因素影响。进行分配基准选择的科学性评估是确保医院科室成本核算结果准确性的必备工作,以下方法可以用来评估分配基准的科学性:利用备选分配基准进行敏感性分析、检查分配统计数据与成本之间的相关性、通过自下而上的成本核算方法进行验证、通过咨询专家进行验证、与标准和治疗指南进行交叉检验。另外,若缺乏资源消耗数据或所获得数据准确性不高,咨询当地专家也可确定成本分配基准。

第二,间接成本的分配基准。

住院床日数、在职职工人数、房屋面积是间接成本分配的三个常用基准。比如,水电气费、维修费、房屋折旧等分配基准为房屋面积,病人食品费、清洁用品费等分配基准为住院床日数,办公用品、邮费、话费、差旅费等分配基准为在职职工人数。

第三,一级分摊和二级分摊的分配基准。

以日本为代表的矩阵式,从科室和成本项目两个维度分别设置分配基准是日本矩阵式方法的特点。

就一级分摊而言,日本用患者数占比、在职职工人数占比、房屋面积占比三个分配基准。其中,诊疗支援类的三个科室分配基准全部设定为患者数占比;总务科和图书室除研究研修费外,所有成本类分别为在职职工人数占比;设施管理科除研究研修费外,所有成本类别为房屋面积占比。

表1-3-51　日本矩阵式一级分摊的分配基准

成本类别	辅助与管理部门					
	诊疗支援类			运营管理类		
	医务科	用度科	信息科	总务科	设施管理科	图书室
人员经费	a	a	a	b	c	b
委托费	a	a	a	b	c	b
设备关系费	a	a	a	b	c	b
研究研修费	a	a	a	a	a	a
经费	a	a	a	b	c	b
间接成本分配	—	—	—	b	—	—

*注:a为患者数占比,b为在职职工人数占比,c为房屋面积占比。

日本二级分摊较一级分摊分配基准选择更为复杂。究其原因,一是中央诊疗部门科室个数较辅助与管理部门科室个数增加。二是成本类别分配基准设置细分到成本项目,比如材料费细分为药品费、诊疗材料费、医疗消耗器具费三类基准。三是增加了分配基准类别,如新增药品收入占比、在宅医疗收入占比、特定医保卫生材料收入占比、诊疗行为收入占比、等价系数。等价系数是日本二级分摊的特色,日本从手术、放射、检验部门维度和人员经费、材料费费用维度等设置了6类等价系数,各类等价系数计算方法各不相同。

表1-3-52　日本矩阵式二级分摊的分配基准

科目		中央诊疗部门								
		手术室	检验科	放射科	康复科	透析室	药剂科	营养科	社区协作室	体检中心
材料费	药品费	a	a	a	a	a	a	—	b	—
	诊疗材料费	c	c	c	c	c	c	—	b	—
	医疗消耗器具费	c	c	c	c	c	c	—	b	—
人员经费		d1	e1	f1	g	g	g	g	b	b

续表

科目		中央诊疗部门								
		手术室	检验科	放射科	康复科	透析室	药剂科	营养科	社区协作室	体检中心
委托费	检查	d2	e2	f2	h	h	h	h	h	h
	供餐	g	g	g	h	h	h	h	h	h
	清洁	g	g	g	h	h	h	h	h	h
	其他	g	g	g	h	h	h	h	h	h
设备关系费		h	h	h	h	h	h	h	h	h
研究研修费		g	g	g	h	h	h	h	h	h
经费		g	g	g	h	h	h	h	h	h
一级分摊		j	j	j	j	j	j	j	j	j

★注:a药品收入占比;b在宅医疗收入占比;c特定医保卫生材料收入占比;d手术类等价系数×执行频次(d1为人员经费等价系数,d2为材料费等价系数),e为检验类等价系数×执行频次(e1为人员经费等价系数,e2为材料费等价系数),f为放射类等价系数×执行频次(f1为人员经费等价系数,f2为材料费等价系数);g为诊疗行为收入占比,h为患者数占比,j为在职职工人数占比。

以美国为代表的科室对象式,美国一级分摊和二级分摊的分配基准设置是以科室为对象,即针对某一科室设置一个分配基准,不再单独对该科室所属的各项费用设置不同的分配基准。在职职工人数、出院人次数、房屋面积、住院床日数、护理人员数是美国行政后勤类科室进行一级分摊的常用分配基准。各最终成本中心实际资源消耗数量占比是美国中间服务类科室二级分摊分配基准设置的首要参考因素,并将各中间服务科室执行次数作为各最终成本中心实际资源消耗数量的代理指标,并作为二级分摊的优先分配基准;次优基准为各最终成本中心中间服务的收入占比。

(3)政策启示。

① 健全医院成本核算科目及编码体系,探索成本与会计科目对照机制。

建立医院成本核算科目及编码体系能有效提升医院科室成本核算质量,这也是国际共识,日、美、法、英、德等发达国家均建立了医院成本核算科目及其编码体系。虽然我国从人员经费、药品费、卫生材料费、固定资产折旧、财政项目补助支出、科教项目支出、其他支出等10个维度初步建立了成本核算科目,但仍存在以下不足:一是成本核算科目未形成多层级体系,难以保障成本核算项目精确反映到业务源头数据,成本项目间逻辑关系也难以体现。二是尚未设置与多层级成本核算科目相对应的编码体系,区域医院成本核算信息系统内部编码可能出现多种编码现象。三是成本核算科目尚未进行直接成本和间接成本、固定成本和变动成本、经常性成本和资产成本等三分类体系设置,不利于成本精细化管控和政府财政补偿联系,也不利于适应未来病人为对象的病种、DRG成本核算技术的开发。四是尚未对各级成本核算末级项目规定数据来源及数据采集规范。五是成本核算科目与会计科目的对照机制尚未建立,成本核算结果与会计核算结果勾稽关系难以保障。医院会计科目与成本科目的整合性定义有助于医院层面的成本核算系统设计和国家层面的成本核算数据的异质性和质量。以德国为例,1978年德国建立强制性的医院会计科目表(chart of accounts),并同时制定了医院成本核算指南;会计科目表中每一详细的总分类账与成本核算指南中的成本类别和成本中心相联系。六是不同地区、不同类型医院政府财政补偿、科教项目收入支出不尽相同,区域内部成本核算结果横向可比性较弱。因此,健全医院成本核算科目及编码体系,并建立与会计科目对照机制成为我国医院科室成本核算领域的当务之急。

② 完善医院科室分类和归类规则,探索学科群和大部制核算机制。

医院科室分类及归类是开展医院科室成本核算的前提,不同的医院分类及归类规则将产生不同的成本核算结果。国外医院遵循三分类规则,并根据功能属性进行科室归类。我国与国外在科室分类方面存在较大差异,我国将科室分为行政后勤、医疗辅助、医疗技术、临床服务四类。科室类别增加与成本核算结果精确性关系仍需深入讨论,需进行多个维度的论证工作。除科室分类外,我国科室归类问题更为复杂。一是在临床科室分类方面,面临不同等级、不同类型、不同所有权性质、教学医院与非教学医院临床学科等级及命名不规则的挑战,尤其存在不同类型(综合、中医、专科、妇幼保健院)和不同等级交叉因素。二是在医疗辅助、行政后勤类科室归类上,我国不同地区存在较大差异。比如,北京、上海将病案室、医务处、护理部、院感科、统计室、医保科、科研处等归为医疗辅助类,重庆、江苏则归为行政后勤类。三是不同地区科室编码设置规则不同。北京设置八位码:类、一级、二级、三级各两位码;重庆设置七位码:类为一位码,一级、二级、三级各两位码。四是其他特殊情况,比如,药剂科是单独作为一类还是归为医技科室?临床科室中含有医技或医辅性质的研究室、实验室、功能检查室如何归类?综合医院有多个分院如何归类?紧密型医联体如何归类?笔者建议在根据功能属性统一设置科室分类和归类规则基础上,前瞻性探索建立学科群和大部制核算机制:一是针对临床服务类科室,探索建立学科群核算机制。比如,精神科群包括精神科、神经内科、神经外科等。二是针对行政和医辅科室探索建立大部制核算机制。可参照日本经验,将行政和医辅科室合并为辅助与管理部门,辅助和管理部门下设诊疗支援类和运营管理类科室。

③ 探索建立各级分配基准标准库及论证评估机制。

在政策层面,国家和地方规范性文件将一级分摊的分配基准设定为在职职工人数,二级分摊不同科室分配基准不同,三级分摊为开单收入。在实践层面,由于基础数据限制,往往基于便利标准采用单一分配基准进行分摊,比如一级和二级分摊均采用在职职工人数,三级分摊采用开单收入。目前,虽然国内取得科室成本归集与分摊的难点和争议点在于二级分摊参数设置的共识,但仍存在以下问题:一是未明确规定分配基准设置参考标准,是因果标准,便利标准,还是承受力标准?二是仍处在采用单一基准的初级阶段,尚未开展矩阵式分配基准的前瞻性研究。三是未针对不同科室、不同资源设置优先和替代分配基准的考量。四是忽视直接成本计算计入基准的因果设置。虽然上海、武汉有针对计算计入成本按人员比例分摊、按工作量分摊、按科室收入分摊、按占用资产分摊、按占用面积分摊、按定额分摊、大用户剥离分摊等7种分摊模式,但较为笼统。五是分配基准选择的信效度如何保障?因此,探索建立各级分配基准标准库及论证评估机制,成为完善我国医院科室成本核算体系的当务之急。笔者建议:第一,充分论证各分配基准适用条件、分配方法、优点与缺点。第二,基于因果标准探索建立各级分配基准标准库。各级分配基准的建立应以因果关系为前提,针对不同科室及不同资源分配基准的不同成本动因,就不同科室设置优先和替代分配基准。就此,有两种具体模式:一是加拿大模式,科室对象分配基准为替代基准,科室内涵资源分配基准为优先基准。二是澳大利亚模式,针对科室内涵资源设置优先基准和替代基准。第三,探索建立各级分配基准的论证评估机制。第四,随着基础数据质和量的提升逐步引导两个转变:一是单一基准向多元矩阵式分配基准转变,二是成本核算方法由自上而下的宏观核算方法逐步转向自下而上微观核算方法,并驱动阶梯式分摊向交互分摊和联立方程分摊转变。

(二)国内医院成本核算的发展

1.医院科室成本核算

(1)文献研究。

总体而言,我国医院科室成本核算文献研究主要关注以下主题:

第一,县级医院科室成本核算标准化。江蒙喜(2014年)等人从规范数据采集、核算单元、成本中心、分摊过程和报表体系等5部分构建县级医院科室成本核算标准化体系。

第二,医院成本分摊方法选择。医院成本分摊方法可分为四级分摊和三级分摊。邢秀贞(2008年)、周佳丽(2017年)将公立医院科室分摊分为四级:后勤成本分摊(一级分摊)、行政管理成本分摊(二级分摊)、医疗辅助成本分摊(三级分摊)、医技科室成本分摊(四级分摊)。大部分文献将公立医院科室分摊分为三级:行政后勤科室成本分摊(一级分摊)、医疗辅助成本分摊(二级分摊)、医技科室成本分摊(三级分摊)。

第三,间接成本分摊方法及分摊参数选择。在方法学上,将医院间接成本分摊分为直接分配法、阶梯分配法、交互分配法、代数分配法等四种方法;阶梯分配法是我国法定的间接成本分摊方法。在分摊参数选择上,江蒙喜(2015年)等人推荐一级分摊采用人员系数,二级分摊采用内部服务量系数,三级分摊采用医疗收入。在分摊参数选择对科室成本分摊实证研究上,徐艳霞(2015年)通过比较收入和人员参数对科室成本核算结果的影响,发现分摊参数偏离度越高、科室成本核算结果差异越大;张伟(2017年)比较了数量分摊法、面积分摊法、工作量分摊法、收入分摊法对成本核算结果准确度的影响。

第四,数据规范与可及性对科室成本核算的影响。江蒙喜(2016年)等人围绕数据采集过程中各信息系统科室字典、直接成本、医疗收入、分摊系数等四类数据的字段缺失或数据录入不规范等问题,从规范管理流程的角度提出确保数据采集准确性的政策建议。

第五,我国医院科室成本核算问题研究。郑大喜(2017年)认为我国各医院主要开展了科室成本核算,核算单元设置规则不统一,成本数据收集和分摊缺乏统一标准,科室成本横向可比性较弱。同时,科室成本核算结果难以同时满足医院内部管理和政府定价补偿需要。周海平(2015年)认为医院科室成本核算存在:权责发生制的有限实施不利于成本核算完整准确、管理费用的一级分摊不符合相关性原则、科室成本核算"三口径"不利于成本管理等问题。薛林南(2016年)等人针对医院成本归集和分摊中出现的相关性不强、收支不配比的问题,提出在临床类科室中设置"其他科室"。

(2)地方经验。

在地方实践层面,2012年7月,安徽省卫生厅、安徽省财政厅联合印发《安徽省医院成本管理暂行办法》;2013年1月,北京市财政局、北京市卫生局印发了《医院成本核算办法(修订版)》;2014年6月,上海市财政局、上海市卫生和计划生育委员会联合印发《上海市医院成本管理暂行办法》;武汉市财政局、武汉市卫生和计划生育委员会联合印发《武汉市公立医院成本管理暂行办法》。上述规范性文件详细描述了科室成本核算具体操作办法。重庆市卫健委在重庆工商大学和重庆市卫生经济学会主持的世界银行项目医院标准化成本核算体系建设结题后制定发布了《重庆市公立医院成本管理办法》《重庆市公立医院科室成本核算操作指引》《重庆市公立医院医疗服务项目成本核算操作指引》和《重庆市公立医院DRG成本核算操作指引》。表1-3-53为收集整理了北京、上海、湖北（武汉）、安徽等典型地区科室成本核算基本要素。

表1-3-53　典型地区科室成本核算经验概述

核算要素	北京	上海	湖北（武汉）	安徽
科室分类	临床服务类、医疗技术类、医疗辅助类、行政后勤类	临床服务类、医疗技术类、医疗辅助类、行政后勤类	临床服务类、医疗技术类、医疗辅助类、行政后勤类	临床服务类、医疗技术类、医疗辅助类、行政后勤类
科室编码	4级10位编码	4级8位编码	—	—
基础数据采集	—	1.收入数据：医疗服务收入、卫生材料收入、药品收入； 2.服务量数据： (1)对外服务计量：门诊人次、住院占用床日、出院人次、处方量、手术工作量、大型医用设备检查工作量； (2)外部服务计量； (3)内部服务计量	1.收入数据：医疗服务收入、卫生材料收入、药品收入； 2.成本数据：人员经费、卫生材料费、药品费、固定资产折旧费、无形资产摊销费、提取医疗风险基金、其他费用； 3.其他相关数据： (1)工作量数据：门诊人次、住院占用床日、出院人次、处方量、手术工作量、大型医用设备检查工作量； (2)外部服务计量； (3)内部服务计量	1.业务支出数据：人员经费、卫生材料费、药品费、固定资产折旧费、无形资产摊销费、提取医疗风险基金、其他费用； 2.业务收入数据：医疗服务收入、卫生材料收入、药品收入； 3.服务计量数据： (1)对外服务计量：门诊人次、住院占用床日、出院人次、处方量、手术工作量、大型医用设备检查工作量； (2)外部服务计量； (3)内部服务计量
成本归集	是（直接计入+计算计入）	是（直接计入+计算计入）	是（直接计入+计算计入）	是（直接计入+分配计入）
三级分摊	是	是	是	是
一级分摊参数	按人员比例	按人员比例	按人员比例、工作量比重	按人员比例

核算要素	北京	上海	湖北(武汉)	安徽
二级分摊参数	收入比重、工作量比重、占用面积比重 1.医辅服务职能科室、供应科室、洗衣房:按照医院制定的内部服务价格对照参数; 2.门诊医辅、住院医辅:按照临床科室床/工作日数量分摊	1.按收入比重:适用于门诊挂号收费、住院结账室; 2.按工作量比重:适用于材料库房、病案科等; 3.按占用面积:适用于物业管理部门	1.按收入比重:适用于门诊挂号收费、住院结账室; 2.按工作量比重:适用于材料库房、病案科等; 3.按占用面积:适用于物业管理部门	1.按收入比重:适用于门诊挂号收费、住院结账室; 2.按工作量比重:适用于材料库房、病案科等; 3.按占用面积:适用于物业管理部门
三级分摊参数	按收入比重	按收入比重	按收入比重	按收入比重

2.医疗服务项目成本核算

(1)我国医疗服务项目成本核算演变历程。

在文献综述和政策内容分析的基础上,可将我国医疗服务项目成本核算演变历程分为四个阶段:

① 第一阶段(1979—1991年):医疗服务项目成本核算起步阶段。

该阶段,由于医院成本核算尚未明确分层,文献均以医疗成本或医院成本核算为题进行论述,医疗服务项目成本核算仅作为医疗成本或医院成本构成要素出现;文献以医疗成本核算开展的必要性、目的、意义、困境、出路等主题的理论研究为主,实践研究文献较少;极少部分文献开展了比例系数法用于医疗成本核算的理论探索,初步采用劳务费、操作时间、直接材料等3类分配系数分配成本。核算功能限定为提高医院经济管理水平、医院盈亏分析、价格改革及合理补偿提供参考,研究集中在东部沿海和中部地区。该阶段,初步将核算科室分为医疗收入科室、辅助服务科室、管理及生活服务室3类,将医疗成本分成工资、辅助工资和职工福利费、卫生材料费、业务费、管理费、折旧费、大修基金、其他费用8类。总体来讲,学术界开展了以比例系数法为核心的医疗成本核算技术开发工作,初步设计了医疗服务成本核算范围、对象,为下一阶段政策制定及核算理论与技术发展提供坚实基础。该阶段,由于缺乏相关理论与实践的支撑,政策多停留在医院经济管理宏观层面;医疗服务项目成本核算微观层面,比如核算机构、对象、范围、方法、流程尚未提及。

表1-3-54   1979-1991年医疗服务项目成本核算相关政策文件

年份	发文机构	文件名称与发文号	主要内容
1979	卫生部、财政部、国家劳动总局	《卫生部、财政部、国家劳动总局关于加强医院经济管理试点工作的意见》[79]卫计字第579号）	明确规定了医院实行经济管理的原则、办法和要求
1979	卫生部、财政部、国家劳动总局	《卫生部、财政部、国家劳动总局关于医院经济管理试点工作的补充通知》	补充规定了医院实行经济管理的原则、办法和要求
1981	国务院	《国务院批转卫生部关于解决医院赔本问题的报告》（国发[1981]25号）	提出对公费医疗和劳保医疗，实行按成本收费的办法，开始了对医疗收费的成本测算工作
1983	卫生部	《医院经济管理暂行办法（修改稿）》	提出要逐步建立成本核算制度，开展医院经济活动分析工作
1985	卫生部、财政部和国家物价局	《关于进行医疗成本调查的通知》	调查了吉林、山东、甘肃三个省的医疗成本与收费状况
1988	财政部、卫生部	《医院会计制度（试行）》	提出医院会计核算对象是医院资金的运动，医院资金由预算资金和经营资金两部分组成，都要加强核算和管理
1989	国务院	《卫生部、财政部、人事部、国家物价局、国家税务局关于扩大医疗卫生服务有关问题的意见》（国发[1989]10号）	提出利用新技术、新设备开展的医疗卫生服务项目，要实行按成本（不含工资）收费

② 第二阶段（1992—2001年）：医疗服务项目成本核算探索前期。

该阶段，文献以医疗成本核算开展的目的与意义、难点与困境、出路与对策等主题的理论研究为主，实践研究文献较起步阶段有所增加，随着医院成本测算分层理论发展，部分文献以医疗服务项目成本核算为题名展开论述。成本核算功能拓宽到绩效评价和医院内部成本控制领域，但文献研究仍然集中在东部沿海地区和中部地区。学界在核算技术储备方面，逐步明确了"医院总成本、科室成本、项目成本、病种成本、诊次成本、床日成本"的成本测算体系；持续细分了医疗服务成本，将其分为固定资产折旧、劳务费、业务费、公务费、低值易耗品和医用材料等6个类别成本及28种分解成本；持续细化了临床、医技、医疗辅助、行政后勤等4类科室划分，并明确临床和医技为直接成本科室，医疗辅助和行政后勤为间接成本科室；进一步完善比例系数法，工作量、医疗收入、材料用量、相对值单位作为分配系数开始用于医疗服务项目成本测算；开发了医疗服务成本核算技术，医疗服务成本要素指数法、成本相对值法开发并应用于医院医疗服务项目成本测算，以成本相对值(当量)法为核心的医疗服务项目成本核算技术上升为国家标准。该阶段,在方法学研究与实践基础上,山东省下发《山东省医疗服务项目成本核算指导手册》用于指导该省的医疗服务项目成本核算。该阶段,随着理论与实践研究的初步探索,政策开始关注医疗成本核算的微观层面,初步构建了核算流程、范围,提出了成本当量法。

表1-3-55　1992-2001年医疗服务项目成本核算相关政策文件

年份	发文机关	文件名称与发文号	主要内容
1992	国务院	《关于深化卫生医疗体制改革的几点意见》	要求遵循价值规律,改革医疗卫生服务价格体系
1997	中共中央、国务院	《中共中央、国务院关于卫生改革与发展的决定》(中发〔1997〕3号)	提出卫生机构要加强经济管理、改进核算办法,完善劳动收入分配制度,规范财务行为
1998	财政部、卫生部	《医院财务制度》(财社字〔1998〕148号)、《医院会计制度》(财会字〔1998〕56号)	要求医院实行成本核算,包括医疗成本核算和药品成本核算。成本费用分为直接费用和间接费用,直接费用包括医疗科室和药品部门开支的基本工资、补助工资、其他工资、职工福利费、社会保障费、公务费、业务费、卫生材料费、药品费、修缮费、购置费和其他费用等14类费用
2000	国家计委、卫生部	《国家计委、卫生部印发关于改革医疗服务价格管理的意见的通知》(计价格〔2000〕962号)	首次提出规范医疗服务价格项目,全国实行统一的医疗服务价格项目名称和服务内容。
2000	国家计委、国家中医药管理局、卫生部	《国家计委、卫生部、国家中医药管理局关于印发全国医疗服务价格项目规范(试行)》(计价格〔2000〕1751号)	首次在全国层面规范了医疗服务项目名称和服务内容
2001	国家计委、卫生部	《医疗服务项目成本分摊测算办法(试行)》(计价格〔2001〕1560号)	首次明确将医院医疗服务成本测算分为医院成本测算、科室成本测算和服务项目成本测算三个层次,将医院医疗科室分为医疗辅助、医疗技术、临床等三类,明确了科室成本核算流程、费用范围,并提出以成本当量法(点数)为核心的医疗服务项目成本核算技术

③ 第三阶段(2002—2009年):医疗服务项目成本核算探索中期。

该阶段,文献仍以理论研究为主,实践研究较上一阶段大量增加,理论研究包括医疗服务项目成本核算开展现状、进展、趋势、问题与对策研究主题和作业成本法相关理论研究主题。比例系数法应用广度和深度持续拓展,不仅广泛应用在江西、江苏、浙江、重庆、四川、河南等省市医院医疗服务项目成本核算,还进一步拓展了测算中医医疗项目成本。医疗服务项目成本核算范围进一步明确,药品成本和单独收费卫生材料不纳入核算范围;初步建立了以财务科为核心的核算组织机构,完善了以科室成本核算二级分摊为基础的项目成本核算流程,初步应用了医疗成本核算电算化信息系统。同时,成本核算功能扩展到成本管理、单病种成本核算和医院微观效率管理。相关研究仍然集中在东部沿海地区和中部地区,西部地区较上一阶段有所增加。学界在核算技术储备方面,因作业成本法在间接费用比重高、流程复杂、产品或服务项目繁多且需要的技术服务程度不同等方面具有核算优势,学界对作业成本法相关理论进行了大量研究,凌莉、葛人炜等学者系统阐述了作业成本法的相关理论及在医院医疗项目成本核算运用流程,秦永方、季磊等学者探讨了作业成本法用于医疗服务项目成本核算的可行性;解放军总医院和北京市卫生局利用作业成本法初步测算医疗服务项目成本核算。该阶段,北京市制定和下发《北京市医疗项目成本核算管理办法》来统一医疗服务项目成本核算标准。该阶段,虽然理论与实践研究深化,但国家政策对医疗服务项目成本核算关注较少,与医疗项目成本核算密切相关的政策文件仅有2007年国家发改委、卫生部、国家中医药管理局联合发布的《国家计委、卫生部、国家中医药管理局关于印发全国医疗服务价格项目规范(试行)》(发改价格〔2007〕2193号),细化了医疗服务项目内容与名称。

④ 第四阶段(2010年至今):医疗服务项目成本核算探索后期。

该阶段,文献以实践研究为主,作业成本法广泛应用于北京、上海、广东、浙江、四川、山东、江苏、河北、黑龙江等省市的公立医院医疗服务项目成本核算;作业成本法理论研究进一步深化;进一步完善了以财务科为核心的医院成本核算领导小组、成本核算办公室和医疗业务专家小组的核算组织机构体系;成本核算部门范围和对象范围基本规范,核算对象范围与《医院财务制度》7大类支出保持一致;核算流程基本确定,规范了以临床和医技科室成本核算二级分摊为基础的直接成本和间接成本分摊和归集流程;作业划分更加科学,形成标准作业30项、科室作业226项的作业库;以东软望海、金算盘等软件为代表的信息化系统进一步应用于医院医疗项目成本核算,使海量医疗服务项目数据核算成为可能。同时,医疗服务项目成本核算功能向医院成本管理效能、精细化管理、医院业务流程再造、临床路劲、DGRS等方面延伸。西部地区研究较上一阶段大量增加,但研究仍然集中于东部和中部地区。学界在核算技术储备方面,新技术和方法百家争鸣,一是传统作业成本法理论进一步深化,形成了北京、重庆、广东、上海等省市四种典型的核算模式;二是以作业成本法为基础的时间驱动作业成本法、价值链作业成本法、作业当量法得到开发与应用;三是开发了以成本当量法为基础的综合成本当量法、分项成本当量法、作业成本当量法;四是开发以《全国医疗服务价格项目规范(2012版)》和RVRBS理论为基础的成本因素法(项目点数法),将技术难度与风险程度纳入核算范围,并应用于郑州大学附属二院。该阶段,在理论研究和前期实践基础上,北京市卫生局出台《医院医疗服务项目成本核算办法(2014年版)》用于指导全市的医疗服务项目成本核算工作。该阶段,随着理论与实践研究的持续深入,政策进一步对核算范围、核算流程进行了规范和标准化,但核算方法仍然沿用比例系数法;政策首次将技术难度与风险程度等要素纳入成本因素。

表1-3-56 2010年至今年医疗服务项目成本核算相关政策文件

年份	发文机关	文件名称与发文号	主要内容
2010	财政部、卫生部	《医院会计制度》(财会〔2010〕27号)、《医院财务制度》(财社[2010]306号)	提出医院成本核算一般以科室、诊次和床日为核算对象,三级医院及其他有条件的医院还应以医疗服务项目、病种为对象进行成本核算;并将医院医疗支出划分为人员经费、耗用的药品及卫生材料支出、计提的固定资产折旧、无形资产摊销、提取医疗风险基金和其他费用等7项;医疗服务项目核算办法是将临床服务类、医疗技术类和医疗辅助类科室的医疗成本向其提供的医疗服务项目进行归集和分摊,分摊参数可采用各项目收入比、工作量等
2012	国家发改委、卫生部、国家中医药管理局	《全国医疗服务价格项目规范(2012年版)》(发改价格[2012]1170号)	增加了内涵一次性材料、低值易耗、基本人力消耗和耗时、技术难度和风险程度等5项内容,并对医疗服务项目操作流程进行了规范化
2013	国家卫计委	《全国医疗服务价格和成本监测与研究网络》(国卫办财务函〔2013〕准72号)	为逐渐开展医疗服务成本监测提供了样本数据支撑
2015	国家卫计委、国家中医药管理局	《县级公立医院成本核算操作办法》(国卫办财务发〔2015〕39号)	详细规定了科室成本核算的具体操作办法,为县级公立医院开展医疗服务项目成本核算打下坚实基础
2019	财政部	事业单位成本核算制度(财会[2019]25号)	详细规定了事业单位成本核算的基本指引,包括成本核算对象、成本项目和范围、成本归集和分配等内容
2021	国家卫健委、国家中医药管理局	国卫财务发〔2021〕4号	《国家卫生健康委 国家中医药管理局关于印发公立医院成本核算规范的通知》

续表

年份	发文机关	文件名称与发文号	主要内容
2021	重庆市卫健委、重庆市财政局、重庆市医保局	渝卫发〔2021〕7号	关于印发《重庆市公立医院成本管理办法(试行)》及成本核算操作指引的通知 《重庆市公立医院成本管理办法(试行)》 《重庆市公立医院科室成本核算操作指引》 《重庆市公立医院医疗服务项目成本核算操作指引》 《重庆市公立医院DRG成本核算操作指引》

(2)我国公立医院医疗项目作业成本核算方法实践研究。

① 核算流程实践路径。

单一项目作业成本核算流程:

在实践中,单一项目作业成本核算流程根据资源流动路径又可细分为两种模式:模式一将项目内涵资源分为直接成本和间接成本,直接成本直接归集到医疗项目,间接成本参照作业环节和作业动因分摊、归集到医疗项目,最后汇总项目直接成本和间接成本形成项目总成本。模式二未对作业内涵资源进行分类,直接根据作业环节和作业动因将资源成本分摊、归集到医疗项目。

科内多项目核算流程:

在实践中,科室多项目作业成本核算流程根据有无科室总成本核算又可细分为两种模式:模式一在核算科室总成本基础上进行医疗项目作业成本核算,模式二直接进行医疗项目作业成本核算。在模式一路径下,科室总成本核算方法又可以细分为两种:

一是将目标科室总成本分为直接成本和间接成本,直接成本直接归集到目标科室。间接成本分摊到目标科室又有两种方法:A.按照《医院财务制度》三级分摊标准将行政后勤科室和医疗辅助科室成本作为间接成本,采用一定参数将行政后勤科室和医疗辅助科室成本分摊到目标科室;B.根据经验法估计与目标科室相关的成本,比如管理费用、锅炉房成本、洗衣房成本和供应室成本,然后按照一定参数间接成本分摊到目标科室。二是运用作业成本法核算科室总成本。首先将医院作业划分为主要作业(临床作业、医药作业、技辅作业)和次要作业(挂号口诊、消毒、维修维护、信息网络、行政管理、后勤、及其他辅助作业),其次根据资源动因将资源分配至作业,再次确定作业动因归集科室成本,最后将次要作业成本分摊到主要作业形成科室总成本。

② 资源成本库及资源动因。

资源成本库构成:

在实践中,各医院参照医院财会制度人员经费、卫生材料费、药品费、固定资产折旧、无形资产摊销、医疗风险基金、其他费用等七项支出构建资源成本库。总体而言,可将资源成本库分为基础资源成本库(人员经费、卫生材料费、固定资产折旧、其他费用)和变动资源成本库(药品费、无形资产摊销、医疗风险基金、二级分摊成本),通过增减变动资源成本库组合成9种资源成本库。

表1-3-57　资源成本库构成及其分类

一级	二级	模式1	模式2	模式3	模式4	模式5	模式6	模式7	模式8	模式9
基础资源成本库	人员经费	√	√	√	√	√	√	√	√	√
	卫生材料费	√	√	√	√	√	√	√	√	√
	固定资产折旧	√	√	√	√	√	√	√	√	√
	其他费用	√	√	√	√	√	√	√	√	√
变动资源成本库	药品费	√	√	√	√	√				
	无形资产摊销	√	√				√	√		
	医疗风险基金	√	√	√			√		√	√
	二级分摊成本	√	√	√	√		√		√	

资源成本归集路径:

第一,资源成本区分直接与间接成本。

在实践中,根据直接成本和间接成本归集组合,当区分直接与间接成本时,资源成本归集可以细分为5种模式,其中"直接成本直接计入作业+计算计入作业+间接成本计算计入作业"归集模式最为广泛应用。

第二,资源成本未区分直接与间接成本。

在实践中,当未区分直接与间接成本时,资源成本归集可细分为3种模式,其中"直接计入作业+计算计入作业"归集模式最为广泛应用,"直接计入项目+计算计入项目+计算计入作业"和"直接计入作业+计算计入作业"运用较少。

第三,资源动因明细。

在实践中,作业消耗时间为人员经费的第一资源动因,直接消耗材料比例为卫生材料费和药品费的第一资源动因,房屋面积为房屋折旧和房屋维修费的第一资源动因,作业使用设备时间为设备折旧和设备维修费的第一资源动因,设备功率和平均工作时间乘积为水电费的第一资源动因,无形资产摊销、医疗风险基金第一资源动因分别为员工人数占比、项目例数。

表 1-3-58　资源成本前三位资源动因明细

资源成本		第一动因	第二动因	第三动因
一级指标	二级指标			
人员经费	—	作业消耗时间	人员数量	项目例次
卫生材料费	—	直接消耗材料比例	使用频次	作业消耗时间
药品费	—	直接消耗材料比例	检查次数	—
固定资产折旧	房屋折旧	房屋面积	作业消耗时间	—
	设备折旧	作业使用设备时间	作业所用设备净值总和	作业消耗时间
其他费用	水电费	设备功率和平均工作时间	作业消耗时间	房屋面积
	房屋维修费	房屋面积	检查人次	作业消耗时间
	设备维修费	作业使用设备时间	作业所用设备净值总和	检查人次
	业务费	平均分摊	项目例数	检查人次
	其他	项目例数	平均分摊	人员比例
无形资产摊销	—	员工人数占比	作业例数	项目例数
医疗风险基金	—	项目例数	员工人数占比	—
二级分摊成本	行政后勤分摊	作业人数	平均分摊	项目例数
	医疗辅助分摊	作业人数	作业消耗时间	项目例数

③ 作业库及作业动因。

作业库构成：

第一,影像学诊断类。

影像学诊断类代表科室有超声科和放射科。在实践中,超声科作业库作业组合有 3 种,其中"登记作业+检查作业+报告作业"的作业组合最为广泛使用,其次是"登记作业+检查作业+报告作业+审核作业""登记作业+检查作业+记录作业+审核作业"的作业组合。放射科作业库作业组合有 4 大类 7 种,其中"登记作业+检查作业+洗片作业+阅片作业"的作业组合最为广泛使用,其次是"登记作业+检查作业+审核作业""登记作业+检查作业+后期处理作业+阅片报告作业"的作业组合,其他 4 中作业组合使用频次较低。

第二,实验室诊断类。

实验室诊断类代表科室是检验科。在实践中,超声科作业库作业组合仅有"登记作业+取样作业+检查作业+报告作业"1 种。

第三,临床治疗类。

临床治疗类代表科室是手术室。在实践中,手术室作业库作业组合有3种,其中"术前准备+手术执行+术后整理"的作业组合最为广泛使用,其次是"接送作业+准备手术作业+进行手术作业+管理手术作业""搬运病人到手术室、术前准备、进行手术、复苏室监护、搬运病人回病房"的作业组合。

第四,综合医疗服务类。

综合医疗服务类医疗项目作业成本核算实践较少,代表项目是肌肉注射和床位费。在实践中,肌肉注射作业环节设置为"登记作业+准备作业+注射作业",床位费作业环节设置为"基本保障作业+清洁作业"。

作业动因明细:

第一,作业动因确定的三种范式。

范式1:以作业为对象确定。影像学诊断类,超声科接待人次作为登记作业的动因,检查时间为检查作业的动因,报告时间为报告作业的动因;实验室诊断类,粪便常规操作时间作为登记作业、镜检作业、报告作业的动因;临床治疗类,执行例数占手术室总手术例数的比例作为搬运病人到手术室、复苏室监护、搬运病人回病房作业的动因,工时占比作为术前准备、进行手术作业的动因;综合医疗服务类,肌肉注射操作时间作为登记作业、准备作业、注射作业的作业动因。

范式2:以资源为对象确定。参照或延续资源动因分配的思想,将各个作业内涵相同资源以同一参数分配到项目。以临床治疗类手术室为例,人数与时间作为人力资源成本的作业动因,使用次数作为医疗卫生材料的作业动因,操作时间作为固定资产折旧的作业动因,时间与次数后勤服务成本费用的作业动因。在信息化系统中,该分配范式资源流动路径最为简单,也能快速实现数据接口。

范式3:以作业和资源结合综合确定。该范式在影像学诊断类大量存在,一般登记作业以作业为对象确定,检查作业、报告作业、审核作业以内涵资源为对象确定。以CT室为例,项目例数作为登记作业的作业动因;检查作业内部各级医师人数和时间作为人员工资的作业动因,操作时间作为房屋、设备折旧和修缮费的作业动因;项目例数作为水电费、材料费、业务费、其他费用的作业动因。

第二,作业动因明细。

在实践中,各级医师人数和时间加权平均为人员经费的第一作业动因,房屋折旧、设备折旧、水电费、房屋维修费、设备维修费的第一作业动因均为项目消耗时间,卫生材料费、无形资产摊销、医疗风险基金、二级分摊成本的第一作业动因均为项目例数,药品费的第一作业动因为使用次数。

表 1-3-59　各作业成本内涵资源前三位作业动因明细

资源成本		第一动因	第二动因	第三动因
一级指标	二级指标			
人员经费	—	各级医师人数和时间加权平均	项目消耗时间	项目例数
卫生材料费	—	项目例数	各级医师人数和时间加权平均	—
药品费	—	使用次数	项目例数	—
固定资产折旧	房屋折旧	项目消耗时间	项目例数	
	设备折旧	项目消耗时间	项目例数	
其他费用	水电费	项目消耗时间	项目例数	
	房屋维修费	项目消耗时间	项目例数	
	设备维修费	项目消耗时间	项目例数	
	业务费	科室项目总例数	—	—
	其他	科室项目总例数	—	—
无形资产摊销	—	项目例数	平均分摊	
医疗风险基金	—	项目例数	项目收入比重	项目消耗时间
二级分摊成本	行政后勤分摊	项目例数	—	—
	医疗辅助分摊	项目例数	—	—

第三，计算案例：手术项目成本计算。

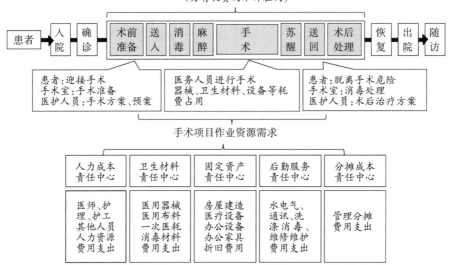

图 1-3-6　手术项目作业流程及资源计算成本

其中,如卫生材料成本责任中心的设立是按照2012年国家卫计委(卫生部)发布的《医疗机构手术分级管理办法(试行)》(简称"手术分级办法")中的要求把手术分为四级。不同学科专业、不同级别的手术作业构成了不同的医疗资源需求,将在手术项目中使用并未另外收费的卫生材料按照十个专业学科及其四个级别手术作业资源需求进行归集。手术一次性使用医疗卫生材料是指按照规定为避免交互感染使用的一次性医疗卫生材料。与手术器械相同,也是对应了十个专业学科、四级手术共计四十种手术一次性使用医疗卫生材料包。十个专业学科和四个级别对应归集需要的手术器械,形成40种手术器械包。

3. 病种成本核算

(1)我国的病种成本核算研究现状。

1989年,我国开始起步研究DRGs(疾病诊断相关分类)。上海医科大学在1989-1993年间,在10个城市中25所医院联合研究了19个病种成本。1990年北京市展开了DRGs在北京地区医院管理中的研究,截至2016年,已有57家市区两级医院开展科室成本核算,39家市区两级医院开展医疗服务项目成本核算,21家市纵医院试点病种成本核算,初步构建起了北京市公立医院成本核算体系。之后,全国各地行政部门、医学院校、科研机构以及部分医院,也陆续开展了病种成本的研究。2012年1月1日我国全面实施了新《医院财务制度》和《医院会计制度》,新制度重断规范了医院成本管理与核算的内容,从会计科目、核算流程和会计报表等方面对医院成本核算做了统一规范,但在应用层面缺乏规范且适用的核算体系,实践中还面临许多问题难以妥善解决 其问题主要在于,一是目前各家公立医院基本都根据自身情况建立了成本核算体系,其中科室成本核算向着规范和成熟的方向不断发展,但项目成本核算、病种成本核算、DRGs成本控制等内容开展难度仍然较大且缺乏统一核算标准。二是病种成本核算是继科室全成本核算、医疗项目成本核算之后又一项规模更大、数据量更繁杂系统工作,对公立医院成本核算要求更高、更具体,是开展单病种诊疗路径和DRGs成本控制这一新型医院经营管理模式研究前期必须攻克的环节。病种成本核算所有成本数据按最小单元从源头采集,这种核算模式对业务部门、管理部门和财务部门提出了难度更大的要求,但目前存在一些影响基础成本数据质量的因素,公立医院急需通过加强信息化的投入和建设来改。三是通过分析近几年来全国各地已报导的病种成本研究资料,发现基本上都是一种回顾性研究,依靠病案统计资料和单病种医疗费用实际发生额,按一定的方法对项目成本进行归类、整理、分析后,测算病种平均成本。因此病种成本差异极大,同一病种不同地区的成本差异在2-3倍以上;同一地区,同一规模医院,同一病种的成本差异也在1倍以上。这影响了病种成本的可信度、可比性,给我国进行标准化病种成本管理及医院控制病种成本,常来极大困难。

(2)我国现行病种成本常用核算方法。

目前病种成本核算应用最多的主要有以下三种方法。

① 医疗项目叠加法。

利用已测算的项目成本结果结合医院每日清单所有服务项目和服务量累计总和,再算出平均病种成本。在计算全部项目成本的基础上结合当前医院每日清单制,则能得到平均病种成本,适应范围广,可以说这样做了,所有的疾病都可以算出,并能接近医院实际情况,也容易被医院管理者接受。但是该方法是基于一日清单计算病种成本,一日清单是接项目结算的具体表现,在某种意义上讲,可能存在过度医疗的情况,这样算出来的病种成本可能偏高。此种方法必须建立在已开展了项目成本核算及其应用的基础上才能实施。

② 临床路径法。

从临床路径入手,采取专家咨询的方法获得病种标准的服务项目和服务量,结合项目成本计算出标准病种成本。严格意义讲,临床路径不是为成本测算服务的,而是为了规范临床医疗质量管理。这样计算出来的病种成本不会偏高,比较标准、理想,但实际可行性差。一是所有的疾病不可能完全进入临床路径来处理;二是临床路径一旦与病种付费结合,医院有可能会减少医疗服务项目,降低服务质量;三是临床路径的制定和实范存在一定难度,面对千变万化的疾病,医生难以接照临床路径来严格操作。尤其是研究临床路径的背景,国外一般是医保总额预付下研究临床路径,即医院有动力做好临床路径节俭医疗资源医院会受到医保机构奖励。我国总额预付制除个别地方试点外基本未建立的情况下来研究临床路径,故实施医院因不能受到节俭资源的奖励而丧失动力。笔者经历的施行?项目临床路径课题就面临过此种窘况。

③ 床日成本费用配比法。

以医院床日成本和病种平均费用结合计算平均病种成本,是最简便的计算平均病种成本的方法。但是以全院平均床日成本/平均床日费用作为一个统一的系数乘以平均病种费来计算平均病种成本,其结果太粗,难以准确反映每一种疾病的成本情况。

四、医疗服务项目定价发展简况

(一)历史形成的不计成本定价方式(计划经济时期公益性定价)

计划经济时期的定价是完全不考虑成本因素,其目的也就是让多数人能够看得起病,即使没有医保的人也实际上享受到由政府补贴医院运行成本的公益性医疗服务性定价。

医院不考虑亏损问题,因为有政府财政兜底。医院的医务人员也在不考虑经济因素的情况下,对患者采用时代所能应用的医疗科学技术进行治疗。医患间也没有经济利益上的博弈冲突和矛盾碰撞。此期也遗留下两个大问题并影响至今,一是不清楚医疗质量安全与资源消耗的规律,当慢性病为主时对资源消耗的观念还停留在面对刚新中国建立时面对传染病如结核病为主状况(此次新冠疫情由国家买单就未暴露出医疗质量安全与资源消耗的个人负担矛盾)。二是医务人员价值与价格严重反差。

(二)医疗服务项目价格"调整"性定价

1.这里的"调整"有两个含义和内容

一个是在计划经济时期,除了定价不考虑真实成本外,还进一步降低医疗服务项目价格,先后在1958年、1960年和1972年曾经实施了三次大幅度降低收费标准,使计划价格远远低于实际成本。

另一个是在进入"市场化"时期,随着政府逐渐减少了对公立医院的财政投入,不再为医院亏损埋单,不计成本的医疗服务价格状况使得政府对原来的价格进行了多次的调整:

(1)"恢复"性调整。

其中以在1985年进行的调整最为典型:使医疗服务收费标准基本恢复到1952年的"实际"水平。

(2)"差异"性调整。

其中在1983年对自费医疗病人和公费劳保医疗病人实行不同的收费标准,以后又在1992年将自费病人的收费标准和公费劳保医疗病人的收费标准进行了并轨。

(3)"放开"性调整(市场性定价)。

随着医学科学技术的不断发展,在伴随着新设备项目、新技术项目不断引进、开发的同时,政府部分地放开了一些医用耗材、仪器设备项目(也包括一些新药制品)的价格。

但这样的调整赶不上物价、工资等成本的上涨。以1994年至2004年为例,医疗服务价格的平均增加幅度为10%,而在这10年间我国工资增长253.11%,国民总GDP增长231.71%,国民人均GDP增长205.04%,居民消费价格指数上涨了34.79%。

(4)"兼顾"性调整。

"我国国情和制度决定医疗服务价格不能完全按成本而定。广大群众的经济收入、消费水平与医疗费用的支付能力不相适应。目前的医保制度使相当部分民众自付比例较高。因此,医疗服务价格的制定受到一定限制,除考虑基本成本以外,更多的是要考虑患者承受能力。"(安珂,张福生,2009)目前,顶层设计的主流思维确实需要兼顾考虑民众可承受度、医保的支付能力和医院有动力的医疗服务项目的真实成本。国家发展改革委、卫生部、人力资源社会保障部于2009年11月9日发布的医改配套文件《改革药品和医疗服务价格形成机制的意见》中也提到:"价格调整要充分考虑社会各方面利益和群众承受能力,统筹兼顾,逐步疏导矛盾。"鉴于这样的思考,在医疗服务项目的价格调整上主要还是考虑社会各方面利益和群众承受能力,医疗服务项目价格回归接近真实成本相对考虑较少。

到2013年,重庆公立医院执行的医疗服务价格,多数仍然是9年以前由重庆市物价局、重庆市卫生局制定的2004年版本标准。2015年为对接2012版医疗服务项目规范,较大范围地对全市的医疗服务项目价格进行调整,但因种种原因只实施了7天就停止而基本回到2004年的标准上。

在2010年,依据北京市卫生局医疗服务项目成本核算的研究结论可知,当时北京有63%的医疗服务项目亏损,37%的项目有结余。

2012年,设立在重庆市第九人民医院的重庆市医院成本管理研究中心承担起了重庆地区公立医院改革试点任务——"公立医院成本核算与补偿机制研究"项目,该项目所进行的医疗服务项目成本核算结果有73%的项目亏损,27%的项目有结余。两地亏损的项目主要是医师诊察费、护理费、治疗费和手术费等以医务人员活化劳动为主的服务性项目,有结余的是医技科室开展的依赖医疗设备检查、检验项目,且有结余的项目补不了亏损。

(三)财务管理制度中医疗服务项目成本因素及其核算

正是因为上述的种种原因,在相当长的的一段时期里,医疗服务价格缺乏科学精确的计算方法和证据支持,难以真实反映医疗服务必需成本,更不要说相关价格不能随着其他相关因素的变动而及时调整。

过去的医院有关财务管理制度中缺少医疗服务项目成本因素栏目和核算要求(,新的医院财务管理制度要求医院要进行成本核算,但缺乏明确的权威性文件和相应的成本计算方法,医院向上级报送的财务报表中也没有医疗服务项目成本核算结果等。如此具体如何达到反应医疗服务项目真实成本没有规模化数据支撑,使得医院医疗服务项目成本真实因素反映不足。医院在承担和履行公益性职责、任务时,相当部分公益性隐性成本难于计入。

(四)长期以来医疗服务项目"虚有价格虚无成本"的影响及其后果

1."虚无成本"的亏损状态导致政府财政补偿负担难于承受

计划经济时期,出于能使没有医保的普通民众都能得到医疗卫生服务的公益性目的,政府对医疗服务以不计成本的方式定价,并承担了由此而带来的亏损。随着医疗卫生的发展,随着我国人口的增长,这样的亏损必然越来越大,政府的负担就越来越重。长期的低价状态,如此的亏损缺口,在如今如果要开展新的物价调整,由此而增加的费用除了政府财政能够埋单外,谁来承担都会觉得难受。但问题又在于如果政府不埋单又怎么办呢?

2.医疗服务项目亏损使得医疗服务收入亏损由医院自己承担

随着政府退出了承担医疗服务项目亏损的角色,医疗服务收入盈不补亏的结果就只有由医院自己承担。在盈不补亏的现实情况下,公立医院的管理者和医务人员,逐渐从原来单纯考虑医疗技术服务于患者演变为既要服务于患者,还要加强经营、经济管理的"矛盾"角色。这也是重庆市医院成本管理研究中心曾经在相关研究报告中提出的加快"三医联动"改革,尽快使公立医院走出"道义自残"和"经济自残"的纠结状况。本章第三节中医疗机构的收入支出在2019年出现医疗业务收入支出亏损的状况仍旧需要政府承担补偿状况;医疗服务性收入远低于人员经费支出需要依靠检查收入补偿的状况,这就说明了其矛盾处境。

3."虚有价格虚无成本"的医疗服务价格体系,导致医疗卫生服务的价值体系紊乱,公立医院责权利不对等

当高学历、高技术、高职业素养和高职业压力的医务人员劳动付出价值被低廉的价格标签进行标注时,尊重科学、尊重知识,包括尊重生命就没有了基础,也就没有了与之相应的机制建设、制度建设、思想建设等乃至整个医疗服务体系建设的经济基础。

民众在长期的、不计成本的医疗服务价格体系下,已经习惯了那样的服务价

值,无论某个患者的经济状况如何,他可以认为某个星级酒店价格太贵而选择其他合适的旅店入住,他不会认为这个星级酒店价格贵他不能承受而不合理。但是如果是患病,即使其经济条件不好,但他一定会是希望选择最好的医院、最好的医生给他治病,在自付比例较高的政策规定下,当需要他自己支付的诊治费用他不能承受时,他的心理反映就会认为其不"合理",就是看病贵。这个问题矛盾很深,但基本命题仍然是全民免费医疗还是政府公益以什么方式主导基本医疗,而非基本医疗又以什么方式解决的世界级难题。

我国曾经以卫生总费用仅占全球卫生总费用的3%,较好地解决占地球22%人口的中国民众的医疗问题,上述的矛盾结果和这里面涉及的疾病谱改变、新技术发展应用、健康期望更高等因素,究竟有多少"过诊过治"的内容值得进一步探索。有人有研究认为中国卫生消费之所以"贵",是与卫生消费占总消费比例较高,超过经济增长有关。

在这样的状况下,要纠正不"合理"的价格吧,民众认为已经够"黑",因而要考虑民众的经济承受能力。而长期以来如此状况下的医务人员奉献、价值也要考虑,就只有是一步一步来。医务人员在这样的低价值回报和委屈中前行,而所有医改都需要医务人员的积极参与,这样的价值体系会起到什么样的作用。

在政府投入少且无量化要求(这是公立医院与教育的最大区别之一),又不对亏损负责,又需要公立医院完成相应的公益性任务职责,医院所需要支撑生存的经济来源就只有:①向价值链上游,延迟付款争取流动资金和压低价格获得价差空间;②在医院内部,强化管理,提高效率,注重成本效益,也一定程度上减少了医疗机构从业人员的待遇;③向价值链下游,在政策允许的范围内扩大经济来源,包括有尽可能地采用新技术、新设备这些相对价格成本上有一定结余项目。

而由于耗材、药品的定价放开,低技术产品竞争的市场性行为,使得部分医务人员的价值市场性转移体现为回扣、红包等不良行为,这与"过诊过治"一样,是一个令医院管理困难,国家形象受损,民众负担加重,医德体系形象及建设都厌恶的畸形产物,它造成了目前医患矛盾碰撞的格局,也严重地影响着医疗卫生服务的科学价值观建设。近几十年,国家发改委价格司的干部出问题"前赴后继",除道德层面之外,其权力的赋予和行权的方式也应从顶层设计角度深刻反思。

4. 医疗质量服务体系与医疗服务价格体系背离

为不断地提高医疗服务质量,更好地为患者民众服务,为减轻患者,尤其是经济收入较低的患者医疗负担,卫生部门不断地出台了一系列政策,要求医院改进。这本身是非常有意义的,也是医学科学发展必然的举措。然而,这些要求在"虚有价格虚无成本"的背景下,如何能保持其可持续性?医疗服务质量安全体系建设需要有成本支撑的底线要求,有限的财力资源如何保障医疗服务质量安全的底线?例如,120值班室需要为值班员配置卫生间和与120报警电话相连的应答设施,以便于值班员需要解决生理问题时也能即使接听并处理报警电话,以保证120能及时出动。又如需要手术治疗的患者现已要求做艾滋病、梅毒的检测,如确诊阳性则手术中的防护和处理就有不同,以保证医疗安全。

5.单病种核算、临床路径等医保支付方式改革举措实施必然受到影响

进行单病种核算付费,进行临床路径付费,我国已经进行多年,似乎到目前为止没有一个可以让大家接受的方案,为什么?

2012年8月9日《健康报》第一版刊登的在安徽进行的按病种付费试点结论:"是短期内很难覆盖大量病种,甚至永远不可能覆盖全部病种。该试点结果认为,任何一种单一的支付方式都是有缺陷的,容易被钻空子。"这其实质就是"合理价格"与真实成本的背离。

曾被称为"毒瘤"的项目付费制,将要用总额预付制、DRG或DIP付费方式逐渐替代。如果不正视、不解决目前这样的"虚有虚无"的价格体系,可能同样难以有实质性的进展,其原因就是没有科学合理的卫生经济基础。例如DIP付费基础的"7:2:1"方式,按以往尚有药品、耗材的虚高部分转化为医院按DIP的合法收入,但"4+7"等举措去除药品、耗材的虚高后若医疗服务项目价格仍未回归反映价值及成本,必然该支付体系也将面临医疗服务收不抵支、医院亏损如何补偿的问题。

(五)物价、支付、成本、薪酬、财政补偿需要"五联动"协同

重庆市医院成本管理研究中心主任张培林教授及其团队,以一系列医院管理和医院经济研究结果和结合目前已有的医改举措及效果,在2017年提出了"医疗服务项目物价调整、医保支付制度改革、医院成本核算尤其是医疗服务项目成本核算、医务人员薪酬制度改革和政府财政对医院的投入补偿需要联动进行,任何单项的推进,有可能实现不了预期效果,甚至还会出现更多的矛盾和与预期相反的的结果"。纵观新医改以来的医改举措可见,被称为"毒瘤"的药品批零差价取消后,药价依然有虚高,不良促销依然存在,"三明医改"的腾挪空间和药品"集采"或者"直采"才真正有了效果,但现在的问题是医院药剂科的成本如何分摊?谁来支付?政策补偿?还是医院"想方设法"?高值耗材也是如此!反映医务人员活化劳动价值的医疗服务性项目长期不能调整到位,而药品、耗材价格可以虚高,可以腾挪空间进行调整医疗服务性项目价格,这本身就是医学科学规律、卫生经济

学规律与管理学规律的"笑话"！单病种、临床路径实施并以此为支付改革这么多年的试行结果能行吗？医务人员的薪酬要达到医院总支出的40%是为着改善医务人员的付出与价值着想的出发点完全正确，但反应医务人员活化劳动价值的医疗服务性项目收入2019年在全国平均每所综合性医院占事业收入仅有22.45%，人员经费支出占事业收入39.56%；2019年全国平均每所三级医院医疗服务性项目收入占事业收入22.80%，人员经费支出占事业收入41.78%，这个差距靠什么解决的？DRG尚未正式实施，又出来了DIP，其真实原因是什么？"三明医改"已被证实是最接近符合科学规律病回归医疗服务公益性本质，中央电视台反复推荐但在本省都不能推行的真实原因何在？考核要求"医务人员薪酬不能与收入挂钩"，那么发放医务人员的薪酬的钱从哪里来？曾经有个原卫生部的领导很困惑地在全国的卫生经济年会上说："现在的医改是后三年又否定前三年？"医改曲折复杂可以理解，摸着石头过河也可以理解，但反应医务人员活化劳动价值的医疗服务性项目长期以来处于"虚有价格虚无成本"状态并有一系列后果这样的"秃子头上的虱子"如同"皇帝的新衣"究竟是什么原因？由此可见"五联动"很有必要！

　　2021年的一次全国推广"三明医改"经验的会上，重庆市医院成本管理研究中心主任张培林教授讲道："三明医改实现了公立医院回归公益性，医生看病回归医学科学医疗，药品应用回归诊治患者实际需要"，并结合实际分析、总结提出了"三个回归"实现需要有"六个三"的支撑：第一，"三回归"需要"三转换"支撑：挤出药品耗材的"虚高"量化转化为医疗服务性项目价格；将医院的绩效与收入挂钩转化为年薪制；医疗质量安全的资源匹配转化为医疗质量安全成本一体化匹配。第二，"三转换"需要"三支撑"：省级部分物价权限下沉到地市或区县支撑改革；多部门多把手公益性权限向一个综合部门（医改综合办）一个操盘手（如詹积富）集中为支撑；公立医院的公益性成本虚化转为实际量化的支撑。第三，"三支撑"需要"三渐进"实现支撑：政府先托底年薪制，渐进转化为医院医务人员人力成本通过正常的医疗服务价格与价值平衡支撑；大医院"虹吸"渐进设立符合分级诊疗的相关强制性"利益"制约门槛与机制；按健康中国纲要规划目标路径，渐进转化为国家有量化指标、可执行落地的实施决策。第四，"三渐进"需要"三体系"建立支撑：医院标准化成本核算体系建立；医院成本三分类（人力、运行、基建）来源清晰体系建立；公立医院价值医疗、整合医疗、精益化、公益性体系建立。第五，"三体系"需要"三匹配"支撑：供方（医院）与需方（病人）资源匹配；大病去医院与小病去基层医疗机构机制匹配；公益性医院主导与民营医院灵活匹配。第六，"三匹配"需要"三合力"支撑：患者的支付能力（28%下降到20%）；政府财政的投入补偿能力（解决合乎规范与功能定位医院的资本性成本);医院动力(医疗服务性收入能解决人力成本、医技收入解决运行成本)。张培林教授的"三回归"及其"六个三"的支撑观念获得与会者的强烈响应,这也是对"五联动"协同的注解。

(六)医疗服务项目价格调整势在必行而且应尽快进行

2015年中共中央国务院出台《关于推进价格机制改革的若干意见》(中发[2015]28号),将理顺医疗服务价格列为价格改革重点任务。2016年,国家发改委会同多个部门发出《关于印发推进医疗服务价格改革意见的通知》(发改价格〔2016〕1431号),提出各地围绕公立医院综合改革,统筹考虑取消药品加成及当地政府补偿政策,同步调整医疗服务价格,重点降低大型医用设备检查治疗和检验等价格,提高诊疗、手术、康复、护理、中医等体现医务人员技术劳务价值的医疗服务价格。在此基础上,通过规范诊疗行为,降低药品、耗材等费用腾出空间,动态调整医疗服务价格;要求建立以成本和(医院)收入结构变化为基础的价格动态调整机制,到2020年基本理顺医疗服务比价关系。

1.建立科学合理的医疗卫生服务价值体系

从上面的分析和国家的文件内容要求可以看到,医疗卫生服务项目"虚有价格虚无成本"的价格体系,对目前医疗卫生服务体系建设发展而言是一个障碍,它是关系到医改的深入进行、已有的医改成果能否巩固、医疗服务体系能否科学并可持续发展等的基础性问题。

医改的目标是要让民众身心健康得到保障,具体体现就是要看得起病;能较为方便地看病;在现有的医疗服务技术下使其所患疾病得到控制、治愈,身体健康好转。

要实现这样的目标,最起码需要有两个支撑点,一个是医院和医院的医务人员,一个是相应的成本支撑。从已有的医疗服务项目成本核算数据看,这里就会出现另外一个矛盾:患者到医院就诊,医院履行医疗服务职责,这样的职责履行越多,医院亏损就会越严重。在目前多数医院没有象北京这样的补偿机制措施的情况下,医院要么忍受着亏损的煎熬,要么就在可盈利项目上加大力度,来减少亏损。后者也正是所谓的"过诊过治"的根源之一。依据本章表1-3-38的2009年至2019年全国平均每所公立医院收入支出情况的数据可以看到财政补助占医院收入的8.67%,而北京地区则为近20%。北京市卫健委时任某领导称:中央规定的实施药品零差价的"8.1.1"补偿,全国仅有北京做到了。有人曾经做过测算,政府财政少拨付医院1元,医院要从患者那里多收3-5倍费用才有可能得到,而且还必须是盈利性项目。可见如此形成了一种恶性循环:政府加大了对补需方的投入,目的是让老百姓能看得起病,这是政府良好的愿望,也是应做的民心工程。但是医院为患者提供的医疗服务项目多数是亏损的,医院不可能长期承担在给患者服务的过程中亏损,就要有"过诊过治",结果出现国家、民众、医院三方面不满意的纠结结果。

因此,医疗服务项目价格调整、医院的成本核算、支付制度改革、医务人员薪酬与政府财政投入补偿五个方面均要联动进行,相辅相成,共同推进。使得医疗服务项目价格调整能有序进行,进而推动医改各项举措齐头并进深入进行。

2.无论现在还是将来,公立医院改革与管理都需要医疗服务项目的真实成本和与之相应的真实价格

结合已如前述在原卫生部副部长陈啸宏谈到公立医院改革的"公"和"立"的问题,把公立医院的真实成本运行支撑核算清楚,是确定公立医院的"公"究竟需要多少的"立"来支撑,其基础就是要把医疗服务项目的真实成本及其相应的价格搞清楚。从而才能明确是谁的责任,该投入的就必须投入,该支付的就一定要支付,该转移支付的就要转移支付,该制约的就要制约,否则就是缺位。

同样道理对于医院管理来讲,当真实成本和真实价格弄清楚后,在现有体系及机制下,医院管理者可以知道在实现公立医院的公益性责任中哪些是能做的,哪些是做不下去的,哪些是能够控制的,等等。也只有在不断地提出问题和解决问题的进展中,医改才有真正的可持续深入。2021年年初《公立医院成本核算规范》(国卫财务发[2021]4号)的颁布,笔者曾参与编制的部分内容和过程,希望以此为契机,使价值与价格的背离问题得以加快解决,以适应健康中国加快实施的需求。

3.医务人员价值

目前的医疗服务价格连成本都难于反应,如何能反映医务人员的工作价值?医务人员的工作价值不能反映,尊重生命和工作价值之间有如何去平衡?

前面已经提到典型案例,特别护理项目三位护士共同收入38元,与患者家属聘请一位护工需要150—200元相比较的差距;三位护士平均每人每天假设按200元计算共计600元的亏损562元的人力成本;医院需要通过做有结余的检查检验项目3934元才有可能弥补562元的亏损,如此患者负担加重、医保金支付加大、医院的医疗资源对患者而言实际上是做的无效使用情况说明了医疗服务项目价格与成本的现状。由此可见,作为医护人员的高学历、高技术、高职业压力与风险付出没有与之相当的价值。这算是我国医务人员的脑力劳动红利对中国卫生事业

的支持与奉献。

4.国外医务人员的劳动价值

WHO对具有代表性43个国家（地区）统计分析认为：付给卫生工作人员的支出占全部卫生支出的平均比例应接近50%。香港（2002—2006年）医院人力成本占总支出79%—73%。美国非营利性医院中人员经费开支达53%-54%，同期，中国发达城市的医院人员成本费用占总开支的23%-28%之间。（张培林，刘宪，颜维华，2014）2019年，我国平均每所综合医院人员经费支出已有上升到占总费用的35.14%，平均每所三级医院人员经费支出已有上升到占总费用的35.20%。

依据美国劳工统计局2020年在美国的50个州统计的数据显示，其普通内科医师平均年薪为215443美金，家庭内科医师平均年薪为214920美金，其他医师平均年薪为210782美金，外科医师平均年薪为255423美金，儿科医师平均年薪为195016美金，麻醉医师平均年薪为252662美金。

5.医疗服务人力资源体系建设不仅仅是职业素养和道德体系建设

我们应该强调、也一直在强调要加强医务人员的职业素养和道德体系建设，在医务人员长期付出与回报不相称，长期的没有合理的价值体系背景下，构建好其经济基础的合理机制建设才正是体系改革建设的基础，毕竟是经济基础决定上层建筑。

价格一定程度上的外延是体现价值，医疗卫生服务本身就是一个高技术要求、高风险职业、高职业压力的工作，当医疗卫生服务的价格不能真实反映其真实成本，何来医疗服务的价值？何来谈得上尊重知识、尊重人才？乃至尊重生命！当医务人员的高技术、高风险、高职业压力的价值沦变为耗材、药品的附加值时，后患无穷！

中国普通老百姓收入不高，中国的医务人员未要求，也不可能与国外医务人员的价值绝对接轨，但长期以来通过降低医护人员的技术劳务成本报酬来解决众多人口的医疗卫生服务问题是否合理？此外，在表达医疗卫生服务的公益性同时，而公立医院的运行和生存却需要依靠市场性来维持。已如前述，在政府补偿严重不足，药品补偿机制削弱，医疗技术服务项目的价格又是"虚有价格虚无成本"状态下，即使是市场性，也是徒有其表的"市场性"。医务人员不仅要承担着巨大的工作职业压力，在收入与辛劳付出不相称的情况下，还要承担社会舆论的矛头指向。

在患者、医院、医务人员这个三角关系的三个点上，科学合理的经济运行机制建设是所有其他机制建设的基础，而这个科学合理的经济运行机制建设的基础首先就是医疗服务价格体系必须回归其真实、科学状态。

从前面的等边三角形关联稳定性分析可以看到,医务人员对维持医院医疗服务的稳定支撑作用。而医务人员在执行公益服务必然也有相应的劳动价值和劳动成本来维持医务人员的稳定性,进而实现其服务的社会效益。而医院人员仅仅是一个劳动者,要求医院人员的劳动既要完成医院的公益性任务实施,还要依靠医院人员的劳动来实现医院的平台建设,又在服务价格上不能真实反映劳动付出,这样的关联和稳定如何进行? 在有不良市场性竞争及目前价格机制情况下,必然会出现医疗服务价值的转移,药价虚高、耗材虚高后就有了促销的"市场"。我们的一项针对医务人员的调查问卷(4267人)显示,约63%的人认为"药品回扣等灰色收入是不正当收入,但也是医务人员目前的劳动付出与回报不相称的另一种补偿"。令人担忧的是,这样的情况继续下去,要么会出现医务人员队伍后继无人,或者少部分人会成为谁都不愿意看到的"白狼"。

(七)医疗服务项目价格与价值相当的动态调整机制

1.有关医疗服务项目价格动态调整的文件

新医改以来针对医疗服务项目价格与价值、成本的问题和价格调整一直都有文件发布和举措进行。

2012年国家发布了《全国医疗服务项目规范》(2012版),明确了9360项医疗服务项目内涵,各省市以此为标准进行对接,同时对自身区域内的医疗服务项目或多或少进行了相应的价格调整。

2015年中共中央国务院出台《关于推进价格机制改革的若干意见》(中发〔2015〕28号),将理顺医疗服务价格列为价格改革重点任务。

2016年,国家发改委会同多个部门发出《关于印发推进医疗服务价格改革意见的通知》(发改价格〔2016〕1431号),提出各地围绕公立医院综合改革,统筹考虑取消药品加成及当地政府补偿政策,同步调整医疗服务价格,重点降低大型医用设备检查治疗和检验等价格,提高诊疗、手术、康复、护理、中医等体现医务人员技术劳务价值的医疗服务价格。在此基础上,通过规范诊疗行为,降低药品、耗材等费用腾出空间,动态调整医疗服务价格;要求建立以成本和(医院)收入结构变化为基础的价格动态调整机制,到2020年基本理顺医疗服务比价关系。

2018年,国务院办公厅印发的国家医保局"三定"方案将发展改革部门医药价格管理职能划转医疗保障部门,明确提出"建立市场主导的社会医药服务价格形成机制",推动各地按照"腾空间、调结构、保衔接"的思路,加快建立价格动态调整机制；

2019年国家医保局、国家卫生健康委、财政部和市场监管总局印发《关于做好当前医疗服务价格动态调整工作的意见》的通知，要求稳妥有序试点探索医疗服务价格优化。

2020年3月5日中共中央、国务院印发了《关于深化医疗保障制度改革的意见》提出"建立价格科学确定、动态调整机制，持续优化医疗服务价格结构。"同年8月，国家医保局发布《关于建立医药价格和招采信用评价制度的指导意见》，并在11月出台《医药价格和招采信用评价的操作规范(2020版)》和《医药价格和招采信用评级的裁量基准(2020版)》，目的是促进医药企业按"公平、合理和诚实信用、质价相符"的原则制定价格，治理药品和医用耗材价格虚高，为提高医务性收费价格创造条件。

2.国内外医疗服务项目价格动调整经验及启示

重庆市医院成本管理研究中心在中心主任张培林教授的带领下于2018年12月接受重庆市物价局委托并完成了《以成本为基础的医疗服务价格动态调整机制研究》项目。在2021年5月与重庆工商大学共同完成了重庆市医保局委托课题项目《重庆市医疗服务项目价格政策评估暨重庆市医疗服务项目价格动态调整机制建设研究》。

我们分析总结了美、德、英、日发达国家医疗服务价格形成机制的基本要素(医疗保险模式、定价主体、定价流程)，对这些国家医疗服务价格形成机制和调整机制相关要素归集见表1-3-60、表1-3-61。

表1-3-60 美国、德国、英国、日本医疗服务价格形成机制

基本要素	美国	德国	日本	英国
医疗保险模式	商业医疗保险	社会医疗保险	社会医疗保险	全民医疗保险
定价主体	医疗保险公司和医疗机构	法定医保疾病基金及其协会与医疗服务提供方代表协会	政府卫生部门：中央社会保险医疗协会(简称"中医协")	政府卫生部
定价基础	医院提交的成本报告	医疗服务质量与效率研究所向医院购买服务的成本数据	医院提交的成本报告	医院提交的成本报告

续表

基本要素	美国	德国	日本	英国
医疗保险模式	商业医疗保险	社会医疗保险	社会医疗保险	全民医疗保险
定价流程	医疗保险公司以医院提交的成本报告为基础,医院以对市场的评估为基础,两者就医疗服务价格进行谈判取得平衡	法定医保疾病基金及其协会与医疗服务提供方代表协会根据医疗服务质量与效率研究所开具的医院成本报告数据协商定价	医协通过医院成本报告得出不同诊疗单元的相对成本权重(点数),以当年日本全国医院预算总额除以上一年医院服务提供总量(点数)得出每个点数的定价	卫生部在成本报告的基础上与医院联合体进行预算协商,最终由卫生部决定医疗服务价格
定价方法	医疗服务的定价明显高于成本,采取按市场定价方法	医疗服务定价要低于实际成本,采取按就医者承受能力定价方法	按全成本定价方法	医疗服务价格仅为部分材料消耗形成的边际成本,采用按边际成本定价方法

表1-3-61 美国、德国、英国、日本医疗服务价格调整机制

基本要素	美国(RBRVS体系)	德国	日本	英国
参与主体	医学专业团体:相对价值更新委员会、咨询委员会	各疾病基金协会、州医师基金协会、联邦估价委员会	社会保障审议会医疗保险部会和医疗部、中医协、厚生劳动省	NHS Monitor
调整周期	每1年小修 每5年大修	1年	2年	3~5年
调整程序	1.美国相对价值更新委员会接受到新项目申请后,安排相应委员会拟定项目编码和项目内涵; 2.组织各专业委员会进行项目点数的调查测算,包括工作点数,如工作时间、技术难度及风险程度等,以及机构成本或非机构成本点数; 3.组织31个委员会代表对形成各项目点数进行投票表决; 4.将结构报送CMS进行审议和公布	1.疾病基金协会与州医师基金协会基于上一年的头费用、常见病和多发病的患病率、参考物价指数和工资水平变化情况每年协商医疗服务价格	1.社会保障审议会医疗保险部会和医疗部会依据经济指标提出调价方案,确定出医疗费用总体调整幅度; 2.中医协通过分析各项目的提供数量和各项目对医疗总费用的影响程度,以医疗机构经营情况实态调查和维持各科诊疗费用相对稳定为原则,以调价方案为参考,确定出具体调价项目及幅度; 3.厚生劳动省根据中医协的报告进行每两年的医疗服务价格最终修评	1.卫生部在成本报告的基础上与医院联合体进行预算协商,最终由卫生部决定医疗服务价格

基本要素	美国（RBRVS体系）	德国	日本	英国
调整参考因素	1.保险增长率:医生执业成本及工资的通胀情况; 2.可持续增长率:医疗服务价格、保险覆盖人群、GDP增长率、变化的政策和法律框架下的医疗服务费用	常见病和多发病的患病率、物价指数、工资水平变化	医疗服务量、医疗机构的经营情况、国家经济情况、物价水平、房屋价格等经济指标	时间价格
调价程序	1.美国相对价值更新委员会接受到新项目申请后,安排相应委员会拟定项目编码和项目内涵; 2.组织各专业委员会进行项目点数的调查测算,包括工作点数,如工作时间、技术难度及风险程度等,以及机构成本或非机构成本点数; 3.组织31个委员会代表对形成各项目点数进行投票表决; 4.将结构报送CMS进行审议和公布	1.疾病基金协会与州医师基金协会基于上一年的头费用、常见病和多发病的患病率、参考物价指数和工资水平变化情况每年协商医疗服务价格	1.社会保障审议会医疗保险部会和医疗部会依据经济指标提出调价方案,确定出医疗费用总体调整幅度; 2.中医协通过分析各项目的提供数量和各项目对医疗总费用的影响程度,以医疗机构经营情况实态调查和维持各科诊疗费用相对稳定为原则,以调价方案为参考,确定出具体调价项目及幅度; 3.厚生劳动省根据中医协的报告进行每两年的医疗服务价格最终修评	1.卫生部在成本报告的基础上与医院联合体进行预算协商,最终由卫生部决定医疗服务价格

通过对美、德、英、日等发达国家医疗服务价格的形成与调整机制的分析与总结,我们可以得到如下启示:

在价格形成机制上,不论是采取政府定价的英国和日本,还是采取市场谈判定价的美国和德国,都坚持"真实成本、合理价格"的价格形成机制。在真实成本方面,美国、日本、英国以医院提交的成本报告为基础核算真实成本,德国以医疗服务质量与效率研究所开具的医院成本报告数据核算真实成本。在合理价格方面,主要考虑政府财政投入规模和外部经济社会因素。各利益主体基本上遵照"财政投入＋定价＝(≈)社会平均成本"定价,各国根据政府财政投入占医院总收入的比重大小而采取不同价格定价策略。其基本规律为:若政府财政投入占医院总收入的比例低,医疗服务定价就会采用高于或者接近成本的方法;若政府财政投入占医院总收入的比例高,医疗服务定价就会采用低于成本的方法。在政府财政投入较低的美国,其医疗服务的定价高于成本;在政府财政投入较高的英国,其医疗服务定价仅为部分耗材及其他消耗的边际成本,医疗服务定价低于成本。日本和德国的政府财政投入介于美国和英国之间,其医疗服务定价包含全部成本或略低于成本。合理价格的形成往往还受外部社会经济因素的调控,比如美国调控合理价格的外部社会经济因素包括医生的人力成本增长情况、保险覆盖人群、GDP增长率等,德国包括常见病和多发病的患病率、物价指数、工资水平变化等外部社会经济因素。

在价格调整机制上,不论是采取政府定价的英国和日本,还是采取市场谈判定价的美国和德国,医疗服务价格调整机制均具有"调整程序规范化、调整周期定期化、调整技术专业化"的共同特征。在调整程序规范化上,美国和日本医疗服务调价机制较为完善,建立了流程清晰、管理规范及协调有序的价格调整方法,其结果是使医疗服务价格管理灵活、科学及规范。在调整周期定期化上,四国均建立了明确的价格调整周期,美国每一年一小修、每五年一大修医疗服务价格目录,日本每两年做定期调整,德国每一年协商一次,英国每三至五年调整一次价格。在调整技术专业化上,鉴于医疗服务高度专业化的特点,各国建立了多方参与的医疗服务价格动态调整模式,引入专业基础扎实的专家和专业机构,充分发挥专业团队的力量。

在国内,新医改以来遵循着国家文件要求,全国各地均有一系列调整医疗服务价格的举措:对接2012版《全国医疗服务项目规范》的调整,取消药品耗材批零差价腾挪空间,对医疗服务项目价格进行调整,其中尤其注重对反映医务人员活化劳动价值为主的医疗服务项目的价格调整。在价格形成与调整机制上,北京、上海、广东、山西、深圳、福建三明、吉林、四川、重庆都有理论与实践的探索。其共同内容特点如下。

(1)采用比价关系和成本核算为依据;

(2)优化医疗服务项目价格结构,优先注重对反映医务人员活化劳动价值为主的医疗服务项目的价格调整;

(3)合理确定调整项目范围、空间,兼顾考虑医保金总盘、患者承受、医院可持续运营等多方面诉求;

(4)充分论证、循序渐进、分步调整;

(5)探索建立医疗服务项目价格动态调整模式机制。

3.医疗服务项目价格动态调整模式与机制建设探索

重庆市医院成本管理研究中心以临床价值为导向,以成本和收入结构变化为基础,以科学方法为依托,参考国内外医疗服务项目价格形成、动态调整机制,从可行性、合理性、可控性、可持续性四个维度建立了重庆市医疗服务价格动态调整影响因素指标体系,作为医疗服务价格动态调整的参考因素(见表1-3-62)。研究中心基于动态调整影响因素指标体系,采用"绝对法和相对法"初步选择了七个核心参考指标设置了启动条件,也初步选择了六个核心参考指标设置了约束条件;初步建立了重庆市医疗服务价格动态调整的启动条件和约束条件。在具体达标条件上,建议采用单选法:启动条件满足上述七个条件之一就可启动调价;约束条件满足上述六个条件之一就不能调价,供医疗服务价格动态调整的"启动点"参考使用(见表1-3-62)。

表1-3-62 医疗服务价格动态调整启动条件和约束条件

一级指标	二级指标	三级指标	指标释义	参考标准	参考说明
			启动条件		
可行性	经济发展状况	地区全口径财政收入增长率	一定时期内政府实现的各项收入的总和增长情况,主要包括上划收入、地方财政一般预算收入(不含一般预算调拨收入)和基金收入	高于地区生产总值增长率	地区上年度全口径财政收入增长率高于地区生产总值增长率
		地区GDP增长率	一定时期内(一个季度或一年),地区的经济中所生产出的全部最终产品和劳务的价值,常被公认为衡量该区域经济状况的最佳指标	高于医疗收入增长率	地区上年度GDP增长率高于医疗收入增长率
	居民消费水平	城乡居民可支配收入增长率	居民可支配收入是反映居民生活水平的一个重要指标,指城乡居民用于最终消费支出和其他非义务性支出及储蓄的总和,即居民家庭可以用来自由支配的收入	高于医疗收入增长率	地区上年度城乡居民可支配收入增长率高于医疗收入增长率
合理性	医保承受能力	医保基金可支付月数	医保基金累计结余/(医保基金当年支出/12个月),反映医疗保险基金可支付能力	不少于10个月	地区上年度医保统筹基金累计结余可支付月数不少于10个月
	服务成本变化	医务人员平均工资增长率	一定时期内医务人员平均每人所得工资额增长相较于全社会就业人员平均每人所得工资额增长的变化情况	小于社平工资增长率	地区上年度医务人员平均增长率小于社平工资增长率

续表

一级指标	二级指标	三级指标	指标释义	参考标准	参考说明
可控性	医疗收入结构变化	医疗服务收入(不含药品、耗材、检查检验收入)占医疗收入比例增长率	医疗服务收入包括挂号收入、床位收入、诊察收入、治疗收入、手术收入、护理收入等。不包括药品、耗材(即卫生材料)、检查检验收入。用于反映医院收入结构	占比未达到40%前,较上年度下降	地区上年度医疗服务收入(不含药品、耗材、检验检查收入)占医疗总收入比不应低于40%,在未达到40%前,占比较上年度出现下降
可持续性	医疗机构运营能力	医疗收支结余率	一定时期内医疗机构医疗收入扣除医疗支出后的结余净额占医疗收入的比重	小于0	地区上年度医疗总收入(含财政专项补贴)不足以弥补医疗总支出
约束条件					
可行性	居民消费水平	居民消费价格指数	一定时期内度量一组代表性消费商品及服务项目的价格水平随时间而变动的相对数,用来反映居民家庭购买消费商品及服务的价格水平的变动情况	未完成年度调控目标	地区上年度未完成年度消费价格总水平调控目标
合理性	患者负担水平	参保患者个人自付比例	参保患者个人支付医疗费用/参保患者就医疗费用×100%,反映参保患者个人自付医疗费用占医疗总费用的比重	较上年度自付比例增加	地区上年度参保患者个人自付比例较上年度自付比例有所增长,增加了患者个人医药费用负担
	医保承受能力	医保基金结余率	一定时期内医疗保险筹资扣除支出后的净额占筹资总额的比重	小于0	地区上年度基本医保统筹基金当期出现赤字
可控性	医疗费用控制	医疗费用增幅	(本年度医疗收入－上年度医疗收入)/上年度医疗收入×100%,反映一定时期内地区医疗费用的增长情况	超过10%或GDP增速2%	地区上年度医疗费用增幅高于10%或超过GDP增速2%
		门诊次均费用增幅	(本年度门诊人均费用－上年度门诊人均费用)/上年度门诊人均费用×100%,反映一定时期内门诊每诊疗人次医药费用的增长情况	超过5%	地区上年度门诊病人次均费用增幅超过5%
		住院次均费用增幅	(本年度住院人均费用－上年度住院人均费用)/上年度住院人均费用×100%,反映一定时期内住院每诊疗人次医药费用的增长情况	超过5%	地区上年度住院病人次均费用增幅超过5%

对拟调整价格的医疗服务项目的筛选,提出了依照主辅参照比价体系和依照政策导向的筛选方法。所谓"主参照比价体系"主要依托于医疗服务价值测算模型,得到各类项目的标化价值,以标化价值为对照,计算构成比比值,以构成比比值判断、筛选偏离度较大的项目。所谓"辅参照比价体系"主要是借鉴上海、广东、四川等地的比价关系和价格水平,同时参考成本核算数据,提出医疗服务价格调整方向和幅度。依照政策导向一是根据政策发展需求和国考指标,对儿科、精神卫生、老年医学、职业健康等方面的医疗服务价格予以重点扶持;二是对蕴含医务人员技术劳务价值较多的医疗服务项目有侧重地进行调整。在确定的调价规模空间范围内,依据遴选出的拟调整项目往年工作量和相对成本点值,确定拟调整医疗服务项目的具体价格标准。

对医疗服务价格调整项目的调整幅度,提出了价格平移所腾出的空间和物价变化与技术进步导致的医保基金筹资水平自然增长空间进行合理测算调价,具体的操作可遵循"前期价格平移、中长期小幅多次调价"策略,对价格平移所腾出的空间,仍保持"总额控制、额度平移、升降平衡"基本调价原则;对由于物价变化与技术进步导致的医保基金筹资水平自然增长的空间,主要按照"历史基数"加"合理增长"的方式来确定。"历史基数"主要考虑每次调价前三年的医药费用总量为基数(每年具体比例可设置为1:2:7,即前第三年医药费用总量为10%、前第二年医药费用总量为20%、前第一年医药费用总量为70%)加权计算。"合理增长"根据控费效果、经济发展、医保筹资、物价水平或居民收入变化的相关指标来综合确定。原则上,最大调整幅度不得超过地区生产总值的增长幅度。

医疗服务项目价格调整不可能是只有上调,还应有合理的下调。对应而言,优先调价项目亦包括两类:优先调升项目和优先调降项目。理论上,优先调价项目应根据区域医疗服务项目比价关系确定。对于调升项目,可采用分步分类法:对于综合类项目(比如护理、诊察项目),优先将比值比低于0.5的医疗服务项目调整到比值比为1;对于其他类项目,优先调整比值比低于平均水平的医疗服务项目到该类项目的平均水平。对于调降项目,可采用一步法:优先调整比值比大于1.5的医疗服务项目到比值比为1。实际上,在未建立区域性的医疗服务价格比价体系之前,可以采用各公立医疗机构上报来确定优先调整的项目。公立医院可提出需要调整的医疗服务项目、调价幅度及相关申报理由数据,市医保局和卫健委依据医疗机构报告的服务量为权重,计算各拟调价项目的加权平均价格,按每个项目的调价金额由低到高进行排序,以排序靠前、总和不超过本地区调价总额的项目为基础,综合考虑以下四个因素进行调价项目优化选择和结果确认:第一,优先将技术劳务占比高、成本和价格严重偏离的医疗服务价格纳入调价范围;第二,关注不同类型、不同等级医疗机构的功能定位、服务能力和运行特点,兼顾收入结构特殊的专科医疗机构和基层医疗机构;第三,全面比对分析现行医疗服务价格在其他省市的价格水平,保持区域间的价格平衡,并与经济社会发展相协调;第四,平衡好调价节奏和医疗服务项目的选择,防止出现部分应调整的医疗服务价格长期得不到调整、部分医疗服务价格过度调整的情况。

4.医疗服务价格动态调整机制建设的政策建议

医疗服务价格动调整机制不论是从卡尔多-希克斯效率理论的社会利益角度,还是从资源分配的帕累托最优状况角度,其实质都是在建立医疗服务价格动态调整机制中要兼顾多方利益,即要以医方利益的真实信息和实际成本为基础,也要兼顾经济社会发展、患方承受力实情,以合理价格为导向。在具体调整中遵循"一个"规范和"三个"规律正是各相关者间利益博弈的表现,其最终目的是通过合理的动态价格手段,使有限的医疗资源得到更加优化的配置,利于社会总效益的全面提升。

(1)遵循规范和规律

遵循医疗服务价格改革的政策规范:以成本为基础的医疗服务价格动态调整机制的建立要在国家医疗服务价格改革政策规范的总体框架下进行,以成本和收入结构变化为基础,体现医疗行业特点、突出人力技术劳务价值,逐步建立分类管理、动态调整、多方参与的价格形成机制。

遵循医学科学规律:医疗卫生服务活动的基础是依据医学科学规律而建立的,医院所有的行为与活动都是以满足和提升医疗卫生服务的质量安全为目的。

遵循卫生经济学科学规律:卫生经济学是经济学的分支,是具有以医学科学为基础建立的医疗卫生服务活动内容发生发展为特征的经济学活动。

遵循医院管理学科学规律:医院管理学是对以医学科学为基础建立的医疗卫生服务活动内容进行管理的,其中也包括了政府及行业部门出台相关政策文件和规定,其目的是应用管理学的方法手段最终达到提升医疗卫生服务的质量安全。

(2)真实信息、实际成本、比价数据库建设

2021年《公立医院成本核算规范》已经发布,国家和各省级区域应按照规范要求建立相应的医院成本核算信息数据平台,指导各医院建立成本核算体系,汇集各医院成本核算结果,得到医院运行的真实成本信息,进而建立相应的医院成本和人力价值评估体系,与现行医疗服务项目价格进行比较,得到和不断丰富价格调整所需要的各类数据结果,为合理价格制定的动态调整奠定基础。

（3）政府主导，多方参与

国家医保局的成立强化了政府医疗服务价格动态调整的主体责任，依据真实信息、实际成本数据，中央层面制定医疗服务价格项目和定价依据，地方层面制定指导价格，使得医疗服务价格动态调整价格制定科学化和规范化。第一，地方政府健全和完善价格调整证据决策数据支持平台，重点包括公立医院成本和价格、收入、开展项目服务项目、医保收支、政府财政补偿等数据集成信息平台。第二，政府要建立规范化的医疗服务价格动态调整程序，有效衔接医疗服务价格调整的各个环节。第三，政府要细化医疗服务价格动态调整的过程管理，强化事前模拟、事中检查、事后效果评估体系建设。第四，医保局内部要成立医疗服务价格动态调整专门机构（比如，各专/学科咨询委员会、动态调整委员会）负责医疗服务价格调整的具体事项。第五，在坚持政府主导调价的前提下，政府要建立多方利益主体参与机制。在政府部门内部，形成价格调整协同机制，实现医保、卫生、物价部门的协同和联动。

在政府部门外部，建立多利益主体的参与及咨询机制，同时借力第三方专业技术团体对价格制定执行及结果进行评价，进而形成有效的PDCA状况。

（4）优化资源配置，夯实医院高质量发展路径，提高医院精益化管理水平

医院成本核算数据库、价值价格及物价动态调整机制的建立，为医院的资源配置有效运行奠定了流程再造和相应绩效机制运行的精益化管理基础，使得医疗卫生事业可有效有序持续发展。也正如在2021年2月19日，中共中央总书记、国家主席、中央军委主席、中央全面深化改革委员会主任习近平主持召开中央全面深化改革委员会第十八次会议审议《关于推动公立医院高质量发展的意见》时强调：以健全现代医院管理制度为目标，强化体系创新、技术创新、模式创新、管理创新。在此基础上，公立医院应着力实现"三个转变"：从发展方式上走向内涵建设为主，提高质量；从发展的内涵上、管理上走向内涵式的、集约性的、高效的管理，主要是通过信息化的手段来提高效率；从资源配置方面逐渐转向，投向人力资源发展来提高人的积极性，提高广大医务人员的待遇。建议围绕成本管理、运营管理、内部控制、绩效管理等薄弱环节，提升医疗机构的精细化管理水平。

（5）学习"三明医改"模式要有敢于抓住关键点且大胆创新

"三明医改"的"三个回归"（医生看病、药物治疗、公益性）目标可达到的实践要点：

一是"九龙治水"变为"一龙治水"的"综合医改办"，有一个德配位、能配位的詹积富式操盘手；

二是"腾笼换鸟"的实质是省级部门的定价权限,在地级的三明市能把去除药品耗材虚高,减少的医保支付直接转化为医疗服务性价值,反映为当地人均社平收入三倍左右作为医务人员价格总收入;

　　三是要使得公立医院的员工薪酬真正与经济指标脱钩,政府要先托底医务人员年薪制,这样政府才有动力加快推动医疗服务性项目价格调整(否则,医务人员年薪制就要成为财政拨付了),在2020年三明市医院的医疗服务性收入已经达到总收入的41%,已基本可满足人力成本需求,医技收入约占总收入的26%的结余可解决医院的其他运行成本,医院发展需要的基建与设备则由政府投入解决,药品耗材占总收入约为33%为零差价。

作者:刘依婷　谭华伟　刘代燨　林子

第四节　职工医保与居民医保的支付变化

　　本书的医保按重庆市相关制度进行分类,即分为职工医保与居民医保两种。

　　医疗保险制度是指一个国家或地区按照保险原则为解决居民防病治病问题而筹集、分配和使用医疗保险基金的制度。

　　医疗保险制度是居民医疗保健事业的有效筹资机制,是构成社会保险制度的一种比较进步的制度,也是目前世界上应用相当普遍的一种卫生费用管理模式。

　　西方国家社会保险制度的建立大多是从医疗保险起步的。医疗保险始于1883年德国颁布的《劳工疾病保险法》,其中规定某些行业中工资少于限额的工人应强制加入医疗保险基金会,基金会强制性征收工人和雇主应缴纳的基金。这一法令标志着医疗保险作为一种强制性社会保险制度的产生。特别是1929—1933年世界性经济危机后,医疗保险立法进入全面发展时期,这个时期的立法,不仅规定了医疗保险的对象、范围、待遇项目,而且对与医疗保险相关的医疗服务也进行了立法规范。目前,所有发达国家和许多发展中国家都建立了医疗保险制度。

　　1988年,中国政府开始对机关事业单位的公费医疗制度和国有企业的劳保医疗制度进行改革。1998年,中国开始新的医疗体制改革并与计划经济时期的公费医疗、劳保医疗告别,由此政府颁布了《关于建立城镇职工基本医疗保险制度的决定》,开始在全国建立城镇职工基本医疗保险制度。

　　中国的基本医疗保险制度实行社会统筹与个人账户相结合的模式。基本医疗保险基金原则上实行地市级统筹。基本医疗保险覆盖城镇所有用人单位及其职工;所有企业、国家行政机关、事业单位和其他单位及其职工必须履行缴纳基本医疗保险费的义务。目前,用人单位的缴费比例为工资总额的6%左右,个人缴费比例为本人工资的2%。单位缴纳的基本医疗保险费一部分用于建立统筹基金,一部分划入个人账户;个人缴纳的基本医疗保险费计入个人账户。统筹基金和个人账户分别承担不同的医疗费用支付责任。统筹基金主要用于支付住院和部分慢性病门诊治疗的费用,统筹基金设有起付标准、最高支付限额;个人账户主要用于支付一般门诊费用。

　　为保障参保职工享有基本的医疗服务并有效控制医疗费用的过快增长,中国政府加强了对医疗服务的管理,制定了基本医疗保险药品目录、诊疗项目和医疗服务设施标准,对提供基本医疗保险服务的医疗机构、药店进行资格认定并允许参保职工进行选择。为配合基本医疗保险制度改革,国家同时推动医疗机构和药品生产流通体制的改革。通过建立医疗机构之间的竞争机制和药品生产流通的市场运行机制,努力实现"用比较低廉的费用提供比较优质的医疗服务"的目标。

在基本医疗保险之外,各地还普遍建立了大额医疗费用互助制度,以解决社会统筹基金最高支付限额之上的医疗费用。国家为公务员建立了医疗补助制度。有条件的企业可以为职工建立企业补充医疗保险。国家还将逐步建立社会医疗救助制度,为贫困人口提供基本医疗保障。

城镇职工医保即城镇职工医疗保险(也有简称为"城镇医保"的)。城镇职工医保基本医疗保险费由用人单位和职工共同缴纳。城镇所有用人单位及其职工都要参加基本医疗保险,实行属地管理;基本医疗保险费由用人单位和职工双方共同负担;基本医疗保险基金实行社会统筹和个人账户相结合。

城镇居民医疗保险是以没有参加城镇职工医疗保险的城镇未成年人和没有工作的居民为主要参保对象的医疗保险制度。它是继城镇职工基本医疗保险制度和新型农村合作医疗制度推行后,党中央、国务院进一步解决广大人民群众医疗保障问题,不断完善医疗保障制度的重大举措。它主要是对城镇非从业居民医疗保险做了制度安排。这一制度的出现在中国社会保险制度改革的历程中具有重大意义,指明了中国社会保险制度改革的方向。

1998年我国开始建立城镇职工基本医疗保险制度,为实现基本建立覆盖城乡全体居民的医疗保障体系的目标,国务院决定,从2007年起开展城镇居民基本医疗保险试点。

2016年1月12日,国务院印发《关于整合城乡居民基本医疗保险制度的意见》要求,推进城镇居民医保和新农合制度整合,逐步在全国范围内建立起统一的城乡居民医保制度。

居民医保与职工医保的区别

一是面对的人群不同。城镇职工医保主要面向有工作单位或从事个体经济的在职职工和退休人员。城镇居民医保主要面对具有城镇户籍的没有工作的老年居民、低保对象、重度残疾人、学生儿童及其他城镇非从业人员;

二是缴费标准及来源不同。城镇职工医保由用人单位和职工个人共同缴纳,不享受政府补贴。城镇居民医保缴费标准总体上低于职工医保,在个人缴费基础上政府给予适当补贴;

三是待遇标准不同。城镇居民医保由于筹资水平较低,医疗待遇标准总体上略低于职工医保。

四是缴费要求不同。城镇职工医疗保险设立最低缴费年限,达到缴费年限的,退休后不再缴费即可享受基本医疗保险待遇;城镇居民医疗保险不设立最低缴费年限,必须每年缴费,不缴费不享受待遇。

一、总支付与覆盖率变化

(一)医保基金总支付

基本医疗保险基金支出指按照国家政策规定的开支范围和开支标准从社会统筹基金中支付给参加基本医疗保险的职工和退休人员的医疗保险待遇支出,和从个人账户基金中支付给参加基本医疗保险的职工和退休人员的医疗费用支出,以及其他支出。包括:住院医疗费用支出、门急诊医疗费用支出、个人账户基金支出、其他支出。

一般来说医保基金有三重保障:

第一是当年收入的医疗保险费,我们的医疗保险是现收现支的,只有当年收入大于当年支出医保基金才是安全的,其收入结构由以下三个方面组成。

(1)职工:基金收入主要由单位缴费和个人缴费组成,不享受政府补贴。

(2)居民:个人缴费、政府补贴(国家和地方财政)。

(3)新农合:农民个人缴纳、农村医疗救助资助和政府资助。

第二是医保基金的往年累计结余,全国各地目前约有30000亿元累计结余,相对来说还是不错的。

第三是国家财政补贴。

只有在以上三条得到保障的情况下医保基金的支付才能健康持续。但是根据国家医保局历年来公布的数字看,全国统一的大盘子中,医保基金的结余率在2018年只有4%,很多地方收支结余不平衡,甚至有些地方出现了赤字,尤其是老年人较多的地区出现了收不抵支的情况。

(二)医保覆盖率

指医保的覆盖范围,与医保参保率有区别。根据历年来国家卫健委及国家统计局报告不难发现,医保覆盖率从2016年以来一直稳定在95%以上。随着医疗保障水平的稳步提高及卫生服务体系建设的不断推进,城乡卫生服务可及性进一步改善。一方面,城乡因经济困难需要住院而未住院的比例显著下降,随着健康扶贫、医保扶贫的开展,让经济困难的贫困人口能够"看得上病、方便看病、看得起病、看得好病、防得住病",确保贫困群众"健康有人管,患病有人治,治病能报销,大病有救助"，全面保障人民群众病有所医；另一方面，2018年就有89.9%的家庭15分钟以内能够到达最近的医疗点，随着三级卫生服务网络建设的发展，加强村卫生所和乡村医生队伍建设，缓解了老区农民群众看病就医困难的现状，实现了人人享有基本医疗服务，促进基本公共卫生服务逐步均等化。从需求侧反馈看，居民常见病、多发病的就诊住院不难。

（三）2018—2020年全国医保覆盖率及收支情况

截至2018年末，基本医疗保险参保人数134452万人，参保覆盖面稳定在95%以上。

全年基本医疗保险基金总收入21090.11亿元，总支出17607.65亿元。截至2018年末，基本医疗保险累计结存23233.74亿元，其中职工基本医疗保险个人账户积累7144.42亿元。

全年职工基本医疗保险基金收入13259.28亿元，增长8.7%；基金支出10504.92亿元，增长11.5%。年末累计结存18605.38亿元，其中统筹基金累计结存11460.96亿元。

全年城乡居民基本医疗保险基金收入6973.94亿元，增长27.1%；支出6284.51亿元，增长28.9%。年末累计结存4332.94亿元。

截至2019年底，全口径基本医疗保险参保人数135436万人，参保覆盖面稳定在95%以上。

全年基本医疗保险基金总收入、总支出分别为23334.87亿元、19945.73亿元，年末累计结存26912.11亿元。

全年职工基本医疗保险基金收入14883.87亿元，同比增长9.94%，其中统筹基金收入9185.84亿元；基金支出11817.37亿元，同比增长10.37%，其中统筹基金支出7120.30亿元；年末累计结存21850.29亿元，其中统筹基金累计结存13573.79亿元，个人账户累计结存8276.50亿元。

全年城乡居民基本医疗保险基金收入8451.00亿元，同比增长7.71%；支出8128.36亿元，同比增长14.23%；年末累计结存5061.82亿元。

截至2020年底，全口径基本医疗保险参保人数达136100万人，参保覆盖面稳定在95%以上。全年基本医疗保险基金（含生育保险）总收入、总支出分别为24638.61亿元、20949.26亿元，年末基本医疗保险（含生育保险）累计结存31373.38亿元。

全年职工基本医疗保险基金（含生育保险）收入15624.61亿元，同比下降

1.4%；其中，征缴收入（含生育保险）14796.47亿元。基金（含生育保险）支出12833.99亿元，同比增长1.3%。职工基本医疗保险基金（含生育保险）年末累计结存25323.51亿元，其中统筹基金累计结存15396.56亿元，个人账户累计结存9926.95亿元。

全年城乡居民基本医疗保险基金收入9014.01亿元，同比增长5.1%；支出8115.27亿元，同比下降0.9%。年末累计结存6049.88亿元。

二、职工医保与"居保"筹资来源与个人支付变化

我国的医疗保险制度也是随着社会经济的发展而不断变化的。20世纪80年代以来，随着经济的发展和改革开放的深入，特别是我国经济体制从计划经济向社会主义市场经济的逐步转型，传统的医疗保障制度日益显露出机制上的弊病，改革成为历史的必然。经过多年的改革探索，目前我国已基本确立了新型的城镇职工医疗保险制度框架。这一改革的过程大致有以下几个阶段。

第一阶段：1992年以前，以控制费用为中心，对公费、劳保医疗制度进行改革完善。1985年以前主要针对需方，实行费用分担措施。例如，个人要支付少量的医疗费用，即所谓的"挂钩"，但各地分担的比例不同，一般为10%—20%。此后，职工个人的费用意识有所增强，在一定程度上抑制了对医疗服务的过度需求。1985—1992年，重点转向对医院进行控制，加强对医疗服务供方的约束。所采取的主要措施如下：

（1）改革支付方式，将经费按享受人数和定额标准包给医院，节支留用，超支分担，激励医院主动控制成本和费用开支；

（2）制定基本药品目录和公费医疗用药报销目录，以控制药品支出；

（3）加强公费医疗和劳保医疗的管理，即提供经费的政府和享受者所在单位等，都要承担部分经济责任。

除此之外，一些地区还建立了大病统筹制度，即以地区和行业为单位，由企业缴纳保险费，形成统筹基金，对发生大额医疗费用的患者给予补助，使医疗保障的社会化程度有所提高，企业之间互助共济、分担风险的能力有所增强。这些措施对控制费用的迅速增长，缓解经费紧张和改变企业之间的不公平现象，起到了一定的作用。

第二阶段：1992—1998年，城镇职工医疗保险制度的改革试点。1992年，广东省深圳市在全国率先开展了职工医疗保险改革，从而拉开了对我国职工医疗保障制度进行根本性改革的序幕。党的十四届三中全会决定提出要在我国建立社会

统筹和个人账户相结合的医疗保险制度。为加强对医疗保险制度改革工作的领导,国务院成立了职工医疗保障制度改革领导小组。1994年国家体改委、财政部、劳动部、卫生部共同制定了《关于职工医疗制度改革的试点意见》,经国务院批准,在江苏省镇江市、江西省九江市进行了试点。1996年国务院办公厅转发了国家体改委等四部委《关于职工医疗保障制度改革扩大试点的意见》,在58个城市进行了扩大试点。安徽省淮北、芜湖、铜陵三市列入国务院扩大试点城市范围。几年来,各地的改革试点取得了初步成效,也逐步暴露出一些深层次的矛盾和问题。一是一些试点城市的筹资水平偏高,财政和企业负担比较重,基金征缴困难,导致覆盖面窄,企业参保率低,推动试点工作的难度大。二是医疗机构改革和药品生产流通体制改革滞后,医疗资源配置不合理,医疗行为不规范,药品价格虚高,这是造成医疗服务成本高,费用支出难以控制的主要原因。因此,必须从制度的改革和机制的建立上来考虑我国城镇职工基本医疗保险制度的建设。

第三阶段:1998年以来,全面推进医疗保险制度改革。1998年11月,国务院在北京召开全国医疗保险制度改革工作会议,1998年12月14日国务院发布了《关于建立城镇职工基本医疗保险制度的决定》,这是国务院在总结各地试点工作经验的基础上做出的重大决策。《决定》明确了医疗保险制度改革的目标任务、基本原则和政策框架,要求在全国范围内建立覆盖全体城镇职工的基本医疗保险制度。以国务院国发〔1998〕44号文件的发布为标志,我国城镇职工医疗保险制度改革进入全面发展的阶段。

第四阶段:2005以来的医疗改革。2009年3月17日,《中共中央 国务院关于深化医药卫生体制改革的意见》出炉,它以人人享有基本医疗卫生服务为根本出发点和落脚点,从改革方案设计、卫生制度建立到服务体系建设都遵循着公益性原则,把基本医疗卫生制度作为公共产品向全民提供,努力实现全体人民病有所医。

(1)国务院颁布《国务院关于开展城镇居民基本医疗保险试点的指导意见》,提出"实现基本建立覆盖城乡全体居民的医疗报账体系的目标""解决城镇非从业居民医疗保障问题"2007年起在各地纷纷开展试点,2010年后全国全民开展。

(2)覆盖城乡居民的医疗服务体系。以政府财政投入为主导,以农村和城市社区卫生服务为载体,以全体城乡居民为对象,以适宜的技术和基本药物为手段,争取免费为群众提供预防保健和按成本收费为群众提供基本医疗服务。

第五阶段:2012年8月大病医保新政公布。国务院加速推进大病医保明确时间节点和赔付比例,中国医保格局出现新的变化,对医疗医药产业链影响深远。5

月18日，国务院办公厅发布《关于城市公立医院综合改革试点的指导意见》，意见指出，要深化医保支付方式改革，充分发挥基本医保的基础性作用，强化医保基金收支预算，建立以按病种付费为主，按人头付费、按服务单元付费等相结合的复合付费方式，逐步减少按项目付费。同时鼓励推动DRG付费方式。

现阶段：2018年人社部发布《人力资源和社会保障部办公厅关于发布医疗保险按病种付费病种推荐目录的通知》，并推荐性公布《医疗保险按病种付费病种推荐目录》，共涉及130个病种。到2020年，医保支付方式改革覆盖所有医疗机构及医疗服务，在医保基金收支预算管理和医保付费总额控制的基础上，不同疾病、不同服务特点的多元复合式医保支付方式纷纷开展，按项目付费占比明显下降。

2019年国家医保局发布《医疗保障疾病诊断相关分组(CHS-DRG)细分组方案(1.0版)》，为医保支付方式设定"参考标准"，打破了各地主流版本DRG"群雄争霸"的局面。根据国务院办发55号文《关于进一步深化基本医疗保险支付方式改革的指导意见》，国家医疗保障局召开了疾病诊断相关分组(DRGs)付费国家试点工作启动视频会议。按照"顶层设计、模拟运行、实际付费"分三年有序推进。2021年3月31日国家医保局召开2021年医保支付方式改革试点推进视频会，部署疾病诊断相关分组(DRG)付费、区域点数法总额预算和按病种分值(DIP)付费两个试点年度重点工作。DRG和DIP试点工作是今年支付方式改革的重中之重，会议明确了工作目标，提出了时间和进度要求。各省级医保部门和试点城市要进一步提高政治站位、对标对表、细化举措、强势推进，30个DRG试点城市和71个DIP试点城市2021年内分批进入实际付费，确保2021年底前全部试点城市实现实际付费，试点工作如期完成、取得实效。

三、DRG与DIP简介

（一）DRG简介

疾病诊断相关分组(Diagnosis Related Groups，DRG)，是用于衡量医疗服务质量效率以及进行医保支付的一个重要工具。DRG实质上是一种病例组合分类方案，即根据年龄、疾病诊断、合并症、并发症、治疗方式、病症严重程度及转归和资源消耗等因素，将患者分入若干诊断组进行管理的体系。

（二）DRG在我国的发展简况

20世纪70年代，美国学者研发的一种管理工具为DRG，主要应用于短期住院医疗服务绩效评价及医保付费管理，在德国、法国等很多国家得到广泛应用。

2014年,北京市医疗机构住院服务的绩效评价中,引入了"DRG"的分组方法。

2019年6月,按疾病诊断相关分组付费国家试点城市名单发布,确定了30个城市作为DRG付费国家试点城市。10月,国家医保局印发通知,发布疾病诊断相关分组(DRG)付费国家试点技术规范和分组方案,DRG付费国家试点迈出了关键性的一步。分组方案明确,国家医疗保障疾病诊断相关分组(CHS-DRG)是开展DRG付费工作的统一标准。包括26个主要诊断大类(MDC),376个核心DRG(ADRG),其中167个外科手术操作ADRG组、22个非手术操作ADRG组和187个内科诊断ADRG组。

2021年3月,据国家医保局消息,北京、天津等开展DRG付费国家试点工作的城市已全部通过模拟运行前的评估考核,进入模拟运行阶段。

(三)DIP简介

DIP(Big Data Diagnosis-Intervention Packet,DIP)就是过去曾说过的大数据DRGs,是基于全样本数据的诊断+操作自动分组。基于客观数据,直接以主要诊断和关联手术操作的自然组合形成病种。

它通过海量病案数据对比,发现疾病与治疗之间的内在规律与关联关系,提取数据特征进行组合,以各病种次均住院费用的比价关系形成病种分值,再考虑年龄、并发症和伴随病因素对付费进行校正,集聚为DIP目录库,从而实现精细化、个性化支付,病种数一般在10000项以上。

之前的单病种付费方式病种覆盖范围有限(一旦含有并发症、合并症即采用单病种退出机制),不易推广。而基于大数据的病种组合(DIP)则能在很大程度上规避掉这种弊端。DIP分值付费主要适用于住院医疗费用结算,DIP的适应性及可扩展性可探索应用于门诊付费标准的建立和医疗机构的收费标准改革。

(四)DIP在我国的发展情况

相对于DRG付费是从西方传入的舶来品,DIP分值付费可以说是具有中国特色的医保付费方式。广州(2018)、淮安(2003)、厦门(2016)等地市已先后探索住院费用按病种分值付费工作,积累了实践经验。

2020年6月12日,国家医疗保障局《关于印发医疗保障疾病诊断相关分组(CHS-DRG)细分组方案(1.0版)的通知》(医保办发〔2020〕29号)公布,CHS-DRG细分组是对《国家医疗保障DRG(CHS-DRG)分组方案》376组核心DRG(ADRG)的进一步细化,是DRG付费的基本单元,共618组。《通知》要求各试点城市要按照统一的技术规范和分组方案开展有关工作,打造试点"一盘棋",精准"本地化",

使CHS-DRG成为国家医保领域的"通用语言"。由此看来,DRGs在国家顶层设计上是获得国家认可的,目前DRGs应用推广的道路不会变。但无论DRG也好,还是DIP也好,都有优点和缺点,医保控费是大势所趋。所以专家预测,未来医保精细化管理会越来越倾向融合DRGs分组付费和DIP分值付费,该怎么融合,这还需要我们去一步步探索。

四、国家集中带量采购("4+7")对药品、耗材的影响

(一)药品

1. 价格影响

(1)根据《国家医保局国家财政部关于国家组织药品集中采购工作中医保资金结余留用的指导意见》(医保发〔2020〕26号)和《重庆市医保局 重庆市财政局关于贯彻落实国家组织药品集中采购工作中医保资金结余留用实施意见》(渝医保发〔2020〕64号),医保局作为超级买家,从幕后走向台前,屡受药企诟病的"招标降价死"现象将终结,带量采购、招采合一、以价换量将成为主旋律。对患者来说,带量采购的直观好处是,药价因此得到降低。随着现在集采药品常规化,药品目录根据集采药品品种每年进行更新,更多的治疗性用药,包括原研药、进口药品都将纳入医保目录,切实降低了患者药品费用。

2. 结构影响

(1)对医疗机构来说,药品价格的降低,加上药品用量必须按照往年用量比例进行保障,迫使医疗机构必须对病人费用结构进行调整,以适应国家政策。

(2)药占比在实行集采以来呈现跳崖式下降,而耗费和检查检验费用占比持续上升,患者总费用基本维持不变。

3. 对医疗机构的影响

"4+7"政策组合的"结余留用"和"两个允许"政策打破了对医院和医生的激励约束,让采购主体在保证品质的前提下追求低价,让消费决策主体主要通过医疗服务获益。通过医保基金的调节作用和对医务人员的激励,"4+7"政策让医院和医生在采购和选用集采产品过程中获益,这是过去近20年的药品采购制度从来没有的机制,是"4+7"政策组合最大的亮点。

有奖便有罚,对于虚与委蛇,不执行和落实"4+7"集采的医疗机构和个人,管理层的态度也十分明确。2019年1月17日国务院办公厅发布的《国家组织药品集中采购和使用试点方案》中规定:将中选药品使用情况纳入医疗机构和医务人员绩效考核,各有关部门和医疗机构不得以费用控制、药占比、医疗机构用药品种规

格数量要求等为由影响中选药品的合理使用与供应保障。对不按规定采购、使用药品的医疗机构,在医保总额指标、对公立医院改革的奖补资金、医疗机构等级评审、医保定点资格、医疗机构负责人目标责任考核中予以惩戒。对不按规定使用药品的医务人员,按照《处方管理办法》和《医院处方点评管理规范(试行)》相应条款严肃处理。

"4+7"集采后这些针对医疗机构和医务人员的配套政策本质上也是破除"医药养医"的一环。决策权的上移意味着医院传统的势能正在削弱,未来医疗机构对药品的收入依赖将逐步降低。如果政策能够持续提高医疗服务收入并引导医生的阳光收入,双管齐下来解决医生的经济动力问题,将会真正推动医药分开,改变当前扭曲的医疗市场。

(二)耗材

我国高值医用耗材以集中采购和带量采购为载体的竞价、议价价格形成机制,兼具"价格披露、参考价格、招标采购"三种国际典型价格形成机制的特点。同时建立医保目录基准价格,对集中采购和带量采购的高值医用耗材,将经过竞价、议价形成的价格作为医保目录的基准价格。并以高值医用耗材功能属性为基准,对现有或新的类似功能的高值医用耗材进行评级,根据评级结果与基准价格比价确定支付价格,将厂商进口成本、销售管理费、营业利润、配送成本、消费税等资源要素纳入成本核算后确定高值医用耗材价格。最后建立基于评估系统的高值医用耗材价格动态调整机制,评估范围包括医保支付决策、支付上限价和收录目录,评估内容为高值医用耗材的临床实用性、成本效果、技术创新。

1. 价格影响

(1)耗材费用在患者医疗费用中的占比一直居高不下,在集采药品实施以后,一度呈现爆发式增长,因此根据《治理高值医用耗材改革方案》国家集中带量采购对耗材下手了。第一批集采耗材支架、胶片、补片中,均价上万的心脏支架降到700元左右。未来医用耗材带量采购不仅将成为一种普遍趋势,也很可能会像药品一样逐渐向着全国一盘棋的方向前进。

(2)下一步根据国务院《治理高值医用耗材改革方案》将继续对临床用量较大、采购金额较高、临床使用较成熟、存在市场竞争、国产替代率较高的医用耗材,按类别探索集中采购,积极探索跨省联盟采购。

2. 结构影响

(1)针对耗材产品品规多样,缺少统一的编码体系和评分标准、统一管理难度大的问题,通过《贯标工作》国家推进统一全国耗材分类与编码,已于2021年落地并实施,方便对耗材进行统一管理和评估。

(2)2021年国家医疗保障局医药价格和招标采购指导中心26号文《关于开展高值医用耗材第二批集中采购数据快速采集与价格监测的通知》,本次第二批集中采购涉及6大类:人工髋关节、人工膝关节、除颤器、封堵器、骨科材料、吻合器六大类,涉及产品信息1万余条,具体到规格型号约32万条。同时《中国医疗器械蓝皮书(2020版)》数据显示,目前创伤市场国产化程度较高,第二批次国采或将遭遇"骨折价"。

(3)各地方医保局积极开展集采的探索。山东七市联盟开展骨科领域集采,采取"精准报量","价格熔断"等机制,同时,量价挂钩,及时回款,降低生产企业销售费用和财务成本,从而降低医疗耗材价格成本,最终采购的骨科领域耗材最高降幅达94%。

五、冠心病安支架案例

心脑血管疾病是重大健康问题,是国民首位死因和主要疾病负担,患者规模庞大。同时,也为政府、社会、个人带来重大的经济负担,心脑血管疾病消耗了全国近17%的治疗资源、近18%的医保基金。随着我国老龄化和城市化进程的加快,以及居民健康素养水平偏低、不健康生活方式等影响,我国居民心血管疾病危险因素普遍暴露,呈现在低龄化、低收入群体中快速增长及个体聚集趋势。

我国心脑血管疾病治疗费用规模大,2018年消耗了近17%的治疗资源,费用负担位居疾病首位。心脑血管疾病的治疗费用受老龄化影响显著,超过67%的治疗资源用于老年人;此外,病种聚集效应明显,近三分之二的心脑血管疾病治疗费用花费在冠心病、原发高血压和脑梗塞。2018年心脑血管疾病共花费21.31%的基本医保基金,其中近三成用于冠心病、卒中等冠状动脉粥样硬化性疾病。

心脏支架在医保目录内属于甲类,报销限价18000元,全部进入报销。因此,我院针对报销限价内的安装了心脏支架的患者,分别对职工医保和居民医保支架集采前后住院费总费用、耗材费用、自付费用及报销费用进行了分析,结果如下:

(一)职工医保支架集采前的费用结构

心脏支架集采前,职工医保患者做心脏支架介入手术总费用约7万元左右,耗材费用根据植入支架多少(以1到3根支架为例)占总费用的60%—70%,其中心脏支架安装相关材料费用占比占总耗材费用的90%左右。病人出院时总自费金额平均12000元左右,自费率约19%,报销率约81%。

（二）职工医保支架集采后的费用结构

心脏支架集采后，职工医保患者做心脏支架介入手术总费用约4.7万元左右，耗材费用根据植入支架多少（以1到3根支架为例）占总费用的30%—50%，其中心脏支架安装相关材料费用占比占总耗材费用的80%左右。病人出院时总自费金额平均11500元左右，自费率约22%，报销率约78%。

（三）居民医保支架采集前的费用结构

心脏支架集采前，居民医保患者做心脏支架介入手术总费用约5万左右，耗材费用根据植入支架多少（以1到3根支架为例）占总费用的50%—70%，其中心脏支架安装相关材料费用占比占总耗材费用的90%左右。病人出院时总自费金额平均25000元左右，自费率约53%，报销率约47%。

（四）居民医保支架采集后的费用结构

心脏支架集采后，居民医保患者做心脏支架介入手术总费用约2.7万元左右，耗材费用根据植入支架多少（以1到3根支架为例）占总费用的30%—48%，其中心脏支架安装相关材料费用占比占总耗材费用的80%左右。病人出院时总自费金额平均19000元左右，自费率约68%，报销率约32%。

（五）心脏支架集采前后的费用分析

通过以上数据分析，职工医保心脏支架集采后总费用平均下降33%，耗材总费用平均下降51%。但是病人出院自费费用下降不明显，分析原因：心脏支架在报销范围内是职工医保，自付比例不高，以1.3万元的心脏支架为例，退休职工医保只需要自付650元，而心脏支架受众群体主要集中在老年人中，所以病人出院自费费用下降不明显。

职工医保心脏支架集采后总费用平均下降40%，耗材总费用平均下降50%。病人出院自费费用平均下降约7000元左右，分析原因：心脏支架在报销范围内是居民医保，自付比例高，以1.3万的心脏支架为例，一档居民医保需要自付7800元，二档居民医保也需要自付7150元，病人出院自费费用下降7000元左右就是心脏支架患者报销比例以外的费用。

随着集采的深入开展，安装心脏支架的患者，同台手术需要用到其他的耗材，如：导丝、导管、血管鞘等耗材被纳入集采范围，可以预期，安装心脏支架手术的患者，其总费用和自费比例将进一步降低。

作者：孔德明　张云　王茜

第五节　三级综合医院资源匹配基本要求简况

一、我国等级医院评审及标准演变简况

新中国成立以来,党和政府一直高度重视人民群众的健康问题,积极探索建立适合我国国情的医疗服务体系。构建覆盖全国的医疗预防保健网络始终是党和政府卫生工作的首要任务。我国自1989年11月29日由卫生部颁发《医院分级管理办法》以来,逐步开始实施医院分级管理。我国的医院分级管理制度是指在区域医疗卫生规划的指导下,合理确定不同地区、不同类型、不同层次的医疗机构在医院规模、发展结构、技术水平、工作能力、基本制度和组织管理、文明服务、质量管理、医疗安全和医院环境等综合水平方面是否符合其应该具备的功能和任务,并进行相应的等级划分。根据我国医疗机构基本标准,我国对综合医院、中医院(含中西医结合医院)、各类专科医院、妇幼保健机构等医疗机构,根据其床位数、科室设置、人员配备、房屋面积、设备配备、规章制度、注册资金等标准,将它们划分为"一、二、三"级,实施分级管理。

随着我国公立医院的迅速发展,国家先后出台了关于综合医院建设的标准,并分别从建设规模和项目构成、选址与规划布局、建筑面积指标、建筑与建筑设备、医疗设备、相关指标等几个方面做了明确的规定,也是我们探讨医院资源配置的重要依据。2021年4月20日,经住房和城乡建设部、国家发展改革委批准,《综合医院建设标准》(建标110-2021)正式发布,自2021年7月1日起施行,原《综合医院建设标准》(建标110-2008)同时废止。新的综合医院建设标准对三级综合医院建设的规模限定为1500家以下,同时将原有的综合医院规模分成6个级别,按病床数量分为:200张床以下、200—399床、400—599床、600—899床、900—1199床、1200—1500床及以上共6个级别。明确综合医院的日门(急)诊量与编制床位数的比值宜为3:1,也可按本地区相同规模医院前三年日门(急)诊量统计的平均数确定。项目内容由场地、房屋建筑、建筑设备和医疗设备组成。场地包括建设用地、道路、绿地、室外活动场地和停车场等。房屋建筑主要包括急诊、门诊、住院、医技科室、保障系统、行政管理和院内生活用房等七项设施。新标准还明确了床均建筑面积指标。建筑设备包括电梯、物流、暖通空调设备、给排水设备、电气设备、通信设备、智能化设备、动力设备、燃气设备等;承担预防保健、医学科研和

教学任务的综合医院,还应包括相应的预防保健、科研和教学设施。

医院分级管理的实质是按照现代医院管理的原理,遵照医疗卫生服务工作的科学规律与特点所实行的医院标准化管理和目标管理。医院分等的标准和指标主要有五个方面内容:一、医院的规模,包括床位、建筑、人员配置、科室配置等四方面的要求和指标。二、医院的技术水平。三、医疗设备。四、医院的管理水平,包括院长的素质、从事管理、信息管理、现代管理技术、医院感染控制、资源利用、经济效益等七个方面的要求和指标。五、医院的质量,包括诊断质量、治疗质量、护理质量、工作质量、综合质量等几个方面的要求和指标。

我国医院分级管理制度是指在区域医疗卫生规划的指导下,合理确定不同地区、不同类型、不同层次的医疗机构在医院规模、发展结构、技术水平、工作能力、基本制度和组织管理、文明服务、质量管理、医疗安全和医院环境等综合水平方面是否符合其应该具备的功能和任务,并进行相应的等级划分。根据我国医疗机构的基本标准,我国对综合医院、中医院(含中西医结合医院)、各类专科医院、妇幼保健机构等医疗机构根据其床位数、科室设置、人员配备、房屋面积、设备配备、规章制度、注册资金等标准划分为一、二、三级,实施分级管理,根据我国的实际情况和功能定位,我国的一级医院定位为直接向一定人口的社区提供预防、医疗、保健、康复服务的基层医院、卫生院;二级医院主要指一般市、县医院及省辖区(市辖区)的区级医院,以及相当规模的厂矿医院;三级医院主要指全国、省、市中的大型医院及医学院校的附属医院。新形势下,国家为利于大病不出县,开始主导县创三级医院。实施分级管理的目的在于改变我国原有的医院管理体制,建立健全适应社会主义发展的科学管理体制,调整和完善三级医疗卫生保健网络,提高医院质量水平、技术水平、服务水平,同时要求各级、各类医疗机构之间在工作任务、业务活动、技术建设、管理能力提高等方面建立联系,相互间应该负有一定责任和义务,方便居民看病就医和分级分层医疗,更好地为人民群众提供优质的医疗服务。

在医院分级管理的基础上,我国建立医院等级评审制度,根据区域卫生规划和分级管理的要求,按照医院等级评审标准对医院进行现场评价和一定时期信息数据的采集分析,以判定医院医疗质量和医疗安全等的综合水平,并确定医院的等次。我国将医院等次划分为甲、乙、丙等,三级医院增加"特"等,这样就形成了我国医院分级管理中"三级十等"格局。

医院等级评审是国际上盛行的一种医院医疗质量评估制度,国际上称为"医疗机构评审",我国通常称为"医院等级评审"。它是通过一个医疗机构之外的专业权威组织对医疗机构进行评估,以判断评定医疗机构满足质量体系标准的符合程度,其本质是为了强化医疗服务质量,提高医院的科学化管理水平,不断促进医院标准化、规范化、科学化和现代化建设与发展。

新中国成立以来,我国通过不断的探索逐步建立了较为完善的三级医疗服务网络,以服务半径、服务人口和医院规模等为依据将医院规划为一级、二级和三级医院,但是随着时代的发展,尤其是改革开放以来,单纯的三级医院管理模式已不适应我国对医疗机构的宏观管理,于是国内的医院管理者和理论研究者提出了医院等级评审的概念,在医院分级的基础上通过评审评价将医院划分为甲等、乙等和不合格,并逐步构建起一套适合我国国情的医院等级评审制度,由此我国建立了医院管理的等级制度。我国的医院等级可以分为"级别"和"等次",其中"级别"是由卫生行政部门按照区域医疗卫生规划,根据功能定位予以确定的,而"等次"则是评审机构通过评审认定的。

我国医院等级评审大致经历了三个阶段,其中:1987—1998年是我国医院等级评审的第一阶段,这一阶段的十年为我国首轮医院等级评审,1999—2008年我国医院等级评审工作整体休整的十年是第二阶段,2009年至今是我国医院等级评审工作的第三阶段,也称为新一轮医院等级评审工作。新一轮医院等级评审工作开展以来,国家主管部门根据评审效果的评价及我国医疗体制改革的需要,对评审标准也进行了阶段性的修改和调整。

第一阶段等级评审工作大致经历了准备、启动、展开等几个过程。1987年11月的全国"文明医院"建设研讨会,对我国医院等级评审标准的制定进行了部署和分工;半年后在大连召开的第二次医院评审工作会议确定了我国"医院分级管理"和"医院评审标准"的框架和原则,要求在巩固我国城乡三级医疗预防保健网建设成果的基础上开展医院等级评审工作,评审标准的制定要科学先进,同时要坚持与我国的国情相适应。1988年8月和1989年4月又分别召开了第三次、第四次的医院评审工作会议,对评审标准进行了汇总和总结,形成了统一草案,并于1989年全国医政工作会议上审议通过。标准通过后,卫生部开始着手部署医院等级评审工作,提出了"积极稳妥、因地制宜、循序渐进、由点到面"的方针,要求各地积极开展试点工作,探索、积累、总结经验,并由卫生部亲自抓了河北省的几家医院进行试点。20世纪80年代末90年代初,在大量试点经验总结和交流的基础上,医院等级评审工作由试点、扩大试点到全面铺开。1994年国务院颁布《医疗机构管理条例》,明确将我国医院等级评审制度以法规的形式肯定下来,卫生部也先后颁布了《医疗机构管理条例实施细则》《医疗机构设置规划指导原则》《医疗机构基本标准》《医疗机构评审标准》《医疗机构评审办法和评审标准实施细则》《医疗机构评审委员会章程》等配套文件用于支持医院等级评审工作,大规模的医院等级评审工作在我国全面展开。截至1998年,在首轮医院等级评审工作中,全国共评审医院17708所,占1998年我国医院总数的26.4%,其中:三级医院558所(三级甲等376所,占67.38%),二级医院3100所(二级甲等1765所,占56.94%),一级医院14050所(一级甲等7561所,占53.81%)。同一时期,福建省参加医院等级评审的医院有200所,占全省医院的49.14%,其中:三级医院51所(三级甲等25所,占49.02%),二级医院149所(二级甲等89所,59.73%)。

首轮医院等级评审工作虽然取得了很大的成绩,推动我国医院建设和管理向现代化、科学化、规范化迈进,改善了医院的基础设施建设,提高了医疗质量,改善了医德医风和医院面貌,但是,由于经验不足,在实际评审过程中也暴露出一些问题,如弄虚作假、形式主义、盲目攀比、浪费资源等。为了正视这些问题,查找和分析原因,促进我国医院等级评审工作更加科学、规范化,1999年,卫生部暂停了全国大范围的医院等级评审工作,我国医院等级评审工作进入总结和休整期。但是这一时期,对医院等级评审工作的总结和研究却没有停止,为了填补因医院等级评审工作暂停造成的医院管理真空期,原卫生部相继组织开展了医院管理年活动、大型医院巡查活动、医疗质量万里行活动等,同时也默许个别省份如上海、浙江、海南、福建等根据自身的情况继续组织全省范围的医院等级评审工作,这样一方面是避免因评审工作暂停出现的真空期造成医院医疗质量的滑坡和下降,持续促进医院改善医疗服务,提高医疗质量,保障医疗安全,另一方面也是为重启医院等级评审工作进行有益的探索、实践和总结。

2008年,在经历了整整十年的休整期后,在总结各类活动和个别省份医院等级评审工作经验的基础上,为了全面配合医药卫生体制改革,提高全行业的整体医疗服务水平和能力,原卫生部新设立了医疗服务监管司,内设医疗服务评价处(简称评价处),专门负责医疗机构评审评价工作。评价处在成立之初就立足于建立健全我国医院等级评审的长效工作机制,并进行了有益的工作探索和思考。2009年,评价处组织开展了全国三级医院的调研工作,初步了解了当时全国三级医院的等级情况。在对内实践和总结的同时,积极学习世界先进国家和地区医疗机构评审评价的做法和经验,如美国JCI评审、德国KTQ评审和我国台湾地区的医院评鉴等,吸收和借鉴有益的因素、方式、方法,逐步形成我国医院等级评审新的工作机制。

同一时期,国家相继颁布实施的一系列医疗行业管理的法律法规也对医院等级评审工作进行了规范,将我国医院等级评审工作纳入了法制化的轨道,为我国重启新一轮医院等级评审工作奠定了法律基础。2011年,经过多方调研,总结经验,借鉴做法,在掌握了大量翔实数据的基础上,卫生部正式印发了《三级综合医院评审标准(2011版)》,以此为标志,我国新一轮医院等级评审工作正式启动。同年又相继出台了《医院评审暂行办法》《三级综合医院评审标准实施细则(2011版)》《医院评审专家库管理办法》等文件,标志着我国新一轮的医院等级评审工作正式启动。

新一轮医院等级评审对广大医务工作者、医院管理者、行政主管部门和业界学者来讲是全新的评审,既总结首轮等级评审工作的经验教训,也借鉴国外和我国台湾地区的先进做法,并与我国当前医疗卫生发展紧密结合,始终贯穿着深化医药卫生体制改革这条主线,在"评审理念、评审主题、评审导向、评审方式方法和评审标准"等方面都具有鲜明的中国特色。

第一,新一轮医院等级评审工作与我国新一轮医药卫生体制改革紧密结合。2009年,党中央和国务院印发《关于深化医药卫生体制改革的意见》,拉开了我国新一轮医药卫生体制改革的大幕。原卫生部紧扣医改大局,适时启动新一轮医院等级评审工作,积极响应深化医改的各项要求,使我国新一轮医院等级评审紧密围绕医改的方针和政策走向而进行。新的评审标准指标和内容都体现着我国医改的要求,促进医疗机构向着管理精细化、水平现代化、服务整体化和模式集团化发展,努力实现医疗机构发展的"三个转变、三个提高",既在发展方式上由规模扩张型向质量效益型转变,在管理模式上由粗放的行政化管理向精细的信息化管理转变,在投资方向上由投资医院发展建设向扩大分配、提高医务人员收入水平转变,进而实现提高效率、提高质量和提高待遇的目的。

第二,新一轮医院等级评审在评审理念、目的、主题等方面与首轮评审相比都更具有时代特色,更加注重顶层设计和规划。我国《医院评审暂行办法》中旗帜鲜明地指出,新一轮评审应该坚持"政府主导、分级负责、社会参与、公平公正"的原则,应该秉承"以评促建、以评促改、评建并举、重在内涵"的方针,应该围绕"质量、安全、服务、管理、效益"的主题,落实"以病人为中心"的宗旨,希望通过医院等级评审,真正实现"促进构建目标明确、布局合理、规模适当、结构优化、层次分明、功能完善、富有效率的医疗服务体系"的目的,实现对医疗机构"科学化、规范化、标准化的分级管理"。

第三,与首轮医院等级评审相比,新一轮医院评审标准与国际上的医院评审标准接轨,更加具有可操作性。首先,新的标准取消了原来的一、二、三类的分级和"单项否决"指标,使用章、节、条等形式制定标准,设7章72节391条标准与监测指标,并以基本条款、核心条款和可选项目进行区别要求,在评审中更加具有操作性,更加注重工作的持续性,更加注重日常工作中的适用性;其次,新的标准一改原来的千分制评分模式,对每个标准条款采用A、B、C、D、E5个具有递进层次关系的字符表示,A表示优秀,B表示良好,C表示合格,D表示不合格,E表示不适用,如要获得A,必须获得B,以此类推,如要通过三级甲等评审,要求医疗机构至少需要在评审中获得90%以上的C,60%以上的B和20%以上的A,同时核心条款至少要获得100%的C,70%以上的B和20%以上的A,这样,不同医疗机构在申请评审时需要达到的目标一目了然,能够让申请评审的医疗机构充分了解自己的现状和差距,导向性更加客观、清晰和明确;再次,新的标准在设计上更加强调医疗质量与安全,更加强调医疗机构内涵建设,在标准中直接与质量和安全相关的内容达到65%以上,除个别少数科室(如重症医学科和急诊科)外,对其他科室均再无硬件上的指标要求,注重在评审中落实"以病人为中心"的宗旨和提高医疗质量,保障医疗安全,维护患者安全目标的目的。

第四,新一轮评审在评审方式方法上更加科学合理。与首轮评审相比,新一轮评审注重科学方法和管理工具在评审中的应用,通过多维度对医疗机构进行全面的综合评价,采用聚焦法、追踪法、质量管理(PDCA)原理、诊断相关分组DRGs评价等对医院进行现场评审;采用信息化手段对医院诸如工作量、财务运行情况、病案首页信息等情况进行采集,依托信息数据对医院综合能力、医疗质量等进行评价;采用依托标准设计的"满意度"调查量表,运用社会学、人类学、心理学等管理理论和社会科学的方法对患者满意度和职工满意度进行调查,并将调查结果量化,纳入整体评价结果中,以此来体现医院的整体综合实力。

第五,新一轮评审在流程上也更具有创新性,不再强调迎评工作的突击性,更加注重日常工作的持续性。新一轮医院等级评审的周期为四年,各医疗机构应在等级证书有效期满前3个月提交评审申请,要求在提交申请材料前应当开展不少于6个月的自评工作,依托半年的自评使医疗机构明白医院当前的发展水平,做出正确的等级评审申请。同时还规定在四年周期内,除了医院等级评审外,卫生行政部门还应当每年组织对医院进行一次评价,评价可以根据卫生行政部门当年的工作重点制定评价要点和方案,评价的分值以不低于评审总分的30%纳入周期性评审。如福建省在评审周期内,根据每年的卫生工作重点和中心,以"三好一满意""三改两推一评议"为主题开展年度评价工作,并规定评价分数按30%计入周期评审结果。

自启动新一轮医院等级评审工作以来,原卫生部相继出台三级综合医院、三级专科医院(心血管病、肿瘤、儿科、妇产科、口腔、眼科、精神病专科)、二级综合医院的评审标准,用以指导各地开展医院等级评审工作。2011年在卫生部医疗服务监管司的组织下,卫生部率先按照新的医院评审标准组织实施医院等级评审工作,先后对北京、上海、辽宁、湖北、湖南等地的部属部管医院进行现场评审,并认定等次。各地根据"分级负责"的方针,按照"标准只升不降、内容只增不减"的原则制定出台符合当地实际的评审细则,纷纷组织实施辖区内的医院等级评审工作,制定新的医疗机构设置规划,按照《医院评审暂行办法》成立了医院评审组织机构,完善评审专家组,全面推进医院等级评审工作,如湖南省、江西省、山东省等。

自2011年原卫生部颁发《三级综合医院评审标准(2011年版)》(卫医管发〔2011〕33号)(以下简称《2011版标准》)正式启动新一轮医院等级评审工作以来,除了由卫生部组织的部属部管医院的评审外,各地也积极开展本地的医院等级评审活动,在全国掀起了一股医院等级评审的热潮。新一轮医院等级评审较大程度上借鉴国外的经验和做法,引进了较为先进的管理理念和管理工具,国内医院管理者和医院等级评审专家对这一新的评审模式有一个学习、理解、接受、认可的过程,由于对新一轮医院等级评审标准、评审方式、评审路径等掌握不清,很多地方尚处在观望状态,如福建省上一周期的医院等级评审应该在2011年到期,但是至今为止福建省新一轮医院等级评审的相关工作尚未启动。因为在实践中出现了一些问题甚至荒唐的现象,如在北京、上海等地开展新一轮医院等级评审试点时,就出现某些县(市)级医院的评审结果要好于省级医院,北京、上海、广东三个试点省份组织专家对同一级别同一类型的医院开展的评审结果也存在较大差异。又如在新一轮医院等级评审工作启动仅仅一年多的时间内,全国晋升三级的医院就有240多家,其中一半以上是县级医院,有些乡镇卫生院甚至也披上了"三甲"的外衣,这已经严重违背了国家区域医疗卫生规划和开展医院等级评审的初衷,对我国医疗服务体系和区域卫生规划带来了严重的挑战,给我国医院等级评审工作的权威性、严谨性带来了恶劣的影响。有鉴于此,2012年卫生部紧急下发《关于规范医院评审工作的通知》,规定各地三级甲等医院的复核评审结果要报卫生部核准方可公示,未经核准的评审结果无效,在复核评审工作完结前,各地不得开展三级医院的评审工作。这实际上再一次暂停了我国新一轮医院等级评审工作。

2012年6月卫生部在叫停2011版评审标准及评审工作的同时,收回了240家新晋三甲医院的牌照,但很快颁布了新的评审标准,并于2013年内启动了针对老牌三甲医院的复审及评审工作。随着医药卫生体制改革的深入,新一轮医院评审标准已不能满足医疗服务管理的需要,迫切需要进行修订,主要体现在以下几个方面:一是2011年以后颁布了一系列新的法律、法规、规章以及医院管理的制度、规范,分级诊疗体系建设、现代医院管理制度对医院也提出了明确要求,原评审标准未能体现。二是国家卫健委2017年按照国务院"放管服"改革要求取消了"三级医院评审结果复核与评价"行政审批事项,需要制定新的标准以发挥医院评审工作在推动医院落实深化医药卫生体制改革,提高管理水平中的作用。三是利用信息化手段开展医疗质量管理工作取得了明显成效,能够推动医院评审更加科学、客观、精细、量化,应当纳入医院评审工作中。四是各地在评审工作中积累了很多先进的经验和做法,需要在评审标准中予以吸纳。为此,国家卫健委组织修订了《三级医院评审标准(2020年版)》(国卫医发〔2020〕26号)(以下简称《2020版标准》)的印发,通过充分融入新颁政策和医改要求,注重利用信息化手段,旨在构建以"日常监测、客观指标、现场检查、定性与定量相结合"的评审工作模式。这也是我国自发布《三级综合医院评审标准(2011年版)》以来,时隔9年再次颁布新标准,旨在助力新时期医院高质量发展。

《2020版标准》的修订围绕"医疗质量安全"这条主线,秉承"继承、发展、创新,兼顾普遍适用与专科特点"的原则,精简合并条款,推动医院评审由以现场检查、主观定性、集中检查为主的评审形式转向以日常监测、客观指标、现场检查、定量与定性评价相结合的工作思路和工作方向,符合当前医院管理工作的需要,对于进一步促进医院践行"三个转变、三个提高",努力实现公立医院的高质量发展具有重要意义。

《2020版标准》共3个部分101节,设置了448条标准和监测指标。修订内容主要体现在以下几个方面:一是充分融入新颁政策和医改要求,体现时代性。《2020版标准》在保持《2011版标准》延续性的基础上,融入《基本医疗卫生与健康促进法》《医疗纠纷预防与处理条例》《医疗质量管理办法》《医疗技术临床应用管理办法》《医疗质量安全核心制度要点》等近年来颁布实施的法律、条例、规章的相关内容,以及分级诊疗体系建设、现代医院管理制度等改革要求,增加了新冠肺炎疫情常态化防控相关要求。二是由主观定性向客观定量转变,增强科学性。

《2020版标准》增加了医院资源配置、质量、安全、服务、绩效等指标监测以及DRG评价、单病种质控和重点医疗技术等日常监测数据的比重,指导各地由以现场检查、主观定性、集中检查为主的评审形式转向以日常监测、客观指标、现场检查、定性与定量相结合的评审工作模式。一方面,引导医疗机构重视日常质量管理和绩效,减少突击迎检行为;另一方面,尽量减少主观偏倚,增强评审结果的客观性。三是梳理整合并简化实地评审条款,提升操作性。《2020版标准》现场检查部分共24节183条,较《2011版标准》的66节354条有大幅度压缩。一方面,全面梳理整合原标准中的重复条款,提高工作效率;另一方面,对原标准中操作性不强,或者可以用日常数据监测替代现场检查的条款进行了剔除或调整,提高标准的可操作性。四是注重借鉴国际、国内先进理念和经验,体现兼容性。《2020版标准》充分借鉴了国际上部分医院评价机构的工作方法和标准,采纳了国内一些省市好的经验和做法,与国际国内评审评价管理先进理念更加契合和兼容。

通过对《2020版标准》和《2011版标准》的比较,可以发现《2020版标准》具有以下几大特点。

(1)充分融入新颁政策和新医改要求,体现时代性

《2020版标准》在保持《2011版标准》延续性的基础上,融入《基本医疗卫生与健康促进法》《医疗纠纷预防与处理条例》《医疗质量管理办法》《医疗技术临床应用管理办法》《医疗质量安全核心制度要点》等近年来颁布实施的法律、条例、规章相关内容,以及分级诊疗体系建设、现代医院管理制度等改革要求,增加了新冠肺炎疫情常态化防控相关要求。

(2)内容更加简洁明了

《2020版标准》从内容上来看,章节变少了,操作简单了。相比于2011年标准的66节354条,新版现场评审部分总共只有24节183条,厚度也只有28页,值得一提的是新版总共也就86页,无论是条款数还是页码数,较之前都有大幅度压缩。一方面,是整合了原标准中的重复条款;另一方面,对原标准中操作性不强,或者可以用日常数据监测替代现场检查的条款进行了剔除或调整。

二、强调信息化建设

《2020版标准》出来后,往后的评审形式将向以日常行为、客观指标、定量评价为主的评审工作模式转变,也就是说,依靠数据说话将会是未来评审的主流和方向。因此,评审周期中,想按要求及时、完整、准确地报送重点专业质量控制指标、单病种质控等《2020版标准》中规定的数据信息,那么信息化建设将是必选项,是为医疗机构参加医院评审奠定基础。没有信息化建设,从哪里抽取准确的数据?没有数据作支撑,评审也就无从谈起。

(1)一篇否决

《2011版标准》设有"核心条款"48项,混合在前6章中,只要有一条不达标的,等于就过不了审,后来在不少省份又取消了"核心条款"。《2020版标准》集中设置

了3节25条评审前置条款,也就是《2011版标准》中所说的"核心条款"、"一篇否决项",是准入门槛,在评审周期内发生一项及以上情形的,延期一年评审,延期期间原等次取消,按照"未定等"管理。这显然对一篇否决的内容进一步进行了强化,起到了推动医院落实相关法律法规制度要求和改革政策的杠杆作用。

(2)降低现场主观评审

自新一轮医院等级评审实施以来的实践及效果来看,《2011版标准》中现场评审的问题很大,由于内容多、繁、杂,10多位评审人员一查数天,不免有些劳民伤财的感觉,而且还有一些问题:一是充满了更多的主观不确定性,二是对被评审医院带来巨大的负担,三是让评审人员身心俱疲。而新版标准对现场评审可谓是进行了大变动,共设24节183条,仅有28页,并且强调了在评审综合得分中的权重不高于40%,现场评审势必被大大削弱。

(3)数据集4年综合体现,不再突击迎检

《2020版标准》现场检查比例所占不超过40%,而且没有再进行 A/B/C/D/E 档的设置,现场评审达标就是达标,不达标就是不达标。其中,超过60%比例的评审集中在数据方面,这些数据是集4年周期形成的综合体现,能不能达标数据一键生成,而且掌控在行政主管部门,操作的空间不再存在,能努力降低评审人员主观评价偏倚,提升标准的可操作性和评审结果的客观性。因此,医疗机构要紧紧围绕标准,重视日常质量管理和绩效,减少突击迎检冲动,才能充分发挥评审标准在引导医院自我管理和健康可持续发展等方面的作用。

通过对比两版标准内容,主要有以下变化。

(1)新增前置否决条款

《2020版标准》设置前置条款主要是为了发挥评审对于推动医院依法执业和落实医改的杠杆作用,是一票否决类条款,在共计25条里面,"依法执业"占了15条,是前置部分的重点;特别是增加了《中华人民共和国基本医疗卫生与健康促进法(2019)》(简称《促进法》)与新修订的2018《医疗机构管理条例实施细则》(简称《细则》)的要求,该要求第七十三条指出:国家实行医疗机构评审制度,定期对医疗机构的基本标准、服务质量、技术水平、管理水平等进行综合评价。医院在评审周期内发生1项及以上情形的,延期1年;评审延期期间原等次取消,按照"未定等"管理。《2011版标准》里有核心条款的设置,也具有一票否决的作用,新版标准为引导医院关注所有条款的落实,故取消核心条款,增加前置条款是很有必要的。

(2)强化定量指标条款

《2020版标准》第二部分内容为医疗服务能力与质量安全监测数据,共有五节

240项指标,包括资源配置与运行数据指标、医疗服务能力与医院质量安全指标及重点专业、重点技术与单病种(术种)的质量控制指标。值得说明的是,240项指标中还内嵌小指标,例如1项单病种指标中即有51个病种的小指标,该部分是医院常见的重点疾病,也是威胁老百姓生命健康的重大疾病,另外增加了115个低风险疾病的死亡率的监测指标。这部分以日常行为客观指标和定量评价为主,增强了结果的客观性。与此对应的《2011版标准》第七章共有六节37项指标相比,数量和内容变化均比较大。两版指标一致率不足十分之一,前者仅有十几项指标在《2020版标准》内有所体现,绝大部分指标都为新增。极少部分指标是在原来基础上进行了调整、细化或者修改。以上区别体现了《2020版标准》旨在引导医疗机构重视日常质量管理。

(3)整合简化现场条款

从总体数量上来看,新版标准现场检查部分做了比较大幅度的压缩,从《2011版标准》的六章66节354条压缩到了《2020版标准》的三章24节183条。从现场检查的条款内容来看,《2020版标准》共分三章:第一章"医院功能与任务",共4节10条;第二章"临床服务质量与安全管理"共11节123条;第三章"医院管理"共9节50条,总体上是对《2011版标准》第一到六章进行了简化、优化、日常化的整合。

三、三级综合医院资源配置的基本要求

我国医院实施分级管理及医院等级评审的主要评价依据是国家卫生主管部门制定的《医疗机构基本标准》《医疗机构评审标准》《医疗机构评审办法和评审标准实施细则》,而医疗机构的资源配置是评价医院等级的重要指标之一。《医疗机构基本标准》是医疗机构执业必须达到的最低要求,我国自1994年由卫生部印发的《医疗机构基本标准(试行)》(卫医发〔1994〕第30号)执行以来未做修订,直到2017年6月12日,国家卫计委下发了最新的《医疗机构基本标准(试行)》(下文简称《标准》)的最新通知,替换了1994年的旧版标准。《医疗机构基本标准》主要从医院的科室设置、物力资源及人力资源基本配置进行了明确的规定。《标准》对综合医院中医医院、中西医结合医院、民族医医院、专科医院、口腔医院、肿瘤医院、儿童医院、精神病医院、传染病医院、心血管病医院、血液病医院、皮肤病医院、整形外科医院、美容医院、康复医院、疗养院等的设立标准进行了明确规定。其中对综合性西医医院的基本标准未做修订。

《医疗机构评审标准》及《医疗机构评审办法和评审标准实施细则》是实施医院等级评审的客观依据。医院评审是政府实施行业监管,推动医院不断加强内涵

建设,完善和落实医院管理制度,促进医院高质量发展的重要抓手,为医院管理引航。我国在首轮实施医院等级评审并经过近10年的休整总结,于2011年重新制定评审标准并开始新一轮医院等级评审工作。随着我国卫生医疗行业改革的不断深入和社会发展的需要,2020年我国再次对评审标准进行修订。总体来说,医院等级评审标准是在医疗机构基本标准基础上的进一步细化,在医疗机构资源配置方面有相应的细化考核指标。下面就从《医疗机构基本标准》(2017版)及《三级医院评审标准》(2020年版)对三级综合医院资源配置方面的具体要求进行说明。

《医疗机构基本标准》(2017版)对三级综合医院的基本标准要求如下。

(1)床位

住院床位总数500张以上。

(2)科室设置

①临床科室:至少设有急诊科、内科、外科、妇产科、儿科、中医科、耳鼻喉科、口腔科、眼科、皮肤科、麻醉科、康复科、预防保健科;

②医技科室:至少设有药剂科、检验科、放射科、手术室、病理科、输血科、核医学科、理疗科(可与康复科合设)、消毒供应室、病案室、营养部和相应的临床功能检查室。

(3)人员

①每床至少配备1.03名卫生技术人员;

②每床至少配备0.4名护士;

③各专业科室的主任应具有副主任医师以上职称;

④临床营养师不少于2人;

⑤工程技术人员(技师、助理工程师及以上人员)占卫生技术人员总数的比例不低于1%。

(4)房屋

①每床建筑面积不少于60m²;

②病房每床净使用面积不少于6m²;

③日平均每门诊人次占门诊建筑面积不少于4m²。

(5)设备

①基本设备。给氧装置、呼吸机、电动吸引器、自动洗胃机、心电图机、心脏除颤器、心电监护仪、多功能抢救床、万能手术床、无影灯、麻醉机、麻醉监护仪、高频电刀、移动式X光机、X光机、B超、多普勒成像仪、动态心电图机、脑电图机、脑血流图机、血液透析器、肺功能仪、支气管镜、食道镜、胃镜、十二指肠镜、乙状结肠

镜、结肠镜、直肠镜、腹腔镜、膀胱镜、宫腔镜、妇科检查床、产程监护仪、万能产床、胎儿监护仪、婴儿保温箱、骨科牵引床、裂隙灯、牙科治疗椅、涡轮机、牙钻机、银汞搅拌机、显微镜、生化分析仪、紫外线分光光度计、酶标分析仪、尿分析仪、分析天平、细胞自动筛选器、冲洗车、电冰箱、恒温箱离心机、敷料柜、器械柜、冷冻切片机、石蜡切片机、高压灭菌设备、蒸馏器、紫外线灯、手套烘干上粉机、洗衣机、冲洗工具、下收下送密闭车、常水、热水、净化过滤系统、净物存放设备、消毒灭菌密闭柜、通风降温设备、烘干设备 热源监测设备(恒温箱、净化台、干燥箱)。

②病房每床单元设备。床 1 张,床垫 1.2 条,被子 1.2 条,褥子 1.2 条,被套 2 条,床单 2 条,枕芯 2 个,枕套 4 个,床头柜 1 个,暖水瓶 1 个,面盆 2 个,痰盂或痰杯 1 个,病员服 2 套,床头信号灯 1 台。

③有与开展的诊疗科目相应的其他设备。

(6)制定各项规章制度、人员岗位责任制,有国家制定或认可的医疗护理技术操作规程,并成册可用。

(7)注册资金到位,数额由各省、自治区、直辖市卫生行政部门确定。

《三级医院评审标准》(2020年版)对三级综合医院资源配置方面的要求如下。

1.床位配置

(1)核定床位数 (≥500张)。

(2)实际开放床位数 (外科床位占实际开放床位≥30%)。

(3)平均床位使用率(≤93%)。

2.卫生技术人员配备

(1)卫生技术人员数与开放床位数比(≥1.03:1)。

(2)全院护士人数与开放床位数比(≥0.4:1)。

(3)病区护士人数与开放床位数比 (≥0.4:1)。

(4)医院感染管理专职人员数与开放床位数比 (每200-250张床位配备一名专职人员)。

具体标准细则:1.1.1.1 医院的功能、任务和定位明确,保持适度规模,符合卫生行政部门规定三级医院设置标准(2011版标准)。

【C】(1)医院符合卫生行政部门规定三级医院设置标准,获得批准等级至少正式执业三年以上。(2)卫生技术人员与开放床位之比应不低于1.15:1。(3)病房护士与开放床位之比应不低于0.4:1。在岗护士占卫生技术人员总数≥50%。(5)全院工程技术人员占全院技术人员总数的比例不低于1%。

【B】符合"C",并满足(1)临床科室主任具有正高职称≥90%。(2)护士中具有大专及以上学历者≥50%。(3)平均住院日≤12天。(4)保持适宜的床位使用率≤93%。(5)开放床位明显大于执业登记床位时,有增加床位的申请记录。

3.相关科室资源配置

(1)急诊医学科

①固定急诊医师人数占急诊在岗医师人数的比例（≥75%）。

②固定急诊护士人数占急诊在岗护士人数的比例（≥75%）。

具体评价标准细则(2020版标准,下同):

4.8.1.1 急诊科布局、急诊服务支持部门设置符合《急诊科建设与管理指南(试行)》的要求。

C 4.8.1.1.C.1 急诊科按照相关要求独立设置,其功能、布局、人员和设备配备、及药品配置符合要求。

4.8.1.1.C.2 急诊科的辅助检查、药房、收费等区域的距离利于急诊抢救。

B 4.8.1.1.B.1 主管部门有检查与监管。

A 4.8.1.1.A.1 持续改进有成效,急诊科建设与管理规范,满足急诊临床服务需求。

4.8.1.2 急诊科应当配备足够数量,受过专门训练,掌握急诊医学的基本理论、基础知识和基本操作技能,具备独立工作能力的医护人员。

C 4.8.1.2.C.1 急诊科固定的急诊医师、急诊护理人员分别不少于在岗相应人员的75%。

4.8.1.2.C.2 急诊科主任由副主任医师及以上专业技术职务任职资格的医师担任;急诊科护士长由主管护师及以上任职资格和5年以上急诊临床护理工作经验的护理人员担任。

4.8.1.2.C.3 急诊病房、急诊监护室由专职医师与护理人员负责,单独排班、值班。

4.8.1.2.C.4 急诊手术室有专职手术护理人员,或由病房手术室统一管理。

B 4.8.1.2.B.1 主管部门对急诊医护人员配置、任职资格、知识技能有检查与监管。

4.8.1.3 仪器设备及药品配置符合急诊科建设与管理的基本标准。急救设备处于应急备用状态,有应急调配机制。

4.8.1.3.C.1 仪器设备及药品配置符合急诊科建设与管理的基本标准。

4.8.1.3.C.2 保障急救用的仪器设备及药品满足急救需要。

4.8.1.3.C.3 各种抢救设备操作规程随设备存放,方便使用。

4.8.1.3.C.4 急救设备有专人保养维护,急救药品有专人管理,急救设备处于应急备用状态,有应急调配制度。

B 4.8.1.3.B.1 科室对应急设备状态有自查,问题及时整改。

4.8.1.3.B.2 主管部门对急诊设备药品配置和维护情况有检查与监管。

A 4.8.1.3.A.1 持续改进有成效,应急设备使用、维护和管理规范。

(2)重症医学科

①重症医学科开放床位数占医院开放床位数的比例(2%—5%)。

②重症医学科医师人数与重症医学科开放床位数比(≥0.8∶1)。

③重症医学科护士人数与重症医学科开放床位数比(2.3∶1—3∶1)。

具体标准细则:

4.9.1.1 重症医学科布局、设备设施、床位设置与人力资源配置符合重症医学科建设与管理的基本要求。

C 4.9.1.1.C.1 重症医学科布局符合要求,床位占医院总床位的比例至少达到2%。每床使用面积不少于15 m²,床间距大于1 m。

4.9.1.1.C.2 重症医学科医师人数与床位数之比不低于0.8∶1,护士人数与床位数之比不低于2.5∶1。

4.9.1.1.C.3 最少配备一个单间,每天至少应保留1张空床以备应急使用。

4.9.1.1.C.4 科主任具有副高级专业技术职务任职资格。

4.9.1.1.C.5 护士长具有中级以上专业技术职务任职资格。

B 4.9.1.1.B.1 主管部门对重症医学科设备设施、床位及人力资源管理有检查与监管。

A 4.9.1.1.A.1 持续改进有成效,重症医学科建设和管理达到相关要求,满足患者救治需求。

(3)麻醉科

①麻醉科医师数与手术间数比(≥2∶1)。

②麻醉科医师数与日均全麻手术台次比(监测指标)。

具体标准细则:

4.7.1.2 手术麻醉人员配置合理。

C 4.7.1.2.C.1 麻醉科主任具有副高级及以上,护士长具有中级及以上专业技术职务任职资格。

4.7.1.2.C.2 有明确的岗位职责,相关人员知晓本岗位的履职要求。

4.7.1.2.C.3 麻醉医师人数与手术台比例应不低于2∶1。每张手术台配备一名麻醉住院医师及一名主治及以上的麻醉医师。

B 4.7.1.2.B.1 主管部门对麻醉人员配置情况有检查监管。

A 4.7.1.2.A.1 持续改进有成效,手术麻醉人员配置满足临床需求。

4.7.3.1 麻醉后复苏室合理配置,管理措施到位。

C 4.7.3.1.C.1 麻醉后复苏室床位与手术台比不低于 1:3。

4.7.3.1.C.2 麻醉复苏室配备医护人员满足临床需要,至少有一位能独立实施麻醉的麻醉医师。

4.7.3.1.C.3 对麻醉复苏室的医护人员进行定期培训。

4.7.3.1.C.4 复苏室每床配备吸氧设备、无创血压和血氧饱和度等监护设备,配备呼吸机、抢救车等设备,定期维护设施设备,有维护记录。

B 4.7.3.1.B.1 科室对麻醉后患者管理工作有自查、分析、整改。

4.7.3.1.B.2 主管部门对麻醉复苏室配置和管理制度落实情况有检查与监管。

A 4.7.3.1.A.1 持续改进有成效,麻醉全程管理规范。

(4)中医科

①中医科开放床位数占医院开放床位数的比例(≥5%)。

②中医科中医类别医师人数与中医科开放床位数比(≥0.4∶1)。

③中医科护士人数与中医科开放床位数比(≥0.4∶1)。

具体标准细则:

4.11.1.1 中医科设置符合《综合医院中医临床科室基本标准》等行业主管部门法规基本要求。

C 4.11.1.1.C.1 中医科为医院的一级临床科室,设立中医门诊。

4.11.1.1.C.2 科主任具有中医类别的任职资格。中医师具备中医类别任职资格。

4.11.1.1.C.3 护士接受过中医药知识技能岗位培训。护士长具有主管护师任职资格,能够指导护理人员开展辨证施护和运用中医护理技术。

B 4.11.1.1.B.1 门诊开设中医专业≥3 个。

A 4.11.1.1.A.1 持续改进有成效,中医科设置独立病区。

4.11.3.1 根据医院规模和临床需要,所设置的中药房与中药煎药室符合《医院中药房基本标准》《医疗机构中药煎药室管理规范》等要求。

C 4.11.3.1.C.1 根据医院规模和临床需要,设置规范的中药房与中药煎药室。

4.11.3.1.C.2 有中药质量管理的相关制度,对采购、验收、贮存、调剂、煎煮等环节实行质量控制。

4.11.3.1.C.3 煎药室的位置、环境、通风、消防、煎药设施设备、容器及环境维护等符合相关规定。

4.11.3.1.C.4 相关人员知晓本岗位的履职要求。

B 4.11.3.1.B.1 主管部门对中药房与中药煎药室工作有检查与监管。

A 4.11.3.1.A.1 持续改进有成效，中药房与中药煎药室管理规范。

(5)康复医学科

①康复科开放床位数占医院开放床位数的比例（监测指标）。

②康复科医师人数与康复科开放床位数比（≥0.25∶1）。

③康复科康复师人数与康复科开放床位数比（≥0.5∶1）。

④康复科护士人数与康复科开放床位数比（≥0.3∶1）。

(6)感染性疾病科（监测指标）

①固定医师人数占感染性疾病科在岗医师人数的比例。

②固定护士人数占感染性疾病科在岗护士人数的比例。

③感染性疾病科开放床位数占医院开放床位数的比例。

④可转换感染性疾病床位数占医院开放床位数的比例。

具体标准细则：

4.10.1.1 根据相关法律、法规要求设置感染性疾病科，其建筑规范、医疗设备和设施、人员应符合国家有关规定。

C 4.10.1.1.C.1 感染性疾病科建筑规范，布局合理，分区清楚，设备设施符合相关规范，便于患者就诊，能满足避免患者间的交叉感染风险。

4.10.1.1.C.2 有感染性疾病科规章制度与流程、岗位职责，并执行。

4.10.1.1.C.3 有感染性疾病患者就诊流程规定并公示。

B 4.10.1.1.B.1 主管部门有检查、分析、反馈。

A 4.10.1.1.A.1 持续改进有成效，建筑布局、医疗设备和设施及人员均能达到要求。

四、全国或部分地区典型案例的示范情况

(一)我国医疗卫生资源配置概况

1.全国卫生机构情况

(1)卫生机构规模及其变化情况

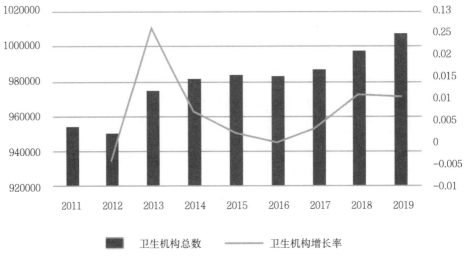

图1-5-1　卫生机构规模及其变化情况

自2011年以来,我国卫生机构规模整体上有所增长,从2011年的95.43万家提升至2019年的100.76万家,但增速较为缓慢,年均增长0.70%。其中,2013年增速最快,达到2.54%,而后有所回落,近两年均维持在1%的水平。

（2）类别分布情况

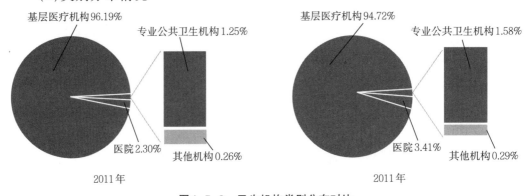

图1-5-2　卫生机构类别分布对比

从卫生机构类别的分布来看,我国卫生机构以基层医疗机构为主,2019年较2011年而言虽然占比有所下降,但整体上仍然保持在94%以上,仍然是我国卫生机构的绝对主体。相比而言,医院的数量增长最快,已从2011年的21979家增长至2019年的34354家,年均增速7.04%,占卫生机构的比重也提升至3.41%。而公共卫生机构和其他机构的年均增速则分别为3.30%和1.44%。

（3）区域分布情况

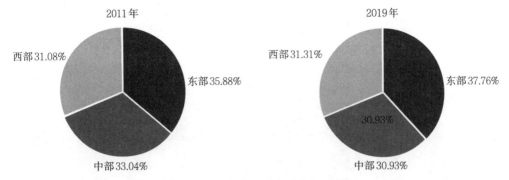

图1-5-3　卫生机构区域分布对比

从卫生机构区域的分布来看,卫生机构在东中西部分布较为平均,均在1/3左右,相互间差异不大。相对而言,东部占比略高于西部和中部,同时呈现出一定的集中趋势,2019年比2011年增长了近两个百分点,而中部则下降了两个百分点,西部变化不大。

通过上述分析可以发现,我国卫生机构规模的发展比较平稳,增长速度缓慢,发展瓶颈有所凸显,而更多表现为内部结构的调整:一方面医院发展迅速,增长速度强劲,推动了卫生机构类别的调整,另一方面卫生机构逐渐向东部地区集中化,推动了卫生机构区域的调整。

2.全国卫生人员数量情况

(1)卫生人员规模其变动情况

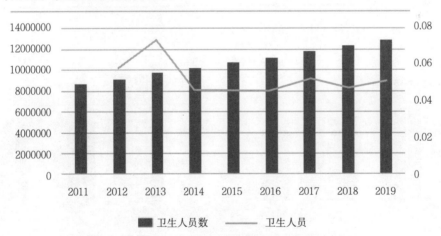

图1-5-4　卫生人员规模及其变动情况

自2011年以来,我国卫生人员队伍不断发展壮大,从2011年的861.60万人增长至2019年的1292.83万人,年均增速达6.26%。其中,2013年增速最高,达到7.29%,其后年度也均维持在5%左右的增速水平。

（2）医师和护士变动情况

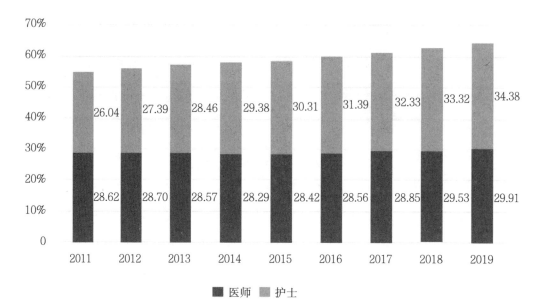

图 1-5-5　医师与护士占比变动情况

　　从卫生人员类别来看，医师和护士作为最为核心的卫生人员，占据了卫生人员的一半以上，且其占比不断增长，从 2011 年的 54.66% 增长至 64.29%。其中，医师累计增长了 1.3 个百分点，护士累计增长了 8.34%，医师和护士占比的年均增速分别为 0.16% 和 1.04%，护士增长更为明显。

　　（3）地区分布

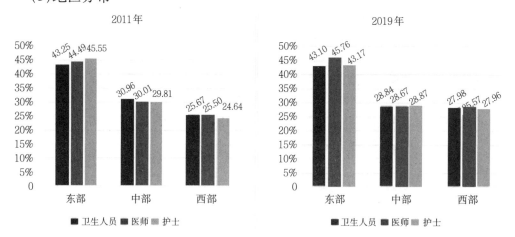

图 1-5-6　卫生人员区域分布对比

　　从卫生人员的地区分布来看，无论是全部卫生人员，还是医生或者护士，都主要集中分布在东部地区，占比均在 40% 以上，中部地区次之，西部地区最低。2011

年到2019年,地区分布的格局整体上没有太大变化,东部一枝独秀,中部有所下降,西部有所增长,中西部之间的差距不断缩小,已较为接近。

通过上述分析可以发现,一是卫生人员队伍发展迅速,远高于卫生机构规模年均0.70%的增速,表明卫生机构更多地体现为存量的扩张,而非增量的变化;二是以医师和护士为主力的医护人员占比不断增长,特别是护士增长迅速,其核心地位不断突出,医护比的矛盾有所缓解;三是相比卫生机构而言,东部地区卫生人员的集中优势更为突出,而中西部地区不断走向相持水平。

3.全国卫生人员密度情况

(1)每千人口卫生人员情况

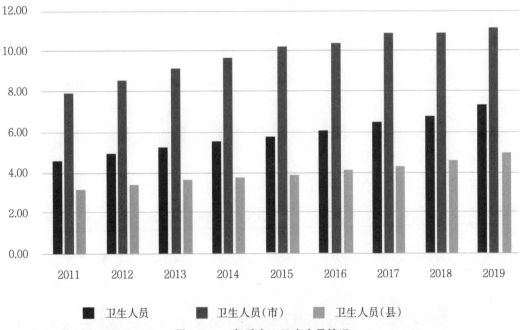

图1-5-7 每千人口卫生人员情况

自2011年以来,我国每千人口卫生人员不断增加,从4.58人增长至2019年的7.3人,年均增速7.42%。相比而言,市级区域的卫生人员数量是县级区域的2倍以上,并呈现持续状态。2011年,市级和县级每千人口卫生人员分别为7.9人和3.19人,到2019年,市级和县级分别为11.1人和5人。

(2)每千人口医师情况

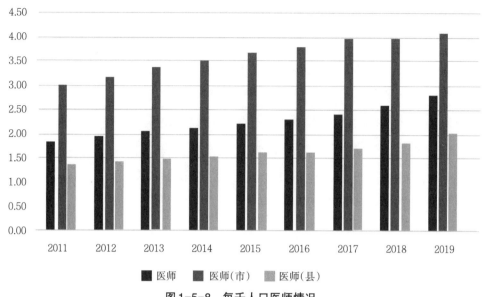

图1-5-8　每千人口医师情况

从医师情况来看,每千人口医师数量从2011年的1.82人增长至2019年2.8人,年均增速达6.73%。与卫生人员相类似,市级区域的医师数量依然是县级区域的2倍以上,并呈现持续状态。市级和县级每千人口医师分别从2011年的3.0人和1.33人到2019的4.1人和2人。

（3）每千人口护士情况

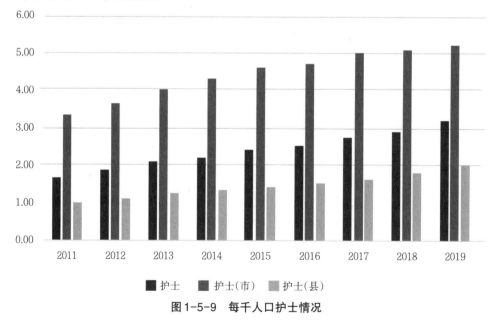

图1-5-9　每千人口护士情况

从护士情况来看,每千人口护士数量从2011年的1.66人增长至2019年的3.2人,年均增速高达11.60%,反超医师数量。同时,市级区域的护士数量是县级区域的3倍左右,远超与卫生人员和医师的比例结构并呈现持续状态。

(4)地区分布情况

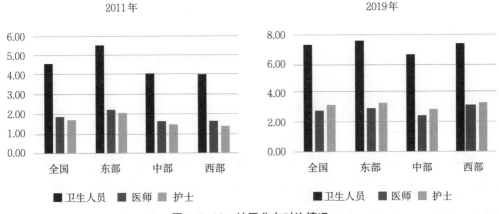

图1-5-10　地区分布对比情况

从地区分布来看,东部地区依然优势明显,每千人口的卫生人员数量、医师数量和护士数量均高于全国平均水平,并且这种局面从2011年一直持续至2019年。西部和中部均低于全国平均水平,但西部发展比中部迅速,从2011年低于中部水平,到2019年实现反超,其护士的分布密度甚至与东部持平。

从全国卫生人员密度分布可以发现:首先,人均卫生人员和医护人员持续增长,特别是护士增长最为迅速,医疗人员供给持续增强;其次,不同级别的区域间差异明显,市级区域较县级区域医疗人员分布更多,集中状态持续,特别是护士的分布差距更大;最后,东部地区的集中状态持续存在,同时值得关注的是,西部地区呈现出更好的发展趋势。

（二）重庆市医疗卫生资源配置情况

重庆市地处我国西南,位于长江上游,总占地面积为82402.95平方千米,主城区面积为647.78平方千米。重庆市是我国中西部地区唯一的直辖市,也是国家中心城市之一。重庆市管辖范围内包括40个区县(其中包括两江新区和万盛经开区)。资料显示截至2019年底,全市共有210580家医疗机构,其中包括847家医院和200001个基层医疗卫生机构;28.81万名卫生人员,其中包括22.47万名卫生技术人员;19.96万张床位数。从2018年到2019年,医疗机构的总诊疗人次从每年的15968.77万人增加到17546.31万人,与前一年相比增加了9.88%。出院的患者数量从703.30万人增加到750.13万人,同比增长6.6%。2019年,全市居民平均寿命为77.78岁,孕产妇死亡率为10.70/10万人,婴儿死亡率为3.37%,城乡居民健康水平在西部地区排名靠前。

从重庆市卫生资源配置情况来看,随着重庆市经济和社会的整体发展,医疗卫生资源总量逐年增长,且速度较快。资料显示,在 2009 年到 2019 年期间,重庆市的卫生技术人员数、床位数的增长率,以及政府对医疗卫生事业的财政支出的增长率,分别为 8.50%、8.70% 和 26.3%。我们根据卫生部门的统计年鉴数据,分别从人力资源、物力资源和财力资源三个方面对重庆市卫生资源配置情况做一个概述。

1.重庆市医疗卫生人力资源概况

根据卫生年鉴统计资料,2009 年到 2019 年,重庆市医疗卫生人力资源呈稳步上升趋势,其中,卫生技术人员数由 9.7 万人增长到 22.5 万人,增长了 131.6%,高于全国 82.5% 的增长水平;其中,执业(助理)医师数由 4.2 万增至 8.3 万,增长了 97.6%,年平均增长率为 7.13%;注册护士数由 3.2 万增至 10.3 万,增长了 221.9%,年平均增长率为 12.54%。从医护比看,从 2009 年到 2019 年,十年间医护比由 1∶0.76 变为 1∶1.24。每千人的卫生人力资源数从 2009 年到 2019 年 3.4 人增至 7.2 人,年平均增长率达 7.76%,接近全国每千人卫技人员数的均数;千人口执业(助理)医师数从 1.5 人上升至 2.7 人,千人口注册护士数从 1.1 人上升至 3.3 人,分别增长了 81.6% 与 200%。与全国均数相比,总体上重庆市近年来卫技人员总量增长迅速,但相对于重庆市对医疗服务需求的增长,重庆市卫生技术人员总量依旧不足,人均拥有量也仍旧偏低。根据《2020 年重庆统计年鉴》将重庆划分为中心城区、主城新区、渝东北三峡库区城镇群以及渝东南武陵山区城镇群四个区域。其中中心城区和主城新区为都市圈。由重庆市中心城区和主城新区组成的都市圈,这一区域的机构数、床位数、卫技人员数等资源总量远远大于地区较偏且经济相对不发达的渝东北、渝东南城镇群。每千人口医疗卫生资源的占有量也同样位居各区域首位。这跟都市圈人口密度大,经济发达的情况相符合。2019 年,都市圈每千人床位数为 7.82 张,床位资源较为充足,渝东北、渝东南城镇群分别为 5.34 张和 5.64 张,说明床位数等物力资源都市圈的占比比较大,城市乡镇之间每千人床位数相差 2.3 人。反观每千人卫技人员数,2019 年,每千人口卫技人员数达 8.25 人,而渝东北、渝东南城镇群仅为 4.37 人和 4.33 人,城镇群的每千人卫技人员的平均数为 4.35 人。都市圈的每千人卫技人员数是偏远城镇区的 1.9 倍。从重庆市卫生人员整体素质来看,重庆市卫生技术人员接受教育的水平偏低,2020 年的《重庆卫生健康统计年鉴》资料显示,本科学历以上学历占比 34.73%,其中研究生占比仅仅为 5.3%。按技术职务分类,重庆市中级以上职称的占比为 21.25%,低于全国 28.3% 的平均水平。

2.重庆市医疗卫生物力资源配置概况

卫生物力资源是指国家或地区生产卫生服务时所需的各种物质资料的总称，包括卫生机构数、卫生床位数、医疗设备等。资料显示，从2009年至2019年，重庆市医疗卫生机构数量从16477所上升至21058所，年平均增长率为3.1%，增长速度较慢。相比之下，床位数在2009到2019里，由86902张到199562张，增加了一倍以上，年平均增长率达8.7%。机构数增长缓慢，床位数急速扩张，说明医疗机构的单体规模在不断扩张。此外，十年间，每千常住人口床位数由3.04增长到6.39，年平均增长率达7.8%。2019年每千常住人口的床位数为6.39张，高于全国每千人床位数6.37张的平均水平，且已经达到《重庆市卫生计生发展"十三五"规划》纲要中计划每千人医疗卫生机构床位数6.18张的预期目标。从区域划分角度看，参考2020年《重庆卫生健康统计年鉴》，中心城区三级医院有18家，占全市三级医院数目的46.2%。其中排名靠前的医院均在中心城区，而渝东北城镇群仅有6家，渝东南城镇群仅有2家。可见优质的医疗卫生资源都分布在经济发达、人口密集的中心城区，而较为偏远的城镇群医疗卫生资源相对落后。

3.重庆市医疗卫生财力资源配置概况

医疗卫生的总支出是医疗卫生资源的财力投入的重要指标，包括政府卫生支出，社会卫生支出与居民个人卫生支出。数据显示：2010到2018年重庆市卫生费用总支出不断的提高，从432.97亿元增长到2374.30亿元，年平均增长率为26.3%，资金的投入在不断的增加。而政府的卫生支出从120.45亿元增长到380.65亿元，年平均增长率为16.3%。但从2016年后，政府卫生支出却减少了，且从2015年起，重庆市政府的卫生支出占总费用的比重越来越小，从32.36%降至27.70%。

总体上中心城区的人力、物力资源都远远大于其他三个区域，其中，每千人口床位数10.99张，每千人口卫生技术人员数高达13.5人，每千人医师数和每千人护士数分别为4.89人和6.55人，均远远高于渝东北、渝东南城镇群。中心城区每千人口卫生技术人员是城镇群的3.14倍，是主城新区的2.56倍。卫生技术人员在区域间呈现出较大的差别。2019年各区域医疗卫生机构支出情况，其中中心城区占比最大，为63.57%，主城新区为36.43%，渝东北城镇群占27.3%，占比最小的是渝东南城镇群，仅为8.81%。从重庆市医疗卫生资源产出情况来看，资料显示：2019年重庆市总诊疗量达到17546.31万人次，2009年到2019年重庆市总诊疗人次数是逐年上升的，年平均增长率为8.6%。全国的总诊疗人次平均增长率为2.3%，相比而言，重庆市的总诊疗人数增长迅速，重庆市医疗卫生资源得到了较好的利用。

其中,市级大型医疗机构总诊疗人次同比增长9.03%;县(区)级医疗机构总诊疗人次同比增长11.91%,比2018年的增长率高出7.32%。医院诊疗人次达7876.30万人次,同比去年增长了10.62%,其中民营医院1388.11万人次,同比增加了20.57%,占医院总诊疗人次的17.62%。基层医疗卫生机构的总诊疗人次达8898.84万人次,同比去年增加了9.42%。从出院人数上看,从2009年到2019年,出院人数的总量不断的增加,2019年,重庆市出院人数达750.13万人,年平均增长率为9.71%,其中公立医院的出院人数为372.69万,占全市出院人数的68.20%,营医院人数为138.92万,同比增长5.12%,有较高的增长速度,基层医疗卫生机构出院人数为214.38万,同比增长6.36%,小于总出院人数的平均增长率,其出院人数占全市的出院人数的28.58%。

五、基于《2020版标准》1200张床的资源匹配推演

医疗资源是指医疗系统可以占用的社会资源,包括人力资源、物力资源和财力资源,是开展医疗卫生服务的物质基础。资源配置是指为解决资源稀缺性与需求无限性的矛盾,在一定时空条件下,社会主体通过一定的方式把有限的资源在不同领域间、不同主体间、不同用途间予以安排、选择、搭配、使用,以达到资源最佳利用率,生产最适用的劳务和商品,以获得最佳的经济效益。医疗资源作为资源的一种,同样适用资源配置的基本定义。具体而言,医疗资源配置是指为解决医疗资源供给稀缺性与需求无限性的矛盾,政府或市场通过一定方式,将医疗资源在不同地域、领域、项目、部门以及人群中分配,而实现卫生资源的社会和经济效益最大化。

区域卫生规划是政府主导的宏观医疗资源配置,指根据区域内人口结构、经济发展、卫生状况与卫生需求等要素,政府部门宏观调控该区域卫生发展模式、发展方向,确定不同层次、功能、规模的卫生机构区域布局,并对不同层次、规模、功能的医疗卫生机构进行人员、设备、资金的调整,保证区域内卫生资源的均衡配置,满足区域内医疗卫生需求与供给的基本平衡,实现区域内居民的基本医疗服务全覆盖,实现区域卫生规划整体发展。

为贯彻落实《中共中央关于全面深化改革若干重大问题的决定》《中共中央国务院关于深化医药卫生体制改革的意见》《国务院关于促进健康服务业发展的若干意见》(国发〔2013〕40号)精神,促进我国医疗卫生资源进一步优化配置,提高服务可及性、能力和资源利用效率,指导各地科学、合理地制订实施区域卫生规划和医疗机构设置规划,国务院办公厅印发《全国医疗卫生服务体系规划纲要(2015—

2020年)》(国办发〔2015〕14号),明确到2020年,实现基本建立覆盖城乡居民的基本医疗卫生制度和人民健康水平持续提升奠定坚实的医疗卫生资源基础的目标,具体指标如下:

表1-5-1　2020年全国医疗卫生服务体系资源要素配置主要指标

主要指标	2020年目标	2013年现状	指标性质
每千常住人口医疗卫生机构床位数/张	6	4.55	指导性
医院/张	4.8	3.56	指导性
公立医院/张	3.3	3.04	指导性
其中:省办及以上医院/张	0.45	0.39	指导性
市办医院/张	0.9	0.79	指导性
县办医院/张	1.8	1.26	指导性
其他公立医院/张	0.15	0.60	指导性
社会办医院/张	1.5	0.52	指导性
基层医疗卫生机构/张	1.2	0.99	指导性
每千常住人口执业(助理)医师数/人	2.5	2.06	指导性
每千常住人口注册护士数/人	3.14	2.05	指导性
每千常住人口公共卫生人员数/人	0.83	0.61	指导性
每万常住人口全科医生数/人	2	1.07	约束性
医护比	1:1.25	1:1	指导性
市办及以上医院床护比	1:0.6	1:0.45	指导性
县办综合性医院适宜床位规模/张	500	—	指导性
市办综合性医院适宜床位规模/张	800	—	指导性
省办及以上综合性医院适宜床位规模/张	1000	—	指导性

注:省办包括省、自治区、直辖市举办;市办包括地级市、地区、州、盟举办;县办包括县、县级市、市辖区、旗举办。

党的十八届五中全会首次提出了推进健康中国建设,"健康中国"上升为国家战略。在健康中国战略背景下,区域卫生规划理论中关于医疗资源配置方面有以下几个特点:第一,区域卫生规划以居民医疗卫生服务的获得为出发点,主要依据居民的卫生问题、健康指标进行区域内医疗卫生资源的配置,而不是简单的床位数、设备数等硬性指标。第二,区域卫生规划以医疗资源的优化配置为核心,按照公平与效率的原则,对区域内卫生资源"规划总量、调整存量、优化增量",从空间分布、结构上进行纵向和横向的资源调整,增强医疗资源的可行性与有效性。同时,在区域卫生规划理论下,按照产出决定投入的模式进行卫生资源配置,推动成本低、效益高的医疗资源配置模式。第三,区域卫生规划理论注重提升医疗卫生服务体系的整体效能,通过明确各层次、各功能、各规模医疗卫生机构的功能,促使其形成互相分工又互相联系的医疗服务体系,构建功能完善、布局合理的医疗卫生服务体系。在区域卫生规划理论体系下,根据不同级别医疗机构的功能定位,基层医疗机构得到足够的人力、物力、财力资源,为居民提供基本公共医疗卫生服务,满足居民基本医疗需求,提高基层医疗资源配置,方能完善整个医疗服务体系的整体效能。

政府主导下的宏观医疗资源配置包括医疗资源增量配置与存量调整两方面:一方面是医疗资源增量配置,又称为初配置,如政府或社会加大对医疗资源的投入;另一方面是医疗资源存量调整配置,为存量再分配,是指通过对原有卫生资源的重新分配改变分配不合理的现状,达到优化的目的。医疗机构主导下的医院内部资源配置是根据医院功能、规模及服务需求而进行的人力、物力及财力的资源配置。其中人力和物力资源配置是保障医院运行的基本条件,本节主要以1200张床位为代表的中等规模三级综合医院进行内部资源配置的推演,而财力资源影响因素较多,在本节内容不做推演。

本节对医疗资源配置的推演是基于我国医疗机构建设基本标准和三级综合医院评审标准的具体要求进行的,这是行业主管部门从医疗质量和安全层面进行设计的标准,没有考虑到医院成本是否可支撑问题。本节推演我们模拟一个基于1200床位的三级综合医院实现全面正常运行模式下的资源配置;本节推演我们主要从科室设置、物力资源配置和人力资源配置三个方面进行,其中人力资源配置是重点,主要是医疗卫生技术人员。物力资源配置主要以保障医疗运行基本要求的设施设备,不包括行政及办公设备。

(一)1200张床位三级综合医院的科室设置的推演

科室是医院运行的功能单位,医院科室设置是院内资源配置的基础。从功能属性上来说,医院科室设置可以划分成四大类:临床科室、医技科室、医辅科室和行政管理科室。其中临床及医技科室是医院的业务主体,也有相对明确的设置标准及建设规范要求。而医辅科室及行政管理部门则是保障医院正常运行而设置的,本节对医院科室设置的推演主要是对临床及医技科室进行推演,而医辅及行政管理部门的资源配置主要根据医院运行的实际情况来确定,尚无统一配置标准。

三级综合医院的科室设置首先要符合我国医疗机构基本标准对三级综合医院的具体要求,标准具体要求临床学科至少设有:急诊科、内科、外科、妇产科、儿科、中医科、耳鼻喉科、口腔科、眼科、皮肤科、麻醉科、康复科、预防保健科;医技科室至少设有药剂科、检验科、放射科、手术室、病理科、输血科、核医学科、理疗科(可与康复科合设)、消毒供应室、病案室、营养部和相应的临床功能检查室。从以上科室设置来看:只是明确了一级学科的配置,在医院的实际运行中,三级综合医院应根据医院功能定位及医疗服务需求进一步细化二级学科,同时还应根据三级综合医院临床技术标准进行相应的资源配置,才能有效保障医院服务能力的高效实用。故我们在对1200张床位三级综合医院进行资源配置推演时,首先就是要对科室设置及学科技术标准及发展定位进行推演设置,为我们后面对人力资源及物力资源的配置推演提供具体依据。

我们对1200张床位三级综合医院的科室设置、学科床位数及技术标准要求进行推演。科室按照一级学科配置的基本要求,设置相应的二级学科。各临床科室的床位设置应根据床位使用效率进行合理配置,医院在实际运行过程中也应根据床位使用率进行动态调整,实现资源配置优化。根据学科建设规范及三级综合医院评审标准的要求,对学科床位设置有明确标准的按照基本标准进行配置,对无明确要求的学科,可根据学科疾病谱情况及绝大多数规模相当的医院其某学科床位配置的均数进行设置。临床科室技术标准分一般科室和重点科室两个层面,一般科室技术标准是三级综合医院应达到的技术标准,重点科室的技术标准是指被评为国家级或者省部级重点学科应达到的技术标准。通常1200张中等规模的三级甲等综合性医院达到国家级重点学科标准的科室极少(一般多被医科大学附属医院拥有),而成为省部级重点学科的科室也不会很多。故而在进行资源配置推演时,我们主要根据一般学科技术标准的要求,而重点学科技术标准可供医院在进行学科发展规划时,为进一步深化优化资源配置提供决策参考。具体如下表所示。

表1-5-2 1200床位三级综合医院临床科室设置及技术标准

学科设置及床位数		技术标准（一般科室）	技术标准（重点科室）
一、内科	1.心血管内科	1.独立设置心脏监护(CCU)、包监测心电、血压、呼吸、血氧饱和度) 2.心脏亚极量负荷试验 3.顽固性心律失常的诊治(动态心电图、室上性心律失常电生理检查和导管射频消融) 4.埋藏式心脏起搏植入术(双腔) 5.经皮冠状动脉造影术、成形术(PTCA)(球囊扩张)及支架置入治疗 6.经皮左右心导管检查 7.先天性心脏病介入治疗(经皮球囊肺动脉狭窄成形术、经皮动脉导管未闭封堵术) 8.高血压急诊抢救 9.高血压的诊治(包括24小时动态血压监测、高血压规范化治疗) 10.心脏瓣膜病、心包疾病的规范化诊治 11.慢性心功能不全的规范化诊治 12.急性心功能不全的抢救 13.经胸心脏超声检查 14.冠状动脉粥样硬化性心脏病的规范化诊治 15.急性心肌梗死的规范化诊治;急性心肌梗死的急诊介入治疗	1.设立心脏监护室(CCU)，开展中心监护(开展有创血流动力学检测等) 2.直立倾斜试验 3.核素心肌显影 4.顽固性心律失常的诊治(房颤、房扑、室性心律失常的介入治疗) 5.ICD植入术 6.先天性心脏病的介入治疗(房间隔缺损封堵术,室间隔缺损封堵术) 7.主动脉内气囊反搏术 8.经食管心脏超声检查 9.三腔起搏器植入术(CRT) 10.开展冠状动脉旋磨术 11.急诊床边心脏超声检查 12.冠状动脉内超声、FFR
	2.呼吸内科	1.支气管哮喘和慢性阻塞性肺病(COPD)分级与规范化治疗 2.肺部感染病原学检查及抗菌药合理应用 3.支气管肺癌的早期诊断与规范化治疗 4.张力性气胸的诊断与治疗 5.急性和慢性呼吸衰竭的诊断与治疗 6.肺功能检查 7.纤维支气管镜检查 8.血液气体及酸碱平衡检测 9.弥漫性间质性肺病的鉴别诊断与治疗 10.肺血管病的诊断与治疗	1.设立独立单元的呼吸重症监护室(RICU),开展有创和无创通气技术治疗呼吸衰竭 2.开展过敏原的检测与特异性免疫治疗 3.呼吸介入诊断与治疗(开展经支气管镜纵隔及肺淋巴结活检技术、经支气管镜电治疗技术、气道支架植入技术) 4.设立睡眠呼吸障碍疾病的诊疗室 5.经内科胸腔镜诊治胸膜相关疾病 6.开展气道炎症无创性评价技术(呼出气NO检测、呼出气冷凝物检测等)

学科设置及床位数		技术标准（一般科室）	技术标准（重点科室）
一、内科	3.消化内科	1.能够正确、规范地诊断与治疗消化系统常见病多发病 2.急性重症胰腺炎的诊治：具有处理合并多脏器功能衰竭及其并发症的能力 3.消化道大出血的诊治；消化道大出血的综合抢救；急诊内镜诊断及内镜下治疗（食管、胃底静脉曲张出血镜下治疗，其他原因出血的内镜下止血治疗） 4.功能性胃肠道疾病的诊断与治疗 5.肝硬化并发症的诊断与治疗 6.常规开展规范的胃镜、肠镜检查工作 7.开展内镜下治疗：内镜下取异物；内镜下息肉治疗（圈套摘除术及电灼术）；食管狭窄扩张及支架置入术 8.开展肝穿刺诊断与治疗	1.慢性胰腺炎的诊断与治疗 2.难治性炎症性肠病的诊断与治疗 3.消化系统肿瘤的早期诊断 4.消化管早期肿瘤的内镜下治疗（内镜下黏膜切除术EMR或内镜下粘膜剥离术ESD） 5.治疗性ERCP术（200例以上/年）：十二指肠乳头括约肌切开及胆、胰管取石术；内镜下胆管、胰管支架置入引流术 6.超声内镜检查及EUS-FNA相关技术 7.开展胃肠道动力疾病的特殊检查及相关治疗 8.贲门失弛缓症经口内镜下括约肌切开术（POEM） 9.可选项目：开展胶囊内镜或小肠镜检查；腹腔动脉造影及肝动脉栓塞术（可与放射介入科协作）；开展腹腔镜检查或胆道子母镜检查；Tips术
	4.血液内科	1.各种贫血的鉴别诊断（缺铁性与慢性病性，溶血性，巨幼细胞性等） 2.再生障碍性贫血的诊断和规范化治疗 3.多发性骨髓瘤的诊断和规范化治疗 4.骨髓增生异常综合征的诊断和规范化治疗 5.血小板减少性紫癜的诊断和规范化治疗 6.各种白血病的诊断和规范化治疗	1.急性白血病的现代诊断水平（MICM）及规范化、分层治疗 2.恶性淋巴瘤的现代诊断水平（免疫标记表达、免疫组化、染色体）及规范化治疗。（免疫组化可由病理科提供技术支持） 3.复杂性、难治性出血与血栓性疾病的诊断和规范化治疗 4.重型、难治型再生障碍性贫血的诊断和规范化治疗 5.院内拥有细胞单采及血浆置换设备和常规应用 6.具有净化病房，能开展各种干细胞移植及移植后并发症的处理≥15例/年（原为20例/年） 7.具有MICM诊断的独立实验室 8.骨髓增殖性肿瘤（MPN）诊断与规范性治疗

学科设置及床位数		技术标准(一般科室)	技术标准(重点科室)
一、内科	5.内分泌科	1.单纯性甲状腺肿、甲亢、甲减、甲状腺炎、甲状腺结节和肿瘤的诊断、鉴别诊断与治疗 2.1型和2型糖尿病的的诊断、鉴别诊断和治疗。能够识别特殊类型糖尿病。妊娠糖尿病的筛查、诊断和处理 3.代谢综合征的诊断、各相关组份的识别和治疗 4.骨质疏松症的诊断、鉴别诊断和治疗 5.甲状腺危象、黏液性水肿昏迷、垂体危象、低血糖症、糖尿病酮症酸中毒、糖尿病非酮症性高渗综合征、乳酸酸中毒、痛风的识别和处理 6.糖尿病、甲亢围手术期的处理 7.妊娠合并糖尿病和甲亢的诊治 8.低钾血症、高钾血症、低钠血症、高钠血症的诊断、鉴别诊断和治疗 9.内分泌相关检查:(1)甲状腺素(TSH)、甲状腺激素(T3、T4、FT3、FT4)、胰岛素、C肽。(2)甲状腺自身抗体(TRab、TGab、TPOab)、(3)甲状腺摄碘功能、葡萄糖耐量试验。(删除原有"仪器检查:DEXA测定骨密度") 10.单纯性甲状腺肿、甲亢、甲减、甲状腺炎、甲状腺结节和肿瘤的诊断、鉴别诊断与治疗	1.甲状腺细针穿刺学检查。甲状腺扫描。能成功抢救甲状腺急症(甲状腺危象、黏液性水肿昏迷、甲亢合并心衰) 2.具备糖尿病教育管理的条件;糖尿病教育专职护士;能开展糖尿病强化治疗和血糖连续监测。能成功抢救糖尿病酮症酸中毒、糖尿病非酮症性高渗综合征 3.低血糖的病因诊断(包括胰岛细胞瘤)的诊断和治疗 4.下丘脑垂体性疾病:垂体瘤(有功能和无功能垂体瘤)的诊断和治疗;垂体性侏儒的诊治。垂体前叶功能减退及其危象的诊治。尿崩症的诊断、鉴别诊断和治疗 5.肾上腺疾病:醛固酮增多症、库欣综合症、嗜铬细胞瘤、先天性肾上腺皮质增生症、慢性肾上腺皮质功能减退症的诊断与治疗。肾上腺皮质激素的合理使用 6.性腺疾病:性发育异常和性腺功能减退的病因诊断和正确处理。性早熟的识别和治疗。多毛的鉴别诊断。闭经、泌乳、PCOS的诊断和鉴别诊断 7.甲状旁腺功能亢进和减退的诊断、鉴别诊断和治疗。佝偻病的诊断和处理 8.类癌综合征、抗利尿激素不适当分泌综合征、异位ACTH综合征 9.多发性内分泌肿瘤综合征的诊断和处理。自身免疫性多内分泌腺病综合征的识别和处理 10.内分泌相关检查:(1)胰岛自身抗体(新增),垂体激素,甲状旁腺激素、降钙素、胰高糖素、肾上腺皮质激素(皮质醇)、肾素-血管紧张素-醛固酮、儿茶酚胺、尿碘、维生素D;(2)内分泌功能试验:胰岛素低血糖试验或精氨酸兴奋试验、LHRH兴奋试验、葡萄糖抑制试验、地塞米松抑制试验、立卧位试验。(3)内分泌影像学检查:核素显像、超声、CT或MRI。(4)DEXA测定骨密度。(5)糖化血红蛋白解析。(6)糖尿病并发症筛查 11.经国家卫生计生委、SFDA批准的国家临床药理研究机构内分泌科专业组

学科设置及床位数		技术标准（一般科室）	技术标准（重点科室）
一、内科	6.肾脏内科	1.血尿的诊断及鉴别诊断 2.蛋白尿的诊断及鉴别诊断 3.原发性肾小球疾病的诊治 4.继发性肾小球疾病的临床诊断及治疗：糖尿病肾病、紫癜性肾炎、高血压肾小动脉硬化症、狼疮性肾炎、系统性血管炎、乙肝相关性肾炎等 5.肾小管-间质性疾病的诊治：急、慢性间质性肾炎，肾小管酸中毒 6.尿路感染的诊治（急性肾盂肾炎、慢性肾盂肾炎、膀胱炎） 7.急性肾损伤的诊治 8.慢性肾脏病的诊断、鉴别诊断，CKD3-4期的治疗 9.血液净化技术：能常规开展血液透析和腹膜透析、血液灌流 10.实验室：肾小球滤过功能（内生肌酐清除率，eGFR）、肾小管功能检查（尿渗透压、尿酶学、尿酸化功能）、尿红细胞形态学检查、尿蛋白定量分析	1.肾小球、肾小管疾病的病因诊断（基于病理水平）及治疗 2.肾血管疾病的诊断及治疗 3.能建立长期血管通路，包括动静脉内瘘术，中心静脉长期导管留置术等 4.具有血液净化室，除能开展常规血液透析、血液灌流外，还能开展连续性血液净化技术，血浆置换等多种血液净化技术 5.同位素肾小球滤过率测定，尿蛋白电泳，尿轻链蛋白测定
	7.神经内科	1.有神经内科独立病区和门诊（床位30张以上，常规开设神经内科门诊） 2.具有周围神经系统疾病、中枢神经系统疾病、自主神经障碍和骨骼肌疾病诊断、鉴别诊断能力 3.具有对急性意识障碍、颅内高压症、急性呼吸肌麻痹、癫痫持续状态诊断、鉴别诊断和急诊处置能力，常规开展静脉溶栓 4.有独立的神经功能检查室（包括神经电生理：脑电、肌电、诱发电；神经超声：TCD、颈部血管超声） 5.有进行脑脊液常规检查以及病原学检查、细胞学检查及相关免疫学检查的基本条件 6.能进行常规抗癫痫药物血浓度检查（大仑丁、鲁那、卡马西平、丙戊酸钠） 7.病区是独立的神经护理单元，有独立的神经内科医师值班 8.具有培养大学本科生的带教能力，是相关医学院本科生实习带教的基地	1.有独立的神经内科门诊、病房和神经内科急诊。（床位60张以上，专科门诊每天不得少于4个诊室，神经内科急诊24小时开放） 2.经国家卫生计生委、SFDA批准的国家药物临床试验机构神经内科专业组 3.科内至少有独立的三个亚临床专业组，有自己研究课题，人才梯队和专病门诊 4.常规进行脑血管病相关的神经介入治疗（如能进行动脉溶栓、机械取栓、血管成形等技术） 5.有自己独立的神经电生理室、神经心理检查室和神经内科实验室（可完成肌电图、脑电图、诱发电位、视频脑电图、睡眠脑电、动态脑电的分析诊断，可完成颅内血管、颈部血管超声评估、有专人进行认识及心理量表检查，能进行CSF的特殊病原学如真菌、结核菌以及一般感染致病菌的检测和相关免疫学或异常蛋白检测） 6.病区至少有三个独立的护理单元，其中一个是与神经重症监护或卒中单元相关的结构 7.常规开展神经、肌肉活检 8.常规开展神经功能影像检查，以用于神经系统疾病的诊断

续表

学科设置及床位数	技术标准(一般科室)	技术标准(重点科室)
一、内科	8.风湿免疫科	1.常见风湿病诊断及规范化治疗(系统性红斑狼疮、类风湿关节炎、干燥综合征、脊柱关节病、皮肌炎/多发性肌炎、系统性硬化症、混合性结缔组织病、血管炎、Behcet's病、骨关节炎、痛风、成人Still病) 2.常见风湿病急诊处理(重症狼疮、重症皮肌炎、重症硬皮病、血管炎) 3.风湿病辅助检查和实验室检查:影像学检查,常规免疫学(血清免疫球蛋白、补体、类风湿因子测定)、自身抗体(ANA、ENA)、HLA-27	1.疑难少见危重风湿免疫病的诊治(狼疮脑病、难治性类风湿性关节炎、重症血管炎、难治性自身免疫性血细胞减少、结缔组织病伴肺间质病变和/或肺动脉高压、自身免疫性肝炎、原发性胆汁性肝硬化症) 2.辅助检查及实验室检查: (1)较全面的自身抗体检测:抗中性粒细胞浆抗体、抗磷脂抗体、抗CCP抗体、抗线粒体抗体、抗M2抗体 (2)干燥综合征的唇腺活检、腮腺造影或腮腺核素显像、同位素扫描 (3)血管炎DSA检查 (4)高分辨率CT检测肺间质病变 (5)超声心动图检测肺动脉高压 (6)CT和/或MRI关节检查 3.风湿免疫病的多中心临床药物试验或临床研究 4.生物制剂治疗风湿免疫病 5.血浆置换或免疫吸附治疗风湿免疫病
	9.老年医学科	1.血管无创伤检查(踝/肱比、动脉、静脉多普勒超声) 2.经胸心脏超声检查 3.常规肿瘤血清生物学指标检查(男、女) 4.24小时动态血压监测及24小时动态心电图监测 5.急性心功能不全的抢救 6.急性心肌梗死的规范化诊治 7.脑血管病的鉴别诊断和组织化治疗 8.骨质疏松症的诊治 9.老年重症感染性疾病的诊治。 10.埋藏式心脏起搏植入术(单腔)	1.床位50张以上,有独立的心脏监护室(CCU) 2.有独立的老年科实验室,能进行相关的临床检测并指导研究生的培养带教工作 3.经国家卫健委、SFDA批准的国家药物临床试验机构老年科专业组 4.核素心肌显影 5.埋藏式心脏起搏植入术(双腔起搏) 6.经皮冠状动脉造影术、成形术(PTCA)(球囊扩张)及支架置入治疗 7.开展神经变性疾病阿尔茨海默病、帕金森病或肌肉疾病等诊断、鉴别诊断、相关检查及治疗 8.睡眠呼吸暂停低通气综合征的诊断 9.神经康复治疗(如运动、语言功能康复) 10.临床药师参与老年相关疾病的药物治疗方案的设计与评价

学科设置及床位数		技术标准（一般科室）	技术标准（重点科室）
二、外科	1.普通外科	1.肝部分切除 2.胰体、尾切除术 3.重症急性胰腺炎引流术 4.门脉高压症门奇断流术 5.胆总管探查、胆肠内引流术 6.胆总管囊肿切除术 7.脾切除术 8.乳腺癌根治术 9.甲状腺部分切除术 10.胃癌根治术（包括全胃切除术） 11.右/左半结肠切除术 12.直肠癌根治术 13.腹腔镜胆囊切除术 14.胆道镜检查及取石术 15.无张力疝修补术 16.甲状腺次全切除术	1.规则性右/左半肝切除术 2.胰十二指肠切除术 3.高位胆管癌根治术 4.胆囊癌根治术 5.甲癌根治术（颈淋巴结清扫术） 6.乳腺癌各型保乳手术 7.全结肠切除术 8.腹腔镜胃、结、直肠切除术、脾切除术、疝修补术 9.Oddi氏括约肌成形术 10.联合脏器切除（如胃癌合并胰腺切除、胰体尾合并结肠、肾脏切除、肝脏切除） 11.巨大腹膜后肿瘤切除术（直径>10cm）或特殊类型肿瘤如嗜铬细胞瘤等
	2.心胸外科	1.肺叶及全肺切除术 2.食管及贲门部手术 3.纵隔肿瘤手术 4.胸壁肿瘤切除 5.胸壁畸形矫治术 6.常见胸部创伤救治 7.房间隔缺损矫治术 8.室间隔缺损矫治术 9.部分房室隔缺损矫治术 10.部分肺静脉异位引流矫治术 11.缩窄性心包炎心包剥脱术 12.心脏瓣膜置换术 13.心房粘液瘤摘除术	1.重症胸部外伤的救治 2.肺减容手术 3.气管外科手术（主气管节段性切除、隆突成形术、支气管袖状切除术） 4.结肠或空肠代食管术 5.巨大胸壁肿瘤切除及整形术 6.胸腔和纵隔巨大肿瘤切除术 7.复杂性先天性心脏病手术矫治 8.重症心脏瓣膜置换术及瓣膜成形术 （1）危重心脏瓣膜置换术（巨大左室，小左室，心脏恶液质，EF<45%） （2）联合心脏瓣膜置换术 （3）瓣膜成形术等 9.各型胸主动脉瘤及主动脉夹层手术（含腔内隔绝术） 10.各种类型的冠状动脉旁路移植术和冠心病合并症（室间隔穿孔、二尖瓣关闭不全、室壁瘤）的手术治疗 11.胸腔镜下普胸和心血管外科手术 （1）胸腔镜肺叶切除术、肺段切除术 （2）胸腹腔镜联合食管癌根除术 （3）胸腔镜胸腺扩大切除术+肺动脉袖式成形术 （4）先心病如房缺、瓣膜病、孤立性房颤等

续表

学科设置及床位数		技术标准（一般科室）	技术标准（重点科室）
二、外科	3.骨科	1.骨盆髋臼骨折切开复位内固定术 2.四肢骨折切开复位内固定术 3.人工股骨头置换术 4.膝关节镜下半月板成形术 5.膝关节镜下滑膜切除术 6.脊柱骨折的手术治疗 7.颈椎病的手术治疗 8.脊柱结核的手术治疗 9.肢（指、趾）再植术 10.周围神经损伤（缺损）的修复术 11.下腰椎退变性疾病手术治疗	1、复杂骨盆、髋臼骨折的手术治疗 2.严重关节畸形的人工关节置换术 3.人工关节翻修术 4.膝关节镜下前、后交叉韧带重建术 5.人工椎体植入手术（含Cage椎间融合） 6.微创脊柱外科手术 7.脊柱畸形矫形术 8.脊柱肿瘤的手术治疗 9.四肢骨不连的手术治疗 10.带血管复合组织移植术 11.骶骨、骨盆肿瘤手术
	4.神经外科	1.颅脑损伤的各种手术 2.常见脑肿瘤手术（脑膜瘤、胶质瘤） 3.垂体肿瘤切除术（经额、经蝶手术） 4.功能性神经外科手术 5.血管内介入术 6.常见颅内动脉瘤夹闭术 7.常见颅内脑血管畸形切除术 8.常见椎管内肿瘤切除术 9.各种不同先天性畸形手术 10.各种不同类型高血压脑出血手术	1.神经内窥镜辅助下的各种手术 2.听神经瘤切除术（面神经保留率：肿瘤直径4cm以上者达1/2以上；肿瘤直径4cm以下达2/3以上） 3.髓内肿瘤切除术 4.神经导航引导下肿瘤切除术 5.岩斜区肿瘤切除术 6.海绵窦区域肿瘤切除术
	5.烧伤科	1.重度烧伤治愈率在70%以上；特重烧伤治愈率在60%以上 LD50：烧伤总面积大于70%；三度烧伤面积大于40% 2.轻、中度吸入性损伤治疗，治愈率90%以上 3.电烧伤治疗 4.补液复苏抗休克治疗 5.烧伤感染治疗 6.焦痂切开减压术 7.切（削）痂术 8.自体皮片移植术（邮票状、网状、Meek植皮） 9.带蒂皮瓣移植术 10.慢性伤口诊治	1.重度烧伤治愈率在80%以上；特重烧伤治愈率在70%以上 LD50：烧伤总面积大于85%；三度烧伤面积大于60% 2.重度吸入性损伤治疗，治愈率80%以上 3.严重电烧伤截肢术及皮瓣修复术 4.严重感染、脓毒症、多器官功能衰竭的诊断和治疗 5.烧伤重症监护（有独立的烧伤重症监护室） 6.显微外科游离皮瓣修复技术 7.自异体皮混合移植（或微粒皮移植）技术 8.烧伤后瘢痕挛缩畸形整形术，烧伤晚期严重功能障碍功能重建术 9.烧伤浸浴治疗（有相应创面水疗设施） 10.烧伤康复治疗

学科设置及床位数	技术标准(一般科室)	技术标准(重点科室)
6.泌尿外科	1.经尿道前列腺电切术、经尿道膀胱肿瘤(表浅性)电切术 2.输尿管镜诊疗技术 3.腹腔镜下肾囊肿去顶减压术、无功能肾切除术、肾上腺腺瘤切除术 4.经皮肾穿刺造瘘术、输尿管造瘘术 5.输尿管、肾盂、肾实质切开取石术 6.根治性肾癌切除术(开放)、前列腺癌根治术(开放)、根治性膀胱切除术+尿流改道术(开放)、肾肿瘤保留肾单位手术(开放) 7.尿道狭窄手术修复 8.体外冲击波碎石术 9.尿流率测定、尿流动力学检查(可选)	1.经皮肾镜诊疗技术 2.输尿管软镜诊疗技术 3.腹腔镜下肾癌根治术和保留肾单位手术、前列腺癌根治术、根治性膀胱切除术 4.活体供肾切取、同种异体肾移植术(可选) 5.合并腔静脉瘤栓的肾癌根治术、复杂性肾上腺肿瘤切除术 6.复杂性尿道狭窄修复技术 7.腹膜后淋巴结、盆腔淋巴结清扫术(开放或腹腔镜) 8.尿流动力学检查 9.复杂膀胱阴道瘘修复手术
二、外科 7.整形外科	1.皮片移植术 2.局部皮瓣及带蒂组织瓣(肌瓣)移植 3.皮肤软组织扩张术 4.瘢痕挛缩畸形的整复 5.皮肤软组织缺损的修复 6.部分体表器官的再造(例如鼻、耳郭、唇、眉再造及阴道再造等) 7.常规美容外科手术(例如眼、鼻、除皱、脂肪抽吸术、隆乳术等) 8.常见体表肿瘤及皮肤病变的治疗(例如血管瘤、神经纤维瘤、皮肤软组织肿瘤等) 9.常见先天及后天继发畸形的治疗(例如唇、腭裂、多指、并指、上睑下垂、尿道下裂等) 10.微整形技术 11.设备:便携式多普勒探测仪、床边监护设备、吸脂设备等 12.有资料管理体系(病历、照片等的管理)	1.游离皮瓣移植术及显微外科技术的应用 2.颅颌面畸形的整复 3.复杂体表器官的再造(例如全耳郭、全鼻、乳房、阴茎或阴道、拇指等器官的再造,开展的技术项目涵盖以上项目两项或两项以上) 4.复杂体表肿瘤、先天性畸形、软组织缺损的治疗 5.乳房整形再造技术 6.内窥镜技术的应用 7.难治性创面的综合治疗 8.全身两个部位以上的大范围吸脂术及颗粒脂肪移植技术 9.颌面美容外科技术 10.疑难复杂美容手术及美容二次修复手术 11.专科设备:颅颌面部整形美容专用微动力系统;显微外科器械及设备;电动取皮刀、内窥镜系统等。整形美容相关的激光设备等 12.有完整的资料管理体系(病例、照片等的管理) 13.严重并发症发生率较同期下降

续表

学科设置及床位数		技术标准(一般科室)	技术标准(重点科室)
二、外科	8.血管外科	1.大/小隐静脉高位结扎、剥脱术 2.小腿交通支静脉结扎术 3.动脉/静脉取栓术、置管溶栓、吸栓术 4.肢体动脉/静脉外伤修复术 5.血液透析通路手术 6.肢体自体血管/人工血管移植术 7.体表血管瘤/淋巴管瘤切除或注射等治疗 8.腔静脉滤器置入术 9.血管无创检查(踝/肱比、动脉和静脉多普勒超声检查) 10.四肢动脉、静脉造影 11.浅表静脉曲张注射治疗 12.深静脉血栓形成药物治疗	1.颈动脉内膜剥脱术/支架置入术 2.颈动脉手术(颈动脉外伤、颈动脉体瘤或动脉瘤修复切除术) 3.胸、腹主动脉病变腔内修复术 4.严重胸、腹部大血管外伤修复(开放或腔内治疗) 5.腹主动脉瘤、周围动脉瘤切除人工血管移植术 6.内脏动脉瘤/闭塞性疾病的开放和腔内治疗 7.各种大中动脉人工血管旁路转流术 8.各种肢体动脉闭塞性疾病腔内治疗 9.深静脉血栓腔内治疗 10.大中静脉狭窄、闭塞性病变腔内治疗 11.腔静脉滤器取出术 12.具有DSA设备的手术室
三、麻醉科		1.正确、规范进行各种麻醉的实施与处理,包括各种阻滞麻醉、吸入全麻、静脉全麻和复合麻醉等 2.对所有手术病人必须进行有创或无创血压、心电和血氧饱和度连续定量监测;全麻气管插管病人必须进行呼末二氧化碳监测 3.规范进行各专科手术,包括小儿及老年病人的麻醉处理。危重、疑难病人(休克、创伤、脏器功能不全等)的麻醉处理 4.规范进行气管内插管术,支气管内插管术(单腔及双腔导管);具有喉罩、高喉头喉镜、光棒、视频喉镜等两种以上困难气道处理的条件和技能 5.具备围术期体温调控、控制性降压、体外循环的条件和技能 6.麻醉恢复室(RR)床位数与手术台数比例达到1:(4—6) 7.术后镇痛、无痛有创或无创性诊断检查和治疗的条件和技能 8.设置麻醉科疼痛门诊,从事慢性疼痛诊疗工作,能开展神经及神经节阻滞等治疗技术 9.深静脉穿刺及动脉穿刺置管技术 10.正确掌握机械通气支持的技能(有创和无创通气)	1.血流动力学监测(含有创,包括CO、BP、CVP、RAP、PAWP等) 2.呼吸功能监测(含呼吸力学) 3.麻醉深度监测BIS,或熵指数或脑电指数 4.血气和水、血电解质、酸碱分析、凝血等监测的条件与技能 5.麻醉恢复室(PACU)床位数与手术台比例达到1:(2—4) 6.全麻和阻滞麻醉总数全年不低于15000例 7.节约用血及血液回收的条件与技术,实施血液保护技术 8.开设疼痛门诊及病房,开展慢性疼痛诊疗(含癌痛及神经病理性疼痛的诊疗);神经阻滞治疗、经皮神经毁损术等 9.纤支镜用于困难气管插管及诊疗的条件与技能 10.经食道超声监测心动图(TEE),超声技术在麻醉中应用 11.神经刺激器引导下或超声引导下神经阻滞术

续表

学科设置及床位数	技术标准(一般科室)	技术标准(重点科室)
1. 妇科	1.有内外科合并症的子宫切除术 2.有严重内外科合并症的妊娠引产术 3.子宫内膜异位症的诊治 4.闭经的诊治 5.不孕症的诊治 6.经阴道子宫切除术 7.显微外科输卵管吻合术。经腹腔镜下输卵管造口术或腹腔镜下输卵管修复术(包括复通术、造口术、吻合术) 8.阴道镜检查及宫颈LEEP刀锥切 9.腹腔镜、附件和子宫肌瘤摘除术 10.腹腔镜子宫切除术 11.妇科常见恶性肿瘤的规范化治疗(宫颈癌、子宫内膜癌、卵巢癌、绒癌)	1.恶性肿瘤病人出院后的跟踪随访 2.恶性肿瘤的组织库 3.内外科合并症,65岁以上病人占总出院人数的25%以上 4.四级腔镜手术占手术病人的20%(宫颈癌的根治术为必备)
四、妇产科 2. 产科	1.围产保健规范化管理 (1)开展规范的产前保健服务(原为"开展胎儿的产前筛查") (2)开展规范的超声产前诊断 (3)开展对胎儿宫内情况监护 2.妊娠及分娩并发症的诊治(妊娠期高血压疾病,胆汁郁积症,妊娠期糖尿病,前置胎盘,胎盘早剥,羊水异常,多胎妊娠,产后出血,胎位异常,子宫破裂等) 3.妊娠合并内外科疾病的诊治(妊娠合并心脏病,高血压,慢性肾炎,糖尿病,甲亢,血液病,免疫性疾病等) 4.高危新生儿的复苏及监测处理 5.应用分娩镇痛技术 6.能落实客观测量产后出血措施 7.质量指标要求: (1)剖宫产率<35% (2)28周以前致死性及严重致残儿发现率>80% (3)会阴侧切率<70%,伤口感染率≤0.5% (4)产后出血产妇死亡率为0 (5)子痫发生率(院内)<0.1% (6)围产儿死亡率<10‰ (7)妊娠结局随访率>90%	1.建立产前诊断实验室,开展绒毛、脐血、羊水检查 产前诊断: ①绒毛及羊水取样成功率>98%,流产率<1% ②培养报告率>98% ③血穿刺成功率>85% 2.对有严重产科并发症、合并症(如羊水栓塞、妊娠合并急性脂肪肝、妊娠合并心衰、ARDS、急性肾衰、脑血管意外等)的孕产妇能实施有效诊治 3.规范产科诊疗项目,如抗生素的预防性应用、早产的防治等 4.建立产前超声诊断室或具有专职从事产前超声诊断的医师 5.质量指标要求: (1)围产儿死亡率<7‰ (2)会阴侧切率<50% (3)本院产前检查的孕妇臀位发生率<3% (4)本院产前检查的孕妇胎位性难产率<3% (5)本院产前检查的孕妇巨大儿发生率<6% (6)严重产科并发症及合并症抢救成功率>98% (7)子痫发生率(院内)为0

续表

学科设置及床位数	技术标准(一般科室)	技术标准(重点科室)
五、儿科	1.新生儿窒息及其并发症的诊治 2.新生儿溶血病的诊治 3.新生儿感染性疾病的诊断 4.小儿重症肺炎的诊治 5.各种先天性心脏病的诊断 6.小儿心律失常的诊治(可选) 7.小儿腹泻病病原学检查及规范的治疗 8.小儿出血性疾病的诊治 9.血尿的诊断与鉴别诊断(可选) 10.急性肾炎和原发性肾病综合征的诊治 11.各类型休克的诊治 12.急性呼吸衰竭的诊断与急救 13.小儿疑难杂症的诊断	1.早产儿、低体重儿的重症监护与救治并具有NICU,床位≥5张 2.先天性心脏病的介入治疗 3.开展肾活检病理检查及难治性肾病、继发病肾病的诊治 4.急、慢性肾功能衰竭的诊断与治疗 5.小儿急性白血病的免疫分型及诊治 6.小儿肺炎的病原学检查,儿童哮喘/儿童喘息性疾病的正规治疗(儿童哮喘的正规治疗) 7.小儿内分泌疾病、遗传性疾病的诊断(包括糖尿病、肥胖、甲亢、甲减、钙磷代谢疾病等) 8.小儿风湿免疫性疾病(如川崎病,过敏性紫癜等)的正规治疗 9.小儿惊厥/癫痫的诊治 10.小儿慢性疾病(如喘息性疾病/哮喘、矮小症、性早熟、甲功异常、SLE、类风关、癫痫等的随访治疗
六、感染性疾病科	1.病毒性肝炎的诊断和规范化治疗 2.病毒性肝炎的病毒变异和耐药处理 3.肝衰竭的诊断和治疗 4.原因不明肝损的诊治 5.呼吸道常见传染病的诊治 6.不明原因发热的诊治 7.胃肠道常见传染病的诊治 8.肾综合征出血热的诊治 9.中枢神经系统常见传染病的诊治 10.指导院内抗菌药物的合理运用	1.设有实验室:开展酶联免疫法检测HAV、HBV、HCV、HEV等肝炎病毒抗原抗体的病原学检测 2.设有实验室:开展PCR定量检测HBV、HCV等肝炎病毒核酸,超敏荧光PCR定量法检测HBV、HCV核酸 3.设有实验室:开展HBV、HCV基因分型检测及HBV核苷(酸)类似物常见耐药基因的检测分析 4.开展无(微)创性肝纤维化的诊治:血清学检测及影像学检测(FIBROSCAN或AFRI) 5.应用流式细胞技术开展T淋巴细胞亚群、淋巴细胞绝对计数等细胞免疫功能检测 6.开展肝穿刺等组织病理检查 7.开展血液净化治疗肝衰竭 8.重症复杂感染或多种耐药菌感染的诊治 9.承担突发或爆发传染病的救治工作,如SARS、重症甲流H5N1、H1N1或H7N9(可选) 10.设有重症感染性疾病监护病房(IICU)(可选)

学科设置及床位数	技术标准(一般科室)	技术标准(重点科室)
七、眼科	1.眼球穿通伤缝合术 2.白内障摘除术 3.人工晶体植入术 4.小梁切除术 5.球内异物取出术 6.YAG激光手术 7.眼底荧光血管造影 8.眼科A/B超声检查 9.眼压、视野检查 10.角膜曲率检查 11.斜视纠正术 12.简单视网膜脱离修复术(巩膜扣带术)	1.角膜移植手术,包含穿透性角膜移植术、板层角膜移植术及角膜内皮细胞移植术 2.复杂视网膜脱离手术及微切口玻璃体手术 3.球内非磁性异物摘取术 4.各种白内障联合手术 5.眼底病激光治疗及抗新生血管治疗 6.眶内肿瘤摘除术 7.光学相干断层扫描(OCT)
八、耳鼻咽喉科	1.鼻内镜下鼻腔鼻窦手术 2.悬雍垂腭咽成型术 3.支撑喉镜下喉部手术 4.喉裂开术或喉部分切除术 5.乳突根治术 6.鼓膜修补术 7.听功能评估技术(含主观、客观测听技术:纯音听阈、声导抗、耳声发射、电反应测听等) 8.喉功能评估技术(含电子喉镜及动态喉镜、嗓音分析) 9.体内外变应原检测与变应原特应性免疫治疗 10.外耳及外耳道良性肿瘤切除术 11.喉全切除术和/或颈淋巴结清扫术	1.外耳道成形术 2.乳突改良根治+鼓室成形术 3.人工镫骨术 4.面神经外科(含面神经减压术、吻合术及移植术) 5.人工耳蜗植入术及其他人工听觉技术 6.耳源性眩晕的外科治疗 7.颅底外科(含侧颅底、前颅底及颅面联合进路手术) 8.鼻内镜下颅底外科(经鼻内镜视神经管减压术或经鼻内镜脑脊液鼻漏修补术或鼻内镜垂体瘤切除术) 9.上颌骨全切除术 10.咽旁间隙肿瘤切除术 11.喉癌与下咽癌切除术和功能重建 12.咽喉肿瘤显微微创手术(含激光、射频、等离子等) 13.累及喉、气管的颈部肿瘤切除术 14.喉-气管狭窄成形术

续表

学科设置及床位数	技术标准（一般科室）	技术标准（重点科室）
九、口腔科	1.后牙根管治疗 2.牙周病诊断、治疗设计及基础治疗 3.骨埋伏阻生牙拔除术 4.唇腭裂修复术 5.保留面神经的腮腺肿瘤切除术 6.上、下颌骨骨折治疗 7.口腔恶性肿瘤联合根治+带蒂皮瓣移植修复术 8.嵌体、瓷贴面 9.铸造全冠、金属烤瓷冠及固定桥 10.全瓷冠修复技术 11.覆盖义齿 12.全口义齿 13.种植义齿修复 14.铸造支架可摘义齿 15.X线头影测量及模型分析诊断 16.儿童与成人固定矫治 17.功能矫治	1.根管再治疗术 2.牙周病手术治疗（牙龈切除术、翻瓣术、牙冠延长术） 3.显微根管治疗 4.口腔粘膜病的辅助治疗（激光／冷冻／微波／等离子照射等） 5.乳牙早失间隙保持 6.游离皮瓣移植术 7.全面部骨折手术治疗 8.颌骨缺损血管化骨移植修复术 9.四单位以上烤瓷固定桥 10.计算机辅助设计/计算机辅助治疗 11.套筒冠义齿 12.磁性固位体义齿 13.复杂种植义齿修复 14.可摘式或固定式咬合重建 15.全瓷冠桥修复技术 16.牙周病正畸治疗 17.开牙合正畸治疗
十、皮肤科	1.银屑病、湿疹、皮炎、痤疮、白癜风、荨麻疹等常见皮肤病的诊治 2.重症药疹、大疱性皮肤病等重症皮肤病的诊治 3.与皮肤病有关的结缔组织病的诊治 4.性传播疾病、感染性皮肤病的诊治 5.皮肤肿瘤的诊治 6.常见皮肤组织病理学检查及诊断 7.过敏源检测（血清和/或皮肤） 8.皮肤真菌镜检 9.淋球菌镜检及培养、衣原体免疫法检测、支原体培养与药敏或PCR方法检测淋球菌、衣原体和支原体 10.梅毒特异性、非特异性血清学检验 11.微波、CO2激光、电离子等物理治疗	1.疑难皮肤病组织病理学（普通病理及免疫病理）检查及诊断 2.大疱性皮肤病、自身免疫病等疾病的免疫荧光检查 3.皮肤真菌培养和菌种鉴定 4.与皮肤病有关的各种自身抗体的检测 5.皮肤病光疗、光化学疗法及光动力治疗 6.皮肤斑贴试验及/或光斑贴试验 7.皮肤外科手术治疗（表皮移植、皮肤良恶性肿瘤的切除术等） 8.皮肤病激光和医学美容治疗（祛黑、祛红、点阵、脱毛、光子等）

学科设置及床位数	技术标准(一般科室)	技术标准(重点科室)
十一、急诊医学科	1.有完善的急诊体系,符合急诊医学科建设规范 2.开展急诊分诊工作(有可执行的分诊标准) 3.掌握心肺脑复苏术(符合新版指南),开展团队复苏 4.掌握气道开放,电复律,心脏起搏等技术 5.掌握各种急症(如高热、呼吸困难、胸痛、急腹症、消化道大出血、抽搐、晕厥、昏迷、头痛等)的初步诊断和处理原则 6.急性冠脉综合征早期诊断和处理 7.掌握各类急性脑血管病诊断及处理原则 8.掌握心衰、肾衰和呼衰诊断、鉴别诊断及处理原则 9.掌握高血压急症诊断及处理(原为"高血压危象诊断及鉴别诊断") 10.掌握休克的诊断、鉴别诊断及处理原则 11.掌握内分泌危象诊断及鉴别诊断 12.掌握急性中毒诊断、鉴别诊断及处理原则 13.掌握中暑、溺水、电击及自缢处理诊断及处理原则 14.掌握创伤的初步诊断、病情评估、处理原则和基本技能 15.掌握常用急救药物的使用 16.掌握动、深静脉穿刺置管术,心、胸、腹腔穿刺术,腰椎穿刺术,胸腔闭式引流术,三腔管放置术等 17.掌握心电图检查和严重心律失常诊断和治疗 18.掌握与急诊相关影像学诊断(创伤、脑卒中、颅内高压、气胸、急性肺水肿、肺炎、心包积液、主动脉夹层、急腹症等 19.开展救命性手术(腹腔脏器破裂、大血管损伤等) 20.掌握呼吸机的应用(转运、有创和无创呼吸机) 21.掌握洗胃术 22.掌握血液灌流技术 23.开展24小时影像学检查(床边、普放、CT、急诊超声)	1.必须设置有独立规范的抢救室、观察病区、急诊病区和EICU。划区诊疗(抢救室、监护区、普通诊区) 2.有具体可操作的急诊电子分诊标准。并与院前急救联网 3.有完整的急诊临床信息网络系统 4.亚低温治疗(急诊科独立开展) 5.床旁血液净化治疗(连续肾脏替代、血浆置换、血液灌流等)(急诊科独立开展) 6.ACS、肺栓塞、脑梗死急诊静脉溶栓治疗(急诊科独立开展) 7.严重多发伤和复合伤的急诊处理。(颅脑创伤、颈部损伤、胸部损伤等)。急诊专用手术室 8.24小时开展急诊DSA(严重创伤止血、ACS、肺栓塞、脑卒中等)以及CTA(主动脉夹层、肺栓塞等) 9.医院能够开展循环辅助治疗(IABP、ECMO、人工肝等)为急诊提供服务,至少开展其中的一项 10.有创血流动力学监测:PiCCO,CVP,动脉血压、纤维支气管镜等(急诊科独立开展) 11.急诊超声检查,包括创伤FAST、容量评估监测、引导穿刺(血管内和体腔)、深静脉血栓诊断等急诊超声项目,急诊科配备便携式超声诊断仪 12.床边即时检验(POCT):包括血气分析、血电解质、乳酸、血肌蛋白、异常血红蛋白、凝血功能、PCT,D-二聚体、脑钠肽、心肌损伤标志物等(急诊科有设备和独立开展,上述项目至少能够开展四项) 13.开展脑电双频指数监测 14.鼻空肠管置入

学科设置及床位数	技术标准(一般科室)	技术标准(重点科室)
十二、重症医学科	1.设立针对每位重症患者的基本生命体征监测独立单元(心电、血压、呼吸、血氧饱和度、有创动脉、中心静脉压力监测等) 2.心肺复苏(人工呼吸囊辅助呼吸、气管插管术、除颤术) 3.血气分析 4.床旁X线检查 5.深静脉穿刺置管术(颈内静脉、锁骨下静脉、股静脉穿刺) 6.血流动力学监测(PiCCO、Swan-Ganz、NICCO、NICOM血流动力学监测) 7.氧代谢监测(氧输送、氧耗、氧摄取、血乳酸监测) 8.腹腔内压监测 9.机械通气(无创通气、有创通气) 10.呼吸力学监测(气道压力、气道阻力、顺应性、PEEPi监测) 11.纤维支气管镜肺泡灌洗和吸痰术 12.亚低温治疗 13.血液净化技术(CVVH、CVVHD、CVVHDF治疗) 14.镇痛镇静评分	1.呼吸功能监测(肺复张容积、死腔通气、肺内分流监测) 2.俯卧位通气 3.经皮内镜下穿刺胃造口术和空肠造口术 4.经皮穿刺气管切开术 5.主动脉内球囊反博术 6.重症超声(经胸心脏超声、血管超声、腹部超声检查) 7.血浆分离加吸附 8.血液灌流 9.鼻空肠管置入 10.脑电双频谱指数监测 11.经食道心脏超声(可选) 12.微循环监测(OPS或SDF舌下微循环监测)(可选) 13.经皮组织氧监测(可选) 14.经电活动辅助通气和膈肌功能监测(可选) 15.高频振荡通气(可选) 16.体外膜氧合(ECMO)(可选) 17.电阻抗成像技术(EIT)(可选) 注意: 1.重点科室应同时达到一般科室的标准 2.必备项目不能开展的可用可选项目替代,不得低于10项。
十三、肿瘤科	1.经皮肺穿刺活检术 2.经皮肝穿刺活检术 3.各种恶性肿瘤的规范化诊断与化学药物治疗 4.分子靶向药物治疗 5.放射治疗常规模拟机定位技术 6.放射治疗CT定位技术 7.放射治疗模体位固定技术 8.三维适形调强放疗技术 9.各种恶性肿瘤的规范化放射治疗 10.肿瘤急诊的处理 备注:一般科室项目要求达到6项以上	1.多学科协作的综合治疗(MDT) 2.分子标志指导下的个性化治疗 3.肿瘤消融治疗技术 4.放射性粒子植入治疗技术 5.肿瘤深部热疗和全身热疗技术 6.自体免疫细胞(T细胞、NK细胞)治疗技术 7.容积旋转调强放疗或图像引导自适应螺旋断层放疗 8.癌痛规范化诊断与治疗 9.大剂量化疗(例如:大剂量MTX化疗) 10.肿瘤药物临床试验 备注:重点科室技术达到5项及以上即可

学科设置及床位数	技术标准（一般科室）	技术标准（重点科室）
十四、康复医学科	临床康复工作： 1.常见骨关节疾病（包括运动创伤） 2.常见神经疾病（脑卒中、脑外伤、脊髓损伤、脑瘫、外周神经损伤） 3.常见内脏疾病（心肺疾病、糖尿病等） 4.常见慢性疼痛处理 康复评定： 1.运动功能 2.平衡与协调功能 3.神经功能 4.感知和认知功能 5.日常自理能力 6.残疾程度 7.言语语言功能评定 康复治疗： 1.物理治疗（包括运动疗法和理疗） 2.作业治疗 3.言语治疗 4.中国传统康复治疗（推拿、拳操等） 5.假肢和矫形器应用和训练 6.简易压力治疗	临床康复工作在一般科室内涵的基础上，具有下列工作的能力： 1.严重脑卒中、脑外伤、脊髓损伤、脑瘫、外周神经损伤 2.严重骨关节疾病和运动创伤、关节置换术后、矫形手术后和截肢后 3.严重冠心病、高血压、心衰、糖尿病等内脏疾病以及PCI和CABG术后 4.复杂慢性疼痛，例如肌筋膜痛综合症、纤维性肌痛症、慢性下腰痛、复合性区域型疼痛综合症、慢性疼痛综合症等 康复评定： 1.心肺运动试验 2.临床步态分析 3.言语和吞咽功能评定 4.电生理（EMG、EP、神经传导速度等） 5.高级脑功能和心理评定 6.痛阈评定 康复治疗： 1.力量和耐力训练 2.神经肌肉促进技术 3.关节松动技术 4.平衡/协调训练 5.转移训练 6.步态训练 7.压力治疗 8.各种理疗 9.言语和吞咽治疗 10.感知和认知障碍的治疗 11.神经阻滞治疗（电刺激引导） 12.膀胱和直肠训练技术 13.假肢矫形器制作和训练
十五、疼痛科	1.星状神经节阻滞技术 2.肋间神经阻滞技术 3.大关节（膝、肩、髋等）滑膜腔内注射治疗技术 4.三叉神经干阻滞技术（含射频热凝术） 5.腰椎硬膜外腔置管注药疼痛治疗技术 6.经皮骨骼肌附着点松解术 7.经皮腰椎间盘臭氧减压术 8.经皮腰椎间盘胶原酶溶核术 9.经皮椎间盘射频髓核成形术	1.经皮脊神经节射频热凝术 2.经皮胸和腰交感链毁损术 3.经皮腹腔神经丛化学毁损术 4.冲击波技术 5.经皮椎体成形术（胸6及其以上，骨质疏松和椎体肿瘤） 6.经皮等离子颈椎间盘成形（减压）术 7.椎间孔镜治疗技术 8.鞘内药物输注通道和皮下注药港植入术 9.鞘内程控药物灌注系统植入术 10.脊髓神经电刺激电极和刺激器植入术

表 1-5-3　1200 张床位的三级综合医院临床科室床位配置推演

一级学科	二级学科	床位	一级学科	二级学科	床位	一级学科	二级学科	床位
内科	心血管内科	60	外科	普通外科	100	妇产科	妇科	35
	呼吸内科	45		心胸外科	35		产科	35
	消化内科	55		骨科	100	儿科		90
	血液内科	20		神经外科	45	眼科		25
	神经内科	60		血管外科	20	耳鼻喉科		15
	内分泌科	40		泌尿外科	40	口腔科		10
	肾内科	40		整形外科	10	肿瘤科		50
	风湿免疫科	20		烧伤外科	10	皮肤科		10
	老年病科	40						
重症医学科		20	中医科		60	感染科		50
康复医学科		40	疼痛科		20	急诊科		可不设住院床位

表 1-5-4　1200 张床位的三级综合医院医技科室设置及技术标准

科室	技术标准（一般科室）	技术标准（重点科室）
一、医学影像科	设备要求： 1. 大型 X 线机、CR/DR、胃肠造影机 2. 多排螺旋 CT 3. MR 4. 大型 DSA 影像诊断学要求： 1. 能开展全身各部位的 X 线摄影（包括 CR 或 DR）、钼靶摄影和床旁摄影及相应诊断等 2. 能开展心、脑、血管、胆囊、胆道、胃肠道、泌尿生殖系等影像学检查及诊断等 3. 能开展全身各部位的 CT 检查及诊断等 4. 能开展全身 MR 检查及诊断 介入放射学要求： 能开展介入放射学乙类以下手术项目： 1. 全身各部位动脉及静脉造影术 2. 四肢动脉、静脉溶栓术 3. 各部位良、恶性肿瘤动脉内灌注化疗/栓塞术 4. 上消化道内支架放置术 5. 经皮穿刺腰椎间盘微创治疗技术。下腔静脉过滤器放置术 6. 经皮穿刺胆道/囊肿/脓肿引流、硬化术 7. 全身各部位经皮穿刺活检术	设备要求（除一般科室拥有的设备外）： 1. 数字化胃肠造影机 2. 多排螺旋 CT 3. 高场 MR 4. 平板 DSA 5. PACS 影像诊断学要求： 1. 能开展无创性心脏功能成像 2. 能开展冠脉及全身其他血管的影像学诊断 3. 能开展各种治疗前定位（放疗、介入等） 介入放射学要求： 能开展介入放射学甲类手术项目： 1. 神经系统介入诊疗术 2. 呼吸系统介入治疗（支气管动脉栓塞、气管/支气管支架） 3. 动脉系统：大动脉、肾动脉与四肢动脉血管成形术 4. 静脉系统：上/下腔静脉/髂静脉血管成形术/急性肺动脉栓塞溶栓治疗/滤器植入与取出 5. 门脉高压介入治疗（TIPSS/胃底静脉/脾动脉栓塞） 6. 胆道与肠道系统：支架置入与取石/结肠支架置入 7. 椎体成形术/栓塞术 8. 经皮穿刺肿瘤射频/微波/冷冻/粒子植入 9. 血管瘤与畸形血管栓塞/硬化治疗

科室	技术标准（一般科室）	技术标准（重点科室）
二、医学检验科	1.常规开展至少400项检验项目，不得开展和使用法定淘汰项目和方法；专业设置齐全，包括临床血液学、临床体液学、临床化学、临床免疫学、临床微生物学、临床分子生物学 2.各专业开展项目要求 (1)临床血液学：开展血常规、溶血、凝血、血流变等试验；血常规检查有镜检标准，复检有记录及报告 (2)临床体液学：开展各种体液（尿液、粪便、痰液、脑脊液、胸腹水、精液、阴道分泌液等）的物理、化学、涂片检查；尿沉渣分析仪有复检标准，复检有记录及报告 (3)临床化学：开展蛋白、酶类、脂类、电解质、心肌标志物、微量元素、激素、代谢产物、血气分析等检测 (4)临床免疫学：开展体液免疫、细胞免疫、病原体血清学、肿瘤标志物、自身抗体、特定蛋白、生殖免疫、过敏原等检测；ELISA试验以酶标仪读数判断结果，并有至少近五年的原始记录 (5)临床微生物学：开展涂片、培养、鉴定、药敏等试验及耐药因子的检测；微生物鉴定要求到种，药敏试验的抗生素应及时更新并满足临床治疗和指导临床耐药性监测；细菌培养阳性率每年至少30%，有苛养菌、厌氧菌的阳性记录 (6)临床分子生物学：实验室必须经技术验收合格，开展病原体等项目检测 3.建立实验室质量体系，所有开展项目均建立操作SOP文件，所有用于检测的仪器设备均建立校准、操作、维护的SOP文件及相关记录 4.所有专业的检测项目均常规开展室内质控工作，RCV符合省推荐要求；参加江苏省临床检验中心组织的全部室间质评活动，合格率大于70% 5.运行良好的实验室信息系统（LIS），功能覆盖生成申请单、标本采集时间、接收时间、检测时间、报告时间，室内室间质量控制，试剂与仪器管理，保证试剂按规定要求储存和在有效期内使用等 6.检验报告格式及内容符合《病历书写规范》要求，有报告审核制度及记录，有危急值报告制度及记录 7.实验室生物安全符合《江苏省临床实验室生物安全规范》要求	1.常规开展项目大于500项 2.实验室信息系统（LIS）与医院信息系统（HIS）联网 3.所有专业的检测项目均常规开展室内质控工作，80%的项目的RCV符合小于国家推荐要求；参加卫生部临床检验中心的室间质评活动，全部参加江苏省临床检验中心组织的各项室间质评活动（合格率大于85%） 4.有2名以上检验医师，其职责为确定开设检验项目及其检测方法，建立实验室参考范围；负责检验结果的解释及进一步检验的建议；定期参加查房，介绍新项目及其临床意义，参加疑难病例讨论会 5.开展实验室临床路径的工作，进行可疑结果的确认实验如中和试验、RIBA、Western Blot等
三、临床输血科	1.开展ABO血型、RH血型血型鉴定；交叉配血试验（不能仅用盐水介质法，应选用酶法、聚凝胺法、抗人球蛋白法等其中一种）；不规则血型抗体筛查、血型抗体效价检测、Coomb's试验 2.制订临床合理用血指南，临床用血符合适应症。红细胞输注率达90%以上；积极开展自体输血工作，自体输血率达到15%以上 3.按照《江苏省医疗机构输血科（血库）建设管理规范》建立健全输血科规章制度和操作规程。建立和使用临床输血计算机信息管理系统	

科室	技术标准（一般科室）	技术标准（重点科室）
四、药剂科	1.调剂工作 （1）门诊药房：实行大窗口或柜台式发药；有为特殊（如伤残、军人）病人的服务规范与服务窗口；设立有特殊药品调配窗口、门诊咨询窗口或咨询台，开展用药咨询服务。开展合理用药宣教 （2）急诊药房：设置在急诊科内；有符合急诊救治需要的药品 （3）住院病区药房：供应药品的种类应与收住病人的临床诊疗需要相适宜。有夜间临时医嘱取药的程序 （4）建立静脉药物配置中心（室），能开展肠外营养、危害药品和其他的静脉药物集中调配工作 （5）药品调剂的质量管理：有调配药品"四查十对"的标准操作规程。有处方权医师签字留样，医师签名与药房留样的符合率达到100%；处方用纸符合规定；门诊处方每张药品数≤5个品种；门诊处方（含中药饮片）复核率100%；普通处方调配合格率≥95%；麻醉药品、精神药品处方合格率100%。门诊处方与住院医嘱用药药品名称通用名（化学名）率达100%。调配药品的出门差错率≤0.1‰；饮片配方总量误差≤±5%；调配药品用法用量标示率达100% 2.药品供应工作 （1）药品供应供应率≥90%；无假药、劣药，无保健药品；能帐帐相符、帐物相符，盘点误差±3‰；年报损金额≤0.5%（饮片≤1%） （2）有特殊药品、药品效期、药品引进和淘汰等的管理制度与程序；制定有并能定期修订本医疗机构《基本用药目录》和《医院处方集》 3.制剂与药检工作 院内制剂有"制剂许可证"、药检室；制剂检验率100% 4.临床药学工作 （1）临床药师工作：有专职临床药师3—5人；临床药师参与临床查房、会诊与抢救、病例讨论；书写药历≥50份/年；进行治疗药物监测，推行个体化给药方案 （2）药物不良反应监测：药剂科设有医院药品不良反应监测办公室；有药品不良反应监测报告程序、分析与评估等制度；规范开展药品不良反应监测和报告工作 （3）建立有医院抗菌药物临床应用管理领导小组、抗菌药物临床应用管理办公室，抗菌药物实行分级管理，按"非限制使用、限制使用和特殊使用三个等级"在HIS系统设置有临床医师相应的使用权限 （4）合理用药管理：有会同医疗管理部门，根据医院诊疗科目、科室设置、技术水平、诊疗量等实际情况，确定具体抽样方法和抽样率的处方点评制度；药品异动情况通报或公示的合理用药监测与管理工作。其中门急诊处方的抽样率不应少于总处方量的1‰，且每月点评出院病历绝对数不应少于30份 （5）药物信息服务：定期出版药讯、举办讲座或培训	1.经国家食品药品监督管理局认证批准的国家药物临床试验机构的一期临床试验研究室；卫生部（卫生厅）临床药师培训基地 2.有与HIS联网运行的药学信息管理系统，能实时动态地提供临床药学信息咨询服务 3.临床药师至少参与3个以上专科、5种以上疾病的药物治疗方案的设计与评价 4.书写药历≥100份/年 5.医院根据药事管理和药物临床应用管理的现状和存在的问题，对特定的药物或特定疾病的药物（如国家基本药物、血液制品、中药注射剂、肠外营养制剂、抗菌药物、辅助治疗药物、激素等临床使用及超说明书用药、肿瘤患者和围手术期用药等）使用情况进行的专项处方点评。并将处方点评结果作为重要指标纳入医院综合目标考核和医师定期考核指标体系 6.治疗药物监测数≥10项 7.严重药品不良反应报告数量不少于全部数量的30%

科室	技术标准(一般科室)	技术标准(重点科室)
五、病理科	1.能完成小儿或成人的全身尸检,死亡诊断,特殊部位的尸检及诊断,猝死的病理诊断 2.全身各部位活体组织病理检查和诊断 3.全身各部位活体组织冰冻切片或石蜡快速诊断,快速诊断与常规诊断符合率达95% 4.各种疑难疾病及特定专科疾病的诊断 5.常用的特殊染色方法 6.应用免疫组织化学和分子生物学技术辅助诊断 7.能开展与临床结合的科研工作 8.切片优良率≥85%	1.能指导研究生开展结合临床病理的科研设计,完成课题及论文答辩,学习诊断病理并达到一般进修医师的水平 2.培养、带教好病理进修医师,完成本科生的教学 3.进行疑难病理会诊,指导下级医院的工作。有知名度高的学科带头人,承担大量会诊任务 4.进行国际合作,与国际先进水平接轨
六、核医学科	1.全身各脏器放射性核素显像: ①必备仪器为SPECT ②医用核素活度计 2.体外标记免疫分析:必备仪器为γ计数器、自动化学发光分析仪或时间分辨荧光免疫分析仪 3.骨密度测定:必备仪器为双能X线骨密度测定仪 4.辐射防护监测设备仪器(如表面沾污仪等) 5.核素治疗专科门诊 6.核医学的体内和体外部分均需有规范的室内质控并参加市级以上室间质	1.能开展正电子发射断层显像(PET或PET/CT) 2.能进行正电子药物的生产、制备与研究(回旋加速器) 3.建有核医学实验室 4.核素治疗专科门诊和病房 5.核医学的体内和体外部分均需有规范的室内质控并参加省级以上室间质控。 6.能完成或指导本科生、研究生和进修生的培养带教工作

除了以上临床及医技科室的设置外,为保障临床诊疗工作的需要,还应设置相应的临床功能检查室及辅助科室,主要有超声科、手术室、营养科、心电图室、肌电图脑电图检查室、内镜检查室、肺功能检查室、高压氧舱、消毒供应室。

医辅科室及行政职能科室除了对院感管理有具体要求(医院感染管理专职人员数与开放床位数比:每200—250张床位配备一名专职人员),其他科室及部门均无明确的规定。

(二)1200张床位三级综合医院的物力资源配置的推演

物力资源指企业进行生产经营活动所需的土地、厂房、建筑物、构筑物、机器设备、仪表、工具、运输车辆和器具、能源、动力、原材料和辅料等。卫生物力资源是指医疗机构开展医疗服务过程中所需要的物质资料的总和,是开展医疗活动的物质基础。医院的物力资源主要包括房屋、设备、药品、器械、卫生材料、能源等。房屋及设备资源是物力资源的核心,也是物力资源配置的重点,是医院学科发展的基础,也是学科建设规范的具体要求内容之一。而药品、器械及卫生材料等物力资源的配置更多是依据医院及科室运行的实际需求而动态配置的。本节我们主要是根据1200张床位的三级综合医院的建设标准及学科建设标准的具体要求进行房屋及设备的配置推演。

2021年4月20日由国家卫生健康委组织编制的《综合医院建设标准》正式发布,编号为建标110-2021,自2021年7月1日起施行。原《综合医院建设标准》(建标110-2008)同时废止。新标准是综合医院科学决策,合理确定建设水平的全国统一标准。综合医院的建设除执行本标准外,尚应符合国家现行有关标准、规范、和定额、指标的规定。新标准将综合医院的建设规模按照病床数量分为5个级别:200床以下、200—499床、500—799床、800—1199床、1200—1500床。建设项目包括场地(包括建筑占地、道路、绿地、室外活动场地、停车场等)、房屋建筑(包括急诊部、门诊部、住院部、医技科室、保障系统、业务管理和院内生活用房等)、建筑设备(包括电梯、物流设备、暖通空调设备、给水排水设备、电气设备、通信设备、智能化设备、医用气体设备、动力设备和燃气设备的)和医疗设备(包括一般医疗设备和大型医疗设备)。承担预防保健、医学科研和教学培训任务的综合医院,还应包括相应预防保健、科研和教学培训设施。新标准明确各级别规模医院床均建筑面积指标如下:

表1-5-5　综合医院七项用房床均建筑面积指标　　　　　单位:m²/床

床位规模	200床以下	200—499床	500—799床	800—1199床	1200—1500床
床均建筑面积指标	110	113	116	114	112

另外设置感染疾病科病房的综合医院应按照感染疾病科每床30m²增加相应的建筑面积,预防保健用房应按照35m²/人的标准增加预防保健建筑面积,承担医学科研任务的综合医院,科研用房面积按照50m²/人的标准增加科研建筑面积。承担住院医师规范化培训、助理全科医生培训的综合医院应增加1000m²的培训用房建筑面积,并根据主管部门核定的培训规模,按照10m²/学员的标准增加教学用房建筑面积,按照12m²/学员增加学员宿舍建筑面积。

根据我们推演的1200张的三级综合医院科室设置情况,结合其需要承担预防保健及科研教学任务的情况,推演其总建筑面积=1200×114+50床×30+8×35+1000=142100m²。

临床科室根据床位进行相应的用房配置,对有建设规范要求的科室应根据标准进行配置,具体如下:

1.急诊科物力资源配置基本标准

(1)仪器设备。

心电图机、心脏起搏/除颤仪、心脏复苏机、简易呼吸器、吸机、心电监护仪、负压吸引器(有中心负压吸引可不配备)、给氧设备(中心供氧的急诊科可配备便携式氧气瓶)、洗胃机、三级综合医院还应配备便携式超声仪和床旁X机。有需求的医院还可以配备血液净化设备和快速床旁检验设备。

(2)急救器械。

一般急救搬动、转运器械,各种基本手术器械。

(3)抢救室急救药品。

心脏复苏药物;呼吸兴奋药;血管活性药、利尿及脱水药;抗心律失常药;镇静药;止痛、解热药;止血药;常见中毒的解毒药、平喘药、纠正水电解质酸碱失衡类药、各种静脉补液液体、局部麻醉药、激素类药物等。

2.重症医学科物力资源配置基本标准

重症医学科基本设备

(1)每床配备完善的功能设备带或功能架,提供电、氧气、压缩空气和负压吸引等功能支持。每张监护病床装配电源插座12个以上,氧气接口2个以上,压缩空气接口2个和负压吸引接口2个以上。医疗用电和生活照明用电线路分开。每个床位的电源应该是独立的反馈电路供应。重症医学科应有备用的不间断电力系统(UPS)和漏电保护装置;每个电路插座都应在主面板上有独立的电路短路器。

(2)应配备适合的病床,配备防褥疮床垫。

(3)每床配备床旁监护系统,进行心电、血压、脉搏血氧饱和度、有创压力监测等基本生命体征监护。为便于安全转运患者,每个重症加强治疗单元至少配备1台便携式监护仪。

(4)三级综合医院的重症医学科原则上应该每床配备1台呼吸机,二级综合医院的重症医学科可根据实际需要配备适当数量的呼吸机。每床配备简易呼吸器(复苏呼吸气囊)。为便于安全转运患者,每个重症加强治疗单元至少应有1台便携式呼吸机。

(5)每床均应配备输液泵和微量注射泵,其中微量注射泵原则上每床4台以上。另配备一定数量的肠内营养输注泵。

(6)其他必配设备:心电图机、血气分析仪、除颤仪、心肺复苏抢救装备车(车上备有喉镜、气管导管、各种管道接头、急救药品以及其他抢救用具等)、纤维支气管镜、升降温设备等。三级医院必须配置血液净化装置、血流动力学与氧代谢监测设备。

3.麻醉科物力资源配置基本标准

(1)门诊。

应设立独立的诊室,并建立完善的信息系统,包括门诊和住院电子病历系统、麻醉手术管理系统、医院信息系统等。三级医院和有条件的二级医院应设置综合治疗室和观察室。

综合治疗室应具备:

①基础设施。电源、高压氧源、吸氧装置、负压吸引装置。

②基本设备。麻醉机、多功能监护仪、除颤仪、血压计、简易人工呼吸器、气管插管器具。

③麻醉及疼痛治疗相关设备。射频热凝治疗仪、彩色超声仪、体外冲击波治疗仪、神经电刺激定位仪、经皮神经电刺激仪等。

(2)手术操作相关麻醉。

①麻醉单元。每个开展麻醉医疗服务的手术间或操作间为1个麻醉单元,每个麻醉单元配备:电源、高压氧气、压缩空气、吸氧装置、负压吸引装置、应急照明设施。有条件的医院应安装功能设备带;麻醉机、多功能监护仪(血压、心率、心电图、脉搏氧饱和度)、简易人工呼吸器、气道管理工具;气管内全身麻醉应配备呼气末二氧化碳监测仪;婴幼儿、高龄、危重患者、复杂疑难手术应配备体温监测及保温设备;儿童和婴幼儿手术麻醉场所须配备专用的气管插管装置、可用于小儿的麻醉机和监护仪。

②手术公共区域设备(数个相邻麻醉单元公用):备用氧气源、纤维支气管镜、处理困难气道的设备;有创血流动力学监测仪、体温监测及保温设备、自体血回收机;抢救车及除颤仪;床旁便携式超声仪、便携式呼吸机和便携式监护仪;有条件者应配备:心排出量监测仪、呼吸功能监测仪、肌松监测仪、麻醉深度监测仪、麻醉气体监测仪、脑氧饱和度监测仪等监护设备;血气分析仪、出凝血功能监测仪、生化分析仪、血球压积或血红蛋白测定仪、渗透压检测仪和血糖监测仪等床旁化验检查设备;超声定位引导装置、经食道心脏超声检查设备、神经刺激器;麻醉机回路、纤维支气管镜等器械的消毒设备。

(3)围手术期管理。

①麻醉准备室/诱导室:配备电源、高压氧源、吸氧装置、负压吸引装置、麻醉机或呼吸机、监护仪、气道管理工具、简易人工呼吸器等设备。

②麻醉后恢复室。建议麻醉后恢复室床位按以下比例设置:住院手术室与手术台数量比≥1:2;日间手术室与手术台数量比≥1:1;无痛诊疗中心。与手术台(诊疗台)数量比≥2:1。每张床位配备电源、吸氧装置和监护仪;每个恢复室区域应配备麻醉机或呼吸机、吸引器、抢救车、除颤仪、血气分析仪、旁超声仪、便携式监护

仪、肌松监测仪、气道管理工具、简易人工呼吸器等。

③麻醉后监护治疗病房：每床配备完善的功能设备带或功能架，提供电、氧气、压缩空气、负压吸引等功能支持。每张监护病床装配电源插座12个以上，氧气接口2个以上，压缩空气接口2个以上和负压吸引接口2个以上。医疗用电和生活照明用电线路分开。每个床位的电源应该是独立的电路供应；应配备合适的病床，配备防褥疮床垫；每床应配备呼吸机、床旁监护系统(心电、血压、脉搏血氧饱和度、有创压力监测、体温等基本生命体征监护)、输液泵及微量注射泵等；病房应配备急救设备，包括除颤仪、急救车和气管插管用具等；三级综合医院麻醉后监护治疗病房应配备脑电监测/麻醉深度监测仪、血糖监测仪、血气分析仪、升降温设备、便携式呼吸机及便携式监护仪器等；有条件的医院可配备：简易生化仪和乳酸分析仪、血流动力学与氧代谢监测设备、胃粘膜二氧化碳张力与pHi测定仪。经胸/食道心脏超声检查设备。持续血液净化等设备、防治下肢静脉血栓的间歇充气加压泵、胸部震荡排痰装置。闭路电视探视系统、层流净化设施、正压/负压隔离病房等。

（4）专科病房。

专科病房的床位设置应当与医院功能定位、服务能力及患者需求相适应。

（5）信息系统及远程医疗平台建设。

二级及以上医院麻醉科应建立符合国家卫生健康委医院信息化相关要求的麻醉电子信息系统，并以此作为质量控制的技术平台。建设基于网络的麻醉与疼痛评估随访信息系统。通过远程医疗，加强与上下级医疗机构麻醉科协作，促进医疗资源上下贯通。

4.康复医学科物力资源配置基本标准

（1）科室、面积和床位：独立设骆门诊和病区。至少设骆具备临床康复评定功能的物理治疗室、作业治疗室、言语治疗室、传统康复治疗室、康复工程室等；康复医学科门诊和治疗室总使用面积不少于1000m²；床位：根据需求和当地康复医疗服务网络设定床位，应为医院总床位数的2%—5%，每床使用面积不少于6m²，床间距不少于1.2m。

（2）设备。

①功能评定与实验检测设备：至少独立配备运动心肺功能评定设备、肌电图与临床神经电生理学检查设备、肌力和关节活动评定设备、平衡功能评定设备、认知语言评定设备、作业评定设备等。

②康复治疗专业设备。

运动治疗：至少配备训练用垫、肋木、姿势矫正镜、平行杠、楔形板、轮椅、训练用棍、砂袋和哑铃、墙拉力器、划船器、手指训练器、肌力训练设备、肩及前臂旋转训练器、滑轮吊环、电动起立床、治疗床及悬挂装　、功率车、踏步器、助行器、连续性关节被动训练器(CPM)、训练用阶梯、训练用球、平衡训练设备、运动控制能力训练设备、功能性电刺激设备、生物反馈训练设备、减重步行训练架及专用运动平板、儿童运动训练器材等。

物理因子治疗：至少配备直流电疗设备、低频电疗设备、中频电疗设备、高频电疗设备、光疗设备、超声波治疗设备、磁治疗设备、传导热治疗设备、冷疗设备、牵引治疗设备、气压循环治疗设备等。

作业治疗：至少配备日常生活活动作业设备、手功能作业训练设备、模拟职业作业设备等。

言语、吞咽、认知治疗：至少配备言语治疗设备、吞咽治疗设备、认知训练设备、非言语交流治疗设备等。

传统康复治疗：至少配备针灸、推拿、中药熏(洗)蒸等中医康复设备。

康复工程：至少配备临床常用矫形器、辅助具制作设备。

③急救设备：至少配备简易呼吸器、供氧设备、抢救车。

④信息化设备：至少配备1台能够上网的电脑。

5.中医科物力资源配置基本标准

(1)医疗用房：门诊诊室的面积应满足开展业务的需求。三级医院净使用面积不少于$90m^2$；病房每床建筑面积不少于$40m^2$，或不低于医院临床科室平均每床建筑面积；每床净使用面积不少于$6m^2$，或不低于医院临床科室每床平均净使用面积。

(2)设备配备：

①基本设备：诊断床、听诊器、血压计、温度计、治疗推车、脉枕、针灸器具、火罐、电冰箱、计算机等。

②根据专科业务工作需要，配备相应的专科诊疗设备。

6.感染性疾病科物力资源配置标准

应设置处置室和抢救室等。

①处置室：划分无菌区、清洁区与污染区；设有流动水洗手设施。

②抢救室：仪器及物品摆放固定，标志醒目。设有抢救床、抢救车、氧气瓶、氧气袋、血压计、除颤器、心电监护仪、专用呼吸机、吸引器、插管物品等，备有常用抢救药品及一次性消耗品如吸痰管、吸氧管、导尿管、采血针、试管、一次性手套等。

处置室、抢救室应安装紫外线灯或其他具备卫生部批件的空气消毒器械。

7.影像医学科物力资源配置基本标准

（1）设备配置。

与三级医院服务功能相匹配，能够满足临床诊治疑难重症及开展医疗技术等服务需求。包括彩超（二维彩超、三维彩超）、计算机断层扫描（CT）（64排及以上）、数字X线（DR、CR）、磁共振成像（MRI）（1.5T及以上）、数字减影血管造影（DSA）、数字胃肠透视机、乳腺X光机、胃肠X光机、移动式C臂数字减影血管造影机等。

（2）技术要求。

①影像诊断学要求：能开展全身各部位的X线摄影（包括CR或DR）、钼靶摄影和床旁摄影及相应诊断等；能开展心、脑、血管、胆囊、胆道、胃肠道、泌尿生殖系等影像学检查及诊断等；能开展全身各部位的CT检查及诊断等；能开展全身MR检查及诊断。

②介入放射学要求：能开展介入放射学乙类以下手术项目；全身各部位动脉及静脉造影术；四肢动脉、静脉溶栓术；各部位良、恶性肿瘤动脉内灌注化疗/栓塞术；上消化道内支架放置术；经皮穿刺腰椎间盘微创治疗技术。下腔静脉过滤器放置术；经皮穿刺胆道/囊肿/脓肿引流、硬化术；全身各部位经皮穿刺活检术。

（三）1200张床位三级综合医院的人力资源配置推演

人力资源是医疗资源中最主要的组成部分，是保障医疗服务正常运行的核心因素。国内外卫生人力资源配置预测方法有多种，常用的方法主要有：健康需要法、健康需求法、服务目标法、人力/人口比值法、医院规划模式法、灰色模型法、任务分析法等。其中前4种方法是WHO推荐使用的卫生人力预测方法。以上方法适合国家及地方政府层面对区域整体的卫生人力资源需要进行预测及规划。而医院内部人力资源的配置应根据医院的规模、学科发展的需要及行业建设规范及标准的要求进行更加细化的配置。医院内部人力资源主要是卫生技术人员，具体包括医师、护士及其他专业技术人员，如药师、药士、检验师、放射技师等。我们根据我国《医疗机构基本标准》（2017版）和《三级综合医院评审标准》（2020版）的要求，结合科室、床位设置及技术标准，可以对1200张床位的三级综合医院卫生人力资源配置进行推演。而医院其他人力资源配置如医辅科室、行政职能科室、后勤保障科室等，由于各医院具体情况及运行效率不同，也缺乏相应的具体标准及要求，故在本节不做推演。

我们对1200张床位三级综合医院卫生人力资源配置推演如下：根据医疗机构基本标准每床至少配备1.03名卫生技术人员,每床至少配备0.4名护士;根据等级医院评审标准的具体要求:卫生技术人员数与开放床位数比≥1.03:1,全院护士人数与开放床位数比≥0.4:1),病区护士人数与开放床位数比≥0.4:1,医师与实际开放床位数比≥0.3:1,医院感染管理专职人员数与开放床位数比(每200—250张床位配备一名专职人员)。可以推演1200张三级综合医院基本卫生技术人员配置至少1230人,其中医师至少配置360人,护理人员至少配置480人,其他专业技术人员390人。但对于三级综合医院很多学科,无论是评审标准还是学科建设规范,还有更高的要求。我们对有明确要求的学科按照相应建设标准及管理规范的要求进行推演,其他学科按照相应标准的基本要求进行推演,再结合前面科室设置及病床配置情况,推演出具体各临床及医技科室人力基本标准配置如下表:

表1-5-6　1200张床位三级综合医院临床科室根据床位数的医护基本配置

一级学科	二级学科	床位/张	医师人数/人	医师职称	护士人数/人	护师职称
内科	心血管内科	60	18	高3中6	24	高1中3
	呼吸内科	45	14	高2中4	21	中2
	消化内科	55	17	高2中4	22	高1中3
	血液内科	20	6	高1中2	8	中1
	神经内科	60	18	高3中6	24	高1中4
	内分泌科	40	12	高1中2	16	高1中3
	肾内科	40	12	高1中2	16	高1中3
	风湿免疫科	20	6	高1中1	8	中1
	老年病科	40	12	高1中2	16	中4
外科	普通外科	100	30	高4中8	40	高1中6
	心胸外科	35	11	高2中4	14	高1中2
	骨科	100	30	高4中8	40	高1中6
	神经外科	45	14	高2中4	18	高1中3
	血管外科	20	6	高1中2	8	中1
	泌尿外科	40	12	高2中4	16	高1中3
	烧伤外科	10	3	高1中1	4	中1
	整形外科	10	3	高1中1	4	中1

一级学科	二级学科	床位/张	医师人数/人	医师职称	护士人数/人	护师职称
妇产科	妇科	35	9	高1中2	16	中1
	产科	35	11	高1中3	22	高1中1
儿科	含新生儿	90	27	高3中6	54	高1中2
眼科		25	7	高1中2	10	中1
耳鼻喉科		15	9	高1中2	6	中1
口腔科		10	8	高1中2	4	中1
皮肤科		10	5	中1	4	中1
肿瘤科		50	15	高2中4	20	高1中4
重症医学科		20	16	高3中6	50	高2中6
康复医学科		40	10	高1中3	12	中3
疼痛科		20	5	高1中1	8	中1
感染科		50	15	高1中3	20	高1中2
中医科		60	24	高1中2	24	中2
急诊科	可不设住院		14	高2中4	25	高1中2
手术麻醉科	12个手术间		24	高3中6	36	高1中4
合计	1200张床位		423	54/110	610	18/79

注:职称栏表示对于医师和护师的职称配置的基本要求及数量,同时还考虑科室人才梯队及职称结构比例进行推演。

需要特别说明的是重症医学科的床位设置及人员配置情况,根据三级综合医院评审标准要求,三级综合医院重症病房床位数应达到医院实际开放床位数的5%,医生人数与重症医学科开放床位数之比不低于0.8∶1,护士人数与重症医学科开放床位数之比应达到3∶1。那么1200张床位应设重症医学科床位60张,配置医生48人,护士180人。从2015年中华医学会重症医学分会在全国开展普查的结果看,我国三级公立医院重症医学科发展不均衡,在全国32个省、自治区、直辖市中,广东省(325)、山东省(305)和河南省(289)的ICU数量及床位数均位于全国前三位。全国ICU床位总数46453张,占医院总床位数1.71%,均未达到国家卫健委制定的标准要求。故在本次推演中我们没有按照实际标准要求设置ICU的床位数,而是取了全国相对合理的均值。

表 1-5-7 1200张床位三级综合医院医技科室专业技术人员基本配置

科室	医生人数/人	职称	护士人数/人	职称	其他专业技术人员/人
影像科	18	高1	10		34
检验科					50
输血科					7
病理科	12	高1			12
核医学科	3		3		
超声科	15		5		
药剂科					60
神经功能相关检查	2		4		
心功能相关检查	6		3		
肺功能相关检查	2		3		
内镜相关检查	4		6		
总计	62		34		163

作者：程伟 王毅

第六节 三级公立医院绩效指标考核简况

一、绩效指标设置简况

(一)指标框架

2017年7月,国务院办公厅印发《关于建立现代医院管理制度的指导意见》(国办发〔2017〕67号),明确提出要建立以公益性为导向的考核评价机制,定期组织公立医院绩效考核,考核结果与财政补助、医保支付、绩效工资总量以及院长薪酬、任免、奖惩等挂钩。2019年1月,国务院办公厅印发《关于加强三级公立医院绩效考核工作的意见》(国办发〔2019〕4号,以下简称"4号文"),首次在国家层面统一了公立医院绩效考核指标体系和支撑体系,具有重要的历史和现实意义。为落实"4号文"及科学开展三级公立医院绩效考核工作,国家卫生健康委办公厅、国家中医药局办公室先后印发了《关于启动2019年全国三级公立医院绩效考核有关工作的通知》(国卫办医函〔2019〕371号)、《国家三级公立医院绩效考核操作手册(2019版)》(国卫办医函〔2019〕492号,以下简称"2019版操作手册"),标准着公立医院绩效考核进入实际操作阶段。

根据"2019版操作手册",我国三级公立医院绩效考核指标体系共分为三个层级:(1)一级指标包括医疗质量、运营效率、持续发展以及满意度评价四个维度;(2)每个一级指标下分2-4个二级指标,二级指标共有14个方面;(3)三级指标共有55项。其中:定量指标50项,定性指标5项;国家监控指标26项,地方卫生健康行政部门监测指标29项;国家监测指标中15个指标自动生成,9个指标由财务年报表获取,2个指标由医院填报。

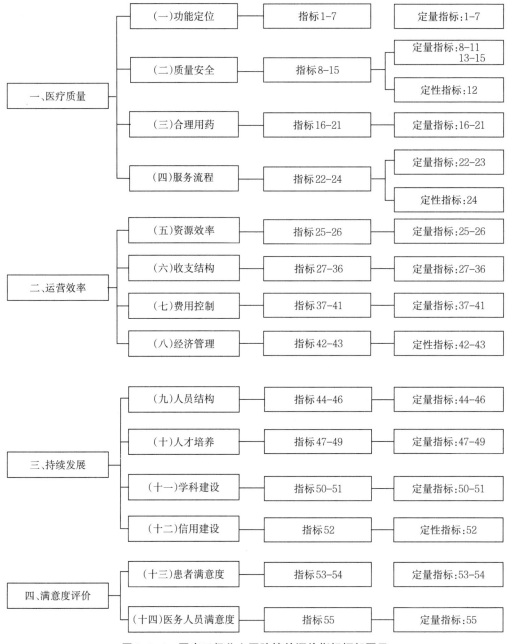

图1-6-1 国家三级公立医院绩效评价指标框架图示

另外,"操作手册"对55个三级指标制定了相应的指标导向,该导向表明了后续管理部门对三级公立医院基于考核结果的进一步监管趋势。经统计,指标导向中监测比较、逐步提高、逐步降低、逐步完善在三级指标中的数量对应如下。

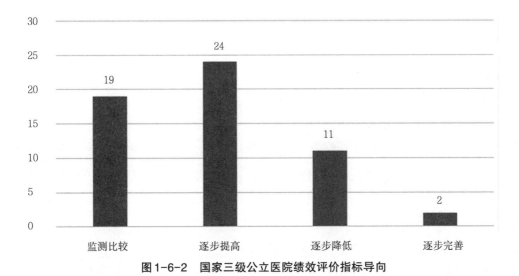

图1-6-2 国家三级公立医院绩效评价指标导向

在保证稳定性、统一性、准确性、简洁性基础上，2020年6月国家卫生健康委员会办公厅对"2019版操作手册"进行修订和新增，形成《国家三级公立医院绩效考核操作手册(2020版)》(以下简称"2020版操作手册")。"2020版操作手册"在修订指标上，一是更新手术操作分类代码版本。二是进一步明确指标内涵。门诊服务量依据挂号数统计，均表述为门诊患者人次数，涉及指标1—2、7、18、22共5个指标。出院服务量，均表述为出院人数，涉及指标1—2、4、7、10、17、19、40—41共9个指标。所有的手术以人数为统计单位，涉及指标3—6、8—10共7个指标。"2020版操作手册"在新增指标上，新增"重点监控高值医用耗材收入占比"；新增后三级指标共计56个。

(二)主要特点

1.引入平衡计分卡(Balanced Score Card, BSC)管理工具及其理念

以公益性为导向，以强化公立医院质量安全为基础，提升医疗服务技术为方向，借助BSC系统形成综合医疗质量、运营效率、持续发展、满意度评价指标体系，改变既往质量安全管理与财务管理两张皮现象，实现医疗卫生服务技术管理、质量安全管理、财务管理、绩效管理一体化。

2.绩效考核工作密切结合医改政策举措

考核指标设计着眼于分级诊疗、医疗质量、服务流程、满意度、费用控制等公立医院综合改革政策，充分借助绩效考核的导向作用，助推综合改革政策的落地。

3.考核指标体系实现共同性和差异性的统一

由于地区间发展水平的差异，各地的医院建设发展和管理水平存在较大差异。基于上述基本国情,本次绩效考核在统一国家级指标基础上,允许各省市根据实际情况增设地方指标,既有原则性,又有灵活性,能够提高考核的针对性和精准度。另外"4号文"规定除部队外所有隶属关系的公立医院均参加属地考核,有利于区域卫生规划实施和医院功能定位落实。

4.突出了信息化支撑下的定量考核

本次考核的55个指标中50个为定量指标,且大部分从常规上报系统中提取,提高了考核的客观性、准确性、可比性和即时性。在减轻医院负担的同时,降低了人为打分造成的同质化差的问题,避免了专业评价人员短缺、评价成本过高、评价周期长等不足。

5.强调多部门协同工作机制,使考核结果得到更加充分的运用

绩效考核工作一方面强调卫生健康、医保、发改等部门要协同推进,适时出台相关政策,保障考核工作落实到位。另一方面绩效考核结果将与医院所获得的财政投入、绩效工资总额核算、医保支付等紧密结合,并作为选拔任用医院领导班子的重要参考,绩效考核的重要性被大大提升。

6.体现PDCA理念

正如"2020版操作手册"所言:全国三级公立医院绩效考核既是一项开创性的工作,也是一项持续改进的工作。根据各地三级医院开展绩效考核遇到的实际问题和典型经验,遵循PDCA理念,不断完善健全三级医院指标体系和内涵,夯实支撑体系,实现三级公立医院高质量绩效考核。

7.高质量发展目标更加具体

以建立现代医院管理制度为目标,通过绩效考核,推动三级公立医院在发展方式上由规模扩张型转向质量效益型,在管理模式上由粗放的行政化管理转向全方位的绩效管理,促进收入分配更科学、更公平,实现效率提高和质量提升,促进公立医院综合改革政策落地见效。

8.政策导向更加精准和多元

总体来讲,三级医院绩效考核从以下10个方面体现高质量发展:简约实操导向、客观定量导向、统一规范导向、预算管理导向、管理转型导向、增幅控制导向、质量安全导向、降本节耗导向、功能回归导向、持续发展导向。

二、"全国大考"简况

(一)2018年"全国大考"简况

内容来源于2020年6月29日国家卫生健康委办公厅印发的《关于2018年度全国三级公立医院绩效考核国家监测分析有关情况的通报》(国卫办医函〔2020〕515号)。

1.功能定位不断得到落实

(1)医疗服务效率持续提升。

2018年,全国三级公立医院总诊疗人次数13.6亿,较2016年增长9.93%,出院人次数8047万,较2016年增长13.8%,均高于在职职工数和床位数的增幅。平均住院日9.1天,较2016年下降0.4天,床位使用率99%,时间消耗指数逐年降低。与2016年相比,日间手术人数增加近74万,日间手术占择期手术比例提升2.93%。

(2)分级诊疗制度建设效果逐步显现。

2016年至2018年,三级公立医院门急诊和住院患者下转人次数逐年上升,其中2018年向医联体内二级医院或基层医疗机构下转患者人次数累计达到1301.73万人,较2016年增长45.45%,门诊人次数与出院人数比不断下降,适宜患者向下转诊成为趋势。

(3)疑难危重患者救治能力不断增强。

2018年全国三级公立医院出院患者手术占比27.4%,微创手术占比15.9%,四级手术比例16.4%,均较2016年有所提升,三级公立医院综合诊疗技术能力不断增强。

2.医疗质量与安全持续提升

(1)患者安全不断加强。

2018年全国三级公立医院手术患者并发症发生率0.48%,I类切口感染率0.71%,均较2016年有所下降。其中,上海市在出院患者手术占比、出院患者四级手术占比位于各省份前列的情况下,手术患者并发症发生率和I类切口感染率全国最低。

(2)医疗服务能力不断增强。近3年,全国三级公立医院医疗技术难度(体现医疗技术难度的主要指标为CMI值、四级手术占比等)稳中有升,综合医院CMI值由2016年1.015增加至2018年1.016,其中北京市(1.30)、上海市(1.13)位于全国前列;西藏自治区CMI值3年间提高0.11,进步最快。全国三级公立医院诊疗病种覆盖面逐年增加,DRG组数中位数由2016年的530组增加至2018年的563组,其中综合医院DRG中位数达到617组,较2016年增加28组。

(3)临床检验可比性持续提高。近3年,参加室间质评的三级公立医院从1394家上升到1527家。2018年全国室间质评项目参加率中位数为75%,较2016年提升3.4个百分点,合格率中位数基本稳定在96%左右,表明同级医疗机构检验结果可比性得到提高,为检验结果互认打下基础。

(4)临床用药更趋合理。

2018年全国三级公立医院抗菌药物使用强度约为37.78DDDs,优于40DDDs的国家要求。点评处方占处方总数的比例、病房(区)医嘱单(处方)点评率、基本药物采购品种数和占比逐年提升,门诊患者基本药物处方占比达到52.25%,住院患者基本药物使用率达到95.38%,国家组织药品集中采购中标药品使用比例达到92.21%。

3.医院运营与内部管理水平不断提高

(1)内部管理能力持续改进。

2018年全国三级公立医院门诊预约诊疗率达42.02%,较2016年上升12.36%。3年来,参评电子病历水平分级的三级公立医院从994家上升到1764家,参评率达94.58%,全国平均级别从2.22上升至2.72。上海、江苏、云南等地的电子病历应用功能水平分级相对较高,中国医学科学院阜外医院和中国医科大学附属盛京医院电子病历应用功能水平分级达到7级,为目前全国最高。大部分医院能够制定大型医用设备预防性维护维修计划,大型医用设备日常维修保养工作开展较好。2018年大型仪器设备检查阳性率达83.26%,比2016年上升2.25个百分点。

(2)医药费用增幅趋于平稳。

与2016年相比,2018年全国三级公立医院门诊次均费用、住院次均费用有所增长(增幅分别为9.36%、6.03%),增速放缓且低于同年GDP增幅,住院次均药品费用、门诊次均药品费用下降(分别下降15.25%、3.38%),体现了三级公立医院医药费用增幅呈现整体平稳趋势,不合理增长得到有效控制。

(3)收支结构不断优化。

三级公立医院收支结构呈现"三升三降"的变化趋势。一方面,医疗服务收入(不含药品、耗材、检查检验收入)占医疗收入比例、人员支出占业务支出比重、收支结余稳步提升,收入结构不断优化,医务人员劳务价值进一步体现,医务人员收入逐步改善,医院整体运营效率稳步提升,"腾笼换鸟"调结构初见成效。另一方面,万元收入能耗支出、资产负债率、辅助用药收入占比稳步降低,三级公立医院正在逐步转变管理模式,精细化管理水平逐步提高,医院运行成本合理降低,节约型医院建设稳步推进。财政直接补助比重增加。2018年全国三级公立医院财政直接补助收入占总支出的比重为7.73%,较2016年和2017年分别提高0.24%和0.29%。其中,15个省份高于全国平均水平,17个省份低于全国平均水平。补助占比最高的5个省份是西藏自治区、青海省、北京市、江西省和山西省,最低的5个省份是湖南省、河南省、河北省、山东省和湖北省。

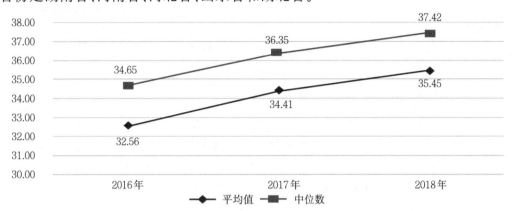

图1-6-3 2016-2018年医疗服务收入(不含药品、耗材、检查检验收入)占医疗收入比例(%)

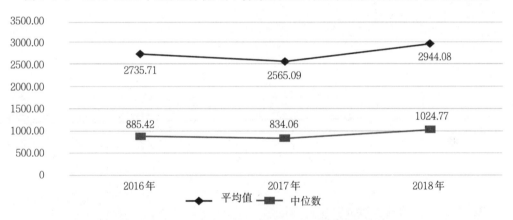

图1-6-4 2016-2018年人员支出占业务支出比重(%)

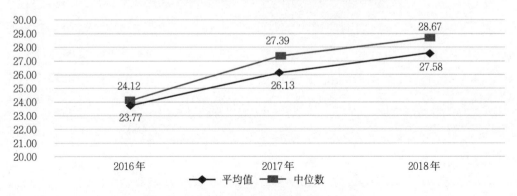

图1-6-5 2016-2018年业务收支结余(万元)

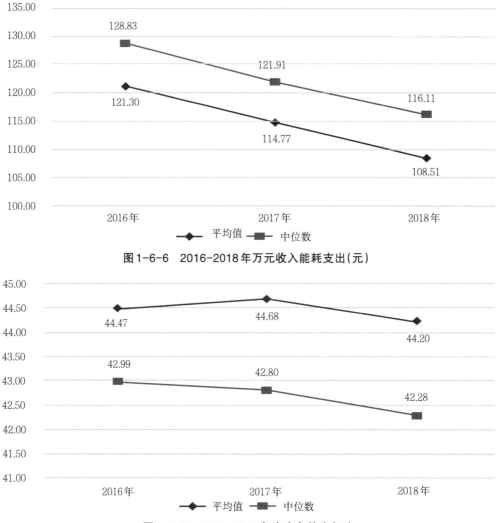

图1-6-6　2016-2018年万元收入能耗支出(元)

图1-6-7　2016-2018年资产负债率(%)

4.持续发展机制不断健全

（1）人员结构基本合理。2018年全国三级公立医院医护比为1∶1.58，超过全国医疗卫生服务体系规划纲要提出的2020年达到1∶1.25的目标要求，每名执业医师日均住院工作负担日趋下降，每百张病床药师人数基本保持在0.82的水平。卫生技术人员中具有副高级以上职称的比例为16.44%，比2016年提升0.97个百分点。大部分省份三级公立医院的麻醉医师占比约为3%—5%，儿科医师占比约为4%-7%，重症医师占比约为0.2%—2%，病理医师占比约为0.4%—1.6%，中医医师占比约为3%—10%。

（2）人员培养能力有所提升。医院同期招收进修总人数、教育教学培训人次数逐年提升，师资力量不断充实，发表教学论文数量、在医学人才培养方面的经费投入逐年增加。2018年,92.23%的医院有符合条件的考生参加医师资格考试,平均通过率为77.47%,比2017年提升1.99个百分点。

(3)学科建设能力不断加强。2018年80.34%的三级公立医院获得科研经费支持,每百名卫技人员科研经费超过200万元的医院占比达5.64%。科研经费总量位于全国前5位的医院是四川大学华西医院、复旦大学附属中山医院、中国医学科学院北京协和医院、首都医科大学附属北京儿童医院和复旦大学附属华山医院。每百名卫生技术人员科研成果转化金额达1305.93万元,较2016年增长165.96%。

(4)"两个允许"政策积极落实。通过探索完善医院内部绩效考核分配方案,科学评价医务人员劳动付出,不断优化人员支出结构,人员支出占业务支出比重从2016年32.56%上升至35.45%,体现优绩优酬、多劳多得,技术劳务价值不断提升。

5.患者满意度处于较高水平

2018年全国三级公立医院门诊患者满意度和住院患者满意度分别为84分和90分。门诊患者满意度最高的5个省份依次为湖南省、江苏省、山东省、江西省和浙江省;住院患者满意度最高的5个省份依次为江苏省、上海市、山东省、湖南省和河南省。其中,湖南省、山东省、江苏省的门诊患者和住院患者满意度都相对较高。门诊患者对护士沟通、医生沟通和医务人员回应性的满意度最高,对挂号体验、环境与标识、隐私保护的满意度偏低。住院患者对医务人员对患者家属态度、医务人员回应性和疼痛管理的满意度最高,对出入院信息及手续、医生沟通、饭菜的满意度最低。

6.委属委管医院国家队作用凸显

2018年44家委属委管医院平均住院日为7.7天,床位使用率达105%,运行效率高于全国三级公立医院的平均水平。80%的委属委管综合医院各维度表现均较为突出,其中21家综合医院的科研经费总额都在5000万元以上,体现了委属委管医院在科研创新方面的龙头作用。

(二)2019年"全国大考"简况

内容来源于2021年3月19日国家卫生健康委办公厅印发的《关于2019年度全国三级公立医院绩效考核国家监测分析有关情况的通报》(国卫办医函〔2021〕135号)。

1.绩效考核"指挥棒"作用显现

（1）住院病案首页数据质量显著提升。2019年三级公立医院住院病案首页数据项目完整率为99.99%，较2018年提升8.41个百分点；数据准确率为98.28%，较2018年提升16.52个百分点。住院病案首页数据质量的提升，为获得更加客观、公平的绩效考核结果提供有力保障。

（2）医院电子病历应用水平达到新高度。2019年参加电子病历应用水平分级评价的三级公立医院为1874家，较上年增加110家，参评率达99.36%，达到历史新高。全国平均级别首次超过3级，其中78.13%的省份平均级别达到3级及以上，获评7级的医院达到4家，新增上海交通大学医学院附属瑞金医院和广州市妇女儿童医疗中心。三级公立医院更加重视电子病历建设，为下一阶段提升行业整体信息化水平营造了更加有利的条件。

（3）临床检验可比性进一步增强。2019年96.24%的三级公立医院参加了国家临床检验中心室间质评，同比增长14.36个百分点，医院参加国家室间质评的主动性明显提升，临床检验项目参加率和通过率分别稳定在73.87%、96.50%的水平，为推进同级医疗机构检验结果互认、减轻人民群众负担打下坚实基础。北京市、天津市在国家室间质评的临床检验项目参加率和合格率方面均位于全国前列，西藏自治区医院的临床检验项目参加率普遍较高，反映出国家自2016年起在西藏实行室间质评免费举措取得积极效果。

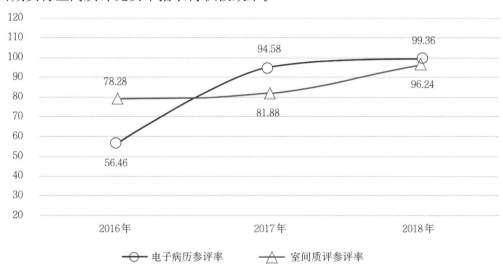

图1-6-8 三级公立医院电子病历和室间质评参评率（%）

（4）医疗服务流程持续优化。全国三级公立医院门诊预约诊疗率达47.26%，同比提升5.24%，门诊患者预约后平均等候时间为20.23分钟，同比减少2.75分钟。其中，东部地区预约诊疗率相对较高，达51.76%，尤其是福建、北京、广东预约诊疗服务整体开展较好。

（5）合理用药水平稳步提升。抗菌药物使用强度基本保持稳定且优于40DDDs的国家要求。药师作用进一步发挥,门诊患者基本药物处方占比逐年提高,住院患者基本药物使用率基本保持稳定,辅助用药(依据第一批国家重点监控合理用药药品目录)收入占比明显下降。国家组织药品集中采购试点全面推开后,医院积极配备使用中选药品,2019年国家组织药品集中采购中标药品用量为77.15%。

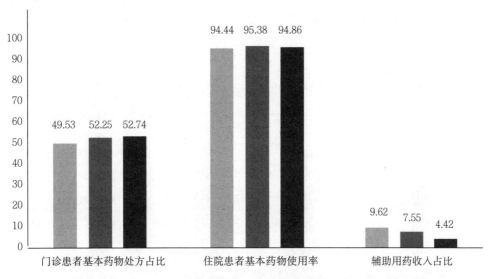

图1-6-9　三级公立医院基本药物及辅助用药使用情况

此外,委属委管医院尤其是国家医学中心和国家区域医疗中心在各维度的表现突出,体现了在医疗服务体系中的领头羊作用,在推动公立医院高质量发展,建设完善优质高效的医疗卫生服务体系等方面发挥了高水平医院的示范引领作用。

2.三级公立医院向高质量发展方向稳步迈进

（1）功能定位进一步落实,分级诊疗制度建设取得阶段成效。2019年三级公立医院向医联体内二级医院或基层医疗卫生机构下转患者1496.04万人次,同比增长14.93%,其中,门急诊和住院下转人次数同比分别增长11.13%和39.23%。出院患者手术占比、微创手术占比、四级手术占比同比稳步提升,三级公立医院落实功能定位和分级诊疗制度要求的积极性更高。

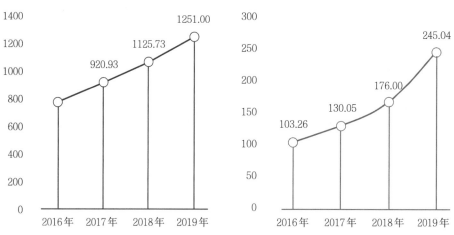

图1-6-10 2016—2019年三级公立医院下转患者情况

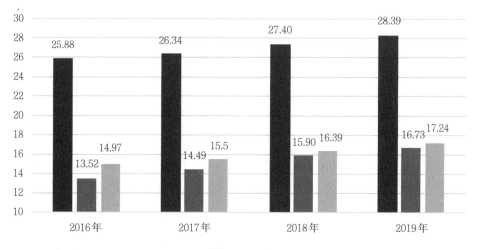

图1-6-11 2016—2019年三级公立医院出院患者手术开展情况(%)

（2）医疗技术能力不断增强，医疗质量、安全与效率同步提升。2019年，全国三级公立医院DRG组数中位数较上年增加27组，诊疗病种覆盖面逐年增加，医疗服务广度进一步提升明显。陕西、甘肃和青海的病例组和指数（CMI值）均较上年增加0.03以上。三级公立医院手术患者Ⅰ类切口感染率、低风险组病例死亡率中位数较上年下降。大型仪器设备检查阳性率85.36%，较上年上升2.1个百分点，影像诊断与临床诊断的符合率稳步提升，三级公立医院医疗质量和安全管理情况持续向好。

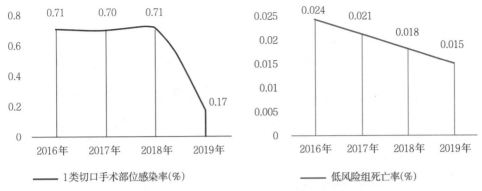

图1-6-12 2016—2019年部分质量安全指标变化情况

全国三级公立医院总诊疗人次数和出院人次数增幅继续高于在职职工人数和床位数增幅。每医师门诊人次数、每医师出院人次数、每床位出院人次数同比持续增长,三级公立医院在医务人员和床位等资源有限的情况下,医疗服务效率不断提高。日间手术占择期手术比例持续增长、平均住院日持续下降,床位使用率达99.63%,时间消耗指数继续降低,努力缓解患者"住院难"、"手术难"问题。

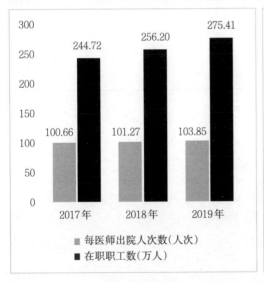
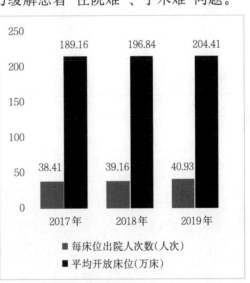

图1-6-13 2017—2019年三级公立医院规模与效率变化情况

(3)医院管理精细化程度和运营效率持续提升。

一是内部管理能力提升。通过推进节约型医院建设,加强精细化管理,医院运行成本有效降低,2019年万元收入能耗支出降至95.71元,同比减少12.80元。大部分医院能够按照要求开展大型医用设备日常管理方面的工作,如巡检、保养、维修、培训等,上海、四川、山东等地相关工作开展较好。

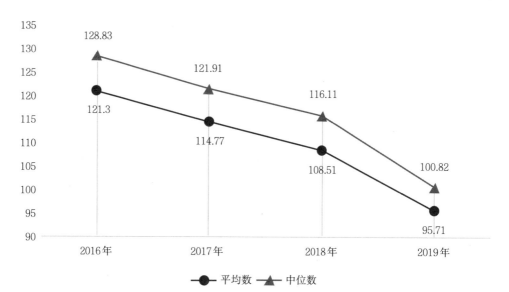

图1-6-14 2016—2019年万元收入能耗支出(元)

二是医药费用增幅趋于平稳。2019年,三级医院门诊次均费用增幅和住院次均费用增幅分别为6.28%和5.27%,门诊次均药品费用增幅和住院次均药品费用增幅分别为5.98%、3.23%,总体增幅水平合理。

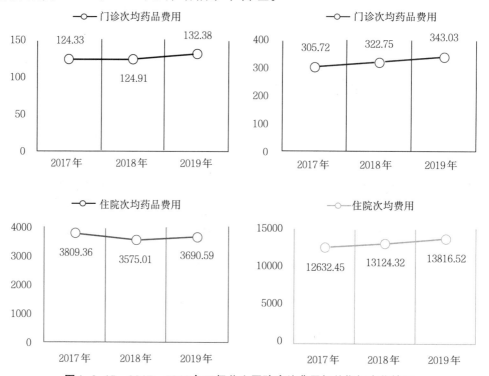

图1-6-15 2017—2019年三级公立医院次均费用相关指标变化情况

三是经济状况有所改善。2019年三级公立医院医疗盈余率与上一年度基本持平,亏损率同比减少4.77个百分点,财政补助收入占总收入的比重同比增加0.49个百分点,体现了维护公益性、调动积极性、保障可持续的运行新机制逐步建立。

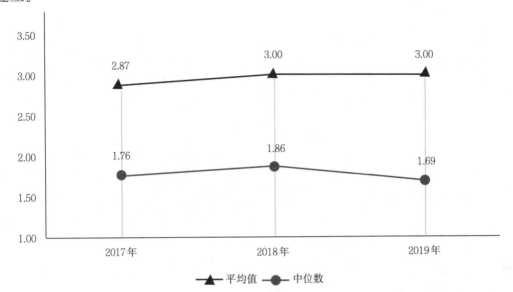

图1-6-16　2017—2019年医疗盈余率(%)

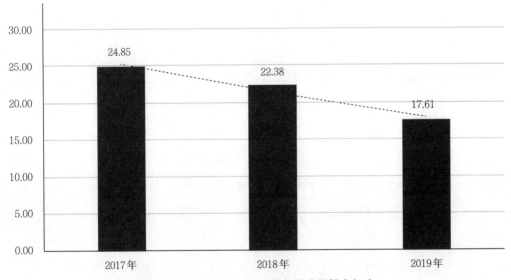

图1-6-17　2017—2019年各医院亏损率(%)

　　四是"两个允许"政策逐步落实。每医师日均住院工作负担日趋下降,人员经费占比(即人员支出占业务支出比重)同比提升0.49个百分点,员工满意度提升2.97分,反映出科学调整医务人员工作负荷,不断优化人员支出结构,为医疗机构改善医疗服务,提升满意度创造了更加有利的条件。

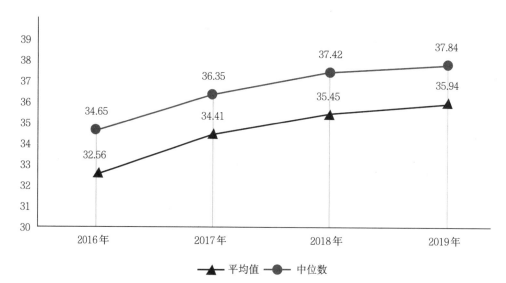

图1-6-18　2016—2019年人员经费占比(%)

平均值　中位数

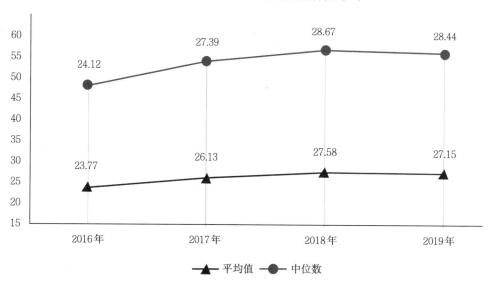

图1-6-19　2016—2019年医疗服务收入(不含药品、耗材、检查检验收入)占医疗收入比例(%)

平均值　中位数

(4)人才培养和学科建设继续加强,持续发展机制不断健全。2019年,93.26%的医院有符合条件的考生首次参加医师资格考试,平均通过率基本保持稳定。三级公立医院同期招收进修总人数、教育教学培训人次数逐年提升,紧缺专业持续扩大招收规模,卫生技术人员中具有副高级以上职称的比例稳步提升,师资力量不断充实、专职管理人员队伍持续壮大,发表教学论文数量、在医学人才培养方面的经费投入逐年增加,教学产出稳步增长。平均培养进修医师(进修半年及以上)78人,接受进修医生人数超过500人的医院达49家,来自对口支援医院和医联体内医院的进修医师比例分别为9.8%和26.4%,为基层医疗机构培养了解决临床实际问题的医学人才。其中,四川省不仅招收进修医生的数量大,且来自对口支援医院和医联体内医院的进修医生比例(分别是17.4%和43.0%)也远高于其他省份,发挥了示范作用。全科、儿科和精神科住院医师规范化培训招收完成率均有不同幅度的提升,尤其全科提高了11.56个百分点。2019年获得科研经费的三级公立医院比例、每百名卫技人员科研经费超过200万元的医院占比均较上年有所提升,临床药物试验项目数以及中医药相关项目数同比增幅显著。科研经费总量位于全国前5位的医院是首都医科大学附属北京地坛医院、四川大学华西医院、中国医学科学院北京协和医院、复旦大学附属中山医院、上海交通大学医学院附属第九人民医院。

(5)患者满意度稳定在较高水平。2019年,全国三级公立医院门诊和住院患者满意度分别为85.41分、91.01分,同比提升1.41分和1.01分。其中,门诊患者满意度最高的5个省份依次为浙江省、湖南省、福建省、山东省和四川省;住院患者满意度最高的5个省份依次为浙江省、江苏省、福建省、山东省和湖南省。门诊患者对护士沟通、医生沟通满意度普遍较高,对挂号体验、环境与标识、医务人员回应的满意度偏低。住院患者对医务人员对患者家属态度、医务人员回应性和医生沟通的满意度较高,对疼痛管理、出入院信息及手续、饭菜的满意度偏低。相比之下,门诊患者对于隐私保护、住院患者对于医生沟通的满意度提升最快。

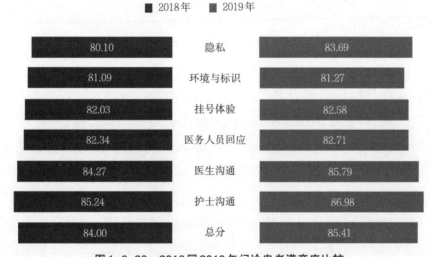

图1-6-20 2018同2019年门诊患者满意度比较

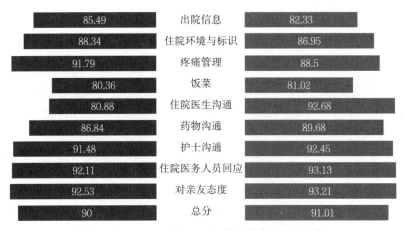

	2018年		2019年
出院信息	85.49		82.33
住院环境与标识	88.34		86.95
疼痛管理	91.79		88.5
饭菜	80.36		81.02
住院医生沟通	80.88		92.68
药物沟通	86.84		89.68
护士沟通	91.48		92.45
住院医务人员回应	92.11		93.13
对亲友态度	92.53		93.21
总分	90		91.01

图1-6-21　2018同2019年住院患者满意度比较

三、三级医院绩效考核部分关键指标解读与思考

（一）指标1：门诊人次数与出院人次数之比

门诊人次数与出院人次数之比虽为监测指标,但在55个指标中排序第一位,足见其重要性。根据"2019版操作手册"指标意义,该指标的设立旨在引导三级公立医院严格患者入院指征,更多地收治符合其功能定位的疑难危重患者,适时下转稳定期、恢复期患者,从而实现分级诊疗的目标。城市三级综合医院普通门诊就诊人次占比逐步降低。该指标可能应用于以下方面:一是反映住院医疗服务能力高低。一般情况下,门诊人次数增加出院人次数增加,专家门诊量越高,可以反映住院人次数越多。比值较高的医院,医院门诊服务能力较强,与床位使用结合评价,可以反映住院服务能力的高低;比值不高的医院,门诊人次较少,或者医院住院服务能力相对不高。二是反映医院功能定位情况。该指标越高,也可以反映医院门诊普通患者较多,推动分级诊疗不好,功能定位落地不够,虹吸效应较强;该指标越低,与其他指标结合分析,可以反映医院推动分级落地功能定位情况。三是反映床位配置是否合理。比值的高低与病床设置有间接的联系,床位使用率较高,表明住院难,床位使用较低,表明病床配置过剩问题,对于区域卫生规划具有重要的决策参考依据。四是为医保监管提供依据。过低的比值,也可以为医保监管提供决策参考依据,是否存在过度治疗低门槛收治入院的问题。五是反映医院精细化管理信息。在部分医院中存在不挂号的门诊人次,或者不收取挂号诊查费的情况,主要包括院内员工、无主救助患者等。

理论上讲,该指标数值越低越好,表明门诊人次下降,基层首诊比例可能越高。在省域层面,该指标面临不同区域数值差异较大的问题。在医院层面,有的医院可采取片面手段人为降低该指标,即在门诊人次下降的同时,提高每百门诊人次住院率,增加住院人次,最终使该指标更小。即有的医院可能为了进一步降低该考核指标而诱导病情不严重的患者住院。在绩效考核工作中,主管部门应该根据历史数据,在同类医院横向比较基础上测算该指标的合理范围。另外,该指标还可以延伸其他指标,有利于修正该指标。例如,出院患者人次数,按照出院患者人头数,有利于评估患者在入院率情况;门诊人次按照初诊人次统计分析,也有利于推动三级医院功能定位,看初诊然后转诊等;与每名执业医师日均门诊人次及住院工作负担结合比较分析,更加精准评估医院运营管理水平。

表1-6-1   2019年不同区域门诊人次数与出院人次数之比比较

区域	门诊人次数/人次	出院人数/人	比值/%
全国	3842404807	265026566	14.50
东部	2027397175	99284364	20.42
中部	891669506	84049932	10.61
西部	923338126	81692270	11.30

数据来源:《中国卫生健康统计年鉴2020》。

(二)指标3-6:手术相关指标

手术相关指标包括日间手术占择期手术比例(指标3)、出院患者手术占比(指标4)、出院患者微创手术占比(指标5)、出院患者四级手术比例(指标6)。4个手术相关指标均为定量指标;在指标导向上,除指标3为监测比较外,其余3个指标均为逐步提高。根据"2019版操作手册"指标意义,指标3设立旨在引导医院在具备微创外科和麻醉支持的条件下,选择既往需要住院治疗的诊断明确单一、临床路径清晰、风险可控的中、小型择期手术,逐步推行日间手术,提高床位周转率,缩短住院患者等候时间。指标4设立旨在鼓励三级医院优质医疗资源服务于疑难危重患者,尤其是能够提供安全有保障的高质量医疗技术服务。指标5设立旨在引导三级医院合理选择微创技术适应症、控制相关技术风险促进微创技术发展。指标6设立旨在引导三级医院重点开展三、四级手术。

对于指标3而言,受到医疗服务能力差异、医保支付政策影响、患者的接受程度、医院经济利益原因、医院内部门诊与住院医生管理体制原因、日间手术质量管理体系还不健全等多因素影响。如何辨证看待三级医院开展日间手术是一个现实问题。对于三级医院而言,日间手术占择期手术比例并非越高越好,这个比例应该是一个适度指标而非高优指标。通过对原国家卫生计生委发布的《关于印发开展三级医院日间手术试点工作方案的通知》中公布的43个术式推荐目录进行统计:一至四级手术类别占比依次为9.3%、41.2%、20.9%和18.6%。可见,三级医院日间手术中,一、二级手术占比达到60.5%。该结果与三级医院功能定位存在冲突。具体而言,医院内部如何应对指标3的考核呢? 对于床位使用率较高的日间手术,绩效设计需要加大住院难度较高的手术考核,提高日间手术绩效激励,引导医生愿意介绍患者采取日间手术。对于床位使用率不高的日间手术,不能为了完成日间手术指标而完成,医保本来可以支付患者住院手术费用,在门诊执行日间手术,医保不纳入报销,反而增加了患者医疗费用,也导致了住院资源的浪费。

通过对指标4考核,来反映医院病种结构,促使手术能力提升以及促使手术量增加手术的数量与医院的规模、人员、设备、设施等综合诊疗技术能力相关联。该指标应关注:一是出院患者手术占比,不是医院功能定位的精确指标,而是医院手术科室与非手术科室的平衡发展考核指标,体现的是三级公立医院收治病种结构。二是容易导致过度手术治疗,不利于非手术治疗引导,加大手术治疗的风险,增加患者的手术费用负担。三是容易引导三级医院向外科化方面发展,不利于多学科会诊,对非手术科室发展不是很有利,可能会影响到非手术科室的健康发展。

(三)运营效率指标

运营效率指标包括资源效率、收支结构、费用控制、经济管理4个二级指标,每名执业医师日均住院工作负担、每百张病床药师人数、门诊收入占医疗收入比例等19个三级指标。在指标属性上,除全面预算管理、规范设立总会计师2个指标为定性外,其余指标均为定量指标。在指标导向上,指标25—30、32、35—37等10个指标为监测比较,指标31、33为逐步提高,指标34、38—41为逐步降低,指标42、43为逐步完善。下面就部分关键运营指标作分析:

1. 指标33:人员支出占业务支出比

根据"2019版操作手册"指标意义,该指标主要引导资源向规模倾斜转向人力价值倾斜。该指标导向为逐步提高。根据国家卫健委卫生发展研究中心张毓辉副主任报告,2012—2019年我国公立医院人员支出占业务支出比持续上升,2019年已达到37.9%;较2012年提高8.1个百分点。与该指标导向(逐步提高)相吻合。

表1-6-2　2012-2019年我国公立医院人员支出占业务支出比变化情况　　　　　单位:%

指标	2012年	2013年	2014年	2015年	2016年	2017年	2018年	2019年
人员支出	29.8	30.3	31.0	33.2	34.1	35.9	37.0	37.9
卫生材料费	14.9	15.6	16.3	16.5	17.2	17.4	18.0	18.6
药品费	37.6	36.9	36.4	34.8	33.6	31.6	29.9	29.7

但该指标仍然存在以下问题亟待厘清:

一是人员支出占业务支出比重的适宜规模。部分省份将人员支出占业务支出比重定为40%。比如,广东省人民政府印发《广东省深化医药卫生体制综合改革实施方案》,提出力争到2018年人员经费支出占业务支出比例达到40%以上。江苏省委、省政府出台《关于深化医药卫生体制改革 建设现代医疗卫生体系的意见》提出适当放宽对人才密集的医疗卫生机构绩效工资总额的控制,力争2017年人员经费支出占业务支出比例达到40%。

二是人员支出占业务支出比重回归的路径。在外部治理上,薪酬来源正常化是医务人员人力价值回归的主要渠道;薪酬来源正常化需在合理确定医务人员薪酬水平基础上弱化逆向补偿机制对人力价值的侵蚀。在内部治理上,薪酬发放有效性和收支结余最大化是医务人员人力价值回归的主要渠道,薪酬发放有效性体现为绩效考核和分配工具、办法的有效性,收支结余最大化需提升医疗机构内部精细化管理水平。

三是与其他绩效考核指标联动。目前我国三级公立医院医生的薪酬大多与工龄、专业技术职称挂钩,如果工龄时间长、专业技术职称较高,一般基本工资对应也会高。但是实践中,医生的专业技术职称高低和其本人能力及工作量并不能完全的划上等号。由此,该差距的存在很容易造成院内医务人员收入分配不均,部分医务人员工作积极性不高。为了解决上述的难题,如何与收支结余、资产负债率、医疗收入增幅、每名执业医师日均住院工作负担、卫生技术人员科研成果转化金额等指标联动是一个重要命题。

2.指标35:收支结余

根据"2019版操作手册"指标意义,该指标主要通过监测医院医疗盈余率,了解医院运营状况,引导医院坚持公益性,提高医院可持续发展能力。根据国家卫健委卫生发展研究中心张毓辉副主任报告,2015—2019年我国公立医院业务收支结余率均为负数,并且呈现逐渐扩大趋势:2019年业务收支结余率为-2.6%;较2015年提高了0.3个百分点。经过财政补助后,公立医院整体收支结余率均为正数,但收支结余率呈现逐渐降低趋势:2019年医院收支结余率为2.4%;较2015年下降了0.7个百分点。

表1-6-3 2015-2019年我国公立医院收支结余情况

指标	2019年	2018年	2017年	2016年	2015年
业务收入/亿元	27872	24556	22357	20357	18106
收入支出/亿元	28627	25238	23043	20860	18533
业务收支差额/亿元	-755	-682	-686	-503	-427
业务收支结余率/%	-2.6	-2.7	-3.0	-2.4	-2.3
财政补助收入/亿元	1468	1341	1263	1151	1027
医院收支结余/亿元	713	659	577	648	600
医院收支结余率/%	2.4	2.5	2.4	3.0	3.1

"2019版操作手册"和"2020版操作手册"规定收支结余指标导向为"监测比较"。结合我国公立医院收支结余变动情况,在政府财政投入未量化约束背景下,"监测比较"到底是越多越好、还是越少越好?是绩效考核办法需必须回答的问题。

3.指标42-43:经济管理(指标42:全面预算管理,指标43:规范设立总会计师)

"2019版操作手册"和"2020版操作手册"以全面预算管理、规范设立总会计师两个定性指标来体现三级医院经济管理能力。三级医院经济管理能力是否仅表现为全面预算管理、规范设立总会计师,即全面预算管理、规范设立总会计师体现经济管理能力全面性如何?该问题是目前三级医院绩效考核实际操作中一个重要命题。理论上,公立医院经济管理包括预算管理、成本管理和运营管理。2020年6月,国家卫生健康委、国家中医药管理局印发《关于开展"公立医疗机构经济管理年"活动的通知》(国卫财务函〔2020〕262号),从价格管理、财务管理、业财融合三个方面提出建立健全公立医院经济管理的具体办法,提出"重点围绕成本管理、运营管理、内部控制、绩效管理等薄弱环节,坚持补短板强弱项,健全全成本核算体系、运营管理制度措施、内部控制全流程体系、预算绩效管理目标指标导向等,推进形成经济管理价值创造,提高业务活动和经济活动的质量效益"。

在支付制度改革从以按项目付费为主体的后付制向以DRG或DIP为主体的预付制转型过程中,成本管理将在公立医院经济管理中发挥基础性作用。2021年2月,国家卫生健康委、国家中医药管理局印发《关于印发公立医院成本核算规范的通知》(国卫财务发〔2021〕4号),为全国公立医院开展成本核算工作奠定了方法和技术基础。因此,建议在未来三级医院绩效考核有关经济管理指标体系中,纳入成本管理指标,比如科室成本核算、项目成本、病种成本开展情况等。

(四)某院"全国大考"部分指标简析

本部分内容根据某院2018年和2019年国家三级医院监测指标汇总而成。重点分析了出院患者手术占比、出院患者微创手术占比、出院患者四级手术比例、手术患者并发症发生率等31个指标变化情况。其中,逐步提高指标17个,逐步降低指标10个,监测比较指标4个。

在逐步提高指标中,出院患者手术占比、出院患者微创手术占比、出院患者四级手术比例、室间质评项目合格率、人员支出占业务支出比重、医院儿科医师占比、医院重症医师占比、医院中医医师占比、医院住院医师首次参加医师资格考试通过率、每百名卫生技术人员科研项目经费、门诊患者满意度、医务人员满意度等12个指标符合政策预期,2019年较2018年均实现提高;但室间质评项目参加率、医疗服务收入(不含药品、耗材、检查检验收入)占医疗收入比例、医院麻醉医师占比、医院病理医师占比、住院患者满意度等5个指标不符合政策预期,2019年较2018年出现不同程度下降。

在逐步降低指标中,手术患者并发症发生率、I类切口手术部位感染率、急性心肌梗死平均住院日、万元收入能耗支出、住院次均费用增幅等5个指标符合政策预期,2019年较2018年均实现降低;但低风险组病例死亡率、抗菌药物使用强度(DDDs)、门诊次均费用增幅、门诊次均药品费用增幅、住院次均药品费用增幅等5个指标不符合政策预期,2019年较2018年出现不同程度上升。

与全国同类医院比较来看:在逐步提高指标中,出院患者手术占比、出院患者四级手术比例、室间质评项目参加率、医疗服务收入(不含药品、耗材、检查检验收入)占医疗收入比例、医院麻醉医师占比、医院重症医师占比、医院病理医师占比、门诊患者满意度、住院患者满意度等9个指标变化幅度低于全国同类医院;出院患者微创手术占比、室间质评项目合格率、人员支出占业务支出比重、医院儿科医师占比、医院中医医师占比、医院住院医师首次参加医师资格考试通过率、每百名卫生技术人员科研项目经费、医务人员满意度等8个指标变化幅度高于全国同类医院。在逐步降低指标中,手术患者并发症发生率、I类切口手术部位感染率、急性心肌梗死平均住院日、住院次均费用增幅、住院次均药品费用等5个指标降幅低于全国同类医院;抗菌药物使用强度(DDDs)、万元收入能耗支出、门诊次均费用增幅、门诊次均药品费用增幅等5个指标降幅高于全国同类医院。

表 1-6-4　某院2019年与2018年"全国大考"部分指标比较

指标			2019年较2018年变动情况			
序号	具体指标	指标导向	某院	政策预期	同类中位数	差值
1	出院患者手术占比	逐步提高	0.16	是	0.75	-0.59
2	出院患者微创手术占比	逐步提高	1.76	是	0.80	0.96
3	出院患者四级手术比例	逐步提高	0.73	是	0.74	-0.01
4	手术患者并发症发生率	逐步降低	-0.28	是	0.06	-0.34
5	I类切口手术部位感染率	逐步降低	-0.03	是	0	-0.03
6	急性心肌梗死病种例数	监测比较	30.00	—	45.50	-15.50
7	急性心肌梗死平均住院日	逐步降低	-0.87	是	-0.31	-0.56
8	室间质评项目参加率	逐步提高	-4.16	否	0.85	-5.01
9	室间质评项目合格率	逐步提高	2.8	是	0.50	2.30
10	低风险组病例死亡率	逐步降低	0	否	0	0.00
11	抗菌药物使用强度（DDDs）	逐步降低	1.74	否	0.02	1.72
12	医疗服务收入(不含药品、耗材、检	逐步提高	-3.05	否	-0.26	-2.79
13	人员支出占业务支出比重	逐步提高	2.56	是	0.31	2.25
14	万元收入能耗支出	逐步降低	-1.71	是	-16.88	15.17
15	业务收支结余	监测比较	-3590	—	-1163	-2427
16	资产负债率	监测比较	-2.91	—	0.39	-3.30
17	门诊次均费用增幅	逐步降低	9.05	否	0.47	8.58
18	门诊次均药品费用增幅	逐步降低	12.58	否	5.06	7.52
19	住院次均费用增幅	逐步降低	-6.17	是	1.76	-7.93
20	住院次均药品费用增幅	逐步降低	0.77	否	8.51	-7.74
21	医院麻醉医师占比	逐步提高	-0.16	否	0	-0.16
22	医院儿科医师占比	逐步提高	0.16	是	0.05	0.11
23	医院重症医师占比	逐步提高	0.02	是	0.11	-0.09
24	医院病理医师占比	逐步提高	-0.19	否	0	-0.19
25	医院中医医师占比	逐步提高	0.85	是	0.01	0.84
26	医护比	监测比较	-0.01	—	0.01	-0.02
27	医院住院医师首次参加医师资格考试通过率	逐步提高	42.86	是	-5.40	48.26
28	每百名卫生技术人员科研项目经费	逐步提高	94760	是	6761	8799
29	门诊患者满意度	逐步提高	0.58	是	1.59	-1.01
30	住院患者满意度	逐步提高	-0.52	否	1.25	-1.77
31	医务人员满意度	逐步提高	15.15	是	3.52	11.63

注：差值=某院值-同类中位数值。

作者：谭华伟　刘依婷　颜维华　黄成庆

第七节　从预算与绩效管理一体化角度看卫生资源匹配的新要素

一、预算绩效管理与医院资源配置的关系

(一)预算绩效管理

党的十六届三中全会提出"建立预算绩效评价体系",党的十七届二中、五中全会提出"推行政府绩效管理和行政问责制度","完善政府绩效评估制度"。2011年3月,国务院成立政府绩效管理工作部际联席会议,指导和推动政府绩效管理工作。2011年7月,财政部印发的《关于推荐预算绩效管理的指导意见》(财预〔2011〕416号)明确指出"预算绩效是指预算资金所达到的产出和结果。预算绩效管理是政府绩效管理的重要组成部分,是一种以支出结果为导向的预算管理模式。它强化政府预算为民服务的理念,强调预算支出的责任和效率,要求在预算编制、执行、监督的全过程中更加关注预算资金的产出和结果,要求政府部门不断改进服务水平和质量,花尽量少的资金、办尽量多的实事,向社会公众提供更多、更好的公共产品和公共服务,使政府行为更加务实、高效"。2018年9月中共中央、国务院印发的《关于全面实施预算绩效管理的意见》(中发〔2018〕34号)(以下简称"意见")提出"用3~5年时间基本建成全方位、全过程、全覆盖的预算绩效管理体系,实现预算和绩效管理一体化,着力提高财政资源配置效率和使用效益"。"

具体到医疗卫生领域,2019年1月国务院办公厅印发的《关于加强三级公立医院绩效考核工作的意见》(国办发〔2019〕4号)明确要求"强化绩效考核导向,推动医院落实公益性,实现预算与绩效管理一体化,提高医疗服务能力和运行效率"。2021年4月,国家卫生健康委员会、财政部、国家中医药管理局联合印发的《卫生健康领域全面实施预算绩效管理实施方案》(国卫财务发〔2021〕14号)明确指出"到2022年底,全国各级卫生健康、中医药行政部门、医疗卫生机构基本建成全方位、全过程、全覆盖的预算绩效管理体系,切实做到"花钱必问效、无效必问责",提升预算管理水平和政策实施效果。

预算绩效管理区别于传统预算管理,其依托全面预算管理框架,将绩效理念贯穿于预算管理的全过程,基于绩效信息流把绩效管理嵌入预算管理全过程和各环节,再造预算与绩效管理流程,完善涵盖绩效目标管理、绩效运行监控、绩效评

价管理、评价结果应用等各环节的管理流程。预算绩效管理有如下内涵：第一，预算绩效管理是一种先进的预算理念，强调绩效的思想，强化支出责任和效率意识，树立产出和结果的导向，注重提高资金的使用效益，要求提高公共产品和服务的数量与质量。第二，预算绩效管理是一种有效的技术工具，是借鉴绩效管理的手段和方法，用于改进预算管理、完善预算管理的一种工具，主要侧重于技术方面的改进。第三，预算绩效管理是一种完善的全过程机制，在结果导向基础上实现对预算过程的关联，将预算作为一个管理闭环，贯穿于预算编制、预算执行、预算评价、预算反馈之中，实现全方位、全过程、全覆盖。第四，预算绩效管理是一种创新的预算管理模式，利用绩效管理理念、绩效管理方法对现有的预算管理模式的创新与提升，形成一个有机融合、全面衔接的全新预算管理模式，以强调资金使用效率，增加预算支出效率，实现资源的优化配置。

（二）预算绩效管理与医院资源配置

从上述预算绩效管理内涵可以得出，预算绩效管理的对象主要是财政性资金，使用绩效管理工具和技术，关注财政性资金配置效率和使用效益。公立医院作为政府举办的公益性单位，所有资金均属于财政性资金的范畴。公立医院所有生产要素均需费用（资金）购买，费用资本化转化为成本。

从资源配置视角来看，公立医院资源包括人力、财力、物力等生产要素。目前公立医院资源配置管理和研究较多关注公立医院资源配置的效率，而不是绩效。效率核算基于医院生产函数、成本函数来计算规模效率、技术效率、成本效率。广义上讲，绩效应包括"投入-过程-产出-效益"多元内涵，效率仅是绩效的一个部分。优化资源配置、强调成本效益是预算绩效管理的核心特征，公立医院领导层应高度重视与支持、职能部门和业务部门各司其职，紧扣资源配置核心，将资源投放与业务发展挂钩，将各科室设备资源、人力资源需求与业务发展预算直接挂钩，将科室"资源请求"上升到"资源配置"，增强预算绩效管控能力，强化预算绩效管理对资源配置的基础引导作用。

因此，基于绩效视角，公立医院资源配置应从绩效的"投入-过程-产出-效益"内涵出发，在投入上关注战略目标（即功能定位）基础上的预算资源投入和设置预算绩效目标的决策，在过程上需通过预算控制、预算监督、绩效管理、成本管理等具体工作举措、手段来实现预算资金的有效产出，在产出上需关注预算资源投入所产生的"质--量--效"的多元产出，在效应上应关注外部公益性（社会效益）、医院内部可持续发展、满意度指标。

二、预算绩效管理框架下的医院资源匹配的新要素

（一）政府刚性预算与公立医院自主配置决策的匹配

中国医疗服务递送体系的改革进展相对滞后，医疗资源与就诊需求的结构性失衡依然存在。2015年3月，国务院办公厅印发《全国医疗卫生服务体系规划纲要（2015—2020年）》（国办发〔2015〕14号）提出"公立医院普遍存在追求床位规模、竞相购置大型设备、忽视医院内部机制建设等粗放式发展问题"。经过6年的发展，公立医院粗放式发展问题仍未得到根本性解决，公立医院亟待建立健全精益化发展模式、实现高质量发展。医院是我国医疗服务体系的主体，2018年我国医院费用占卫生总费用的比重已高达62.91%。我国于20世纪80年代引入区域卫生规划，来统筹调控地区医院数量、床位配置、人员配置等资源要素配置。在区域卫生规划基础上，我国于1989年开始实施等级医院评审制度：根据功能、任务、设施条件、技术建设、医疗服务质量和科学管理的综合水平，对医院实行分级管理。等级医院评审制度对医院单体规模进行最低限度要求。总体而言，区域卫生规划与等级医院评审是从政策层面对医院资源要素配置进行刚性约束，具体表现为管控编制床位数和编制人员数。在实践中，区域卫生规划对医院自主配置具有"软约束"特征，公立医院有较大的资源要素配置自主决策能力。为契合"自收自支、结余分成"预算管理体系、医保按项目付费的激励机制和政府投入预算软约束机制，公立医院普遍存在扩大资源要素规模来实现可持续发展和"收入最大化"的内在动力。区域卫生规划对医院自主配置"软约束"可能导致不同类型医院医疗行为异化，进而导致不同的经济后果。

中国医院评审制度具有行政等级化特征，其发挥的信号功能稍有错解易诱导大型公立医院规模不合理扩张，加剧了我国医疗卫生资源配置的"倒金字塔"结构。一方面，以区域卫生规划为基础的公立医院编制管理往往滞后于公立医院实际工作需要，编制标准调整尚未形成常态化机制；另一方面，以经济社会发展、老龄化为代表的医疗服务需求释放客观上在分级诊疗未到位情况下导致公立医院工作量增加，公立医院需不断增加医疗资源来应对居民医疗需求释放。历史上，政府对公立医院财政投入"按编制床位数"转向"按编制人员数"也客观上加剧了人员自主程度大于床位自主程度。提示相较于床位而言，人员规模及其结构管控应是公立医院外部治理和资源配置调控的优先目标。相较于高等级医院和市属医院，如何扩大区县二级医院床位编制规模亦是未来区域卫生规划应考虑的重

点;需进一步明确二级医院的定位和作用,促进医疗资源的优化配置和提升医疗体系的整体效率

(二)成本数据纳入医院资源配置的效率评价

公立医院单位成本是反映医疗卫生单位绩效的驱动因素,是绩效评价的基础。公立医院绩效管理离不开成本信息的提供;同时全面实施预算绩效管理对公立医院全成本核算提出了新的要求。以北京为例,2018年,北京市财政局印发的《推进绩效成本预算管理工作》要求在成本效益分析基础上,建立"部门职责-保障范围-行业标准-投入成本-工作数量-实施结果-绩效考核"的预算管理机制。通过客观测算、全面衡量实施成本,测算成本定额标准,形成以成本、质量和效益为主要内容的预算绩效考核指标和标准。具体到医疗卫生行业,2018年北京市医院管理中心在3家市级公立医院开始探索全成本预算绩效管理改革试点工作,完善公立医院绩效考核指标体系,建立新型公立医院成本预算绩效管理体系:在预算编制阶段,确定高质量低成本的绩效目标,对医疗设备、实验室设备、总务后勤设备、信息化设备等分类组织专家论证,通过成本核算确定预算资金投入;在预算执行阶段,按月、按季度加强资金使用情况监管,确保预算绩效目标顺利推进;在预算监督阶段,评价实际成本和结果。北京市试点经验表明,需将绩效理念和成本效益分析方法贯穿于绩效目标、绩效运行、绩效评价和结果运用全过程。经过绩效目标与成本效益论证、绩效运行与成本效益监控、绩效评价与成本效益比对、结果运用与成本效益反馈等具体工作,实现公立医院成本-绩效-预算管理一体化。

(三)强化公立医院成本管理能力对医院资源配置的基础作用

除患者疾病严重程度外,内部资源配置决策与业务量饱和程度也将显著影响公立医院患者单位成本。我国公立医院内部资源配置具有自主性,其根据市场规模与结构,自主决定人员、设备、基建等生产要素的配置规模。从成本性态上看,公立医院成本分为固定成本和变动成本。一般而言,公立医院固定成本包括人员经费中的基本工资、固定资产折旧、无形资产摊销等,变动成本包括人员经费的绩效工资、药品费、材料费、其他费用等。由于固定成本为前期长期决策的结果,导致固定成本对当期业务量变动缺乏敏感性,医院前期内部资源配置决策能在相当程度上决定单位固定成本水平。自主进行资源配置的一个结果是出现不同等级医院固定与变动成本结构的无序化,进而导致不同等级医院单位成本规模可比性较低。对于医院内部管理者而言,"开源节流"是医院盈余管理不变法则。"节流"核心是进行有效成本管理、实现精益化。随着医保从后付制转向预付制,公立医

院从收入中心变为成本中心，医保基金亏损的财务风险从医保部门单独承担变成由医院与医保部门共同分摊，倒逼公立医院主动关注成本补偿和成本控制，成本管理策略尤为重要。

三、重庆九院"成研中心"中标2020年"国卫健"卫生单位预算绩效管理一体化结题概要

后面有章节专门介绍，如何体现差异化，此处简要介绍。

2018年9月中共中央、国务院印发的《关于全面实施预算绩效管理的意见》提出"用3-5年时间基本建成全方位、全过程、全覆盖的预算绩效管理体系，实现预算和绩效管理一体化"。缺乏有效的管理工具是制约医院开展预算绩效管理的主因。可量化、能操作、评价准是医院预算和绩效管理的核心，其基础仍需依靠真实成本信息。因此，重庆九院以真实成本信息为基础，探索以成本管理为工具的预算与绩效管理一体化模式：以财政性资金为管理对象，整合决策预算、经营预算、财务预算功能，细化"战略-战术-员工"管理要素，建设绩效目标指标库、预算项目库、成本管理指标库、绩效评价指标库，实现预算绩效管理的"主体、执行、权责、信息、对象"五个一体化。其中，以《公立医院成本核算规范》精神为依据建立的成本管理指标库，包含医院、科室、项目、病种、诊次和床日成本的全成本核算信息，为预算编制和成本效益分析奠定坚实数据基础。具体内容详见"成研中心"2021年出版的专著《公立医院预算与绩效管理一体化研究的理论与实践》。

作者：谭华伟　杨莉　陈莺

🌱 第八节　从业财融合角度看卫生资源匹配的新要素

一、什么是业财融合

什么是业财融合？顾名思义，把财务工作和业务工作结合起来，就是"业财融合"。财政部颁布的《管理会计基本指引》中对业财融合的概念进行了界定，认为应当遵循融合性原则将管理会计融入到单位的相关领域、层次和环节，以业务流程作为基础，结合管理会计工具和方法促进业务和财务的有机融合。

业财融合，从业务部门来说就是在业务开展的全过程要有经营思维和风险意识，要清晰地认识到业务的开展需要为单位创造价值和利润。另一方面，业务部门控制和规避风险，减少损失，也是创造价值。从财务部门来说，要深入到业务活动，特别是将财务管理前移到业务前端，通过对数据的预测和分析，反馈给业务部门及决策层，使医院的管理决策更加科学；通过把握业务流程的关键控制点和潜在风险点，实施有针对性的改进，降低运营风险。在业财融合实际运行过程中，财务部门除了需要完成基本的账务、核算和监管工作以外，还需要与业务工作相结合，做到事前预测、事中监管、事后控制，从而将财务工作全面深入到业务工作。业财融合需要将业务和财务融为一体，从单位的整体去思考业务开展是否符合发展的目标方向。

业财融合背景下，需要财务部门在有限资源的情况下，在完成财务目标的同时，兼顾了解医院的运作状况，帮助医院实现更好的资源配置。财务工作不仅记录业务的发生与完成情况，还需要参与业务的流程，为业务部门取得成果提供服务。财务工作需要进行转变，不仅要从价值角度做好预算管理、成本分析、绩效管理，将重要的财务信息反馈到具体操作人员，从而为其交易或事项提供参考，还需要进行战略管理、运营管理、投融资管理、风险管理等。

业财融合的出发点在于从专业的角度出发，提供更具有专业化的建议，通过业务的经营加上财务的管理，提高医院管理和经营决策水平，用财务管理的手段结合业务经验去引导业务发展向前。当然，业财融合能够实现的基础在于数据的支撑，具体来说，指的是当交易或事项需要数据支撑时，财务人员可以跳出财务视角，专注于分析财务数据，通过经验数据给出具体的预测指标，回到财务工作时，也能够做好数据的收集、整理、统计与分析。

二、为什么要业财融合

人工智能和"互联网+"时代背景下,促进财务管理转型是大势所趋,"业财融合"的理念是对财务管理思维和理念的创新,是进行财务转型的重要内容。站在新时代的起点上,智能化已经成为新时代的象征,推动并引领医疗卫生健康行业的迅速发展,重新构架和改写医院管理模式,助推医院经济的重要发展,医院由单纯以医疗业务为重点转化为医疗加运营的整体现代化管理模式。因此,为了提高单位内部管理和管理会计工作质量,必须要进行行业财融合。

(一)医院精细化管理必须进行行业财融合

2009年新一轮医改把公立医院改革确定为五大任务之一,要求建立科学合理的管理体制和运行机制,新医改进行的医疗服务价格调整、支付制度改革、药品耗材改革、薪酬制度改革给医院的运营带来了较大的压力。一方面,医保支付政策的限制、政策性亏损补偿机制尚未建立、行业竞争的逐渐加剧使医院收入增长受到限制;另一方面医院人力成本、固定资产、燃料、保安保洁等成本刚性上涨给医院带来较大的压力;同时深化医改对医院的政策约束加强,对医院服务质量和效率的要求不断提高,对运行监督和财务监督的要求加强。在这样的变革时代,医院运营压力和挑战远远大于机遇,医院要实现可持续发展必须要进行精细化管理,经济管理必须为运营管理服务,管理必须开阔思维,医院发展必须结合国家政策和方向从战略出发进行谋划。持续改善基本医疗卫生服务的公平性可及性、防控新冠肺炎等重大疫情、保障人民群众生命安全和身体健康发挥重要作用。

但是现阶段,医院的管理水平普遍较低,原因主要有:①医院财务管理大多注重月度、季度、年度报表编制,注重会计核算事后处理以及为医院内部或上级部门提供需要的数据。财务部门相对封闭,财务管理仅满足于医院经营业绩的计量和反映,并没有深入到医院发展的全过程,不能满足服务医院整体发展战略的需要。②医院各部门的传统分工、组织架构和管理模式不能满足现代管理的需要。在医院传统分工和管理模式下,各部门各司其职,医院内部信息流动性较差且不对称,部门之间的沟通协调难度较大。内部管理制度化、流程化、信息化、系统化、智能化程度较低,导致内部决策效率低下,管理水平较低。精细化的管理要求转变发展理念,关注收入结构,优化以病人为中心的服务流程,建立满足临床医疗要求的临床应用平台,满足运营管理要求的管理模式创新,建立以业财融合为基础的管理模式。

在业财分离的传统管理模式下,各职能部门难以再为管理层提供高质量的决策信息,也无法为业务工作提供更好的服务和监管职能。业务部门作为创造价值最重要的部门,缺乏与财务部门的有效沟通往往无法挖掘各种数据背后的故事,无法利用数据进行有效的分析和运营决策,同时可能导致医院产生财务风险。业财融合利用资源整合和流程再造,将财务融入业务,让财务从医院价值的角度出发,汇聚、整合、共享各方数据,可增加效益、提高效率,更好地进行精细化管理,为管理决策层服务。

(二)业财融合是实现智能财务共享的基础

现阶段大部分医院财务的智能化水平较低,信息系统缺乏统筹的顶层设计,没有统一的开发规范,导致前端业务系统的数据资源和财务信息系统未进行有效的整合。医院业务部门的信息系统和财务部门的信息没有进行有效对接,导致数据衔接性差,出现信息孤岛的现象。财务与业务系统相互割裂,数据的及时性、准确性较差,信息系统缺乏整体性,数据基础难以得到保障,信息资源浪费,严重影响医院运行效率。

医院要提高智能化水平,实现管理创效,财务转型重塑,必须将业务数据和财务数据进行整合和共享,通过实现业务数据采集精细化、源头化、规范化、自动化、同步化和智能化,将业务数据与财务系统的融合,才能实现医院业务管理和财务管理的一体化。业财融合是医院智能财务体系建设的基础,智能财务共享的实现必须以临床数据和运营数据为中心,建立标准化体系。

(三)业财融合有利于加强内部控制,防范风险

随着医院规模和经营模式的不断变化,面临的财务风险也在不断增加。虽然上级部门和单位内部都在强调内部控制重要性,但是现阶段大部分医院内部控制效果不明显。原因主要在于财务部门只关注财务工作的开展是否合规合法,并未对业务开展的关键环节点实施严格有效的控制,对于采购、资金往来等业务环节没有加强管控。财务部门没有参与到业务活动当中,无法找到业务部门工作的弊端进行改进,业务部门在开展新项目过程中,财务人员也未帮助其权衡收益风险,发挥作用。

医院推进业财融合,能够使财务工作融合到业务活动当中,不仅可以获得业务工作的相关信息,对业务工作实施监督,还能够及时识别工作过程中存在的风险,建立合理的工作模式,有效控制风险。通过实行业财融合,不仅可以完善业务流程和财务流程,还可以提高业务部门和财务部门沟通的有效性。财务人员可以

了解业务知识,掌握业务开展的规则,有效利用和分析财务数据,将财务语言转化为业务语言为业务部门服务。业务人员也可以站在业务的角度思考怎么提质增效,为财务提出意见。在新项目等开展过程中,通过对项目战略规划的分析和项目投入产出投资回收期等综合分析,有利于权衡风险收益,提高风险的识别和控制能力。

总体而言,财务通过了解业务,参与业务,可以及时有效的发现业务运营过程中的风险,以便有效地把控风险,及时采取风险防范措施。业财融合实施效果的好坏,是医院内部控制管理成功与否的关键。通过业务融合对各种方案、决策进行深入剖析,可以为管理者提供有效的决策依据,提高内部控制水平,降低经营风险,改善经营质量。

三、如何做到业财融合

(一)医院进行业财融合面临的问题

1.管理观念落后,业财融合意识淡薄

医疗机构的非盈利性质以及长期以来医疗收入的相对稳定性,使得医院普遍缺乏企业市场化的危机感,导致财务管理较为粗糙,成本管理、预算管理、内部控制和信息化水平较为薄弱。医院管理层大部分由医疗技术专业人才担任,重业务,轻财务的观念较为严重,管理层人员认为医院经营管理的重点在业务上,财务人员只负责记账报账和编制财务报表,无需参与到业务活动中去;业务部门的业务操作流程、内部质量控制等相对独立,其他部门或人员很难参与其中,同时业务人员专注于业务工作和业务能力的提高,注重综合目标的完成,却容易忽视预算、成本、风险等因素;财务人员思维模式和工作方式较为固化,工作内容只局限于会计核算和监督,很少和业务部门沟通,了解业务知识和流程,无法真正结合财务和业务知识为业务部门服务。因此,各部门之间缺乏有效的沟通和联系,财务部门难以协同临床科室对预算成本进行有效控制,提高经营决策能力,降低运营风险。

2.组织架构和管理模式落后,无法满足管理需求

目前,我国大部分医院缺乏健全的财务管理制度,导致财务管理存在缺陷,比如问责机制不明确、预算执行脱离预算编制、资金的使用需要通过层层审批,效率低下等。在原有的管理模式下,医院管理没有统一的规则,缺少统一的流程优化框架,未形成有效的流程制度和管理制度,导致各部门获取信息较为困难,信息的全面性、准确性和及时性较差,无法全面满足医院管理者对决策信息的要求。公立医院职能部门较多,在日常工作中,经常出现管理权限不清的情况,导致管理过

程中重复管理、空白管理,运营效率低下,推诿扯皮现象层出不穷。职能部门权责不清晰带来责任不明确,不利于医院持续健康发展。

另一方面,公立医院临床科室、医技医辅科室和行政科室职责边界清晰,专业化程度较高,不同类别科室在各自熟悉的领域发挥职能,但是财务部门和业务部门很难互相参与对方的活动。医院管理机构臃肿,组织机构官僚化,管理成本大幅上升,效率低下,运营机制不灵活,处理问题过于机械,严重阻碍在业财融合下进行管理的要求。

3.信息孤岛现象严重,智能化水平较低

智能化时代已经来临,正潜移默化的改变和影响着我们的生活,然而国内大多数医院的财务系统仍然比较落后,信息的反映和处理较为迟钝,实际操作不便,数据收集滞后,集约化程度较低。财务信息系统大多用于会计核算和报表的出具,没有实现和业务系统的有效衔接,没有将功能延伸到经营和管理的各个方面,只是在原有基础上增加功能板块,不能与其他系统衔接,无法实现数据和信息的共享。财务信息系统孤岛现象严重,不单单与业务系统相互独立,甚至与医院内部其他管理系统也分割开来,导致数据信息重复或隔断,数据差异性较大,价值不高。

就目前而言,医院在信息化建设上普遍投入了大量的精力和资金,但是由于财务和其他部门系统软件在引入时未进行统一的规划,导致系统较为散乱,多个信息系统相对独立,各系统如人力资源系统、采购系统、预算系统、成本系统等无法关联。同时,各系统数据侧重点不同,口径不一致,数据转化较为繁琐,数据的及时性和准确性较低。基于散乱的数据进行的参考决策,只会扭曲或掩盖数据背后真正的价值联系,制约信息数据整合和各数据利用链上的价值增值水平,导致医院管理难度加大,各部门间协同性缺乏,整体效率低下。

4.医院资产管理的效率、效益低下,资源未得到合理配置

目前大部分医院的资产管理较为混乱,没有合理地进行资源的优化配置。医院资产分散在各个临床的科室内,医护人员对设备进行操作,却往往忽视对医疗设备的保养和管理,间接地影响了医疗设备的使用期限,无法发挥出医疗设备最大限度的价值。另一方面,科室存在互借医疗设备的情况,容易造成设备资产下落不明,最终使实物与医院账目不对应,不仅影响医院正常开展医疗业务活动,还会给医院的资产管理带来不利的影响。现阶段,公立医院运营管理存在各种弊端和问题,没有对现有的核心业务运营管理流程进行重新设计,没有把财务管理各项要求融入医教研等业务流程控制和质量控制的各环节,医院资源管理较为混

乱,人、财、物、技术等核心资源没有得到优化配置。

5.财务人员思维局限,管理能力较差

传统的财务人员,只专注于部门的财务事项,把财务核算和监督放在最重要的位置,全身心投入到报账、登账、记账、编制报表等机械且繁重的工作中;或者只重点关注财政资金的使用效率和效果,对单位业务的开展完全不了解;或者忙于上报,统计各种繁琐的数据,应付各种检查,难以抽身了解业财融合的相关理念和方法。现实中,财务部门和业务部门接触较少,和患者的接触更是微乎其微,因此财务人员很难参与到业务工作中来,对于业务知识完全不熟悉。在这种情况下,财务人员对业务部门的工作需求缺乏了解,在进行财务分析或制定财务政策时只能闭门造车,无法发现数据背后深层次问题,长此以往,财务人员的思维更加局限,不仅对医院整体的运营情况及医院的主要业务不熟悉,对医院的经营决策和战略决策理解也不够,加之大部分财务人员对国家的重大决策部署、经济发展变化不了解,导致医院管理团队素质较低,管理粗糙,业财融合执行效率低下,决策无科学依据。

财务人员经过多年的专业学习和工作时间,在工作中的思维定位很难改变,但是业财融合下医院要实现精细化管理需要财务人员既要掌握丰富的财务知识,又需要有较强的判断能力、沟通能力和决策能力,既要了解医院运营情况,也要熟悉医院业务,有效地为业务部门提供数据支持,为医院创造价值。

(二)推动医院业财融合的建议

1.提高业财融合意识,加强沟通交流

业财融合观念的改变是推动业财融合的基础,领导层的认同是业财融合的保障,组织文化的建立可以提高员工对业财融合的认同感。医院要推动业财融合,首先应建立组织文化,通过业财融合的培训,让每位员工了解业财融合理念,从而增加对业财融合理念和文化的认同,减少变革的阻力。其次,医院管理层应转变管理观念,明确管理的目标,建立业财融合的现代化管理模式,实行价值管理,通过管理得到效益,建立管理创造价值的组织文化。最后,应当在管理的各个层级和环节实现各部门员工工作方式的改变,业务部门结合临床路径梳理业务流程,与财务部门一起找到关键控制点,财务部门做好数据的搜集,与业务部门一起参与医院的重要决策和战略管理,从横向和纵向各个角度渗透业财融合的文化理念。

2.转变管理模式,规范管理体系

随着医改的深入推进,公立医院必须在发展模式上由规模扩张型转向质量效益型,公立医院面临前所未有的挑战,业财融合的推进与实施则是将挑战转化为机遇。业财融合的发展理念要求,利用对运营管理流程的一体化建设,将财务融入到业务层面,实现业务处理、财务信息处理、管理控制同步并行,使得财务管理价值目标能够深入传递到业务前端,财务服务于业务,业务中体现财务价值,提高医院经济管理水平。

完善的管理制度是促进业财融合的基础,是转变管理模式的前提,医院要精细化管理首先应做到管理制度化、制度流程化、流程标准化。应该结合内部控制的要求,完善医院管理制度,规范管理体系,保证财务共享模式,强化预算绩效管理,成本管理和监督管理体系。重新构建和改写医院管理模式,优化组织结构,完善经济管理机构,建立项目管理机构,明确各部门的职责与分工,构建起新型业财组织体系。

精细化管理必须要求进行流程标准化,其关键是流程的设计,在流程的梳理和设计环节,必须要考虑生产经营的战略规划和目标,结合具体的工作进行工作流程、业务流程的梳理。梳理业务流程过程中,要结合现有流程进行分析,针对流程关键点进行研究,不但要考虑业务的开展,更要加强管理体系的优化,提高生产经营的有效约束。财务部门应参与到运营管理业务流程的设计当中,促进业务与财务的深度融合,合理地进行流程再造和管理。改进管理决策层面的流程,明确每一位参与决策的领导的职责范围,协调好财务部门与其他部门的关系,优化各个部门间的配合流程。要梳理业务流程,将梳理后的规范流程和数据融入共享系统,由业务部门发起流程,财务部门和业务部门共享数据,实现系统内部信息的互通互联。

3.整合信息资源,建立智能财务共享平台

医院要实现业财融合下的管理必须进行信息技术的变革,应加大医院内部软硬件投入,加强信息系统建设,提升数据的及时性、准确性和可靠性,为业财融合提供数据支持与信息保障,避免信息孤岛,应推动智能财务共享平台的建设,整合信息资源。财务共享平台的建立能够推动并引领医院迅速发展,帮助其重新构架和改写管理模式,也能成为内部监督的有力工具,智能财务共享平台是助推医院经济发展的重要引擎。

要建立智能财务信息共享平台,必须构建统一的数据库,编制编码对照表,统一医院内部人员信息、部门信息、病人信息等,建立信息化标准体系、术语规则体系和临床规则体系;建立运营数据中心、临床数据中心、影像数据中心,将业务部门和其他各部门的系统进行精准的关联,搭建统一高效、信息共享、互通互联的信息系统平台,整合前端的系统数据,消灭信息孤岛,实现数据采集的源头化、自动化、规范化、同步化等,建立医院运营管理的大数据仓库,获取最真实、最原始数据,进行科学的分析。智能财务共享平台的建立可以使政策对接动态化、信息单元最小化、数据来源源头化、运营数据一体化、数据应用多样化、财务共享智能化,为医院战略决策和精细化管理提供最有力的支持。

4.以医院发展战略为目标,优化核心资源配置

医院的日常活动往往需要依靠医院的各项资源,医院管理的重点是如何将人财物技术等核心资源科学地配置到医、教、研等核心业务的元素中,促进业财融合,提高医院科学化、精细化、专业化管理水平。实现资源的科学配置必须以战略为导向,通过预算管理、绩效管理、成本管理、风险管理等方法工具,结合实际业务变化情况,动态及时地调整核心资源配置,以实现核心业务与核心资源的有机融合。

应当推进形成财务管理价值创造,促进业务管理与财务管理深度融合,促进核心资源的优化配置,提高业务活动和财务活动的质量效益。医院应当以总体战略为目标,以全面预算管理作为重要战术工具,通过聚焦医、教、研等核心业务开展工作,合理配置人、财、物、技等核心资源实现投入产出过程效率、效益、效能的最优化。

5.提高财务人员素质,改变财务管理思维

在新形势下,医院实施业财融合,必须要建立一支强有力的人才队伍,树立人才是第一资源的理念,加强人才梯队建设,培养人才。财务人员应该树立正确的人生观,应该不断增强政治敏锐性,提高政治意识,大局意识,用政治眼光提升财务工作的视野,始终把财务工作放在医院工作的大局中去谋划,善于从全局性、前瞻性来分析和解决问题,积极参与和支持战略决策的制定和落实。财务人员都应该参与到医院未来的规划和战略决策上来,通过介入到业务的事前、事中和事后的全过程管理,实现从被动应付到主动参与的转变。

医院应当加大对财务人才的培养,着重培养懂财务、懂业务、懂管理的复合型人才,提高业财人员的综合素质。要做好对业财人员的培训,通过对财务专业知识的培训,熟悉财务管理和风险管理的内容;通过对业务知识的学习,了解业务活动开展方式和流程;通过对管理知识的学习,提升业财人员沟通协调能力。其次,要建立业财人员的动态流动机制。采取定期派驻的方式促进财务人员与业务人员之间的流动,通过这种流动的方式熟悉业务,为业务部门提供定制化的服务,将财务语言转化为业务部门能够理解的语言,将财务信息及时准确送达,提高服务

效率。

应提高财务人员的思维能力,建设能提高医院业财融合管理水平的人才队伍,培养财务人员管理思维,提高团队协作能力,使财务人员成为既具备财务知识又有判断决策能力的综合型人才。注入新鲜血液,积极引进财务人才,充实医院人才队伍,促使财务人员不仅能够懂业务、敢创新、还能够利用丰富的知识协助医院实现业财融合,提升医院整体财务人员的综合管理水平。

四、业财融合角度下如何进行卫生资源匹配

医疗卫生资源一般分为有形资源和无形资源,有形资源主要以人力、物力和财力为代表的资源,无形资源指看不见的卫生资源,如医疗信息等。卫生资源的匹配大部分指的是有形资源的配置,其配置的合理性直接影响了医院的技术能力和工作效率。在业财融合角度下研究如何进行卫生资源的匹配,更多的需要站在管理的角度研究卫生资源匹配问题。以业财融合为基础,围绕医院医疗资源配置公平和效率问题展开,有利于建立资源配置新机制,优化资源配置结构,提高医院运行效率和管理水平,完善医疗卫生服务体系。

(一)医疗卫生资源匹配公平和效率的统一

医疗卫生资源作为公共资源之一,必须体现其公益属性,对医疗卫生资源进行配置时必须注重效率和公平两个方面的问题。现阶段我国医疗卫生资源的配置存在不均衡性,各区域之间医疗资源配置差距较大导致看病贵、看病难的问题严重,医院内部资源匹配不合理导致医院运行效率低下,资源未得到合理利用。

医疗卫生资源配置的公平性是当今世界最为关注的课题,要实现卫生资源配置的公平必须要关注区域和城乡之间的差距。医疗资源城乡分布不均,落后地区医院资源匮乏,发达地区优质医疗资源集中是影响我国医疗资源配置公平性最主要的问题。卫生资源配置的效率主要关注的是医疗资源的投入和产出,主要指在一定资源总量的前提下,医疗机构通过对卫生资源的合理配置能够获得最大的效益。业财融合基础下研究卫生资源的匹配问题应当重点关注卫生资源的配置的效率问题。

卫生资源的合理匹配就是要实现资源配置公平和效率的统一,在业财融合的背景下通过实现医院内部系统资源的整合,改善医疗服务效率和质量,提高工作效率和效果,利用科学合理的数据进行业务分析和运营分析,降低医院运行成本,提高医患满意度。

(二)业财融合下卫生资源匹配的总体思想

我国医疗资源与发达国家相比,无论在资源总量上还是人均水平上都存在一定的差距,医疗资源地区间分配不合理,国家对于医疗卫生事业的资金投入有限,财政支持还远远不够。要实现医疗卫生资源效率和公平的统一,必须要求医院在运行过程中整合有限的资源,合理的进行卫生资源的匹配。

1.确定医院战略发展规划,建立管理总体框架

战略规划简单地说是组织为了达到既定目标的一个长期的规划。医院的发展必须明确未来的发展方向和目的,医疗卫生资源的匹配应依据医院战略规划来确定。战略规划必须用总揽全局的战略眼光看待问题,必须全面把握事物发展方向,将长远目标和近期任务相结合,增强战略规划的预见性,立足于医院内部,增强战略规划的有效性。

战略规划有效性包括两个方面,一方面是战略是否适合于组织的管理,主要指制定的战略和组织活动是否匹配;另一方面是战略正确与否,正确的战略应当做到组织资源和环境的匹配。通过医院战略发展规划的制定,明确医院资源匹配的指导思想和原则,能够更好地制定具体实施办法,合理地进行卫生资源的匹配。

医院管理必须以战略为目标设计总体框架,建立拥有战略层、战术层、业务流程层、方法工具层、核心资源层和基础支撑层的框架。首先在战略层及战术层,医院运营管理作为对医院运营过程的计划、组织,是一项全局性、系统性的管理工程,需要满足患者与临床科室的需求。通过对医院发展顶层设计,设定医院总体发展战略进而产生医院发展战术,业务流程层作为管理流程优化的重点领域,通过业务驱动资源变化以及资金流动,进行核心资源与核心业务的配置。各类核心业务作为对医院核心资源消耗的同时又通过包括风险管理、战略管理、会计核算等方法工具形成了各类运营管理数据,为资源配置与流程优化提供了基础,形成了方法工具层。同时,需建立包括组织体系、制度保障、信息系统以及人才建设的基础支撑层,为公立医院流程体系的不断优化提供保障。

2.从业务发展的全过程考虑资源匹配

现代医院管理必须要以业务为基础,结合管理会计工具和方法促进业务和财务的有机融合,卫生资源的匹配必须要以业务为前提,以运营管理为依据,利用经营思想和风险思维找到卫生资源配置不合理处,合理控制和规避风险,降低成本,提高资源的使用效率。从业务发展的全过程考虑资源匹配问题,一方面应当深入业务活动中,通过深入临床一线,实地了解科室运营情况以及实际需求,结合医院

内外部环境,运用科学的方法和准确的数据进行分析提出有针对性方案;另一方面,财务部门需要在有限资源的情况下,兼顾了解医院的运作状况,结合业务流程,对卫生资源进行合理匹配,促使医院发展符合目标方向。财务部门应当充分发挥桥梁和纽带作用,通过积极开展沟通、交流、传达、指导、协作等工作,将管理决策端与业务执行端无缝衔接,实现财务管理工作与临床业务活动的有效融合,对资源进行科学的配置。

(三)业财融合角度下科学配置医疗卫生资源

1.优化人力资源,加强人才培养

医院人力资源的配置是人力资源管理的重中之重,在医院的价值创造中,人才的作用非常重要,医院人力资源的配置是否合理,对医院的发展影响较大。现阶段大部分医院人力资源配置动态性较强,能较快的满足相应的需要,但是人力资源的匹配随意性较大,传统的认识管理观念根深蒂固导致医院人力资源配置缺乏合理性。优化人力资源的配置是科学配置医疗卫生资源的重点。

业财融合角度下科学配置医疗卫生资源必须要加大人力资源队伍建设,完善人才结构和管理机制。应该在医院内部建立规范的人力资源配置流程,以医院战略规划为基础预测各科室应配备的人才数量,完善各科室人才结构。保证岗位与人才之间的匹配度,确保人才与岗位需求能够保持持续、动态化匹配。建立人力资源配置制度和流程,确保人才的有效配置,避免人力资源浪费。建立人才培养机制和激励机制,采取个性化的激励方式全方位地培养人才,发挥各科室之间的协同作用,定期指派医疗技术人才和管理人员相互交流并进行医疗组织管理的培训,加强业财融合的理念和能力的培养。

2.完善医院内部管理体制,提高资源协调和使用效果

(1)完善医疗资源配置的制度建设

卫生资源的匹配是一个长期的课题,资源的最优化配置必须通过科学的计算和合理的判断才能完成。医院必须建立医疗资源匹配制度,强化内部管理理念,完成制度创新,提升医疗服务的供给质量。完善的制度是完善医疗资源匹配的基础,必须完善人才培养制度、人才激励制度、招标采购制度等相关制度,规范管理体系和流程,明确各部门资源配置情况以及各部门各岗位职责与分工情况,建立新型业财组织体系和资源配置流程。

(2)提高医疗资源使用效率

应该对医院进行清晰的定位,重新构建医院内部结构和管理体系,遵循科学、合理、精简、高效的原则,将职能相近的行政部门和临床科室归并,简化机构,提高医疗卫生资源的使用效率。整合管理流程和业务流程,利用业财融合数据实现医疗服务的精准供给;利用现有资源,根据患者需求制定个性化的服务,有针对性的提高医疗服务质量;通过采购先进医疗设备提升医疗水平;通过培养高素质医务人员和管理人员提高业财融合下医院管理水平;增加特色诊疗项目,加强技术创新,提高医疗资源的利用效率。

3.科学配置核心资源,提高资源使用效率

在业财融合下科学配置资源,必须以战略为导向,利用预算管理等方法工具,结合实际业务变化情况,动态及时地调整资源配置,以实现核心业务与核心资源的有机融合。首先,应当以医院战略为导向对资源进行初步配置,在综合考虑各学科发展的基础之上,利用各职能部门获取的信息,对资源配置进行准入论证,对核心资源进行初步地分配,确定分配的方向和配置重点。

其次,依据预算和成本管理实现核心资源的精准配置。医疗资源的配置应该遵循"既定标准、以需定供和成本效益"的动态平衡原则予以开展。在配置资源的过程中,通过预算管理和成本管理等手段,利用作业成本法对作业进行追踪、计量、反馈以此来评价资源利用效益,将预算管理的重心前移,实时评估衡量资源的使用情况,并予以及时动态调整,充分发挥预算的刚性作用,实现资源的科学优化配置。

医院要根据自身的发展战略和经营方针,制定各项考核指标,建立完备的考核体系,用于评估资源的使用效率和效益,及时调整核心资源配置的方向,进一步优化资源配置,提高资源利用率,促进医院优质高效地发展。

4.注重信息资源的整合,提高信息化管理水平

目前我国医院智能化水平较低,智能化共享平台无法建立,有关医院医疗和管理信息资源的数据无法准确获取,无法对信息资源进行有效的利用,在数字经济时代,结合业财融合进行财务转型必须建立优质的信息资源平台。可以利用远程会诊平台承担医疗工作,在院区间创建高效的双向转诊渠道,提高医疗服务质量;通过整合信息资源,了解医院床位配备情况、人力资源情况、设备利用情况等,方便管理人员掌握信息,提高工作效率;通过对财务信息和业务信息的整合,防范风险,提高运营管理水平;通过整合碎片化的信息,挖掘数据背后的故事,进行大数据的实事、搞笑、智能、科学的决策分析,实现信息资源的价值。

5.深化成本管理理念,推进多样化管控模式

业财融合角度下进行卫生资源匹配应当深化成本管理理念,建立战略成本管

理思维和运营成本管理思维。基于战略视角考虑卫生资源的匹配是否能够降低成本、提高效率,提高竞争优势。在业财融合的基础上,推进多样化管控模式,建立成本效益观念,深入业务流程实现医疗活动价值增值的同时实现医院经济运行全过程的多维度管理,利用有限的资源降低成本,提高效率。

五、思考

2017年国务院办公厅印发《关于建立现代医院管理制度的指导意见》国办发〔2017〕67号,提出推动各级各类医院管理规范化、精细化、科学化,基本建立权责清晰、管理科学、治理完善、运行高效、监督有力的现代医院管理制度。现阶段,我国医院的管理水平较低,业务和财务融合的情况较差,卫生资源分配不均,各区域之间医疗资源配置差距较大,医院内部资源匹配不合理,资源未得到合理利用。卫生资源的匹配是个复杂的系统,如何在业财融合的基础上准确进行卫生资源的匹配,是一个复杂但有现实意义的问题。在业财融合角度下进行卫生资源匹配必须将财务融入业务,让财务从医院价值的角度,穿越业务和管理的整个流程,汇聚、整合、共享各方数据,智能化的分析发现规律,引导前端业务发展和资源的匹配。

通过运用现代管理理念,方法和技术将管理各项要求融入到医院医教研等核心业务流程控制和质量控制环节,促进业务和财务深度融合,以财务管理促进业务运营规范化和科学化,以业务应用推动财务工作的服务、保障和管控作用的充分发挥。财务人员主动由事后监督向事前预测、事中控制、事后分析转变,通过走进临床,了解临床医技各科室工作流程,全程参与业务发展,指导业务科室的经济运行,保障医院运行效益最大化。

各部门依据医院总体战略目标,明确医院资源匹配的指导思想和原则,利用智能化信息共享平台获取准确的数据,利用科学的方法研究卫生资源的配置情况,找到优化整合医疗资源匹配的策略,合理地进行卫生资源的匹配。面对医、教、研等核心业务的需求,利用医院有限的人、财、物等资源,全面审查医院核心资源和核心业务配置的合理性,遵循科学、合理、动态的原则,将有限的人、财、物等资源配置到医、教、研等核心业务中,保障核心业务的高效率开展,最大化的发挥资源的价值创造作用。

作者:高勇　张云　梁莉苓

参考文献：

1.魏颖,杜乐勋.卫生经济学与卫生管理[M].北京:人民卫生出版社,1998.

2.张振忠,王禄生,杨洪伟.中国卫生费用核算研究报告[M].北京:人民卫生出版社,2008.

3.张培林,赵忠涛,刘宪,等.平衡记分卡在医院管理中的理论与实践[M].重庆:西南师范大学出版社,2014.

4.张培林,刘宪,颜维华.公立医院成本核算的理论与实践[M].重庆.西南大学出版社,2017.

5.谭华伟,张培林,刘宪,等.我国医疗服务项目成本核算研究述评:基于演变历程的视角[J].中国医院管理,2017.

6.谭华伟,张培林,姚旭,等.公立医院医疗项目作业成本核算方法实践研究[J].卫生经济研究,2018.

7.李卫平,黄二丹.境外非营利性医疗服务定价对我国的借鉴[J].中国财政,2014.

8.谢春艳,何江江,胡善联.英国卫生服务支付制度经验与启示[J].中国卫生经济,2015,34(1).

9.华颖.德国法定医疗保险谈判机制探析[J].中国医疗保险,2013(6).

10.朱明君.德国法定医疗保险费用支付制度[J].国际比较,2012(4).

11.杨帆.基于地方层面公立医院医疗服务调价策略研究[D].四川:成都中医药大学,2016.

12.Swartenbroekx N,Obyn C,Guillaume P,etal.Manual for cost-based pricing of hospital inter-ventionsl[EB/OL].[2012-5-31][2019-08-30].https://kce. fgov. be/en/manual-for-cost-based-pricing-of-hospital-interventions.

13.SS Tan,A Geissler,L Serde,et al.DRG systems in Europe: variations in cost accounting systems among 12 countries[J].EJPH,2014.

14.Tan SS,van Ineveld BM,Redekop WK,etal.Comparing methodologies for the cost estimation of hospital services[J].Eur J Health Econ,2009.

15.Hendriks ME,Kundu P,Boers AC,etal.Step-by-step guideline for disease-specific costing studies in low-and middle-income countries:a mixed methodologys[J].Global Health Action,2014.

16. Monika RG. Cost accounting models used for price-setting of health services: An international review[J]. Health Policy, 2014.

17. Annette Ö, Cheryl C, Kyle B, et al. Costing of Health Services for Provider Payment: A Practical Manual[R]. Joint Learning Net Work, 2014.

18. Finkler SA, Ward DM, Baker JJ, et al. Essentials of cost accounting for health care organizations[M]. USA: Jones and Bartlett Publishers, 2007.

19. rung QV, Usa C, Minh VH, et al. Hospital Cost Analysis in Developing Countries: A Methodological Comparison in Vietnam[J]. Asian Journal of Pharmaceutics, 2018, 12(1).

20. TA-HSPSP. Costing study for selected hospitals in the Philippines[EB/OL]. [2009-03-1][2019-06-30]https://www.doh.gov.ph/sites/default/files/publications/CostingStudySelectedHospitalsPhilippines.pdf.

21. American Medical Association. The Medicare physician payment schedule[EB/OL].[2018-12-20].www.amaassn.org/ama.

22. Marshall L, Charles worth A, Hurst J. The NHS payment system: Evolving policy and emerging evidence[R]. UK:2014:5.

23. Shinichi O, Ryota K, Tetsuo S. Case-mix payment in Japanese medical care[J]. Health Policy, 2005(74):282-286.

24. Yoshiaki N, Tadamasa T, Hiroyuki Y, et al. A New Accounting System for Financial Balance Based on Personnel Cost After the Introduction of a DPC/DRG System[J]. Journal of medical systems, 2011(35):251-264.

25. Ishii M. DRG/PPS and DPC/PDPS as Prospective Payment Systems[J]. JMAJ, 2012,55(4): 279-291.

26. Shinya M, Kohichi BI, Kazuaki K, et al. Development and use of the Japanese case-mix system[J]. Eurohealth, 2008,14(3):25-30.

第二章　基于1200张床位医院资源匹配的规律研究

CHAPTER 1

导读：

　　一个1200张病床规模的医院一般都是三甲医院，即使不是，也正在或即将创建三甲医院，如何对医院内部资源进行合理配置，才能在如今的医疗服务行业中为人民群众提供更好的医疗健康服务。本书第一章第四节的国家医院资源配置标准，主要针对公立医院的医疗质量安全需求所制订的。而本章主要基于成本支撑位导向研究医院资源配置规律。本章拟通过人力成本、医疗市场、病床数量、固定资产投入以及政府补偿等各种因素为主导来说明和推演医院的资源配置方式。

第一节　人力成本主导下的资源匹配研究

一、1200张床位医院的人员配置

作为公立医院,1200张病床规模的医院一般都是三甲医院,即使不是,也正在或即将创建三甲医院,所以本节人员配置按三甲医院标准进行配置。这个配置标准以医疗质量安全为基本前提,对配置的经济性基本没有考虑。

1.每床至少配备1.03名卫生技术人员。

2.每床至少配备0.4名护士。

3.各专业科室的主任应具有副主任医师以上职称。

4.临床营养师不少于2人。

5.工程技术人员(技师、助理工程师及以上人员)占卫生技术人员总数的比例不低于1%。

6.具体人员配备。

医院应配备与其功能、任务和规模相适应的卫生技术人员及其他专业技术人员,除引应符合《医疗机构基本标准(试行)》外,还应满足下列条件。

1. 实际从事临床护理工作的在编护理人数不少于卫生技术人员总数的50%,病床床位与病房护士之比不少于1:0.4,具有大专以上护理专业毕业文凭者不少于护士总数的20%,护理部正、副主任,内科、外科、妇科、儿科、急诊科、手术室及重点科室的护士长应具有副主任护师以上技术职务,主管护师、护士结构合理

2. 主任、副主任医师、主治医师、住院医师机构合理。

3. 各一级科室和重点二级科室主任应具有主任医师技术职务,一般二级科室主任应具有副主任医师以上技术职务。

4. 营养人员(具有营养师以上技术职务的人员)与床位比为1:200。

5. 输血科专业人员根据医院床位数、手术例数、用血量及工作实际情况确定。

6. 医学院校附属医院以及教学医院,适当增加人员比例。

7. 新生儿医护人员配备:医师人数与床位数之比应不低于0.3:1,护士人数与床位数之比应不低于0.6:1

8.手术麻醉人员配置合理。

①麻醉医师人数与手术台比例应不低于2:1。

②手术室护理人员人数与手术台比例应不低于2.5:1。

③每张手术台配备一名麻醉住院医师及一名主治及以上的麻醉医师。麻醉后复苏室合理配置,麻醉后复苏室床位与手术台比应不低于1:3。

④麻醉复苏室配备医护人员满足临床需要,至少有一位能独立实施麻醉的麻醉医师。

9.急诊。

急诊科固定的急诊医师不少于在岗医师的75%,医师梯队结构合理。急诊科固定的急诊护理人员不少于在岗护理人员的75%。

①急诊医师以主治以上职称为主体(在岗70%)。

②急诊护理人员以护师以上职称为主体(在岗70%)。

10.重症医学床位设置与人力资源配置符合《重症医学科建设与管理指南(试行)》的基本要求。

①重症医学床位占医院总床位的比例2%—5%。

②医师人数与床位数之比不低于0.8:1,护士人数与床位数之比不低于3:1。

③保持适宜的床位使用率,每天至少应保留1张空床以备应急使用。

11.护理单元护理人员人力配置的依据和原则,每位护士平均负责病人数8人。

①临床一线护理人员占护理人员总数的95%。

②病房护理人员总数与实际床位比为0.4:1。

③ICU护士与实际床位之比不低于2.5—3:1。

④手术室护士与手术间之比不低于3:1。

⑤病房护理人员总数与实际床位比不低于0.5:1(床位使用率93%)。

⑥病房护理人员总数与实际床位比不低于0.6:1(床位使用率96%,平均住院日小于10天)。

12.卫生专业技术人员配置及其结构适应医院规模任务的需要各级各类卫生专业技术人员配比合理。

①卫生专业技术人员与开放床位之比不低于1.15:1。

②卫生专业技术人员占全院总人数≥70%。

③护理人员占卫生专业技术人员总人数的50%,(病房护士:实际开放床位0.6:1)。

病房护士与病房实际开放床位之比不低于0.4:1。主要临床、医技科室均配有高级卫生技术人员,配备主任医师/或正高职称的科室占70%。

根据以上标准,500张床位以上的医院按1:1.60—1:1.70计算,1200张病床总共需要人员1920—2040人,根据目前的实际情况和为方便以下计算,取低值

1920人。

二、人员收入总额的推演

1.按全国医务人员平均年收入推演

根据国家统计局发布的2020年平均工资数据显示,2020年全国城镇非私营单位就业人员2020年平均工资为97379元,比上年增加6878元,名义增长7.6%,扣除价格因素实际增长5.2%。

城镇私营单位就业人员年平均工资为57727元,比上年增加4123元,名义增长7.7%,扣除价格因素实际增长5.3%。

分行业看,包括信息传输、软件和信息技术服务业在内的IT业,在城镇非私营单位和私营单位中,年平均工资都是最高的,分别为177544元和101281元。

而医疗卫生行业所属的卫生和社会工作行业,在城镇非私营单位和私营单位中,年平均工资分别为115449元和60689元,分别排在行业第5位和第4位。

以国家统计局发布的2020年平均工资数据为基础,按1200张床配置1920人计算,每年的人力成本为11652万元至22166万元。

2.按重庆医务人员平均年收入推演

根据重庆市统计局发布的2020年重庆市平均工资数据显示,2020年重庆城镇非私营单位就业人员2020年平均工资为65545元,名义增长8.3%,扣除价格因素实际增长6.3%。

城镇私营单位就业人员年平均工资为47345元,名义增长7.1%,扣除价格因素实际增长5.2%。

2020年,北京协和医学院公共卫生学院领导做的一份调研显示,我国三级医院医生,2016—2019年年均收入分别为9.57万、12.98万、11.18万、12.22万。医生薪酬与我国城镇职工平均收入的比值分别为:2016年的比值为1.54,2017年的比值增加到了1.92,2018年的比值降至1.50,2019年的比值降至1.48。

按2019年医生薪酬与我国城镇职工平均收入的比值1.48计算,在城镇非私营单位和私营单位中,重庆医疗卫生行业年平均工资分别为97006元和70070元。

以重庆统计局发布的2020年平均工资数据为基础,按1200张床配置1920人计算,每年的人力成本为13453万元至18625万元。

三、医院人力成本在一定的情况下,医疗收入与医疗市场占有的推演

医院人力成本就是在医疗服务的过程中用于补偿自身劳动力再生产的必要劳动,或称为自己的劳动和用于提供给社会的剩余劳动,或称为社会的劳动两部分

所组成。人力成本最直接的表现形式就是工资和奖金。本书特指医务人员收入。

医疗收入指医院为病人提供医疗服务而获得的货币收入。它是医院主要的资金来源,既是医院业务经营成果的货币表现,也是一项反映医疗业务经营成果的财务指标,包括床位收入、诊察收入、检查收入、治疗收入、手术收入、药品收入、耗材收入、护理收入、康复治疗收入和其他收入。

医疗市场(医疗服务市场)是指医疗服务产品按照商品交换的原则,由医疗服务的生产者提供给医疗服务消费者的一种商品交换关系的总和。这个定义包括几层含义:首先,医疗服务市场是医疗服务商品生产和交换的场所,即发生医疗服务行为的地点和区域。其次,医疗服务市场是医疗服务提供者把医疗服务作为特定的商品并以货币为媒介,提供给消费者的商品买卖交易活动。第三,医疗服务市场是社会经济体系的一部分,同整个市场体系的运行有着密不可分的联系。我国的医疗服务市场主要有三个因素组成,即医疗服务的供方、医疗服务的需方和医疗费用的支付方(第三方)。

医院人力成本、医疗收入、医疗市场这三者之间,是一个近似正相关的关系,即:医疗市场占有越大,则医疗收入越高,医院人力成本则越高;反之亦然。那么人力成本在一定的情况下,我们就可以大致推演1200张病床规模的医院收入与医疗市场占有。

(一)基于医务人员收入占医院总收入的40%推演

1. 假设医务人员每年的人力成本为11652万元至22166万元

则医院总收入为29130万元至55415万元(11652万元至22166万元÷40%);若财政拨款为7%(全国均数),则医疗收入为27091万元至59296万元〔29130万元至55415万元×(1%—7%)〕

根据《2019中国卫生健康统计年鉴》显示:近年来,公立医院门诊收入一般占医疗收入比例的33%,住院收入一般占医疗收入比例的67%。所以,按上述条件推测,医院门诊、住院收入结构如下:

表2-1-1 医院收入结构表

门诊医疗收入	8940万—19568万元
住院医疗收入	18151万—39728万元
医疗收入	27091万—59296万元

国家卫健委统计信息中心发布的2020年上半年全国医疗服务情况显示:2020年1—6月,全国三级公立医院次均门诊费用为378.7元,与去年同期比较,按当年价格上涨15.9%,按可比价格上涨11.7%;全国三级公立医院人均住院费用为

14800.3元,与去年同期比较,按当年价格上涨8.9%,按可比价格上涨4.9%。按此推测,医院工作量数据如下:

表2-1-2 医院工作量表

门诊人次	23.61万—51.67万人次
住院人次	1.23万—2.68万人次

按照2018年重庆市卫生总费用占GDP比值6.75%计算得到该1200张病床医院的医疗收入对应的GDP应为401348万元至878459万元,假设该医院的医疗收入占当地总医疗收入的30%,那么该地区的GDP应大致为1337826万元至2928196万元。以目前中国平均情况来看,该GDP对应的人数大致为15万人至30万人。即这15万人至30万人便应为1200张病床医院所完全覆盖的医疗市场。

2.假设医务人员每年的人力成本为13453万元至18625万元

则医院总收入为33632万元至46562万元(13453万元至18625万元÷40%);若财政拨款为7%(全国均数),则医疗收入为31278万元至43303万元〔33632万元至46562万元×(1-7%)〕

根据《2019中国卫生健康统计年鉴》显示:近年来,公立医院门诊收入一般占医疗收入比例为33%,住院收入一般占医疗收入比例为67%。所以,按上述条件推测,医院门诊、住院收入结构如下:

表2-1-3 医院收入结构表

门诊医疗收入	10322万—14290万元
住院医疗收入	20956万—29013万元
医疗收入	31278万—43303万元

国家卫健委统计信息中心发布的2020年上半年全国医疗服务情况显示:2020年1—6月,全国三级公立医院次均门诊费用为378.7元,与去年同期比较,按当年价格上涨15.9%,按可比价格上涨11.7%;全国三级公立医院人均住院费用为14800.3元,与去年同期比较,按当年价格上涨8.9%,按可比价格上涨4.9%。按此推测,医院工作量数据如下:

表2-1-4 医院工作量表

门诊人次	27.25万—37.73万人次
住院人次	1.41万—1.96万人次

按照2018年重庆市卫生总费用占GDP比值6.75%计算得到该1200张病床医院的医疗收入对应的GDP应为463378万元至641526万元,假设该医院的医疗收

入占当地总医疗收入的30%,那么该地区的GDP应大致为1544593万元至2138420万元。以目前中国平均情况来看,该GDP对应的人数大致为15万人至20万人。即这15万人至20万人便应为1200张病床医院所完全覆盖的医疗市场。

（二）人力成本在一定的情况下的人员配置推演

1.假定医院基本情况

（1）总病床位1200张；

（2）总人员编制1920人；

（3）年手术量2万例；

（4）年门诊量30万人次；

（5）年住院人数2.5万人次；

（6）年营业额3亿元人民币以上；

（7）国际标准化急诊绿色通道设计；

（8）国际标准化手术室层流1万G标准设计；

（9）建筑面积15万平方米,占地面积10万平方米,绿化比例45%设计。

2.主要科室设置

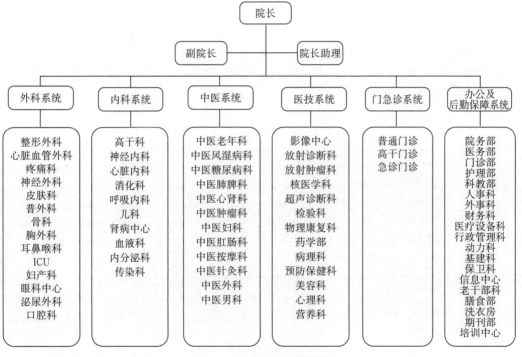

图2-1-1 医院科室结构图

3.主要科室人员配置情况

表2-1-5　主要科室人员配置情况表

科室名称	人员配置/人	主任医师/人	副主任医师/人	住院医师/人	护理人员/人	病床数/张
心脏及血管外科	33	2	2	12	17	30
整形外科	23	2	2	7	12	30
疼痛科	9	2	1	3	3	10
神经外科	51	2	2	12	35	50
皮肤科	27	2	1	12	12	30
普外科	39	2	2	12	23	80
骨科	64	2	4	23	35	100
胸外科	22	2	2	6	12	30
耳鼻喉科	86	2	3	35	46	50
手术麻醉科	62	2	2	12	46	室15床20
ICU	22	2	1	7	12	20
妇产科	86	2	3	23	58	100
眼科中心	86	2	3	35	46	50
泌尿外科	23	2	2	7	12	30
口腔科	74	2	3	23	46	50
高干科	87	2	4	23	58	50
神经内科	22	2	1	7	12	30
心脏内科	73	2	2	23	46	80
消化内科	30	2	2	9	17	40
儿科	52	2	3	12	35	60
肾病中心	51	2	2	12	35	50
血液科	24	2	1	9	12	30
内分泌科	17	2	1	5	9	20
传染科	22	2	1	7	12	30
放射诊断科	59	2	2	46	9	
放射肿瘤科	12	2	1	7	2	20
核医学科	12	2	1	7	2	
超声诊断科	15	2	1	12		
检验科	64	2	4	58		
物理康复科	15	2	1	5	7	12
药学部	116	2	2	81	31	
病理科	18	1	2	9	6	
预防保健科	3			1	2	

科室名称	人员配置/人	主任医师/人	副主任医师/人	住院医师/人	护理人员/人	病床数/张
急诊中心	53	1	5	12	35	30
美容科	20	1	1	6	12	10
心理科	6	1	1	2	2	
营养科	20				20	
中医科	44	2	5	12	25	

临床医技科室共计1542人,其中医生738人,护士804人;行政后勤医辅科室378人。

4. 按"三明模式"进行人员配置

三明模式:按5∶4∶1的比例对人力成本进行划分,将50%的人力成本划为医师人力成本,40%的人力成本划为护士人力成本,10%的人力成本划为其余人员人力成本。

假设人力成本为18625万元,那么人力成本划分为:

表2-1-6 人力成本表

医师人力成本	9312.50万元
护士人力成本	7450万元
其余人员	1862.50万元
合计	18625万元

国家统计局发布的医务人员2020年平均工资为115449元,我们假设以上三类人员的年平均工资与115449元相差分别为+20%、-20%、-40%,那么这三类人员工资为:

表2-1-7 人力成本表

医师人力成本	138539元
护士人力成本	92359元
其余人员	69269元

由此可推演出三类人员的数量配置如下:

表2-1-8 人力成本表

医师人数	672人
护士人力成本	807人
其余人员	269人
合计	1748人

四、消化内科人力成本案例

1. 科室基本情况

重庆市第九人民医院消化内科是北碚区临床重点专科、重庆市医疗特色食管疾病专科、重庆市住院医师规范化培训基地、西京消化病医院北碚区整合医学中心。科室占地面积1477.33平方米(门诊面积44.15平方米,住院面积1433.18平方米),设置病床53张。科室拥有一支技术力量过硬的医护队伍,全科医护技术人员36人。其中医生14人,护士22人,医护比0.64;有正高职称2人,副高职称3人,中级职称17人,初级14人。全科有10人在省、市级重要学术团体兼任职务,承担了省市级多项科研课题,在人力价值评估上具有较好的基础积淀,曾作为专家代表在全国会议上做学术报告。

2. 人力成本情况

消化内科在2020年急门诊人次数为16440人次,出院人数为2468人次,平均住院天数8.26天,床位使用率87.19%,每门诊人次费用442.25元,每住院人次费用10775.50元。2020年实现医疗收入共3260.22万元(占全院总收入的3.95%),除药品、耗材收入为1964.14万元,医疗支出共1856.17万元,结余1404.05万元,结余资金主要用于医院内部三级成本分摊。2020年消化内科人力成本支出共527.38万元,占科室医疗收入的16.18%,分别占全院人力成本总额和收入总额的2.12%和0.64%。医生与护士人力成本支出比为1:0.86,人均人力成本支出14.65万元,其中,医生17.12万元,护士12.69万元。

3. 基于规范要求的人力成本推演

根据《三级综合医院服务能力指南(2016年版)》(以下简称《指南》)要求,三级综合医院"医师与实际开放床位之比≥0.3:1、护理岗位人员与实际开放床位之比≥0.4:1、护理岗位人员与医师之比≥1.6:1"的要求,以现有病床53张计算,消化内科需至少配备医生16人,护士26人,则至少增加医护人员共6人(其中医生2人,护士4人)。以2020年科室医生和护士人均人力成本17.12万元和12.69万元计算,要达到《指南》的规定要求,科室人力成本将至少增加85万元(17.12×2+12.69×4),增幅16.12%,达到612.38万元。按照三级成本分摊原则和当前收支结构,则科室医疗收入需增长525.55万元(3,260.22×16.12%);如按照医务人员收入占医院总收入的40%和政府拨款7%推演,全院人力成本和医疗收入将达到28,885.85万元(612.38万元÷2.12%)和67,159.60万元〔28,885.85万元÷40%×(1−7%)〕,科室医疗收入达2,652.80万元(67,159.60万元×3.95%)。

4. 基于目标收入水平的人力成本推演

若以消化内科现有医务人员数量及结构计算,基于全国医务人员11.5万元年收入,消化内科医护人员人力成本支出将分别达到医生161万元、护士253万元,合计414万元;基于重庆医务人员9.7万元年收入,消化内科医护人员人力成本支出将分别达到医生135.8万元、护士213.4万元,合计349.2万元。

按照三级成本分摊原则和当前科室收支结构,两种目标收入水平下对应的科室收入将分别达到2,558.71万元(414万元÷16.18%)和2,158.22万元(349.2万元÷16.18%);如按照医务人员收入占医院总收入的40%和政府拨款7%推演,全院人力成本将分别达到19,528.30万元(414万元÷2.12%)和16,471.70万元(349.2万元÷2.12%),全院医疗收入将分别达到45,403.30万元〔19,528.30万元÷40%×(1-7%)〕和38,296.70万元〔16,471.70万元÷40%×(1-7%)〕,科室医疗收入将分别达到1,793.43万元(45,403.30万元×3.95%)和1,512.72万元(38,296.70万元×3.95%)。

5. 目标市场支撑推演

根据《中国卫生健康统计年鉴2019》显示,消化系统疾病在我国两周患病率和慢性病患病率已从2013年的1.5%和2.49%上升至2018年的3.58%和4.38%,排名分别至第四位和第五位,就诊率也由2013年的1.02%上升至2018年的1.39%,就诊率偏低,具有较大的市场空间

表2-1-9　2018年西部地区消化系统疾病患病及住院情况

	城市	农村
两周患病率	4.07%	4.72%
两周慢性病患病率	4.97%	6.12%
两周就诊率	3.16%	3.45%
居民住院率	1.59%	1.74%

2019年,北碚区常住人口81.6万人,其中城市68.95万人,农村12.65万人。以2018年西部地区调查数据(见上表2-1-9)测算,2019年北碚区城乡居民消化系统疾病住院需求可达13164人次。以九院消化内科门诊住院人次比6.66测算,北碚区城乡居民消化系统疾病就诊需求可达87672人次。以九院2020年门诊和住院病人人均费用442.25元和10775.50元计算,潜在市场规模达18,062.16万元,以消化内科2020年收支估计,要达到规范化要求和目标收入结构,当前区域市场足以形成收入支撑。

作者:张云　邓金龙　高小玲

第二节 市场主导下的资源匹配推演

依据《全国医疗卫生服务体系规划纲要(2015—2020年)》和医院建设标准的相关卫生资源配置指标,以某直辖市某地区为案例,对该地区卫生资源配置进行匹配推演。供读者参考区域卫生资源配置计算模式。

一、某地区的卫生资源匹配推演

(一)该地区基本情况

该区境南北长36.12km,东西宽约30.4km,幅员面积431.86㎡。2019年,该区有8个街道和11个镇,第七次人口普查常住人口数152.68万人(2020年),其中60岁以上占18.08%,有27.61万人,65岁以上占12.97%,有19.8万人。按1982年维也纳老龄问题世界大会标准,案例地区已成为严重老龄化社会。案例地区2019年GDP为1462.88亿元,2020年GDP为1533.16亿元。

(二)该地区卫生资源市场设置推演

1. 卫生财力资源

以该地区卫生总费用作为其卫生财力资源市场总额进行推算该市场体量。

(1)通过卫生总费用占GDP比值推算该地区卫生财力资源总额:

2019年,我国卫生总费用为65841.39亿元,占当年GDP的6.64%。

2020年,我国卫生总费用预计为72306.4亿元,占当年GDP的7.12%。

该地区2019年GDP为1462.88亿元,按2019年我国卫生总费用占GDP比值6.64%推算,该地区2019年卫生总费用为97.14亿元。

该地区2020年GDP为1533.16亿元,按2020年我国卫生总费用占GDP比值7.12%推算,该地区2020年卫生总费用为109.16亿元。

(2)通过人均卫生费用计算该地区卫生财力资源总额:

2019年,我国人均卫生费用4702.79元。

2020年,我国人均卫生费用5146.40元。

以该区常住人口152.68万人计算,2019年该区卫生总费用为:71.80亿元,2020年该区卫生总费用为78.58亿元。

2. 医疗机构设置

依据《全国医疗卫生服务体系规划纲要（2015—2020年）》规定和该地区人数、区域面积和境内距离情况，该地区应有2—3所综合性医院，1所中医院，1所妇幼保健院和其他专科医院、11个卫生院（乡镇、街道）、8个社区卫生服务中心和若干所民营医院。

3.病床数配置

以该区152.68万人，按照每千人6张病床计算，该区病床总数设置应为9161张病床数。其中公立医院病床数为5039张，卫生院（乡镇、街道）和社区卫生服务中心（站）病床数合计为1832张，民营医院病床数2290张。

公立医院床位数的分配大致为：每所公立综合性医院1000—1200张，3所公立综合性医院共计3000—3600张，取中间数为3300张；1所中医院1000—1200张，取中间数1100张；其他包括妇幼保健院等专科公立医院床位数合计约638张。

基层医疗机构中的乡镇卫生院和社区卫生服务中心则依据所属区域人数同样按照每千人6张病床设置其床位数，按照《2020中国卫生健康统计年鉴》在2019年我国各类医疗机构床位数中卫生院占基层医疗机构床位数比例为84.73%，社区卫生服务中心占基层医疗机构床位数比例为14.57%。该地区各生院共计病床数为1552张，平均每个卫生院（街道、乡镇）大致为140张床位；每个社区卫生服务中心（站）病床位数为35张。

民营医院则依据其业务属性如按每家医院400张病床数计算，如此可有4—5所民营医院。

4.医院房屋建筑面积

《2020中国卫生健康统计年鉴》发布的数据显示，在2019年我国综合医院平均每床位建筑面积为75.80㎡，中医院平均每床位建筑面积为62.10㎡，卫生服务中心（站）平均每床位建筑面积为82.70㎡，卫生院平均每床位建筑面积为63.30㎡。

依据住房和城乡建设部、国家发展改革委2021年4月发布的《综合医院建设标准》（建标110-2021）的标准，综合医院800—1199张床位的医院按照每床位114㎡建设。以此计算得到该地区每所综合医院房屋建设建筑面积规模为125400㎡。

依据《中医院建设标准》（建标106—2020）的要求，中医医院的建设规模，按病床数量，分为60床、100床、200床、300床、400床、500床六种。400张床位及以上均按每床位87㎡计算医院建筑面积规模。该地区按《全国医疗卫生服务体系规划纲要（2015—2020年）》规定的指标设置中医院床位数在1100张，故其该地区中医院房屋建设建筑面积规模为95700㎡。

参考住房和城乡建设部、国家发展改革委2008年11月批准执行的《乡镇卫生院建设标准》(建标107-2008)的标准:一般乡镇卫生院服务人口按常住人口加暂住人口计算,中心卫生院按常住人口加暂住人口加划归辐射乡镇人口的1/3计算,每千人病床数为1.2张;每张病床建筑面积为55 ㎡。结合《2020中国卫生健康统计年鉴》发布的2019年我国卫生院平均每床位建筑面积63.30 ㎡和《全国医疗卫生服务体系规划纲要(2015—2020年)》规定的床位分布指标得到的该地区平均每家乡镇卫生院应设置140张病床,故以63.30 ㎡作为该地区卫生院房屋建设面积的计算参数。得到该地区每所卫生院房屋建设建筑面积规模为8862 ㎡。

依据国家卫健委编制,国家住房和城乡建设部、国家发展改革委2008年11月批准执行的《社区卫生服务中心建设标准》(建标163-2013)的标准:社区卫生服务中心按服务人口数量确定建设规模。社区卫生服务中心服务人口小于5万人(含5万人),建筑面积为1400 ㎡;服务人口5万—7万人(含7万人),建筑面积为1700 ㎡;服务人口大于7万人,建筑面积为2000㎡。以该地区每个街道社区为5万—7万人计算,该地区每所社区卫生服务中心建筑面积规模为2000㎡。以《2020中国卫生健康统计年鉴》发布的2019年我国社区卫生服务中心平均每床位建筑面积83.50㎡计算,该地区每所社区卫生服务中心有35张病床,其建筑面积规模为2922㎡。

依据上述测算,该地区综合医院、中医院、卫生院(街道、乡镇)和社区卫生服务中心房屋建筑面积合计为:592758 ㎡。

每所综合医院房屋建设建筑面积规模为125400 ㎡ × 3 = 376200 ㎡。

中医院房屋建设建筑面积规模为95700 ㎡× 1 = 95700 ㎡。

每所卫生院房屋建设建筑面积规模为8862 ㎡ × 11 = 97482 ㎡。

每所社区卫生服务中心建筑面积规模为2922㎡ × 8 = 23376 ㎡。

5.医院设备配置

医院的设备有多种,病房里有解决病人居住生活的床、柜子、盥洗卫生设施、锅炉、空气调节、电梯、照明、给排水、应急等设施;病房内医疗护理相关设施:医护办公设备、呼叫系统、给氧系统、监护系统、抢救设施、床旁监测与检查系统、病房专科治疗检查设施如透析、腔镜、裂隙仪、激光仪、针灸仪等等;手术麻醉科的手术床、监护设施、麻醉设施、各种标配和专科使用的手术仪器、抢救设施和手术辅助设施、术中检测监测设施、净化消毒设施等;医技科室放射科的CT、核磁共振、照片机、造影机及相关辅助设施,超声科的各种超声仪,电生理检查室的各类电生理设备,检验科的各种生化仪、培养仪、检测仪、同位素检测设施等;医辅科室的清洗、消毒、供应等;行政后勤的信息、档案、库房、保安、维修、消防、医废处理等设施设备及全院都有的办公设备系统及其消耗都属于医院设备配置资源的范畴。

依据《2020中国卫生健康统计年鉴》提供的2019年医疗机构万元以上设备数据计算,得到综合医院、中医院、卫生院(街道、乡镇)和社区卫生服务中心(站)拥有的设备均数见表2-2-1。

表2-2-1　四类医院万元以上设备配置　　　　　　　　　　　单位:万元

医院类别	医院数量(所)	万元设备总值	平均每家医院设备值
综合医院	19963	88366967	4426.54
中医院	4221	13123679	3109.14
卫生院	36624	9432466	257.55
社区卫生服务中心	35013	3800209	108.54

本案例地区设置的4类医院,按各类医院的规划建设标准与配置都属于或者超过上限情况,故该地区这四类每家医院的设备总值会远大于表2-2-1中平均每家医院设备值情况。

6.医院人员配置

按照《全国医疗卫生服务体系规划纲要(2015—2020年)》资源要素配置指标要求,每千常住人口执业(助理)医师2.5人,每千常住人口注册护士3.14人,医护比1:1.25人,床护比1:0.6。

为此,以常住人口数推算出该地区应有执业(助理)医师人数为3817人,执业护士数为4794人。

同时参考《2020中国卫生健康统计年鉴》提供的2019年我国医疗机构中综合医院、中医院、卫生院(街道、乡镇)和社区卫生服务中心(站)各类人员数据,经比较计算得到4类医院医师与其他医务人员的比较数据(见表2-2-2),再测算该地区4种医疗机构医务人员配置。

表2-2-2　2019年4类医院医师与其他医务人员数量比值

医院 比较	综合医院	中医院	卫生院	CHS
医师:护士	1:1.51	1:1.27	1:0.78	1:0.92
医师:药剂	1:0.13	1:0.19	1:0.16	1:0.17
医师:医技	1:0.16	1:0.15	1:0.14	1:0.11
医师:管理	1:0.16	1:0.13	1:0.09	1:0.11
医师:工勤	1:0.26	1:0.23	1:0.20	1:0.16
医师:其他技术	1:0.13	1:0.14	1:0.13	1:0.12
医师:其他	1:0.19	1:0.20	1:0.37	1:0.18

以医疗机构的病床数,通过床护比为计算参数,得到该医院的注册护士人员数,通过上表医师与其他人员的比值关系,分别得到4种医疗机构的药剂、医技、管理、工勤、其他技术人员和其他人员数量。由此构成了该地区4种医疗机构的人力资源配置情况。

综合医院为1100张病床,应配置护士人员660人,医师437人,药剂人员57人,医技人员70人,管理人员70人,工勤人员114人,其他技术人员57人,其他人员83人。

中医院为1100张病床,应配置护士人员660人,医师520人,药剂人员98人,医技人员78人,管理人员67人,工勤人员120人,其他技术人员73人,其他人员104人。

卫生院(街道、乡镇)为140张病床,应配置护士人员84人,医师108人,药剂人员17人,医技人员15人,管理人员10人,工勤人员23人,其他技术人员14人,其他人员40人。

社区卫生服务中心(站)为35张病床,应配置护士人员21人,医师23人,药剂人员4人,医技人员3人,管理人员3人,工勤人员4人,其他技术人员3人,其他人员4人。在社区卫生服务中心如果要考虑到药剂科、医技人员值班问题可有适当增加,或者是临时召唤到位服务。

综上所述,可以得到该地区4类医疗机构人力资源配置数量(见表2-2-3)。

表2-2-3 该地区4类医疗机构人力资源配置　　　　　　单位:人

人员类别	综合医院(3)	中医院(1)	卫生院(11)	CHS(8)	合计
医师	437 (1311)	520	108 (1188)	23 (184)	(3202)
护士	660 (1980)	660	84 (924)	21 (168)	(3732)
药剂	57 (171)	98	17 (187)	4 (32)	(458)
医技	70 (210)	78	15 (165)	3 (24)	(477)
管理	70 (210)	67	10 (111)	3 (24)	(412)
工勤	114 (342)	120	23 (253)	4 (32)	(747)
其他技术	57 (171)	73	14 (154)	3 (24)	(422)
其他	83 (249)	104	40 (440)	4 (32)	(825)
合计	1548	1647	311	65	10275

合计上述数据得到,该地区每所综合医院人员配置1548人,中医院人员配置1547人,每所卫生院311人,每所社区卫生服务中心65人;4类医疗机构共需要医务人员10275人,其中执业(助理)医师3202人,注册护士3732人,药剂人员458

人,医技人员477人,管理人员412人,工勤人员747人,其他技术人员422人,其他人员825人。

按人均收入15万元计算,该地区上述医务人员人力费用约为15.42亿元。按人力成本占医院收入40%计算,上述医疗机构收入合计约为38.53亿元。按医院占区域卫生总费用的60%计算,三所综合性医院医疗收入合计约为23.12亿元,平均每所医院7.71亿元。中医院收入约7.71亿元。基层医疗机构合计约为8亿元。

(三)该地区医疗服务体量市场推演

医疗服务市场体量是指在区域范围内医疗机构的诊疗人次数和出院人次数。不同的医疗机构以其机构专业、技术水平、营运和品牌等要素为患者服务,构成整个服务市场体量的占据份额。

历史的地区医疗服务市场体量数据有多种方式可以得到,依据《2020中国卫生健康统计年鉴》、地方区域卫生统计年鉴可以直接查出该区域、地区的诊疗人次数和住院人次数;也可通过年鉴提供的人次数与当地人口数进行计算得到。鉴于在2020年全国诊疗人次数与住院人次数均有减少,其极可能与新冠肺炎流行导致限行有关。新冠肺炎极有可能与长期人类共存,其对医疗服务体量的影响目前尚不能掌握其规律,且各地区因新冠肺炎程度不同,故本案例对采用2020年的数据进行推算难于精准而只能是借鉴参考。

鉴于既往区域或者地区的市场体量可以通过查阅年鉴得到,本案例对地区医疗服务市场体量的推演目的在于演示如何进行计算推演,并可通过这样的方式对未来年份的市场体量进行推算评估。

依据《2020中国卫生健康统计年鉴》和地方区域卫生统计年鉴提供的2019年全国服务体量数据可知,2019年全国医疗机构、全国医院和全国公立医院的服务体量,可知2019年某省医疗机构、某省医院和某省公立医院的服务体量(见表2-2-4)。由此可推算某地区的医疗服务市场体量。

表2-2-4 2019年区域医疗机构和医院的诊疗人次与出院人次

区域/项目	诊疗人次	出院人次	每居民诊疗	每居民住院	区域人口数
全国医疗机构	87.2亿人	26596万人	6.20	0.189	14.0645亿人
全国医院	38.4亿人	21183万人	2.73	0.151	
全国公立医院	32.7亿人	17487万人	2.33	0.124	
某省医疗机构	17546.31万人	750.13万人	5.62	0.240	3124.32万人
某省医院	7876.30万人	511.61万人	2.52	0.164	
某省公立医院	6488.19万人	372.69万人	2.08	0.119	

以区域人口数为基础,以全国和某省人均诊疗次数和每居民住院次数推算可得到该区域的市场体量,再通过诊疗、住院的增长(减)率可得到该区域未来年份的市场体量。

案例地区2019年常住人口为123.90万人,通过2021年第七次人口普查得到2020年常住人口数为152.68万人。

按全国数据推算得到案例地区2019年门诊诊疗市场体量为:771.90万人次;住院市场体量为23.42万人次。

按某省数据推算得到案例地区2019年门诊诊疗市场体量为:696.32万人次;住院市场体量为29.74万人次。

按2019年全国数据推算得到案例地区2020年门诊诊疗市场体量为:946.62万人次;住院市场体量为28.87万人次。

按2019年某省数据推算得到案例地区2019年门诊诊疗市场体量为:858.06万人次;住院市场体量为36.64万人次。

采用全国数据修正推算得到案例地区2020年门诊诊疗市场体量为:840.60万人次;住院市场体量为24.97万人次。

(四)该地区诊疗服务收入市场推演

在前面我们已经推算了案例地区卫生财力资源——区域卫生总费用、人均卫生费用情况。但区域卫生总费用不代表着医疗机构的收入,我们可用已经得到的医疗服务市场体量,通过门诊均次诊疗费用和住院均次费用计算得到案例地区医疗收入的市场体量。

依据《2020中国卫生健康统计年鉴》《2020年我国卫生健康事业发展统计公报》提供的数据得到2019年、2020年全国医院门诊均次诊疗费用和出院均次费用,通过2020年某省卫生健康统计年鉴得到该省2019年医院门诊均次诊疗费用和出院均次费用(见表2-2-5)。

表2-2-5　2019年、2020年全国医院、2019年某省医院均次诊疗费用及相关体量　　单位:元

区域/类别	门诊均次费用	门诊费用总额	出院均次费用	出院费用总额
2019年全国医院	290.8元	11166.72亿元	9848.4元	20861.87亿元
2020年全国医院	324.4元	10770.08亿元	10619.2元	19488.36亿元
2019年某省医院	329.9元	2598391.37万元	8525.7元	4361833.38万元

按2019年某省数据推算得到案例地区2019年门诊诊疗市场体量858.06万人次,住院市场体量36.64万人次和采用全国数据修正推算得到案例地区2020年门

诊诊疗市场体量840.60万人次,住院市场体量24.97万人次进行计算:

以全国医院门诊均次费用计算2019年案例地区门诊诊疗市场经费总额为:249523.85万元(24.95亿元),出院诊疗市场经费总额为:360845.38万元(36.09亿元);2020年案例地区门诊诊疗市场经费总额为:272690.64万元(27.27亿元),出院诊疗市场经费总额为:265161.42万元(26.52亿元)。

以某省医院门诊均次费用计算2019年案例地区门诊诊疗市场经费总额为:283073.99万元(28.31亿元),出院诊疗市场经费总额为:312381.65万元(31.24亿元)。

(五)该区域专科设置与相应市场推演

综合医院应为专科设置齐全,在新冠肺炎影响下,各综合医院已经将感染科列为必设科室。医院各专科需要有市场支撑,如何知晓各专科相关疾患的市场情况有多种方式:采用卫生统计年鉴中居民病患就诊率、住院率(就诊、住院患者数与调查人群数之比)推演;通过疾患发病率(患病率)推演;"出院患者疾病谱"分析等方式。

1. 居民疾患就诊率排序

按照《2020中国卫生健康统计年鉴》提供的我国"2018年调查地区居民疾病两周就诊率"数据,以此作为判断我国民众病患及就诊次数高低初步依据,一定程度反应相应疾患的市场,进而反映医院专科设置与市场的关系。

表2-2-6 2018年居民两周就诊疾患前十位高低排序　　　　单位:%

排序	病患系统	就诊率	病患器官疾病	就诊率
1	循环系统疾病	63.3	急性上呼吸道感染	48.2
2	呼吸系统疾病	58.2	高血压	46.1
3	肌肉、骨骼结缔组织	27.9	糖尿病	13.9
4	消化系统疾病	26.7	急性胃炎	12.7
5	内分泌、营养和代谢疾病	16.7	心脏病	8.2
6	泌尿生殖系病	9.6	脑血管病	6
7	皮肤皮下组织	7.4	老年慢性支气管炎	2.9
8	神经系病	4.5	胆囊疾病	1.6
9	眼及附器疾病	2.7	肺炎	1.3
10	恶性肿瘤	2	肝硬化	0.5

对表2-2-6的说明如下。

(1)循环系统疾病就诊率最高,具体患病器官疾病包含有高血压(2)、心脏病

（5）、脑血管病（6），其均在前十位之内。

（2）呼吸系统疾病就诊率居第二位，具体患病器官疾病有急性上呼吸道感染（1）、老年慢性支气管炎（7）和肺炎（9），其均也前十位之内。

（3）肌肉、骨骼结缔组织疾患就诊率在病患系统排名第三位，"年鉴"中没有提供具体患病器官疾病就诊率。

（4）消化系统疾病及其具体患病器官——急性胃炎就诊率均为第四位，胆囊疾病和肝硬化在患病器官就诊率中分别排第八位和第十位。

（5）内分泌、营养和代谢疾病在患病系统就诊率排名第五位，糖尿病在患病器官就诊率排名第三位。

（6）就诊率前十位中其他患病系统"年鉴"中未给出具体患病器官就诊率。

2. 居民疾患住院率排序

同样按照《2020中国卫生健康统计年鉴》提供的我国"2018年调查地区居民疾病两周住院率"数据，以此作为判断我国民众病患及住院次数高低的初步依据，同样一定程度上反应相应疾患的市场，进而反映医院专科设置与市场的关系。

表2-2-7　2018年居民两周住院疾患前十位高低排序　　　　　　单位：%

排序	病患系统	住院率	病患器官疾病	住院率
1	循环系统疾病	29.1	心脏病	10.2
2	呼吸系统疾病	21.9	脑血管病	9.6
3	消化系统疾病	13.9	急上呼感染	8.7
4	肌肉、骨骼结缔组织	13.7	高血压	6.8
5	泌尿生殖系病	8.2	肺炎	5
6	损伤和中毒	6.6	糖尿病	4.4
7	内分泌、营养和代谢疾病	5.8	老年慢性支气管炎	3.5
8	恶性肿瘤	5.8	急性胃炎	3.3
9	神经系病	3.1	恶性肿瘤计	5.8
10	眼及附器疾病	3.1	胆囊疾病	2.3

对表2-2-7的简要解读说明与就诊率相类似，故不赘言。

3. 前十位居民系统疾患及器官疾病住院年龄情况

依据《2020中国卫生健康统计年鉴》提供的我国"2019年医院出院病人年龄别疾病构成（%）"内容，结合门诊诊疗、住院诊疗的前十位疾患情况，得到其该病的好发年龄段如下(见表2-2-8、见表2-2-9)。

表2-2-8　2019年出院病人系统疾患年龄构成比　　　　　　　　单位:%

排序	病患系统	<5岁	5—14岁	15—44岁	45—59岁	≥60岁
1	循环系统疾病	0.6	0.5	6.5	22.9	69.5
2	呼吸系统疾病	34.9	12.6	8.8	10.8	33
3	消化系统疾病	5.2	3.8	22.1	29.1	39.9
4	肌肉、骨骼、结缔组织	1.2	1.5	19.1	32.7	45.4
5	泌尿生殖系病	1.6	3.5	33.6	30.8	30.5
6	损伤和中毒	3.3	4.9	29.6	30.6	31.7
7	内分泌、营养和代谢疾病	1.2	2.3	15.9	34.9	45.6
8	恶性肿瘤	0.5	0.5	11.3	31	56.6
9	神经系统疾病	3.9	4	12.4	26.4	53.2
10	眼及附属器官疾病	1.5	2.6	9	20.9	66

表2-2-9　2019年出院病人病患器官疾病年龄构成比　　　　　　单位:%

排序	病患器官疾病	<5岁	5—14岁	15—44岁	45—59岁	≥60岁
1	缺血性心脏病	0.3	0	2.9	21.1	75.7
2	脑血管病	0.4	0.1	3.8	22.9	72.8
3	急性上呼吸道感染	55.7	26.4	8.9	4.6	4.3
4	高血压	0.4	0.1	9.4	28.3	61.8
5	肺炎	54.4	13.4	6.1	7	19.1
6	糖尿病	0.4	0.4	12.6	35.8	50.7
7	慢性下呼吸道疾病	4.2	1.9	3.8	12.9	77.1
8	胃及十二指肠溃疡	0.3	0.7	20	30.9	48.2
9	恶性肿瘤	0.5	0.5	11.3	31	56.6
10	胆囊疾病	0.3	0.2	20.7	32.4	46.4

对表2-2-8、表2-2-9的解读如下。

(1)所有前十位系统性疾患在中老年年龄段都处于好发阶段。

(2)其中呼吸系统疾患在幼儿(<5岁)也是好发阶段。

(3)其中消化系统疾病、运动系统与结缔组织疾患、泌尿生殖系统疾患、损伤与中毒、内分泌代谢性疾病类15—44岁人群中也有相当部分发生疾病。

(4)在泌尿生殖系统疾患中肾盂肾炎、肾小球疾病和尿路结石在青中年阶段也是好发阶段;而前列腺增生其90%以上都是发生在老年阶段。

(5)在损伤与中毒疾患中,15—44岁青中年,常常有意外性损伤如车祸、工作伤等发生,且受伤部位多在颅骨和面部;而发生股骨骨折则是老年人居多。

(6)在内分泌代谢性疾患中,中青年是甲状腺功能亢进症的好发阶段。

(7)恶性肿瘤多发生在中老年阶段,但骨与关节软骨恶性肿瘤、乳房恶性肿瘤、女性生殖器官恶性肿瘤、子宫颈原位癌在青壮年阶段也为好发。

(8)在消化系统疾患中,消化性溃疡、阑尾疾病、胆囊疾病和急性胰腺炎在青中年阶段也是好发阶段;疝病在<5岁的幼儿阶段也是高发期。

(9)在神经系统疾病中,中枢神经系统炎性疾患则在幼儿、少年、青中年时期好发。

(10)眼及附属器官疾病中,青光眼、晶状体疾患尤其是白内障多在老年阶段好发,而视网膜损伤性疾患从青中年到老年均可发生。

(11)心脏病包含多种心脏病在内,资料显示了有高血压心脏病、缺血性心脏病、风湿性心脏病、心律失常和心力衰竭等,多在老年阶段出现,部分在青中年阶段也有发生。

(12)在统计就诊率、住院率时,资料显示有急性胃炎和老年慢性支气管炎,在统计发病年龄时这两个病名未出现,分别采用了与之相近的消化性溃疡和慢性下呼吸道感染代替。

4.部分专病市场分析评价

(1)糖尿病

糖尿病是一种以高血糖为特征的内分泌、代谢性疾病,是由胰岛分泌功能减退或胰岛素作用缺陷引起的。糖尿病常见于老年人和肥胖者,一般也因遗传为主,也有很多老年人会因为身体衰老而胰岛素增多,罹患糖尿病。患有糖尿病的人一般会有多饮、多尿、多食和消瘦、疲乏无力等症状("三多一少")。糖尿病时长期存在的高血糖,可导致各种组织,特别是心脑血管、神经、眼、肾、四肢等遭受慢性损害,诱发功能障碍,发生衰竭病变。

国际糖尿病联盟(IDF)官网发布了最新的全球糖尿病地图(IDF Diabetes Atlas)(第9版),2019年全球约4.63亿人患糖尿病,20—79岁成人每11个人中就有1位糖尿病患者);预计到2030年,糖尿病患者会达到5.784亿;预计到2045年,糖尿病患者会达到7.002亿人。

2019年糖尿病年龄标化患病率为8.3%,预计2030年和2045年为9.2%和9.6%。糖尿病患病率随着年龄增加而上升,20—24岁最低(2019年为1.4%);估计75—79岁的患病率,2019年、2030年和2045年分别为19.9%、20.4%和20.5%。2019年,约有420万人(20—79岁)死于糖尿病或其并发症,相当于每8秒有1个人死于糖尿病,约占全球十大死亡率的11.3%。

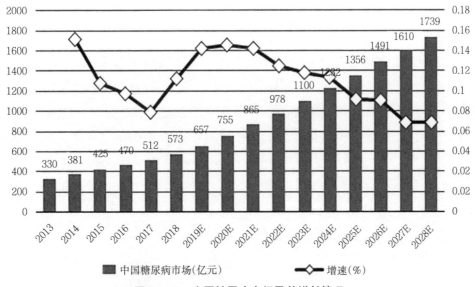

图2-2-1　中国糖尿病市场及其增长情况

中国糖尿病患者2019年达到1.22亿人,中国国家卫健委的最新统计,中国成人糖尿病的患病率已经高达11.6%。中国糖尿病的患病人数已高居全球首位。随着我国中老年人口的快速增长和死亡率的降低,考虑到II型糖尿病患者人群的增长趋势,综合总人口数量、≥51岁的中老年人口数量、糖尿病发病率三方面主要因素,预计2028年我国糖尿病患者总数将超过1.49亿人。

中国2017年平均患者年费用仅为128美元(人民币894元/年),2020年预测为145美元,预期未来随着有效治疗率的提升及新产品迭代,预期到2028年年均治疗费用达到189美元(人民币1322元),相对全球平均水平有比较大的差距。尤其是与美国成熟市场相比,其有效治疗率及新产品的应用水平均高于国内情况,即体现为年均治疗费用存在相对较大的差距。

案例地区常住人口152.68万人,以上述的"中国国家卫健委的最新统计,中国成人糖尿病的患病率已经高达11.6%。"作为计算参数,可得到案例地区该疾患可有17.71万患者的理论市场总体量。糖尿病并非自愈性疾患,一旦患病终身治疗,故取其30%—50%作为可能到医院门诊就诊的体量,得到案例地区有8.85万人可能就诊的市场体量。

以2019年全国医院人均门诊诊次费用290元/人的65%即188.50元作为该病患者的门诊诊次费用为计算,案例地区医院的糖尿病门诊治疗费用体量约为1668.23万元。

以案例地区糖尿病8.85万人为基数,以其20%需要住院治疗,则有1.77万人为可能住院市场人群，按2019年全国医院人均住院费用10484.00元的65%计算，则有18556.68万元市场体量。

（2）高血压病

国家卫健委2019年8月发布的《中国高血压防治现状蓝皮书2018版》中公布的数据，2012年我国18岁及以上人口的高血压患病率为25.20%，2015年上升至27.90%。由此根据2012—2015年的年均复合增长率，结合国家疾控中心发布的关于高血压的人口年增长数量新闻，预测2019年中国高血压患病率达到31.89%。

另外有消息报道：如按美国心脏协会和美国心脏病学会2017年公布的最新高血压诊断标准：130/80毫米汞柱即视为高血压来计算的话，中国成年高血压患者已超过5亿，占总人口的46.4%，相当惊人！

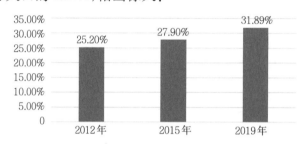

图2-2-2　我国18岁以上高血压患病率

2019年我国人口为13.9538亿人，按照国家卫健委国家疾控中心计算得到的18岁以上人口数11.2275亿人计算，18岁以上人口数占总人数的80.46%。

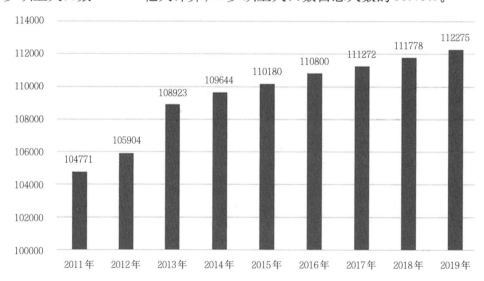

图2-2-3　2011—2019年我国18岁以上的人口规模　万人

案例地区常住人口152.68万人，按照80.46%比率参数计算得到案例地区18岁以上人口数为950956人。

依据国家卫健委2019年8月发布的《中国高血压防治现状蓝皮书2018版》预测2019年中国高血压患病率达到31.89%的参数计算,案例地区高血压患者理论体量为303359人体量。

2016年4月国际著名杂志JAMA Intern Medicine发表的我国高血压流行现状的研究报告介绍,高血压人群中只有30.5%的高血压患者被医生明确诊断,而在这些明确诊断的高血压患者中仅46.4%的患者接受了治疗。即使在接受治疗的患者中,血压的控制率仅为29.6%。而且治疗率随着年龄的增加而降低。从整个研究人群来看,我国所有高血压患者的控制率仅为4.2%。

依据上述数据,可测算案例地区高血压实际诊断体量为:

303359×30.5% = 92594 人

接受治疗人群体量为:

92494×46.4% = 42917 人。

以2019年全国医院人均门诊诊次费用290元/人的65%即188.50元作为该病患者的门诊诊次费用为计算,案例地区医院的高血压病门诊治疗费用体量约为808.98万元。

以案例地区高血压病92594人为基数,以其30%需要住院治疗,则有27778人为可能住院市场人群,按2019年全国医院人均住院费用10484.00万元的65%计算,则有6814.60万元市场体量。

高血压病是我国高度重视并强调要控制的慢性病,由此也可见高血压病的就诊市场和潜在市场是巨大的。

(3)冠心病(冠状动脉粥样硬化性心脏病、缺血性心脏病)

冠心病分五种类型,分别是无症状型、心绞痛型、心肌梗死型、缺血性心肌病型、猝死型。其中最为凶险的表现是心肌梗死和猝死。

缺血性心脏病患病率大概是12.3‰,也就是冠心病的发病率是12.3‰,农村的发病率要低一些,大概在8.1‰,城乡合计为10.2‰(1.02%)。

《2019年中国心血管疾病用药市场分析报告—行业规模现状与发展趋势研究》中国心血管病患者为2.9亿人,其中冠心病患者为1100万人。按照2019年我国14.0645亿人计算,冠心病患病率为0.78%。

2017年我国医院冠心病人均住院医药费为12619元。

将案例地区常住人口152.68万人作为社会人口为计算市场体量基数,得到案例地区冠心病患者理论人群体量为15573人,取其50%作为推算实际市场体量为77867人。

以2019年全国医院人均门诊诊次费用290元/人作为该病患者的门诊诊次费用计算,案例地区医院的冠心病门诊治疗费用体量约为2258.14万元。

以案例地区冠心病77867人为基数,以其30%需要住院治疗,则有23360人为可能住院市场人群,按2017年我国医院冠心病人均住院医药费12619元计算,案例地区冠心病住院市场体量为29478.11万元;按2019年全国医院人均住院费用10484.00元计算,则有24490.73万元住院市场体量。

(4)慢性胃炎

2018年由中华医学会北京分会主办、拜耳公司赞助的"揭秘欧洲胃肠疾病周——新观点分享论坛"在北京举行,此次论坛上,慢性胃炎成为媒体关注的话题之一,依据世界卫生组织统计发现,胃病的发病率高达80%,并且正以每年17.43%的速度增长。另外也有报道称:胃镜普查证实,我国人群中慢性胃炎的发病率高达60%以上。我国1978—1980年普查发现慢性胃炎发病率占社会人口的20%—30%。国外资料报道慢性胃炎的发病率占社会人口的30%。

上述资料表明胃因为其特有的生理作用,慢性胃炎也是一个高发疾患,当其症状比较明显时需要就医诊治。由于幽门螺旋杆菌的存在、由于吸烟、饮高度酒以及精神因素等,慢性胃炎的诊断需要有纤维胃镜、对幽门螺旋杆菌的检测,治疗中也需要有抑制胃酸分泌减轻胃黏膜损害和使用抗生素抑制幽门螺杆旋菌等。故门诊诊次费用相对较高。

对本病的市场体量的测算,本文采用的计算参数以30%—60%作为发病率,同样以案例地区常住人口152.68万人作为社会人口为计算市场体量基数,得到案例地区慢性胃炎的理论患病人群为45.8万人。以其5%作为计算参数得到医院就诊的实际就诊体量为2.29万人。

以2019年全国医院人均门诊诊次费用290元/人作为该病患者的门诊诊次费用计算,案例地区医院的慢性胃炎门诊治疗费用体量约为664.16万元。

以案例地区慢性胃炎2.29万人为基数,以其20%需要住院治疗,则有4580人为可能住院市场人群,按2019年全国医院人均住院费用10484.00元的计算,则有4801.67万元住院市场体量。

(5)尿毒症

慢性肾功能衰竭目前国际通用的是CKD分期,根据内生肌酐清除率替代肾小球滤过率,分为五期:1期就是指肾小球滤过率在90mL/min以上;2期的肾小球滤过率是在60mL/min到90mL/min之间;3期可分为3A和3B两个阶段,3A阶段的滤过率在45mL/min到mL/min,3B阶段的滤过率是在30mL/min到45mL/min;4期的肾小球滤过率是在15mL/min到30mL/min;5期的肾小球滤过率小于15mL/min,也就是传统所说的尿毒症,此阶段多数病人肾脏细胞纤维化程度已经超过90%,肾脏细胞恢复的几率已经很小,要进入透析长期治疗阶段,而每个尿毒症患者平均每年医疗花费超过10万元。

2016年,陈香美院士进行了流行病学的调查,目前国家慢性肾脏病的发病率是10.8%,据此计算我国约有1亿多的慢性肾脏病病人,属于是很大的群体,涵盖了从1期到5期的病人。导致肾脏损害在我国目前仍然是慢性肾炎约占55%左右,其次为糖尿病和高血压,并有逐渐升高的趋势。

据2006年12月份的最新统计,在近一个月2000余名肾病患者咨询中,有将近40%是尿毒症患者。按此推算,我国1亿多的慢性肾脏病患者中,可能有4000多万人成为尿毒症患者。

为此,按照上述参数我们测算案例地区慢性肾功能衰竭和尿毒症的市场体量:

以案例地区常住人口152.68万人作为社会人口为计算市场体量基数,得到案例地区理论慢性肾病患者人群为16.489万人,取其10%为计算,慢性肾脏病实际患病人群可为16489人。如其中40%可能成为尿毒症,则案例地区尿毒症患者市场体量为6595人。

按照前述"每个尿毒症患者平均每年医疗花费超过10万元"取其10万元为计算参数,案例地区尿毒症患者理论体量的6595人的诊疗费用体量为6.595亿元。

(6)慢性脑供血不足

慢性脑供血不足于1990年由日本学者提出,是一种常见的神经内科疾病,其发病率较高,是由于患者颅脑的局部血供不足而导致脑功能出现障碍,很易致使患者出现眩晕症状,且反复发作,伴随肢体乏力、麻木、意识障碍等神经系统缺损病变,病情较重,复发率高,并易发展致脑梗死。临床表现形式多样,但客观体征较少,头颅CT或MRI检查也很少发现异常。

慢性脑供血不足属于中医学的"呆病""健忘""虚劳""善忘"等范畴,且多以中医的"虚证"表现出来。中医学认为其病位在脑,与心肝脾肾功能失调关系密切。基本病机是髓减脑消,神机失用,脑髓空虚,气血不足致心神失养。多表现为本虚标实,以心肝脾肾虚为本,痰瘀内生,气血逆乱为标。

有报道称中老年人群中有2/3的人患有慢性脑供血不足,80岁以上人群中脑供血不足占80%,60岁以上人群中70%有不同程度的脑供血不足。

案例地区人数152.68万人,其中60岁以上占18.08%,故案例地区人口中60岁以上有27.61万人,按照"60岁以上人群中70%有不同程度的脑供血不足"计算出其市场理论体量为19.323万人。取其20%作为实际可能就诊人群为38646人。

以2019年全国医院人均门诊诊次费用290元/人作为该病患者的门诊诊次费用计算，案例地区医院的慢性脑供血不足门诊治疗费用体量约为1120.75万元。

以案例地区慢性脑供血不足患者38464人为基数，以其20%需要住院治疗，则有7692人为可能住院市场人群，按2019年全国医院人均住院费用10484.00元的计算，则有8103.37万元住院市场体量。

（7）慢阻肺

中国医学科学院、中国疾病预防控制中心、中华预防医学会、中华医学会、中国医师协会等五大组织联合权威发布《中国慢性呼吸疾病的流行状况与防治策略》白皮书报告：2015年普查人口估算全国有9990万名慢阻肺患者，占当年中国人口数137462万人的7.27%。

以案例地区常住人口152.68万人作为社会人口为计算市场体量基数，得到案例地区慢阻肺的理论患病人群为90075人。鉴于案例地区已经进入严重老龄化社会，60岁以上已占当地人口的12.97%，则取理论患病人群的25%为计算参数测算实际可能就诊人群为22518人。

以2019年全国医院人均门诊诊次费用290元/人作为该病患者的门诊诊次费用计算，案例地区医院的慢阻肺门诊治疗费用体量约为653.04万元。

以案例地区慢阻肺患者22518人为基数，以其35%需要住院治疗，则有7881人为可能住院市场人群，按2019年全国医院人均住院费用10484.00元的计算，则有8263.03万元住院市场体量。

小结上述内容可知，目前心血管系统、呼吸系统、神经系统、消化系统等均有较好市场前景，也是重点专科设置的依据。

二、该区域老龄化人口与市场

根据1956年联合国《人口老龄化及其社会经济后果》确定的划分标准，一个国家或地区65岁及以上老年人口数量占总人口比例超过7%时，则意味着这个国家或地区进入老龄化。1982年维也纳老龄问题世界大会，确定60岁及以上老年人口数量占总人口比例超过10%，意味着这个国家或地区进入严重老龄化。

有研究表明，市民一生中68.6%的医疗费用发生在65岁以后。

案例地区2020年统计常住人口数152.68万人，其中65岁以上占12.97%，有19.8万人。按照上述标准，案例地区已成为严重老龄化地区。2020年该地区卫生总费用为78.58亿元，按68.6%消耗作为计算参数，该地区65岁及以上老年人则可能有53.67亿元市场,其中又以心血管系统、呼吸系统、神经系统、内分泌系统、运动系统等的慢性病为主。

除了患病就诊以外,老年人的日常生活照料也很重要,也是减少老年人患病诊疗住院几率,节俭有限的医药费用的必要举措。国家卫健委已经明确从2019年起"老年健康服务、医养结合"将纳入基本公共卫生服务;国家卫健委、财政部、国家中医药局联合发布的《老年健康与医养结合服务管理工作规范》,对65岁及以上的老年人明确了健康管理和医养结合服务具体的项目内容,组织实施及经费保障和相关项目考核指标。2020年11月,《中共中央关于制定国民经济和社会发展第十四个五年规划和二〇三五年远景目标的建议》对老年健康提出了具体的医养康养服务体系建设内涵,因此说明了老龄化社会的市场需求与市场发展前景。

三、该地区居民住户就诊距离影响

按国务院办公厅发布的《全国医疗卫生服务体系规划纲要(2015—2020年)》规定,市办综合性医院(含中医类医院,下同),服务半径一般为50km²左右。

依据《2020中国卫生健康统计年鉴》的调查,居民到地区住户距最近医疗单位距离和时间构成如下表2-2-10:

表2-2-10 居民到地区住户距最近医疗单位距离和时间构成

到医疗机构距离	2013年	2018年
<1公里	53.1%	50.8%
>1—<2km	16.8%	22.0%
>2—<3km	13.1%	13.6%
>3—<4km	7.0%	6.8%
>4—<5km	4.2%	3.2%
>5km	5.8%	3.6%
到医疗机构时间		
<10分钟	36.4%	54.8%
>10—<20分钟	35.1%	29.3%
>20—<30分钟	10.9%	6.9%
>30分钟	17.7%	8.9%

笔者的市场调查发现:

1. 1km左右的医疗机构患者选择理由为:近,方便,常常解决一些如慢性病常规开药、小病就诊等问题。

2. 3km左右的医疗机构患者选择理由为:医院有熟悉的医生;医疗机构的就诊环境、服务好,某些专科技术也有一定的水平和特色,可以解决一些常见病、多发病。

3.大于3—5km的医疗机构患者选择理由为:除了前面的内容外,该医院的医疗技术水平在5公里范围内是比较高的,对医务人员的信任度较高,服务也不错;

4.大于5km的医疗机构选择:通常为教学医院、或者是当地的中心医院;有较高的医疗技术水平;基本上所有的疾患都可收治;尤其是对自己的疾患考虑为较严重的疑难病症时的首选。

四、区域医疗市场的竞争关系

(一)医疗机构的竞争要素

如图2-2-4所示,具有竞争实力的产品可有多个竞争要素构成。医疗机构提供的医疗卫生服务虽然与一般商品有其特殊的不同,但就产品本身而言,在医疗机构、医疗服务相同的比较下,其竞争要素是相同的。

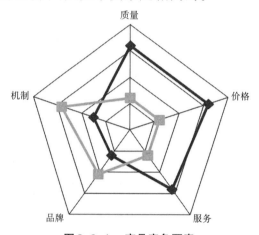

图2-2-4　产品竞争要素

质量:从医院层面上比较,是比较学科质量的高低;从科室层面上比较,质量就是由高技术水平的医护人员组成的团队,是产品的核心竞争力。其发展与医院机制密切相关。

机制:也是产品的核心竞争力,其决定了产品提供过程中是否可持续地符合各种高质量水平要求,是否处于良好的PDCA过程。

价格:一般讲产品的价廉物美是具有竞争力的。价格与成本、市场、技术和经营都密切相关。尽管医疗服务的价格不是由医疗机构制定,且其中还有相当部分价格与成本处于"虚有价格,虚无成本"背离状态,但医疗机构提供医疗服务项目的组合及运营则是需要符合经营管理科学规律。

服务:产品提供过程的事前、事中、事后的运行流程、各类相关事宜的处理需要在符合医学科学规律、经济学规律、管理学规律和符合服务对象的各种需求中精心策划、管理和高效率的运行。

品牌：对于医疗机构、对于提供的医疗服务（产品）而言，是一种长期优质优效的发展和积累过程，也与品牌的创建机制手段密切相关。

在目前的政策环境下，医院的竞争力还与成本、流程、产值等密切相关。如成本：事关医院成本核算的程度与应用、医院成本管理相关举措、医院精益化管理程度等，虽然不直接反映市场占有，但反映市场占有的实际效益。

（二）医疗机构的级别与品牌

医疗机构的级别本身就有着质量与品牌的内涵，教学医院或者规模较大的中心医院等高级别的医疗机构以多年的积累、努力，和由此形成的品牌优势可以以"三高""三虹吸"通吃市场。而基层医疗机构多数不可能引进一个或者数个高级专家进行（推行）一些难度较大医疗服务项目（产品），更多的应该是针对常见病、多发病建立优质的服务机制而形成自身特有的品牌。

（三）医疗机构经营的方式

医疗机构因其级别、所有制、地域和学科等属性不同而有着不同的经营方式。但不管哪种医疗机构，要想有自己的一片市场天地，都需要有从自身的、竞争需要的各种要素进行精心分析、评价、策划和不断改进着手，形成自身特有的经营方式而占领市场。如重庆市中医院的皮肤科，其每天的门诊量可达数千人；如重庆市第九人民医院的儿童孤独症专科，患者得到诊治需要等候三个月左右。

五、当地政策对市场影响

政策的影响力是惊人的！中国近几十年的改革开放决策及相应的政策，造就了中华民族的崛起，正在造就"中国梦"的实现就是最好的说明。医疗机构尤其是公立医疗机构在执行提供决策为公益性的医疗服务活动中相关的"公立"政策影响很大。

（一）财政投入补偿政策

国家没有规定对医疗卫生及公立医院的绝对投入指标，各地经济发展水平不同，财政资金是否充足等直接影响到对卫生、对医院的投入补偿资金的高低水平。

北京、上海等地区经济水平高，对卫生投入也高，达到了医院收入的20%左右，多数省市地区在10%左右。尤其是基建、大型设备资金需求量等较大项目工程如果都由政府投入，医疗机构负担轻，发展则较好较快。反之，医院负担重，且还需要为政府补偿投入不足等政策性亏损、公共卫生公益项目拨付资金不足的支出埋单，医院的发展包袱较重。久而久之,医疗机构设置及资源配置效果会受到影响。

(二)价格政策

医疗服务项目价格直接影响医疗机构的收入。医疗服务项目价格制定的决策考虑是政府对卫生、医疗机构、医保资金、民众就医承受力的综合性评判和兼顾决定的。

已如前述,长期以来对反映医务人员技术、风险、压力等活化劳动价值的医疗服务性项目价格较低,不能补偿其成本支出,财政又不能给政策性补偿,医院必然会有相应的对应举措,如通过多做检测检验项目寻求补偿,如此会产生医疗行为的扭曲,也会影响到医疗市场的规范。

(三)医保政策

医保金永远不可能为医疗市场所有产品埋单,其可报销范围受到医保金筹集的影响。医保报销范围和多少决定了可报销的医疗市场的大小;在分级诊疗体系没有完全实施"五强制"的状况下,也影响着分级诊疗体系的完全实施,也影响着不同大小、不同级别医疗机构的医疗行为和市场规范。

(四)医疗机构设置

区域医疗机构的设置也是直接影响医疗市场的。按照《全国医疗卫生服务体系规划纲要(2015—2020年)》的标准,区域内的医疗机构与床位数设置是以人口数、距离密切相关的。《全国医疗卫生服务体系规划纲要(2015—2020年)》规定:"医疗机构单体规模在500万人口以上的地市可适当增加,原则上不超过1200张;省办及以上综合性医院床位数以1000张左右为宜,原则上不超过1500张。"而从2021中国医院床位规模100强排名中可以看到,最大的可以有8500张床位,第100名是某省的一个地级市也有2800张床位。这究竟是"规划纲要"的不科学还是实际需要的问题? 在大型医院甚至是超大型医院的"三虹吸"状态下,高质量的分级诊疗如何实现?

国家医学中心和国家区域医学中心的设置,意欲通过优势资源的辐射与下沉,解决优势医疗资源分布不均的问题。但如果不解决经济利益这个根本的问题,或者不平衡好经济利益关系,在目前的医疗服务项目价格的情况下,可能会使强者更强,更有利于占领市场资源并取走有效利益,仍然有难于实现高质量的分级诊疗的困惑。

作者:刘代燨　刘宪　方雄鹰

第三节　床位主导下的资源匹配推演

一、当地总床位简析

(一)重庆市医疗卫生机构编制床位数与实有床位数

1. 重庆市医疗卫生机构编制床位数

重庆市医疗卫生机构编制床位数呈上升趋势,2019年较2011年增长了93187张,年均增长率为8.18%。其中,医院编制床位数2019年较2011年增长了75223张,增长率为9.41%;基层医疗机构编制床位数增长了15248张,增长率为5.07%;专业公共卫生机构编制床位数增长了3116张,增长率为10.27%。就不同类型机构床位数占比变化来看,2019年较2011年医院编制床位数占比增长了6.33个百分点,基层医疗机构编制床位数占比下降了6.15个百分点,专业公共卫生机构编制床位数占比增长了0.41个百分点。

表2-3-1　2002—2019年重庆市医疗卫生机构编制床位数

年份	总计	医院		基层医疗机构		专业公共卫生机构		其他	
		数量/张	占比/%	数量/张	占比/%	数量/张	占比/%	数量/张	占比/%
2011年	106375	71441	67.1	31408	29.53	2626	2.47	900	0.85
2012年	121497	83672	68.87	34327	28.25	2598	2.14	900	0.74
2013年	131799	91459	69.39	36683	27.83	2757	2.09	900	0.68
2014年	142690	98324	68.91	40635	28.48	2771	1.94	960	0.67
2015年	156197	109296	69.97	42894	27.46	3047	1.95	960	0.61
2016年	170137	122092	71.76	43271	25.43	3714	2.18	1060	0.62
2017年	180382	131053	72.65	43634	24.19	4635	2.57	1060	0.59
2018年	189481	139012	73.36	44958	23.73	4811	2.54	700	0.37
2019年	199562	146664	73.49	46656	23.38	5742	2.88	500	0.25
增长率	8.18	9.41	—	5.07	—	10.27	—	-7.08	—
占比变动	—	—	6.33	—	-6.15	—	0.41	—	-0.60

注:本表数据摘自《重庆卫生健康统计年鉴(2019—2020)》《重庆市卫生和计划生育统计年鉴(2016—2018)》。下同。

2 重庆市医疗卫生机构实有床位数

重庆市医疗卫生机构实有床位数呈上升趋势,2019年较2011年增长了116268张,年均增长率为9.09%。其中,医院实有床位数2019年较2011年增长了96354张,增长率为10.90%;基层医疗机构实有床位数增长了18508张,增长率为5.18%;专业公共卫生机构实有床位数增长了1931张,增长率为7.01%。就不同类型机构床位数占比变化来看,2019年较2011年医院实有床位数占比增长了9.10个百分点,基层医疗机构实有床位数占比下降了8.15个百分点,专业公共卫生机构实有床位数占比下降了0.33个百分点。

表2-3-2 2002—2019年重庆市医疗卫生机构实有床位数

年份	总计	医院		基层医疗机构		专业公共卫生机构		其他	
		数量/张	占比/%	数量/张	占比/%	数量/张	占比/%	数量/张	占比/%
2011年	115627	74827	64.71	37196	32.17	2684	2.32	920	0.80
2012年	130813	86140	65.85	41107	31.42	2751	2.10	815	0.62
2013年	147436	99056	67.19	44661	30.29	2904	1.97	815	0.55
2014年	160446	109299	68.12	47274	29.46	3058	1.91	815	0.51
2015年	176674	123980	70.17	48727	27.58	3242	1.84	725	0.41
2016年	190850	136245	71.39	50288	26.35	3612	1.89	705	0.37
2017年	206080	150280	72.92	50986	24.74	4109	1.99	705	0.34
2018年	220104	162147	73.6	52881	24.03	4541	2.06	535	0.24
2019年	231895	171181	73.8	55704	24.02	4615	1.99	395	0.17
增长率	9.09	10.90	—	5.18	—	7.01	—	−10.03	—
占比变动	—	—	9.10	—	−8.15	—	−0.33	—	−0.63

3 重庆市医疗卫生机构床位配置自主程度

重庆市医疗卫生机构床位自主配置程度呈波动上升趋势,从2012年的1.09增长到2019年的1.16。其中,医院床位自主配置程度呈波动上升趋势,从2012年的1.05增长到2019年的1.17;基层医疗机构床位自主配置程度几乎保持不变,而专业公共卫生机构呈波动下降趋势。

表2-3-3　　2002—2019年重庆市医疗卫生机构床位配置自主程度　　　　单位:张

年份	总计	医院	基层医疗机构	专业公共卫生机构	其他
2011年	1.09	1.05	1.18	1.02	1.02
2012年	1.08	1.03	1.20	1.06	0.91
2013年	1.12	1.08	1.22	1.05	0.91
2014年	1.12	1.11	1.16	1.10	0.85
2015年	1.13	1.13	1.14	1.06	0.76
2016年	1.12	1.12	1.16	0.97	0.67
2017年	1.14	1.15	1.17	0.89	0.67
2018年	1.16	1.17	1.18	0.94	0.76
2019年	1.16	1.17	1.19	0.80	0.79

注:床位自主配置程度=实际开放床位数÷编制床位数。

(二)每千人口床位规模

重庆市每千户籍人口编制和实有床位数均呈上升趋势,2019年较2011年分别增长了2.60张和3.26张,年均增长率分别为3.57%和3.97%。每千常住人口编制和实有床位数也呈上升趋势,2019年较2011年分别增长了2.75张和3.46张,年均增长率分别为3.377%和3.76%。

表2-3-4　　2002—2019年重庆市每千人口床位规模

年份	每千户籍人口床位数/张			每千常住人口床位数/张		
	编制	实有	差距	编制	实有	差距
2011年	3.19	3.47	0.28	3.64	3.96	0.32
2012年	3.63	3.91	0.28	4.13	4.44	0.31
2013年	3.92	4.39	0.47	4.44	4.96	0.52
2014年	4.23	4.75	0.52	4.77	5.36	0.59
2015年	4.63	5.24	0.61	5.18	5.86	0.68
2016年	5.01	5.62	0.61	5.58	6.26	0.68
2017年	5.32	6.08	0.76	5.87	6.7	0.83
2018年	5.57	6.47	0.90	6.11	7.1	0.99
2019年	5.79	6.73	0.94	6.39	7.42	1.03
增长率	3.57	3.97	—	3.37	3.76	—

二、重庆市医疗卫生机构床位在不同类型机构分布简析

(一)医疗卫生机构床位数

1.绝对规模

就主办单位来看,政府办医疗卫生机构实有床位数增长规模最大、个人办其次、社会办最小:2019年较2015年政府办医疗卫生机构实有床位数增长了29584张,增长率为5.17%;社会办医疗卫生机构实有床位数增长了12081张,增长率为14.71%;个人办医疗卫生机构实有床位数增长了13556张,增长率为10.48%。就经济类型来看,公立医院实有床位数增长规模大于民营医院:2019年较2015年公立医院实有床位数增长了29858张,增长率为4.91%;民营医院实有床位数增长了25363张,增长率为14.42%。就管理类型来看,非营利性医院实有床位数增长规模大于营利性医院:2019年较2015年非营利性医院实有床位数增长了32358张,增长率为5.01%;营利医院实有床位数增长了22863张,增长率为16.70%。

2.相对规模

就主办单位来看,政府办医疗卫生机构实有床位数占比呈下降趋势,2019年较2015年减少了5.10个百分点;而社会办和个人办医疗卫生机构实有床位数占比呈上升趋势,2019年较2015年分别增加了2.98个百分点和2.12个百分点。就经济类型来看,公立医院实有床位数占比呈下降趋势,2019年较2015年减少了6.15个百分点;民营医院实有床位数占比呈上升趋势,2019年较2015年增加了6.15个百分点。就管理类型来看,非营利性医院实有床位数占比呈下降趋势,2019年较2015年减少了6.25个百分点;营利性医院实有床位数占比呈上升趋势,2019年较2015年增加了6.25个百分点。

表2-3-5　2015—2019年重庆市不同类型医疗卫生机构实有床位数

年份	总计	主办单位			经济类型		管理类型	
		政府办	社会办	个人办	公立	民营	非营利性	营利性
绝对规模/张								
2015年	176674	132493	16513	27668	141152	35522	149924	26750
2016年	190850	138500	18509	33741	147670	43180	157537	33313
2017年	206080	147310	21638	37132	156998	49082	167155	38925
2018年	220104	154972	24448	40784	165448	54656	175259	44845
2019年	231895	162077	28594	41224	171010	60885	182282	49613
变动数	55221	29584	12081	13556	29858	25363	32358	22863

年份	总计	主办单位			经济类型		管理类型	
		政府办	社会办	个人办	公立	民营	非营利性	营利性
增长率/%	7.04	5.17	14.71	10.48	4.91	14.42	5.01	16.70
相对规模/%								
2015年	100	74.99	9.35	15.66	79.89	20.11	84.86	15.14
2016年	100	72.57	9.70	17.68	77.37	22.63	82.54	17.46
2017年	100	71.48	10.50	18.02	76.18	23.82	81.11	18.89
2018年	100	70.41	11.11	18.53	75.17	24.83	79.63	20.37
2019年	100	69.89	12.33	17.78	73.74	26.26	78.61	21.39
变动数	—	−5.10	2.98	2.12	−6.15	6.15	−6.25	6.25

（二）医院床位数

1.绝对规模

就主办单位来看,政府办医院实有床位数增长规模最大、个人办其次、社会办最小:2019年较2015年政府办医院实有床位数增长了21585张,增长率为6.05%;社会办医疗卫生机构实有床位数增长了11930张,增长率为15.63%;个人办医疗卫生机构实有床位数增长了13686张,增长率为10.67%。就经济类型来看,公立医院实有床位数增长规模小于民营医院:2019年较2015年公立医院实有床位数增长了21832张,增长率为5.64%;民营医院实有床位数增长了25369张,增长率为14.57%。就管理类型来看,非营利性医院实有床位数增长规模大于营利性医院:2019年较2015年非营利性医院实有床位数增长了24210张,增长率为5.70%;营利医院实有床位数增长了22619张,增长率为16.56%。

2.相对规模

就主办单位来看,政府办医院实有床位数占比呈下降趋势,2019年较2015年减少了5.51个百分点;而社会办和个人办医院实有床位数占比呈上升趋势,2019年较2015年分别增加了3.60个百分点和1.91个百分点。就经济类型来看,公立医院实有床位数占比呈下降趋势,2019年较2015年减少了7.01个百分点;民营医院实有床位数占比呈上升趋势,2019年较2015年增加了7.01个百分点。就管理类型来看,非营利性医院实有床位数占比呈下降趋势,2019年较2015年减少了7.56个百分点;营利性医院实有床位数占比呈上升趋势,2019年较2015年增加了7.26个百分点。

表2-3-6　2015—2019年重庆市不同类型医院实有床位数

年份	总计	主办单位			经济类型		管理类型	
		政府办	社会办	个人办	公立	民营	非营利性	营利性
绝对规模/张								
2015年	123980	81453	15147	27380	88881	35099	97602	26750
2016年	136245	85536	17233	33476	93427	42818	103260	32985
2017年	150280	93177	20117	36986	101493	48787	111650	38630
2018年	162147	98646	22854	40647	107834	54313	117595	44552
2019年	171181	103038	27077	41066	110713	60468	121812	49369
变动数	47201	21585	11930	13686	21832	25369	24210	22619
增长率/%	8.40	6.05	15.63	10.67	5.64	14.57	5.70	16.56
相对规模/%								
2015年	100	65.70	12.22	22.08	71.69	28.31	78.72	21.58
2016年	100	62.78	12.65	24.57	68.57	31.43	75.79	24.21
2017年	100	62.00	13.39	24.61	67.54	32.46	74.29	25.71
2018年	100	60.84	14.09	25.07	66.50	33.50	72.52	27.48
2019年	100	60.19	15.82	23.99	64.68	35.32	71.16	28.84
变动数	—	-5.51	3.60	1.91	-7.01	7.01	-7.56	7.26

（三）基层医疗机构床位数

1.绝对规模

就主办单位来看,政府办基层医疗机构实有床位数增长规模最大、社会办其次、个人办最小:2019年较2015年政府办基层医疗机构实有床位数增长了6666张,增长率为3.32%;社会办基层医疗机构实有床位数增长了441张,增长率为13.98%;个人办基层医疗机构实有床位数减少了130张,增长率为-13.94%。就经济类型来看,公立基层医疗机构实有床位数增长规模大于民营基层医疗机构:2019年较2015年公立基层医疗机构实有床位数增长了6983张,增长率为3.43%;民营基层医疗机构实有床位数减少了6张,增长率为-0.36%。就管理类型来看,非营利性基层医疗机构实有床位数增长规模大于营利性基层医疗机构:2019年较2015年非营利性基层医疗机构实有床位数增长了7105张,增长率为3.49%;营利基层医疗机构实有床位数减少了128张,增长率为-10.01%。

2.相对规模

就主办单位来看,政府办和个人办基层医疗机构实有床位数占比呈下降趋势,2019年较2015年分别减少了0.32个百分点和0.31个百分点;而社会办基层医疗机构实有床位数占比呈上升趋势,2019年较2015年分别增加了0.62个百分点。

就经济类型来看,公立基层医疗机构实有床位数占比呈上升趋势,2019年较2015年增加了0.12个百分点;民营基层医疗机构实有床位数占比呈下降趋势,2019年较2015年减少了0.12个百分点。就管理类型来看,非营利性基层医疗机构实有床位数占比呈上升趋势,2019年较2015年增加了0.32个百分点;营利性基层医疗机构实有床位数占比呈下降趋势,2019年较2015年减少了0.32个百分点。

表2-3-7 2015—2019年重庆市不同类型基层医疗机构实有床位数

年份	总计	主办单位			经济类型		管理类型	
		政府办	社会办	个人办	公立	民营	非营利性	营利性
绝对规模/张								
2015年	48727	47798	641	288	48304	423	48355	372
2016年	50288	49401	622	265	49926	362	49960	328
2017年	50986	50054	786	146	50691	295	50691	295
2018年	52881	51755	989	137	52538	343	52588	293
2019年	55704	54464	1082	158	55287	417	55460	244
变动数	6977	6666	441	−130	6983	−6	7105	−128
增长率/%	3.40	3.32	13.98	−13.94	3.43	−0.36	3.49	−10.01
相对规模/%								
2015年	100	98.09	1.32	0.59	99.13	0.87	99.24	0.76
2016年	100	98.24	1.24	0.53	99.28	0.72	99.35	0.65
2017年	100	98.17	1.54	0.29	99.42	0.58	99.42	0.58
2018年	100	97.87	1.87	0.26	99.35	0.65	99.45	0.55
2019年	100	97.77	1.94	0.28	99.25	0.75	99.56	0.44
变动数	—	−0.32	0.62	−0.31	0.12	−0.12	0.32	−0.32

(四)专业公共卫生机构床位数

1.绝对规模

就主办单位来看,2019年较2015年政府办专业公共卫生机构实有床位数增长了1333张,增长率为8.99%;就经济类型来看,2019年较2015年公立专业公共卫生机构实有床位数增长了1373张,增长率为9.23%。就管理类型来看,2019年较2015年非营利性专业公共卫生机构实有床位数增长了1373张,增长率为9.23%。

2.相对规模

就主办单位来看,政府办专业公共卫生机构实有床位数占比呈下降趋势,2019年较2015年分别减少了0.87个百分点;而社会办专业公共卫生机构实有床位数占比呈上升趋势,2019年较2015年分别增加了0.87个百分点。

表2-3-8　2015—2019年重庆市不同类型专业公共卫生机构实有床位数

年份	总计	主办单位			经济类型		管理类型	
		政府办	社会办	个人办	公立	民营	非营利性	营利性
绝对规模/张								
2015年	3242	3242	0	0	3242	0	3242	0
2016年	3612	3563	48	0	3612	0	3612	0
2017年	4109	4079	30	0	4109	0	4019	0
2018年	4541	4471	70	0	4541	0	4541	0
2019年	4615	4575	40	0	4615	0	4615	0
变动数	1373	1333	40	0	1373	0	1373	0
增长率/%	9.23	8.99	0	0	9.23	0	9.23	0
相对规模/%								
2015年	100	100	0	0	100	0	100	0
2016年	100	98.64	1.33	0	100	0	100	0
2017年	100	99.27	0.73	0	100	0	100	0
2018年	100	98.46	1.54	0	100	0	100	0
2019年	100	99.13	0.87	0	100	0	100	0
变动数	—	-0.87	0.87	0	0	0	0	0

三、重庆市医疗卫生机构床位在不同区域分布简析

(一)医疗卫生机构床位数

1.绝对规模

医疗卫生机构实有床位数增长规模都市区最大、渝东北城镇群其次、渝东南城镇群最小:2019年较2015年都市区医疗卫生机构实有床位数增长了25114张,增长率为6.19%;渝东北城镇群医疗卫生机构实有床位数增长了11852张,增长率为7.89%;渝东南城镇群医疗卫生机构实有床位数增长了4079张,增长率为7.39%。

2.相对规模

都市区医疗卫生机构实有床位数占比呈下降趋势,2019年较2015年减少了

0.97个百分点;而渝东北城镇群和渝东南城镇群医疗卫生机构实有床位数占比呈上升趋势,2019年较2015年分别增加了0.80个百分点和0.17个百分点。

表2-3-9　2015—2019年重庆市不同区域医疗卫生机构实有床位数　　　　单位:张

区域	2016年	2017年	2018年	2019年	增长率
绝对规模					
都市区	127239	137110	145760	152353	6.19
渝东北城镇群	46511	50694	54112	58363	7.86
渝东南城镇群	17100	18276	20232	21179	7.39
相对规模					
都市区	66.67	66.53	66.22	65.70	−0.97
渝东北城镇群	24.37	24.60	24.58	25.17	0.80
渝东南城镇群	8.96	8.87	9.19	9.13	0.17

(二)医院床位数

1.绝对规模

医院实有床位数增长规模都市区最大、渝东北城镇群其次、渝东南城镇群最小;2019年较2015年都市区医院实有床位数增长了23532张,增长率为7.42%;渝东北城镇群医院实有床位数增长了8907张,增长率为9.84%;渝东南城镇群医院实有床位数增长了2497张,增长率为7.28%。

2.相对规模

都市区和渝东南城镇群医院实有床位数占比呈下降趋势,2019年较2015年分别减少了0.96个百分点和0.14个百分点;而渝东北城镇群医院实有床位数占比呈上升趋势,2019年较2015年分别增加了1.10个百分点。

表2-3-10　2015—2019年重庆市不同区域医院实有床位数　　　　单位:张

区域	2016年	2017年	2018年	2019年	增长率
绝对规模					
都市区	98208	108188	116276	121740	7.42
渝东北城镇群	27390	30887	33269	36297	9.84
渝东南城镇群	10647	11205	12602	13144	7.28
相对规模					
都市区	72.08	71.99	71.71	71.12	−0.96
渝东北城镇群	20.10	20.55	20.52	21.20	1.10
渝东南城镇群	7.81	7.46	7.77	7.68	−0.14

（三）基层医疗机构床位数

1.绝对规模

基层医疗机构实有床位数增长规模渝东北城镇群最大、渝东南城镇群其次、都市区最小：2019年较2015年都市区基层医疗机构实有床位数增长了1280张，增长率为1.60%；渝东北城镇群基层医疗机构实有床位数增长了2737张，增长率为4.79%；渝东南城镇群基层医疗机构实有床位数增长了1399张，增长率为7.31%。

2.相对规模

都市区基层医疗机构实有床位数占比呈下降趋势，2019年较2015年减少了2.76个百分点；而渝东北城镇群和渝东南城镇群基层医疗机构实有床位数占比呈上升趋势，2019年较2015年分别增加了1.40个百分点和1.36个百分点。

表2-3-11　2015—2019年重庆市不同区域基层医疗机构实有床位数　　单位：张

区域	2016年	2017年	2018年	2019年	增长率
绝对规模					
都市区	26185	25658	26137	27465	1.60
渝东北城镇群	18164	18858	19793	20901	4.79
渝东南城镇群	5939	6470	6951	7338	7.31
相对规模					
都市区	52.07	50.32	49.43	49.31	−2.76
渝东北城镇群	36.12	36.99	37.43	37.52	1.40
渝东南城镇群	11.81	12.69	13.14	13.17	1.36

（四）专业公共卫生机构

1.绝对规模

专业公共卫生机构实有床位数增长规模都市区最大、渝东南城镇群其次、渝东北城镇群最小：2019年较2015年都市区专业公共卫生机构实有床位数增长了759张，增长率为11.35%；渝东北城镇群专业公共卫生机构实有床位数增长了251张，增长率为8.42%；渝东南城镇群专业公共卫生机构实有床位数增长了383张，增长率为30.45%。

2.相对规模

都市区和渝东南城镇群专业公共卫生机构实有床位数占比呈上升趋势，2019年较2015年分别增加了4.45个百分点和6.41个百分点；而渝东北城镇群都市区专业公共卫生机构实有床位数占比呈下降趋势，2019年较2015年减少了0.06个百分点。

表 2-3-12　2015—2019年重庆市不同区域专业公共卫生机构实有床位数　　单位:张

区域	2016年	2017年	2018年	2019年	增长率
绝对规模					
都市区	1994	2559	2812	2753	11.35
渝东北城镇群	914	949	1050	1165	8.42
渝东南城镇群	314	601	679	697	30.45
相对规模					
都市区	55.20	62.28	61.92	59.65	4.45
渝东北城镇群	25.30	23.10	23.12	25.24	−0.06
渝东南城镇群	8.69	14.63	14.95	15.10	6.41

四、1200张床位按95%使用率与市场份额关系简析

(一)推算基准

本研究推算基准主要参照两个基准:全国三级医院基准数据和重庆市三级医院基准数据。基准数据来自重庆市卫健委返回的《2019年重庆市第九人民医院医疗服务价格和成本分析报告》。

1.全国三级医院基准数据

根据计算,2019年全国三级医院门急诊人次基准、出院人数基准、手术例数基准、医疗收入基准、门诊收入基准、住院收入基准分别是 802.96、40.89、17.63、90.83、28.93、61.90。

表2-3-13　全国三级医院实际床位数与市场份额关系

指标	2016年	2017年	2018年	2019年
基础数据				
年末实际开放床/张	1352	1399	1425	1467
病床使用率/%	103.06	101.08	100.35	100.37
门急诊人次/人	1057797	1095948	1085145	1182295
出院人数/人	50122	53409	55055	60213
手术例数/例	18965	20714	22741	25953
医疗收入/万元	104277	113775	118474	133741
门诊收入/万元	33330	36358	37283	42603
住院收入/万元	70947	77417	81191	91137
推算基准(市场大小与床位数关系)				
门急诊人次基准	759.16	775.01	758.85	802.96

指标	2016年	2017年	2018年	2019年
出院人数基准	35.97	37.77	38.50	40.89
手术例数基准	13.61	14.65	15.90	17.63
医疗收入基准	74.84	80.46	82.85	90.83
门诊收入基准	23.92	25.71	26.07	28.93
住院收入基准	50.92	54.75	56.78	61.90

注：门急诊人次基准=门急诊人次÷(年末实际开放床位×病床使用率÷100)。其他各项基准计算方式与门急诊人次基准相同。

2.重庆市三级医院基准数据

根据计算,2019年重庆市三级医院门急诊人次基准、出院人数基准、手术例数基准、医疗收入基准、门诊收入基准、住院收入基准分别是771.17、38.69、15.27、82.71、31.41、51.30。

表2-3-14　重庆市三级医院实际床位数与市场份额关系

指标	2016年	2017年	2018年	2019年
基础数据				
年末实际开放床/张	1310	1335	1344	1512
病床使用率/%	101.40	98.19	94.53	99.34
门急诊人次/人	1024778	985719	1025900	1158308
出院人数/人	47734	48905	48224	58118
手术例数/例	15863	18046	21291	22939
医疗收入/万元	106452	102448	106480	124231
门诊收入/万元	38009	36476	41829	47184
住院收入/万元	68444	65972	64651	77047
推算基准（市场大小与床位数关系）				
门急诊人次基准	771.47	751.98	807.49	771.17
出院人数基准	35.94	37.31	37.96	38.69
手术例数基准	11.94	13.77	16.76	15.27
医疗收入基准	80.14	78.15	83.81	82.71
门诊收入基准	28.61	27.83	32.92	31.41
住院收入基准	51.53	50.33	50.89	51.30

（二）推算结果

根据全国基准推算，2019年样本医院门急诊人次、出院人数、手术例数、医疗收入、门诊收入、住院收入应分别是915374人、46615人、20098例、103546万元、32980万元和70566万元。根据重庆市基准推算，2019年样本医院门急诊人次、出院人数、手术例数、医疗收入、门诊收入、住院收入应分别是879134人、44107人、17408例、94289万元、35807万元和58482万元。

表2-3-15　2016—2019年样本医院床位数与市场份额推算数据

指标	2016年	2017年	2018年	2019年
年末实际开放床/张	1200	1200	1200	1200
病床使用率/%	95.00	95.00	95.00	95.00
全国基准推算数				
门急诊人次/人	865442	883511	865089	915374
出院人数/人	41006	43058	43890	46615
手术例数/例	15515	16701	18126	20098
医疗收入/万元	85318	91724	94449	103546
门诊收入/万元	27269	29309	29720	32980
住院收入/万元	58049	62415	64729	70566
重庆基准推算数				
门急诊人次/人	879476	857257	920539	879134
出院人数/人	40972	42533	43274	44107
手术例数/例	13612	15698	19106	17408
医疗收入/万元	91360	89091	95543	94289
门诊收入/万元	32615	31726	37529	35807
住院收入/万元	58744	57376	58015	58482

注：推算数=全国（重庆）基准×（样本医院年末实际开放床位×样本医院病床使用率÷100）。

五、1200张床位按95%使用率的医疗成本及其结构简析

（一）推算基准

1.全国三级医院基准数据

（1）按七分类分析。

根据计算，2019年全国三级医院按八分类的医疗成本、人员经费、卫生材料费、药品费、固定资产折旧、无形资产摊销、提取医疗风险基金、其他费用基准分别是88.87、30.63、19.94、27.27、3.30、0.12、0.44、7.17。

表2-3-16　2016—2019年按八分类全国三级医院床位数与医疗成本及其结构

指标	2016年	2017年	2018年	2019年
基础数据				
年末实际开放床/张	1352	1399	1425	1467
病床使用率/%	103.06	101.08	100.35	100.37
医疗成本/万元	103312	111230	114133	130851
人员经费/万元	31337	35917	39065	45095
卫生材料费/万元	21886	23541	24762	29358
药品费/万元	37180	36884	35851	40148
固定资产折旧/万元	4303	4645	4857	4865
无形资产摊销/万元	102	329	112	175
提取医疗风险基金/万元	284	574	276	650
其他费用/万元	8221	9339	9211	10560
推算基准（医疗成本与床位数关系）				
医疗成本基准	74.15	78.66	79.81	88.87
人员经费基准	22.49	25.40	27.32	30.63
卫生材料费基准	15.71	16.65	17.32	19.94
药品费基准	26.68	26.08	25.07	27.27
固定资产折旧基准	3.09	3.29	3.40	3.30
无形资产摊销基准	0.07	0.23	0.08	0.12
提取医疗风险基金基准	0.20	0.41	0.19	0.44
其他费用基准	5.90	6.60	6.44	7.17

（2）按三分类分析。

根据计算，2019年全国三级医院按三分类的人员经费、运营经费、基建设备折旧基准分别是30.63、54.82、3.42。

表2-3-17　2012—2019年按三分类全国三级医院床位数与医疗成本及其结构

指标	2016年	2017年	2018年	2019年
基础数据				
年末实际开放床/张	1352	1399	1425	1467
病床使用率/%	103.06	101.08	100.35	100.37
医疗成本/万元	103312	111230	114133	130851
人员经费/万元	31337	35917	39065	45095
运营经费/万元	67570	70338	70099	80716
基建设备折旧/万元	4404	4975	4969	5040
推算基准（医疗成本与床位数关系）				
医疗成本基准	74.15	78.66	79.81	88.87

指标	2016年	2017年	2018年	2019年
人员经费基准	22.49	25.40	27.32	30.63
运营经费基准	48.49	49.74	49.02	54.82
基建设备折旧基准	3.16	3.52	3.47	3.42

2.重庆三级医院基准数据

(1)按八分类分析。

根据计算,2019年重庆市三级医院按八分类的医疗成本、人员经费、卫生材料费、药品费、固定资产折旧、无形资产摊销、提取医疗风险基金、其他费用基准分别是77.78、29.11、15.16、24.44、3.07、0.07、0.11、5.82。

表2-3-18 2016—2019年按八分类重庆市三级医院床位数与医疗成本及其结构

指标	2016年	2017年	2018年	2019年
基础数据				
年末实际开放床/张	1310	1335	1344	1512
病床使用率/%	101.40	98.19	94.53	99.34
医疗成本/万元	102127	124566	102879	116831
人员经费/万元	35241	35449	37723	43719
卫生材料费/万元	17542	18722	18982	22770
药品费/万元	37627	34647	33490	36717
固定资产折旧/万元	3949	9929	4207	4614
无形资产摊销/万元	58	6365	70	98
提取医疗风险基金/万元	163	6423	163	167
其他费用/万元	7548	13031	8244	8746
推算基准(医疗成本与床位数关系)				
医疗成本基准	76.88	95.03	80.98	77.78
人员经费基准	26.53	27.04	29.69	29.11
卫生材料费基准	13.21	14.28	14.94	15.16
药品费基准	28.33	26.43	26.36	24.44
固定资产折旧基准	2.97	7.57	3.31	3.07
无形资产摊销基准	0.04	4.86	0.06	0.07
提取医疗风险基金基准	0.12	4.90	0.13	0.11
其他费用基准	5.68	9.94	6.49	5.82

(2)按三分类分析。

根据计算,2019年全国三级医院按三分类的人员经费、运营经费、基建设备折旧基准分别是29.11、45.54、3.14。

表2-3-19　2016—2019年按三分类重庆市三级医院床位数与医疗成本及其结构

指标	2016年	2017年	2018年	2019年
基础数据				
年末实际开放床/张	1310	1335	1344	1512
病床使用率/%	101.40	98.19	94.53	99.34
医疗成本/万元	102127	124566	102879	116831
人员经费/万元	35241	35449	37723	43719
运营经费/万元	62880	72823	60879	68400
基建设备折旧/万元	4006	16294	4277	4712
推算基准（医疗成本与床位数关系）				
医疗成本基准	76.88	95.03	80.98	77.78
人员经费基准	26.53	27.04	29.69	29.11
运营经费基准	47.34	55.55	47.92	45.54
基建设备折旧基准	3.02	12.43	3.37	3.14

（二）推算结果

1.按八分类分析

根据全国基准推算，2019年样本医院按八分类的医疗成本、人员经费、卫生材料费、药品费、固定资产折旧、无形资产摊销、提取医疗风险基金、其他费用分别是101312万元、34918万元、22732万元、31088万元、3762万元、137万元、502万元和8174万元。

根据重庆市基准推算，2019年样本医院按八分类的医疗成本、人员经费、卫生材料费、药品费、固定资产折旧、无形资产摊销、提取医疗风险基金、其他费用分别是88669万元、33185万元、17282万元、27862万元、3500万元、80万元、125万元和6635万元。

表2-3-20　2016—2019年按八分类的样本医院床位数与医疗成本推算数据

指标	2016年	2017年	2018年	2019年
年末实际开放床/张	1200	1200	1200	1200
病床使用率/%	95.00	95.00	95.00	95.00
全国基准推算数				
医疗成本/万元	84531	89672	90983	101312
人员经费/万元	25639	28956	31145	34918
卫生材料费/万元	17909	18981	19745	22732
药品费/万元	30415	29731	28580	31088

指标	2016年	2017年	2018年	2019年
固定资产折旧/万元	3523	3751	3876	3762
无形资产摊销/万元	80	262	91	137
提取医疗风险基金/万元	228	467	217	502
其他费用/万元	6726	7524	7342	8174
重庆市基准推算数				
医疗成本/万元	87643	108334	92317	88669
人员经费/万元	30244	30826	33847	33185
卫生材料费/万元	15059	16279	17032	17282
药品费/万元	32296	30130	30050	27862
固定资产折旧/万元	3386	8630	3773	3500
无形资产摊销/万元	46	5540	68	80
提取医疗风险基金/万元	137	5586	148	125
其他费用/万元	6475	11332	7399	6635

2.按三分类分析

根据全国基准推算,2019年样本医院按三分类的人员经费、运营经费、基建设备折旧分别是34918万元、62495万元和3899万元。根据重庆市基准推算,2019年样本医院按三分类的人员经费、运营经费、基建设备折旧分别是333185万元、51916万元和3580万元。

表2-3-21　2016—2019年按三分类的样本医院床位数与医疗成本推算数据

指标	2016年	2017年	2018年	2019年
年末实际开放床/张	1200	1200	1200	1200
病床使用率/%	95.00	95.00	95.00	95.00
全国基准推算数				
医疗成本/万元	84531	89672	90983	101312
人员经费/万元	25639	28956	31145	34918
运营经费/万元	55279	56704	55883	62495
基建设备折旧/万元	3602	4013	3956	3899
重庆基准推算数				
医疗成本/万元	87643	108334	92317	88669
人员经费/万元	30244	30826	33847	33185
运营经费/万元	53968	63327	54629	51916
基建设备折旧/万元	3443	14170	3842	3580

六、新冠肺炎疫情后，部分大型医院继续扩张床位，与此相对应的高质量分级诊疗发展和医院"平战结合"的思考

2015年3月，国务院办公厅印发《全国医疗卫生服务体系规划纲要(2015—2020年)》(国办发〔2015〕14号)提出"公立医院普遍存在追求床位规模、竞相购置大型设备、忽视医院内部机制建设等粗放式发展问题"。经过6年的发展，公立医院粗放式发展问题仍未得到根本性解决，公立医院亟待建立健全精益化发展模式、实现高质量发展。

2021年《国务院办公厅关于推动公立医院高质量发展的意见》(国办发〔2021〕18号)提出："坚持以人民健康为中心，加强公立医院主体地位，坚持政府主导、公益性主导、公立医院主导，坚持医防融合、平急结合、中西医并重，以建立健全现代医院管理制度为目标，强化体系创新、技术创新、模式创新、管理创新，加快优质医疗资源扩容和区域均衡布局，力争通过5年努力，公立医院发展方式从规模扩张转向提质增效，运行模式从粗放管理转向精细化管理，资源配置从注重物质要素转向更加注重人才技术要素，为更好提供优质高效医疗卫生服务、防范化解重大疫情和突发公共卫生风险、建设健康中国提供有力支撑"，同时提出从"打造国家级和省级高水平医院、发挥公立医院在城市医疗集团中的牵头作用、发挥县级医院在县域医共体中的龙头作用、建立健全分级分层分流的重大疫情救治体系"四个方面来构建公立医院高质量发展新体系。

医院是我国医疗服务体系的主体，2018年我国医院费用占卫生总费用的比重已高达62.91%。我国于20世纪80年代引入区域卫生规划，来统筹调控地区医院数量、床位配置、人员配置等资源要素配置。在区域卫生规划基础上，我国于1989年开始实施等级医院评审制度：根据功能、任务、设施条件、技术建设、医疗服务质量和科学管理的综合水平，对医院实行分级管理。等级医院评审制度对医院单体规模进行最低限度要求。总体而言，区域卫生规划与等级医院评审是从政策层面对医院资源要素配置进行刚性约束，具体表现为管控编制床位数和编制人员数。在实践中，区域卫生规划对医院自主配置具有"软约束"特征，公立医院有较大的资源要素配置自主决策能力。为契合"自收自支、结余分成"预算管理体系、医保按项目付费的激励机制和政府投入预算软约束机制，公立医院普遍存在扩大资源要素规模来实现可持续发展和"收入最大化"的内在动力。区域卫生规划对医院自主配置"软约束"可能导致不同类型医院医疗行为异化，进而导致不同的经济后果。

毫无疑问，新冠肺炎疫情后，基于重大突发公共卫生应急和有效救治的思考，政府有扩大部分大型医院床位规模的需求。但在平时，部分大型医院床位规模持续扩张将加剧无序就医的资源浪费、不利于建设高质量分级诊疗体系。如何运行床位扩张后的大型医院，靠市场机制的"三虹吸"，靠政府直接投入，抑或社会力量捐赠，是一个值得持续研究的问题。

作者：谭华伟　王倩

第四节　资本性成本为主导的资源匹配推演

　　医疗行业的支出是医院开展业务活动和其他活动过程中发生的各种资金耗费和损失。它分为收益性支出和资本性支出。在正常情况下,医院发生的收益性支出直接在当期列支,如医疗服务业务支出、药品业务支出、管理费用、财政专项支出和其他支出。医院为开展医疗服务活动购置和建设而发生,如购置房屋、设备、固定资产升级换代、大型维修等活动称之为资本性支出。2021年国家卫健委印发的《公立医院成本核算规范》,列出了资本性成本的名词,其背后深意既有对以三明为代表的医改成本三分类(人力成本、运行成本、基建成本)的涵义支撑,更是为资本性成本究竟是政府公益投,还是"市场创收"解决埋下了伏笔。本节所指的资本性支出即为资本性成本。重点是通过拟定的床位来推演建筑、设备的简况,并由此分析资本性成本来源不同的后续效应。

一、1200张床位所需的医院总建筑规模简况

　　以床位为主线的医院建筑规模的大小,应根据当地城市总体规划、区域卫生规划、医疗机构设置规划、服务人口数量、经济发展水平、疾病谱和发病率、卫生资源和医疗保健服务的需求状况进行综合平衡后确定。同时,国家相关部委先后颁布六版《综合医院建设标准》,并对中医院、县级医疗机构、社区卫生服务中心等的建设标准做了专项规定。

　　对综合医院建设标准而言,自20世纪80年代公立医院改革以来,随着我国大型综合医院的病床规模不断扩大。虽2008版《综合医院建设标准》中提到:"一般情况下,不宜建设1000床以上的超大型医院。"然而发展至今,床位数突破2000张的大型综合医院在我国已不再是新鲜事物。众所周知:我国大型综合医院的急剧扩张已是不争的事实,而且随着互联网医疗的兴起,大型或超大型三甲医院的"三虹吸"现象越来越突出,作为省级医疗中心或医科大学的直属附属医院,往往凭借其独特的历史积淀、急难危重症的处理、学科发展、专科建设等具有独特品牌效应,对医疗市场具有绝对控制权而形成的"三虹吸",尽管多次医改要求分级诊疗,且在医保报销上对基层有倾斜,但中国交通业日渐发达,城市间一小时经济圈逐渐完善,使我国患者选择三甲综合医院看病成为可能,为大型医院的床位可能增加提供了必然。本节将通过分析我国版本的有关床位建设,进而按照相关标准推

导建筑规模。

（一）总规模

1.国外典型国家的床均建筑面积或建筑用地

根据《世界上平均每千人有多少普通病床?》研究表明:日本世界领先,虽然德国是欧洲领先,但依然和日本有所差距。美国、英国、新加坡床位比例基本上是日本的五分之一。

如图2-4-1所示。

且在后续介绍中也按照日本、德国、美国等排序依次简介其床位设置的建筑面积(或床位面积)。

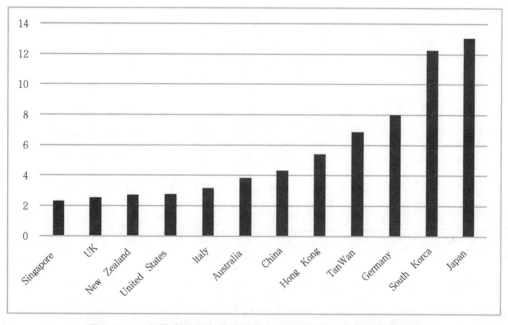

图2-4-1　世界典型国家或地区每1000人拥有的医院普通床位数

（1）日本作为岛国,地少人多,城市人口密度大,故其十分昂贵的地价影响医院的建设。一些医院采取规划设计分期建设,使新建医院床均建设用地面积超过100㎡/床,有的120—150㎡/床,以确保医院发展过程中的计划性与合理性。同时,日本也存在普通患者倾向于到大医院就诊的现象,这与我国患者就诊意愿有相似之处。1975—2003年间,100张病床以下的小型医院门诊患者的比重由1975的39.8%下降至2003年的20.2%,其比值下降了19.6%。同期,100及100张以上病床的医院门诊患者所占的比重在不断上升,特别是500及500张以上病床的大型医院上升的速度最快。其重症监护室(Intensive Care Unit,ICU)为125m²/床,特护治疗室(High Care Unit,HCU)近50m²/床,而一般病床不足40m²/床。

(2)德国、意大利等欧洲国家属于地多人少的国家,每万人的平均用地为44—53km²,可供医院建设的用地较宽裕。其医院建筑中门诊部功能分区面积少,不过医院床均建筑一般都在100—160㎡/床。两国综合医院的床位一般在300—800张,且要求床位使用率在85%以上,否则减少床位设置,目前其千人口的床位占有率在6—7‰。2019年中国第三届DRG大会,德国代表报告该国小型医院一半左右使用效率低本应裁减,因不同政党观念不同,怕影响选票暂时未减,即实质上存在卫生资源闲置浪费问题。

(3)美国大型医院的病床数通常都在1000张左右,远小于我国大医院的平均规模。1975年,美国约有150万张病床,还包括了各种小诊所的数量,但到2017年,下降到约93.1万。美国各地的医院一直在减少可用的病床数量。2017年,美国拥有500张以上床位的大医院共有约24万张病床可用。根据美国医院设施指南协会(Facilities Guidelines Institute,FGI)设计医院的资料显示,美国医院的床均面积结果在300㎡至500㎡之间,其面积指标比我国高得多。

(4)英国医院同样也由较大的公立医院联合体主导着市场。例如,位于伦敦的Smith医院托拉斯,由500张床位的国家级教学医院Smith医院、450张床位的地区性三级医院Clause医院、150张床位的地区二级医疗机构Charlotte医院和100张床位的地区一级医疗机构Akita医院组成。其床均面积70m²。英国综合医院床周空间的有关数值的最早记录来源于1866年英国穷人法,它建议医院的每个床位的宽度为1.82m。第一份较为完整的英国综合医院普通病房床周空间设计的尺寸标准来源于1961年英国卫生部发布的第一版《医院建筑设计指南》(Health Building Notes,HBNs):单个床周空间的长度为2.9m,单个床周空间的宽度为2.4m,床周空间面积为6.96m²。英国卫生部下属的NHS在2009年发布的第四版《医院建筑设计指南》(HBNs)中指出,大多数床边医疗活动都可以在3.6m×3.7m的范围内进,即单个床周空间的长度为3.7m,单个床周空间的宽度为3.6m,床周空间面积为13.32m²。两者时间相差近50年,后者比前者建议尺寸在长度上增加了0.8m,在宽度上增加了1.2m,面积上增加了6.36m²。

(5)新加坡在20世纪80年代开始了医院重组,按照东、西部将公立医院划分为国立保健集团和保健服务集团,每个集团下属综合医院、专科医院、专科中心和综合诊所。综合医院包括4所医院、5个专科中心、综合诊所,最大的医院有1 200张床位;专科医院包括3家医院、5个专科中心,最大的中央医院有1 500张病床。重组的医疗机构有更高的自主性,同时两个集团之间通过竞争改善服务,提高效率。新加坡公立医院的病房共分为4个不同等级。床位数按一定比例进行合理分配。以黄廷芳综合医院为例，A级为单人间私人病房，政府不予补贴；B1级为4床间病房并配有空调，政府补贴20%；B2级为6床间的风扇通风病房，政府补贴65%；C级为12床间的风扇通风病房，政府补贴80%。新加坡的卫生资源投入使用效率和国民健康水平对中国有重大借鉴意义。

上述典型国家的床位多数以实际使用床位计算，其增加或减少依据实际开放床位数而定。较之于我国而言，我国医院床位数是开放床位数多于编制床位数，且门急诊部功能分区占医院总建筑面积不少份额，因而相对床均建设用地面积远低于西方国家。且因德国医院的规模和趋于专科化的设置，不同于我国"大而全"的综合医院，国外许多国家设备使用效率高，医院物流高水平自动化，致使医院建筑中除去门诊部之外，医院床均有效建筑面积大约在100—160㎡/床。其标准量高于我国《综合医院建设标准》（2008年修订版）80—90㎡/床的规定量，与我国珠江三角洲部分新建现代综合三甲医院床均建筑面积相近。

2.国内不同版本《标准》中有关不同规模综合医院床位建设用地指标比较

在我国医院建设规范标准（包括修订）方面共7个版本：在1988年制定《综合医院建筑设计规范》JGJ49-48之后，有过两次修订（1996年版，2004年版），但是仍然无法适应我国综合医院建筑设计的发展，2008年修改编写了《综合医院建设标准（建标110-2008）》，其分总则、建设规模与项目构成、建筑面积指标、规划布局与建设用地、建筑标准、医疗设备、相关指标等七章。2014年修改编写了2008版标准，制定了《综合医院建筑设计规范GB51039-2014》共分11章。主要技术内容包括：总则、术语、医疗工艺设计、选址与总平面、建筑设计、给水排水、消防和污水处理、采暖、通风及空调系统、电气、智能化系统、医用气体系统、蒸汽系统。2021年又有一个国内新标准（局部要求可见本书第一章第四节），如下。

（1）1988年版国标

由上海市民用建筑设计院主编，中华人民共和国建设部、中华人民共和国卫生部批准试行的综合医院建筑设计规范（JGJ49-88）于1988年10月4日发布，1989年4月1日正式实施。该标准中，对综合医院的病床数和床位的建筑面积没有明确规定，但在病房设置中规定：病床的排列应平行于采光窗增面，单排一般不超过3床，特殊情况不超过4床，双排一般不超过6床，特殊情况不超过8床，且平行两床的净距不应小于0.80m，靠墙病床床沿同墙面的净距不应小于0.60m，单排病床通道净宽不应小于1.10m，双排病床（床端）通道净宽不应小于1.40m。

（2）1996年版国标

1996年10月3日，由中华人民共和国卫生部编制，中华人民共和国建设部、中华人民共和国国家计划委员会出台的《关于批准发布<综合医院建设标准>的通知》(建标〔1996〕547号)中,对综合医院的建设规模按床位数分为200、300、400、500、600、700、800、900共八种,并按照床均建设用地和建筑面积规定明确。床位从200—800张时,面积从64—60m²(表2-4-1,表2-4-2)。

表2-4-1　综合医院建筑面积指标　　　　　　　　　　　　单位:m²/床

建设规模	200床	300床	400床	500床	600床	700床	800床
建筑面积指标	64	64	63	63	62	61	60

表2-4-2　综合医院建设用地指标　　　　　　　　　　　　单位:m²/床

建设规模	200床	300床	400床	500床	600床	700床	800床
建设用地指标	117	117	115	115	103	111	109

(3)2004年版国标

2004年6月18日,由卫生部规划财务司发布《关于征求<综合医院建设标准>、<综合医院建筑设计规范>(修改稿)意见的通知》,此版规范由中国卫生经济学会医疗卫生建筑专业委员会主编,上海建筑设计研究院有限公司等参编,最终由中华人民共和国建设部、中华人民共和国国家质量监督检验检疫总局联合发布。较之于1996版,其未对以床位为标准的综合医院床位建筑面积和建筑用地作细化规定,而是再次如1988版,对病房床位设置、空间面积进行了再次重复。

(4)2008年国标

2008年8月5日,由中华人民共和国住房和城乡建设部、中华人民共和国国家发展和改革委员会发布,2008年12月1日正式施行的《综合医院建设标准(建标110—2008)》,其主编单位为卫生部规划财务司,其对综合医院床位进行了划分,200—300、400—500、600—700、800—900、1000共五个等级。其床均建筑面积和建设用地指标分别为:

表2-4-3　综合医院建筑面积指标　　　　　　　　　　　　单位:m²/床

建设规模	200—300床	400—500床	600—700床	800—900床	1000床
建筑面积指标	80	83	86	88	90

表2-4-4　综合医院建设用地指标　　　　　　　　　　　　单位:m²/床

建设规模	200—300床	400—500床	600—700床	800—900床	1000床
建筑面积指标	117	115	113	111	109

从表2-4-3和2-4-4可知,综合医院建筑面积指标随着床位数的增加,其床均建筑面积指标增加,但建设用地指标减少。

(5)2014年国标

该标准是对当时实行的《综合医院建筑设计规范GB 51039—2014》的修订,是于2014年12月1日,由中华人民共和国住房和城乡建设部、中华人民共和国国家质量监督检验检疫总局联合发布,并于2015年8月1日正式实施,其名称为《综合医院建筑设计规范》。该标准未对床位平均建筑面积和建设用地进行规定,但还是如1988年版本一样规定:病床的排列应平行于采光窗墙面。单排不宜超过3床,双排不宜超过6床;平行的两床净距不应小于0.80m;靠墙病床床沿与墙面的净距不应小于0.60m;单排病床通道净宽不应小于1.10m,双排病床(床端)通道净宽不应小于1.40m;病房门净宽不应小于1.10m等。

(6)2018年国标

2018年10月9日,国家卫生健康委员会规划发展与信息化司就《综合医院建设标准(修订版征求意见稿)》公开征求意见。对综合医院的建设规模,按病床数量分为200张床以下、200—399床、400—599床、600—899床、900—1199床、1200—1500床及以上6个级别。其床均建筑如表2-4-5所示:

表2-4-5　综合医院建筑面积指标　　　　　　　　　　　　　　单位:m²/床

建设规模	200张床以下	200—399床	400—599床	600—899床	900—1199床	1200—1500床及以上
建筑面积指标	110	110	115	114	113	112

但标准中无床均建设用地规定。

同样,在互联网经济的催生下,公立医院建设的互联网医院已经在全国各地开花,占整个行业近70%,根据互联网、国家远程医疗与互联网医学中心联合健康界最新发布的《2021中国互联网医院发展报告》,截至2020年12月31日,全国互联网医院数量累计达到1004家,除新疆、新疆生产建设兵团、西藏、贵州、北京外,其他27个省、市、自治区、直辖市均已建设布局互联网医院。

互联网医疗的兴起,尽管尚不像实体医院那样有相应的标准,但一个互联网医院,仅软硬件的投入就不止几百万元,如果是定制系统,甚至达到数千万级别。这种空有流量,而无商业模式?远程医疗会是互联网医院的未来吗?有报道近90%的互联网医院处于"休眠"状态……这些问题既是对已有标准的深入思考,更是对于资本性成本来源和使用效率及其评价的拷问。

3.1 200张床位医院总建设总规模分析

（1）相关理论

①公共财政理论

公共财政是市场经济下的政府财政，其经济实质就是市场经济财政。公共财政理论和公共财政学，实际上就是市场财政学，即关于"市场财政"的科学。公共财政理论认为：由于存在市场失灵，必须靠市场以外力量来弥补因市场失灵带来的无法提供满足公共需求的空白，这个市场以外的力量就是政府力量。而政府提供公共产品领域只限于公共服务领域，为保证政府不超越这一领域提供公共产品，必须为政府提供公共产品的范围划定明确界限。而此界限的划定显然不能由政府自己完成。而是需要由立法部门进行，因而建立和完善相关的规范法律便成为必然选择。故公共财政的实际要义不在于"市场失效"这一经济逻辑起因，而在于其"预算法治"和"民主财政"的政治实质内涵。法治性、民主性在我国公共财政理论中已得到重视，但在对公共财政和公共利益的"公共性"理解上存在认识差异。

本书中的中等规模医院是指1200床位的综合公立医院，主要是市、区级及部分县级综合医院。由于其由政府主办，政府年均财政对公立医院投入一般在10%左右（药品零差、耗材零差以及新冠肺炎疫情的影响约为7%），且有中、东、西部差异，地区内差异。公共物品也具有非竞争性和排他性，故本书讨论公共财政理论的目的是在于为后期公立医院的新建、改扩建和运营的筹资渠道打下基础。

②市场失灵理论

市场失灵是指在一些特定的市场结构、信息结构、特殊商品和生产条件的情境下，市场不能够实现资源的最优配置。这集中体现在垄断、生产和消费等的外部性，以及公共物品和公共资源以及买卖双方信息不对称和不完全信息中。一般认为，导致市场失灵的原因包括垄断、外部性、公共物品和不完全信息等因素。其包括条件性市场失灵：如，不完全竞争、外部效应、信息不充分、交易成本、偏好不合理和原生性市场失灵：如，收入分配不公、经济波动失衡等。

公立医院具有非营利性的公益性特征，其由于优质的医疗资源与民众的日益增长的健康需求之间矛盾还会在一定时期内、一定范围内存在，且医患的信息不可能完全对称，作为一种事关民众健康的特殊商品和服务，单纯采取市场手段难以实现市场资源的最优配置，且在突发公共卫生事件、重大灾害发生时难以及时调配医疗卫生资源，进而引发严重后果。例如我国湖北初发新冠肺炎疫情，若不是费用全由政府埋单,后果不堪设想,同时体现了我国以人民为中心的社会制度的优越性。

③政府失灵理论

政府失灵,是指个人对公共物品的需求在现代化民主政治中得不到很好的满足,公共部门在提供公共物品时趋向于浪费和滥用资源,致使公共支出规模过大或者效率降低,政府的活动或干预措施缺乏效率,或者说政府做出了降低经济效率的决策或不能实施改善经济效率的决策。在政府力图弥补市场失灵时,其干预行为本身固有的局限性会导致另一种失灵,即政府并非效率单位,所以政府的决策也包含着许多非经济因素,这样决策造成的结果会使社会资源浪费,在这种浪费中还可能存在着寻租行为以及资源分配的不正当,由此一方面进一步扰乱了市场作用,另一方面也会滋生社会不稳定。

我国医疗卫生市场是一个十分特殊的市场,从最初由一个完全封闭政府垄断,随着改革开放以及数次医改,市场的开放程度越来越高,但仍然存在着以公立医院为主的并占据绝对优势的卖方垄断市场,为此该市场结合了市场失灵和政府失灵的特征,一方面很容易产生效率低下,垄断方寻租的问题;另一方面也会产生资源浪费和政府寻租的问题。同时导致有限的卫生资源的配置不公与使用效率不高。

④科斯定理

只要财产权是明确的,并且交易成本为零或者很小,那么无论在开始时将财产权赋予谁,市场均衡最终结果都将有效,实现资源配置的帕累托最优。一旦考虑到交易成本,产权初始界定对于经济运行效率就会产生十分重要的影响。不同产权制度,会导致不同的资源配置效率。该定理提供了一种通过市场机制解决外部性问题的新思路。其核心思想即确权。市场的无效或者僵持都是由于产权的种类不清晰和产权的归属不清晰造成的,故在面对市场无法实现资源的有效配置的情境中,只要可以通过一定的方式将产权的种类和归属确定下来,这种方式是可以通过谈判形成,或者是第三方评估,也可以是相关的法律法规部门规定的。

这一理论在解决我国医院的改制和投资的基础问题上有重大作用,无论是医院的投资并购或者是医院的投资,包括国有企业医院的剥离,难以实现和推进的核心问题就在于交易成本十分高昂,这种交易成本体现在医院的产权归属不明,无法找到拥有确定权利的交易对象;产权种类不明,即便找到了一个模糊的交易对象,交易的标的以及交易之后的责、权、利的分配都无法确定下来,以至于我们不难发现社会资本即便投资了公立医院,也会陷入运营中处处碰壁的困境;同时还有产权虽然明晰,但因为众多原因导致的履职尽责不够等问题。

⑤资本运营理论

资本运营又称"资本运作",是指运用市场法则,通过资本本身的技巧性运作和科学性运作实现价值增值,实现效益增长的一种经营方式。对于企业而言,该理论是对集团公司所拥有的一切有形与无形的存量资产,通过流动、裂变、组合、优化配置等各种方式进行有效运营,以最大的限度实现增值。从这层意义上来说,我们可以把企业的资本运营分为资本扩张与资本收缩两种方式。其中,资本运营属于企业经营管理的最顶级人才,其需要丰富的财务管理知识、广博的金融学知识、超级深厚的银行渠道、企业背景。但资本在经济学意义上,指的是用于生产的基本生产要素,即资金、厂房、设备、材料等物质资源。在金融学和会计领域,资本通常用来代表金融财富,特别是用于经商、兴办企业的金融资产。从某种意义上说,资本也可作为人类创造物质和精神财富的各种社会经济资源的总称[13]。

近年来,医疗服务行业通过引入一定量的社会资本,而要引入社会资本则必须要求其满足医疗服务行业的特性,其一方面要求比较宽松,因为医院是复合型的服务机构,内含多种的固定资产和无形资产,所以有利于一些有形和无形资产的直接投资。但是医疗卫生服务行业也充斥着许多市场和政策层面的因素风险,这为资本运营的第二个方面提出了挑战,也对相关政策制定提出更高要求。同时,由于公立医院运行中包括人力成本、运行成本、基建成本等,其来源除了10%左右的财政投入,以及可忽略的捐赠收入外,几乎都由医院通过提供医疗服务(运营)获得,因而也具有一定的资本运作特征。

但资本的本质是逐利的,是需要管控的,尤其我国是社会主义性质。近期中央出手管控资本无序扩张就是例证。

(2)相关分析

本书采用因素分析法,重在按照标准对1200张床位的建筑规模进行量化推演分析。

①外部因素分析

包括市场分析、竞争分析、区域经济状况和政府管制等。本书就笔者所在医院的进行实例分析。

一是市场分析:按人口或需求偏好、市场定位、市场潜力评估(包括市场因素分析法、回归分析法等)等。按人口或需求偏好:北碚区位于重庆主城西北部,地处缙云山麓、嘉陵江畔，是重庆主城都市区中心城区，是两江新区、重庆高新区、中国（重庆）自由贸易试验区的重要板块，也是全市唯一的民营经济综合改革示范试点区。幅员面积755km²，辖9个街道、8个镇，常住人口81万，按历年在笔者所在医院就诊病员分析：区内居民就诊主要选择两所三甲医院，同时，还有合川、渝北等地以及少量外省旅居本区的居民就诊。且居民的就医习惯是基础病在本区首诊，疑难重症则可能到重庆两所医科大附属医院。因此，中等规模的综合医院的定位是常见病、多发病和中等度的疑难重症，并为基层医院提供业务指导。

二是竞争分析：包括区内的医院之间的竞争、科室之间竞争；也有院内专科专治与科室之间的竞争。区内医院之间的竞争，如：目前该院的行业特征的竞争既有区内三甲中医院，其具有中医特别政策扶持，其占医疗总收入的80%左右为西医手段来治疗疾病，因而其兼具有中西医的优势和特性，规模越来越大；且区域内及周边有民营医院异军突起，如妇科、男科、口腔科、眼科等对公立医院进行"围猎"；也有市内两家医科大附属医院的对患者、财政投入、品牌等的绝对占领，致使其在高、中、低端的医疗市场都面临巨大竞争。而对于院内而言，内外科之间、内科与内科之间、外科与外科之间都在一定程度上存在"抢"病人的现状。其竞争也比较激烈。

三是区域经济发展分析：包括区域GDP及增长潜力、人均收人水平、人均消费水平、区域医疗消费的总量和结构及收费价格水平等。根据重庆市北碚区统计局2021年3月23日发布的《2020年重庆市北碚区国民经济和社会发展统计公报》可知：

初步核算，全年实现地区生产总值636.41亿元，比上年增长3.8%。按产业分，第一产业17.64亿元，比上年增长3.1%；第二产业312.18亿元，增长5.9%；第三产业306.59亿元，增长1.4%。三次产业结构比为2.8:49.1:48.1。

尽管2016—2020年地区总产值从465.28亿元增加到636.41亿元，但增长速度却持续趋缓，即五年来平均增长率分别为11.0%、10.5%、6.0%、6.0%、3.8%，扣除2020年新冠肺炎疫情的影响，其增长率也明显具有趋缓的趋势（图2-4-2）。与同期重庆的地区总产值比较，其排名仍位居主城区后位。

这就限制了本区内的居民看病就医可支配的收入，为医院现有床位的使用效率提升增加了挑战。

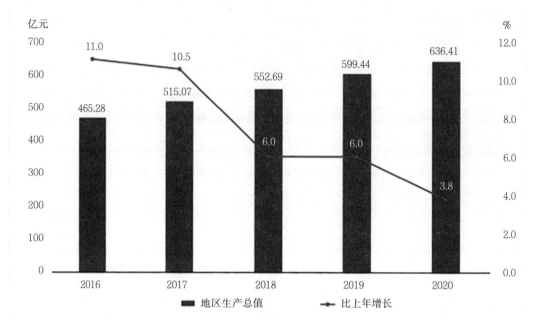

图2-4-2　北碚区2016—2020年地区生产总值及增长速度

四是政府管制分析：包括对医院发展的产业政策、政府对医院设立、区域规划、医院评级的规范、社会医疗保障体系及其支付的规定、政府对医院价格、资本性支出以及新、扩改建医院及新增大型医疗器械的管制。

目前，笔者所在区，已着手在智力资源比较集中的两江新区修建一所新医院，建成之后的医院，拟交由笔者所在医院作为分院全权管理。同时，该区也在其余医院设立，民营医院引入方面有严格规制，为该院的进一步发展提升提供了机遇。

②项目的非财务因素

非财务性因素包括医院选址、项目区位、技术优势、品牌积淀、质量控制、人力资源、服务市场化程度和管理系统化信息化程度。

这主要是针对新建医院而言。

③项目财务性因素

包括项目收入，计算含单位床位、成本计算，含单位床位和投资总额确定 含单位床位和投资收益的计算。

（3）筹资渠道

①交钥匙工程

此项工程，一般不由医院筹资，而是由财政、社会捐赠或是社会资本进入，全资投资医院新建，而医院只是按照自身的功能、今后的运转提相关要求，或是直接参与项目全程建设。不过,在建设过程中,作为以后的运营方,将从建设之初就会派专员进驻,对医院建设全程参与,全程监控,以使之建成后能够更好的运转。近期全国较多地区的区县医院均是采取该模式,即资本性成本由政府投入,以体现公立医院公益性,不需公立医院靠"逐利创收"去对医院基建和大型设备还本付息。

②财政与医院共资

包括财政为主,医院为辅,或二者正好相反。若是以医院为主,财政为辅,此项目多数是以医院为主导,大力推进新建医院(或新建大楼),但又要多争取财政的项目经费、专项经费,目的多从医院发展的自身角度考虑。若是以是财政为主,医院为辅,则更多是地区内经济社会发展需要新建、改扩建,这种目的和初衷主要是政府为主导,医院配合,也是比较多见的医院发展模式。

③医院自筹

该项建设的本意,全由医院自身推动,纯属医院根据自身的战略定位、战术发展,并结合长期目标、中期规划、短期计划而完成。此时,医院或通过自身结余,或通过贷款,或是政策允许范围内的融资、员工集资等方式解决,在不违反国家有关国有资产保值增值的情况下进行。

④医院与企业合资

这种方式往往是以企业出资为主,重点是建设赢利性质的医院,其运作模式主要契合市场需要的专科特色,如美容行业、眼病专科等。一般不太容易涉及到公共卫生和公益性任务等。在建成后的运营中呈现出的特点是医院出技术,管理为主的方式,医院运营中需要为出资人服务。

(4)总规模分析

根据2018年的国标,按床位1200张床均的建筑面积为$112m^2$,共$134400m^2$的建筑面积,在医院建设过程中,要充分考虑医院的建筑面积、设备用房建筑面积、预留用房面积和地上、地下停车面积等。

医院工程包括:土建、装饰、给排水、强电、弱电、暖通等。根据每平方米计算价格,各地价格不同,且地上地下价格也不同。再加上设施设备以及其他费用,在一般医院筹建中,医院建设费用占的比重最大。

医院建设总投入=医院工程费用+设施设备费用+其他费用。

表 2-4-6　医院工程费用

序号	工程项目	单位	数量	单价	金额	备注
1	工程费用					
1.1	土地工程费	M²				
1.1.1	地上部分					
1.1.2	地下部分					
2	给排水工程	M²				
2.1	给排水					
2.2	消防					
2.3	热水					
3	供配电工程	M²				
3.1	变配电					
3.2	动力照明,防雷接地					
3.3	柴油发电机					
4	弱电工程					
4.1	火灾报警,消防控制					
4.2	通信电话系统					
4.3	综合布线系统					
5	内装修					
6	特殊装修					
6.1	手术室					
6.2	ICU					
6.3	医疗气体					
6.4	消毒设备					
6.5	废弃物处理设备及管道					
6.6	辐防工程					
6.7	厨房工程					
6.8	洗涤中心工程					
7	相关市政配置工程					
7.1	室外给排水市政管网管沟					
7.2	道路、停车场、广场					
7.3	景观绿化					

由表 2-4-6 可知:若新建一个 1200 床位的医院,则需要相应建设部分分为七

大块：一是土地工程费，包括地上部分、地下部分；二是给排水工程，包括消防供水、冷水、热水等；三是供配电工程(有时也称强电工程)，含防雷设施、临时发电用的柴油发电设备；四是弱电工程，包括火警报警系统、通信电话线布局、综合布线系统；五是内装修工程，是指一般的工程装修；六是特殊装修，含医院特有的ICU、放射科室、手术室、医疗气体、消毒供应中心、洗涤中心及工程；七是相关市政配置工程，含室内供排水，道路停车场配套设施，以及相应的景观绿化等。

由于新建，需要至少上述七个方面的设施，还不含正常运转需要的相关医用设备。加上医院选址不同，其土地费用(若政府划拨可除外)、建设时期、建设进度等差异导致的工程人工费用、相关的材料、相关手续费用、设计咨询、系列税费、付费方式不同的利息等差异较大。故本书仅通过其需要目录列示。

(二)分布(按功能)

医疗各功能单位如表2-4-7所示。

表2-4-7　医院工程费用

分类	门急诊	预防保健管理	临床科室	医技科室	医疗管理
各功能单元	分诊、挂号、收费、各诊室、急诊、急救、输液、留院观察等	儿童保险、预防保健	内科、外科、眼科、耳鼻喉科、儿科、妇产科、手术麻醉科、ICU、CCU、介入治疗、	药剂科、检验科、医学影像科、病理科、中心供应、输血科	病案、统计、住院管理、感染控制等

医院按照其功能，一般可分为临床科室、医技科室和行政管理科室；近年来，由于专科化越来越明显。医院建设，也趋向于向五个功能的划分：一是门急诊部分；二是预防保健管理部分；三是涵盖内外妇儿科以及ICU、CCU、HCU等在内的临床科室；四是医技科室；五是医疗管理科室。

以临床科室为例，按照床均面积分摊，其按照表2-4-7的不同结果，需要床均总费用。按分布功能通过床均建筑面积计算，就可能计算床均总费用，然后再按照成本分摊下去。见表2-4-8。

表2-4-8　按标准床位计算1200床的面积

床别	标准床均面积占比	1200床均面积/m²	床均总费用
内科	30%	33.6	
外科	25%	28	
妇科	8%	8.96	
产科	6%	6.72	

续表

床别	标准床均面积占比	1200床均面积/m²	床均总费用
儿科	6%	6.72	
耳鼻喉科	6%	6.72	
眼科	6%	6.72	
中医	6%	6.72	
其他	7%	7.84	

（三）特殊要求

医院需要正常运行，其需要建筑的特殊设备构置，见表2-4-9。

表2-4-9　医院特殊工程费用

序号	设备购置	单位	数量	单价	金额	备注
1	建筑智能化系统					
1.1	楼宇自控系统					
1.2	门禁管制系统					
1.3	电视示教系统					
1.4	公共显示及广播系统					
1.5	呼叫及对讲系统					
1.6	安保监控系统					
2	电梯					
2.1	客梯					
2.2	货梯					
2.3	医梯					
2.4	扶梯					
2.5	其他小货梯管道					
3	中央空调					
4	中央供养系统					
5	污水处理系统					

由表2-4-9可知，特殊相关设施可分为五个部分：一是建筑智能化系统所包含的楼宇自控系统、门禁管制系统、电视示教系统、公共显示及广播系统、呼叫及对讲系统、安保监控系统等；二是按照功能分类的客梯、医梯、货梯、扶梯及其他小货梯管道等；三是中央供暖系统和冷气系统等。

另外还有其他费用，包括管理、监理、招标、环评等费用。见表2-4-10。

表2-4-10　医院建设的其他费用

序号	工程建设费用	单位	数量	单价	金额	备注
1	建设单位管理费					
2	工程勘察费					
3	工程设计费					
4	监理费					
5	招标代理费					
6	前期咨询费					
7	环评费					

二、1200张床医院需设备简况

（一）总额概况

医疗设备投入总额，若新建医院，与其设备生产厂商、是否进口、后期的维修维护期限、付款方式、使用耗材（厂商是卖设备还是卖耗材）等均相关，难以得到新建医院1200床位的规模其投入的设备的总价。

不过，根据临床科室的设置：内科系统可设置为7个分科，包括心血管内科、消化内科、呼吸内科、血液内科、内分泌科等；外科系统可设置为10个分科，包括普外科、肝胆外科、胃肠外科、肛肠外科、神经外科、泌尿外科、整形外科、烧伤中心等；妇科系统，可设置为妇科、产科，生殖健康与不孕不育中心；儿科设置为新生儿科、综合儿科等；此外还有ICU、眼科、耳鼻喉科、口腔科、手术麻醉科、皮肤科、中医科、传染科、康复科等。总共将临床科室分为15个大科和33个小科。

以ICU为例，其设备主要有：中央监护仪、床边监护仪、多功能呼吸治疗机、简易呼吸机、麻醉机、全自动洗胃机、心电图机、脑电图机、除颤仪、起搏器、主动脉球囊反搏泵（IABP）、床旁X线机、床旁彩超、颅内压监护仪、输液泵、微量注射泵、气管插管及气管切开所需急救器材、纤维支气管镜、空气消毒机、层流净化系统等。

每个科室根据其功能，需要购买、更新的设备各异。

（二）设备种类及台件概况

本书以西部一新建医院为实例，按可查阅的资料列示其需要的设备台件情况，见表2-4-11。

表2-4-11　某医院运行所需设备及费用简况

序号	科室	设备名称	预算单/万元	数/台	预算总价/万元
1	放疗中心	直线加速器	2500	1	2500
2	放疗中心	后装机	120	1	120
3	放疗中心	CT定位机	600	1	600
4	放疗中心	模拟定位机	300	1	300
5	放疗中心	三维验证系统	200	1	200
6	影像科	超高端CT	2000	1	2000
7	影像科	1.5T核磁共振	800	1	800
8	影像科	金属探测安检门	3	1	3
9	影像科	DR	220	3	660
10	急救中心	吊塔	15	14	210
11	血透中心	血透水处理机	60	2	120
12	B超室	台式彩超	250	1	250
13	DSA	数字减影血管造影机	700	2	1400
14	DSA	高压注射器	30	2	60
15	DSA	临时起搏器	4	2	8
16	DSA	无影灯	20	2	40
17	DSA	吊塔	15	2	30
18	中心供应	脉动真空灭菌器	60	5	300
19	中心供应	快速多舱式全自动清洗消毒器	100	2	200
20	中心供应	中心供应水处理系统	13	2	26
21	中心供应	环氧乙烷灭菌器	80	2	160
22	中心供应	超声波清洗机	5	2	10
23	中心供应	环氧乙烷培养机	8	1	8
24	中心供应	快速生物阅读器	6	1	6
25	中心供应	医用封口机	5	4	20
26	中心供应	干燥柜	9	2	18
27	中心供应	绝缘检测仪	5	1	5
28	中心供应	低温灭菌器	100	2	200

序号	科室	设备名称	预算单/万元	数/台	预算总价/万元
29	中心供应	全自动清洗消毒器	40	1	40
30	中心供应	大外车清洗机	100	1	100
31	血库	血栓弹力图仪	40	1	40
32	NICU	吊塔	15	10	150
33	眼科	OCT(光学相干断层扫描仪)	80	1	80
34	耳鼻喉科	低温等离子手术系统	40	1	40
35	口腔科	根管显微镜	35	1	35
36	口腔科	口腔全景机	50	1	50
37	手术室	吊塔	15	15	225
38	手术室	G臂机	200	1	200
39	手术室	脑立体定向手术系统	42	1	42
40	ICU	吊塔	15	50	750
41	高压氧治疗中心	高压氧舱	135	1	135

三、资本性成本来源不同的后续简析

本节通过乘数效应(Multiplier Effect)来分析政府投入公立医院的后续效应。该效应是一种宏观的经济效应,也是一种宏观经济控制手段,是指经济活动中某一变量的增减所引起的经济总量变化的连锁反应程度。财政政策乘数用以研究财政收支变化对国民经济的影响,其中包括财政支出乘数、税收乘数和平衡预算乘数。

区域经济发展中它的概念:指通过产业关联和区域关联对周围地区发生示范、组织、带动作用。通过循环和因果积累这种作用不断强化放大、不断扩大影响。是指经济活动中某一变量的增减所引起的经济总量变化的连锁反应程度。在经济学中,乘数效应更完整地说是支出/收入乘数效应,是宏观经济学的一个概念,是指支出的变化导致经济总需求与其不成比例的变化。它是以乘数加速度方式引起最终量的增加的一个变量。是制定宏观政策要考虑的因素。

(一)政府全投入

若是政府全投入建设,可以让公立医院在改革中"轻装上阵"地体现公益性,使与公立医院综合改革逐步推开、对取消药品加成的专项补助力度逐步增强有一定关系,能够进一步突显出财政投入的稳定性与确定性。公立医院在此情况下,可以专注于医疗技术的提升,患者服务的提升,医疗效率的提升。

(二)政府为主,医院为辅

这种方式,一方面对医院而言,也有一定的紧迫感和主人翁的责任心,同时也可在一定程度上减少政府财政投入的压力,也有利于财政对医院长期债务化解的支持政策落实。使医院有更多时间和精力专注于医疗技术的提升和内部精细化管理。

(三)医院为主,政府为辅

一是政府直接投入较低。政策落实不到位,医院靠自我创新运营,难免出现趋利行为、偏离公益性目标;二是激励机制不合理,劳务价格过低,按项目、收费,医生收入变相与处方、检查单挂钩,容易产生诱导需求和过度医疗;三是资源配置过度集中在三级医院,基层人才缺乏,患者涌向城市大医院。

(四)医院自己解决

该方式是将医院完全推向市场,其投入的费用若在后期不能从财政得到有力补偿,那么很大一部分将通过医疗行为,如过诊过治,在医保政策底线边沿来增加创收。最终会伤害医院的公益性,以医保多支付和患者多埋单的不良方式维持医院的"运行稳定"。

(五)医院与企业合作

这种经费来源,实际上使医疗更加具有市场性的特点,需要有前瞻性的战略目标和具体的操作措施,需要符合国家的相关政策和措施,作好长期"备战"准备,而并非仅为短视行为。

四、案例效应分析

鉴于医院的床位设备等投入难以单纯地计算某一效率,往往需要将其纳入医院整体系统来分析。故本书采用了数据包络分析法,通过文献分析法,选用2项投入指标和6项产出指标来计算,数据来源于某市卫计委财务信息所编制的该市医疗机构主要指标。

(一)数据包络分析法简析

数据包络分析(data envelopment analysis,简称DEA），是通过保持决策单元(Decision Making Unit)的输入或输出不变,借助于数学方法规划相对有效的生产前沿面,是运用线性规划的方法来度量相对效率的方法,它是一种非参数方法,即不需要已知生产前沿的具体形式,而只需已知投入产出的数据。不需要统计计量单位,不求出生产函数,也不需要设立参数值,且适合多投入多产出的分析。

对卫生效率的研究进展和研究方法进行评述后,结合医疗卫生服务具有较强的专业性、技术性、风险性和复杂性的特点,加上投入与产出多元化特点等进行分析。

DEA最初由Charnes,Cooper和Rhodes(1978)提出,C^2R是第一个DEA模型,用于前沿估算的非参数规划的数据包络分析。后Banker,Charnes和Cooper(1984)改变C^2R模型中规模收益不变的假定,而改为规模收益变动的假定,即为BC^2模型。发展到目前为止,最具代表性的DEA模型有C^2R、BC^2、FG和ST模型。其中,FG模型假定规模收益递减,ST模型假定规模收益递增。DEA中,企业相对效率在(0,1)区间内分布,处于效率前缘企业的效率值为1。DEA能计算分配效率和技术效率,后者又可分解为规模效率(scale efficiency)和纯技术效率(pure technical inefficiency)。各个模型均有投入导向(Input-oriented)和产出导向(Output-oriented)两种形式,模型可设定为规模收益不变(CRS)和规模收益可变(VRS)。产出导向的DEA模型设定为给定一定量的投入要素,求取产出值最大。反之,投入导向的DEA模型是指在给定产出水平下使投入成本最小。

DEA模型(C^2R,BC^2)是以有效生产前沿面来模拟经验生产函数,从而以其效率反映决策单元相对于"最佳实物"(效率为1的决策单元)的信息。

表2-4-12　某市政府卫生投入与产出效率指标选择

一级指标	二级指标	三级指标	代码
投入指标	经费投入	财政补助/万元	U1
	资本投入	实际开放床位/张	U2
产出指标	资源利用率	病床使用率/%	V1
		资产负债率/%	V2
		百元固定资产医疗收入/元	V3
	医疗卫生机构服务数量	每职工门急诊人次/人次	V4
		每职工实际占用床日	V5
		每职工业务收入/万元	V6

1. 基于 C^2R 模型

在规模报酬不变的前提下,使 Deap2.1软件,计算 DEA(MULTI-STAGE)值,得到如下结果。见表2-4-13。

表2-4-13　某市政府卫生投入44家区县人民医院的效率分析(2014)

医院	综合效率	投入冗余		产出亏空					
		U1	U2	V1	V2	V3	V4	V5	V6
1	0.177	0.000	0.000	0.000	8.464	18.589	368.371	135.993	0.000
2	0.234	0.000	0.000	0.000	52.728	26.669	630.789	205.603	0.000
3	0.208	0.000	0.000	0.000	40.625	18.806	629.441	30.399	0.000
4	0.307	28.761	0.000	0.000	0.000	46.717	844.091	52.277	6.188
5	0.593	0.000	0.000	0.000	12.497	7.229	464.799	51.976	0.000
6	0.382	0.000	0.000	0.000	1.402	0.000	491.716	53.915	5.738
7	0.747	0.000	0.000	16.261	17.831	0.000	158.626	38.309	0.000
8	0.455	0.000	0.000	0.000	51.753	40.444	626.595	121.150	0.000
9	0.315	0.000	0.000	9.259	0.000	0.000	545.229	0.000	1.635
10	1.000	0.000	0.000	0.000	0.000	0.000	0.000	0.000	0.000
11	0.984	0.000	0.000	25.829	3.218	0.000	95.654	33.772	0.000
12	0.433	0.000	0.000	0.000	19.437	15.106	572.694	79.697	0.000
13	0.295	0.000	0.000	0.000	16.490	36.971	510.589	0.237	0.000
14	0.467	0.000	0.000	39.703	46.480	90.657	871.158	0.000	10.710
15	0.341	0.000	0.000	1.635	26.606	0.000	240.784	0.000	0.036
16	0.360	206.632	0.000	0.000	0.000	23.617	613.136	51.423	7.618
17	0.472	0.000	0.000	8.980	0.000	0.000	318.102	0.000	1.944
18	0.372	32.369	0.000	18.578	0.000	0.000	521.561	92.156	11.597
19	0.620	0.000	0.000	45.521	58.501	0.000	575.298	0.000	7.436
20	0.462	0.000	0.000	14.415	39.860	0.000	521.079	0.000	12.404
21	1.000	0.000	0.000	0.000	0.000	0.000	0.000	0.000	0.000
22	0.847	0.000	0.000	38.718	53.257	0.000	446.025	0.000	12.870
23	0.407	0.000	0.000	8.036	0.000	0.000	482.312	97.043	11.110
24	0.317	32.684	0.000	0.000	17.082	20.306	251.785	0.000	1.278
25	0.296	61.032	0.000	27.830	0.000	0.000	496.950	0.000	12.710
26	0.423	0.000	0.000	37.304	0.000	0.000	662.102	36.228	12.205
27	0.868	0.000	0.000	0.000	47.287	39.287	817.610	146.074	24.892

医院	综合效率	投入冗余		产出亏空					
		U1	U2	V1	V2	V3	V4	V5	V6
28	1.000	0.000	0.000	0.000	0.000	0.000	0.000	0.000	0.000
29	0.747	0.000	0.000	33.037	68.916	25.899	460.433	0.000	0.426
30	0.484	0.000	0.000	0.000	46.417	0.000	502.512	24.961	5.028
31	0.883	0.000	0.000	28.870	10.665	0.000	282.270	0.000	9.795
32	0.389	602.638	0.000	45.005	0.000	0.000	801.135	35.170	16.541
33	0.425	0.000	0.000	0.000	2.317	30.247	593.547	77.208	15.240
34	0.534	0.000	0.000	22.608	0.000	0.000	690.584	26.278	16.578
35	0.579	1095.15	0.000	13.050	0.000	0.000	585.144	134.350	18.808
36	0.570	778.229	0.000	0.000	0.000	31.616	279.235	21.837	2.785
37	1.000	0.000	0.000	0.000	0.000	0.000	0.000	0.000	0.000
38	0.907	1480.52	0.000	0.435	0.000	7.084	638.495	185.768	24.137
39	1.000	0.000	0.000	0.000	0.000	0.000	0.000	0.000	0.000
40	0.666	0.000	0.000	0.000	16.392	7.059	571.913	62.907	14.909
41	1.000	0.000	0.000	0.000	0.000	0.000	0.000	0.000	0.000
42	1.000	0.000	0.000	0.000	0.000	0.000	0.000	0.000	0.000
43	0.962	88.222	0.000	0.000	0.000	72.879	584.374	11.044	13.282
44	0.768	0.000	0.000	38.777	40.882	25.160	411.369	0.000	15.809
mean	0.598	100.142	0.000	10.769	15.890	12.280	435.398	41.040	6.675

从表2-4-13可知:在规模效率不变的情况下,某市对44个区县医院的综合效率为0.598,可见平均效率不高。且只有7个医院的效率值为1,

达到了最优效率。效率值在0.9以上的仅为3个医院,在0.7—0.8之间为3个;小于0.5的数量高达22个。说明从综合效率来看,某市的区县人民医院的效率很低。这与前面从当地整体角度来计算,得到的CRS和VRS的值均为1.000且不存在投入冗余和产出亏空的情况不一致,原因或与研究的数据取用年限、指标选择、样本的数量等有关。

再分析44家区县人民医院的投入冗余和产出亏空,除7家医院外,其余均不程度存在。其中:

在财政补助投入时,有10家医院存在投入冗余,其中某29号医院和某39号医院最为严重,其冗余值超过1.000,这说明财政补助在加大的同时,未将资源有效利用。

在床位投入指标时,44家医院均达到最优,说明床位投入的效率达到了最优,在结合规模情况下,可以适度增加床位数;

在病床使用率的产出指标中,20家医院存在产出亏空,其中以某梁22号医院和31号医院为最严重;

在资产负债率产出指标中,有23家医院存在产出亏空,其中以某丰30号医院和38号医院为最;

在百元固定资产医疗收入产出指标中,有19家医院存在产出亏空,其中以某南11号医院和某41号医院更为严重;

在每职工门急诊人次产出指标中,除7家综合效率为1的医院外,37家医院均存不同程度产出亏空,且某11号医院最为严重;

在每职工实际占用床日产出指标中,有25家医院存在不同程度产出亏空,以某2号医院最为严重;

在每职工业务收入产出指标中,有28家医院存在不同程度产出亏空,且以某奉20号医院和某39号医院最为严重。

由此可见,在44家区县医院中,在有限的卫生投入和床位投入时,产出不足严重,其原因尚需进行深入探究。

2.基于BC²模型

在规模报酬可变的前提下,使Deap2.1软件,计算DEA(MULTI-STAGE)值,得到如下结果。见表2-4-14、表2-4-15。

表2-4-14 某市44家区县人民医院卫生资源配置技术效率DEA评价结果(2014)

医院	crste	vrste	scale	rts
1	0.177	0.178	0.995	Irs
2	0.234	0.343	0.681	drs
3	0.208	0.273	0.764	drs
4	0.307	1.000	0.307	drs
5	0.593	0.596	0.994	drs
6	0.382	0.466	0.820	drs
7	0.747	0.749	0.997	drs
8	0.455	1.000	0.455	drs
9	0.315	0.378	0.833	drs
10	1.000	1.000	1.000	—
11	0.984	1.000	0.984	drs

医院	crste	vrste	scale	rts
12	0.433	0.723	0.599	drs
13	0.295	0.304	0.972	drs
14	0.467	1.000	0.467	drs
15	0.341	0.367	0.929	irs
16	0.360	0.506	0.712	drs
17	0.472	0.701	0.673	drs
18	0.372	0.459	0.810	drs
19	0.620	1.000	0.620	drs
20	0.462	0.542	0.852	drs
21	1.000	1.000	1.000	—
22	0.847	1.000	0.847	drs
23	0.407	0.436	0.934	drs
24	0.317	0.320	0.992	drs
25	0.296	0.332	0.891	drs
26	0.423	0.559	0.757	drs
27	0.868	1.000	0.868	drs
28	1.000	1.000	1.000	—
29	0.747	0.975	0.767	drs
30	0.484	0.515	0.940	irs
31	0.883	1.000	0.883	drs
32	0.389	0.645	0.603	drs
33	0.425	0.466	0.912	drs
34	0.534	0.743	0.719	drs
35	0.579	0.580	0.999	irs
36	0.570	0.577	0.987	irs
37	1.000	1.000	1.000	—
38	0.907	0.911	0.995	irs
39	1.000	1.000	1.000	—
40	0.666	0.779	0.856	irs
41	1.000	1.000	1.000	—
42	1.000	1.000	1.000	—
43	0.962	0.962	1.000	—
44	0.768	0.839	0.915	irs
mean	0.598	0.710	0.848	—

表2-4-15　某市44家区县人民医院政府卫生投入效率分析(2014)(VRS)

医院	纯技术效率	投入冗余		产出亏空					
		U1	U2	V1	V2	V3	V4	V5	V6
1	0.178	0.000	0.000	1.209	9.937	20.111	366.446	135.886	0.000
2	0.343	2487.125	0.000	0.000	42.085	0.000	574.929	190.361	0.000
3	0.273	324.974	0.000	0.000	38.546	6.079	490.116	45.696	0.000
4	1.000	0.000	0.000	0.000	0.000	0.000	0.000	0.000	0.000
5	0.596	0.000	0.000	0.000	11.614	6.588	461.438	52.739	0.000
6	0.466	0.000	0.000	0.000	0.000	0.000	362.674	81.499	3.499
7	0.749	0.000	0.000	13.215	16.078	0.000	150.216	34.461	0.000
8	1.000	0.000	0.000	0.000	0.000	0.000	0.000	0.000	0.000
9	0.378	366.558	0.000	0.978	0.000	0.000	450.551	16.280	0.810
10	1.000	0.000	0.000	0.000	0.000	0.000	0.000	0.000	0.000
11	1.000	0.000	0.000	0.000	0.000	0.000	0.000	0.000	0.000
12	0.723	2163.637	0.000	1.755	0.000	0.000	488.647	62.341	0.000
13	0.304	964.911	0.000	0.000	22.547	36.770	499.395	7.249	0.000
14	1.000	0.000	0.000	0.000	0.000	0.000	0.000	0.000	0.000
15	0.367	0.000	0.000	12.400	39.874	0.000	389.895	64.357	6.555
16	0.506	823.646	0.000	0.000	0.000	11.871	454.010	93.421	7.962
17	0.701	521.314	0.000	0.000	0.000	0.000	113.347	10.103	0.467
18	0.459	402.340	0.000	6.803	0.000	0.000	418.614	121.967	11.488
19	1.000	0.000	0.000	0.000	0.000	0.000	0.000	0.000	0.000
20	0.542	98.854	0.000	0.000	14.895	0.000	364.232	0.000	8.566
21	1.000	0.000	0.000	0.000	0.000	0.000	0.000	0.000	0.000
22	1.000	0.000	0.000	0.000	0.000	0.000	0.000	0.000	0.000
23	0.436	37.224	0.000	5.590	0.000	0.000	452.284	104.258	10.498
24	0.320	120.525	0.000	0.000	18.177	17.867	247.450	0.000	1.199
25	0.332	668.136	0.000	16.539	0.000	0.000	401.021	5.814	12.192

医院	纯技术效率	投入冗余		产出亏空					
		U1	U2	V1	V2	V3	V4	V5	V6
26	0.559	846.818	0.000	10.578	0.000	0.000	492.058	97.467	13.667
27	1.000	0.000	0.000	0.000	0.000	0.000	0.000	0.000	0.000
28	1.000	0.000	0.000	0.000	0.000	0.000	0.000	0.000	0.000
29	0.975	315.000	0.000	11.810	31.323	6.535	323.165	0.000	0.000
30	0.515	0.000	0.000	8.207	56.165	0.814	612.806	72.373	9.890
31	1.000	0.000	0.000	0.000	0.000	0.000	0.000	0.000	0.000
32	0.645	2543.572	0.000	5.213	0.000	0.000	505.207	130.667	17.570
33	0.466	0.000	0.000	8.578	9.132	38.519	687.565	110.649	19.270
34	0.743	688.686	0.000	0.000	0.000	0.000	511.038	76.326	18.026
35	0.580	1069.575	0.000	14.719	0.000	1.894	594.699	132.279	18.877
36	0.577	529.238	0.000	16.332	0.000	50.142	372.705	1.584	3.465
37	1.000	0.000	0.000	0.000	0.000	0.000	0.000	0.000	0.000
38	0.911	1367.805	0.000	7.915	0.000	15.569	681.308	176.491	24.448
39	1.000	0.000	0.000	0.000	0.000	0.000	0.000	0.000	0.000
40	0.779	0.000	0.000	13.943	26.472	20.717	718.152	110.807	20.921
41	1.000	0.000	0.000	0.000	0.000	0.000	0.000	0.000	0.000
42	1.000	0.000	0.000	0.000	0.000	0.000	0.000	0.000	0.000
43	0.962	84.161	0.000	0.261	0.000	73.174	585.867	10.721	13.293
44	0.839	0.000	0.000	51.208	54.150	39.151	462.322	22.478	18.510
mean	0.710	373.275	0.000	4.710	8.886	7.859	300.731	44.733	5.481

从表2-4-14、表2-4-15可知：

一是规模报酬。

通过VRS计算可知：27家医院处于规模报酬递减阶段；9家医院处于医院递增阶段，8家处于规模报酬不变阶段。

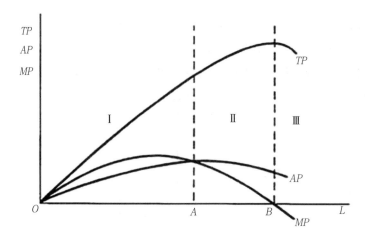

图2-4-3　微观经济学之边际报酬递减规律

注：TP：total product，总产量；AP：average product，平均产量；MP：marginal product，边际产量。

结合图2-4-3的边际报酬递减规律，建议对27家医院适度控制其投资规模，而对9家医院则相对增大其投资规模。8家规模报酬不变，且无投入冗余和产出亏空的医院，则应当增大其投入。

二是综合效率。

（1）综合效率为1。

某9号人民医院、某25号医院、某27号医院、某巫36号医院、某42号医院等综合效率、纯技术效率、规律效率均为1，且处于规模报酬不变阶段，说明其资源利用率相对较高。

（2）综合效率小于1，但纯技术效率为1，规模效率小于1。

某4号医院、某7号医院、某11号医院、某22号医院等8个医院的纯技术效率达到了最优，而规模效率则较小，个别医院的值小于0.4。表明应当控制这些医院的规模。

（3）综合效率小于1，纯技术效率小于1，规模效率为1。

仅某41号医院1家，且处于规模报酬不变阶段，表明可以适度增加其规模。

（4）综合效率小于1，纯技术效率和规模效率均小于1。

某1号医院、某3号医院等29家医院属于该种情况，其中仅9家处于报酬递增阶段，而20家处于递减阶段，表明应当根据其技术效率和规模效率值有所侧重地进行管理。

三是投入冗余。

（1）从投入的实际开放床位来看，所有医院效率值均为0.000，即达到了最优，这与相对短缺的医疗卫生资源的现状相匹配。

（2）财政补助的效率值，有24家医院的效率值达到了最优，而20家医院的财政投入存在着利用率不高的现象。

四是产出亏空。

（1）病床使用率。

除27家医院的病床使用率达到最优外，16家医院相对较优，仅某44号医院一家的效率值为51.208，说明该医院在现有的投入下存在严重的病床使用率不足。

（2）资产负债率（％）。

14家资产负债率值不佳，其余均达到了现有条件下的最优状况。

（3）百元固定资产医疗收入。

有29家医院不存在该项目的产出亏空，但15家医院中，某41号医院虽然规模不变，但其产出亏空最为严重，值为73.174，说明其资源没有得到有效利用。

（4）每职工门急诊人次。

有29家存在产出亏空，且亏空效率值较大，这与一定规模下的医务人员超负荷劳动有关。

（5）每职工实际占用床日。

有26家存在产出亏空，且亏空效率值较大，这与一定规模下的医务人员超负荷劳动有关。

（6）每职工业务收入。

有23家医院的该项产出效率值达到最优，但是某39号医院等21家医院仍需要提高每职工业务收入。

上述分析结果表明，样本医院的效率测定时间内，通过选择某某市的区县医院，综合效率为1.000有：某10号医院（财政补助占总收入比例为6.18%）、某21号医院（5.35%）、某28号医院（3.28%）、某37号医院（15.09%）、某39号医院（17.82%）、某41号医院（12.48%）、某42号医院（54.35%）。可见，从某种意义而言，财政补助越多，其相对效率值为1.000的可能性就越大。也在某种程度上说明，建设1200床的综合医院应当以政府投入为主的方式进行。

作者：郑万会　张令天　杨嘉

第五节　政府补偿多少为主导的资源匹配推演(2014—2016年)——相对效率理念[①]

一、供方与需方

(一)供方的含义

供方是一个汉语词语,是指向顾客提供产品的组织和个人。在合同情况下,供方可称为"承包方"。其可以是生产者、批发商、进口商、组装者或服务组织等,包含组织内部的,也可以是外部的。如:当某人接到其他客户的生产订单,你就是客户的供方。若你一人消化不了这批订单,然后分给其他生产商,那么他就是分供方。

本书所指的供方是特指医疗卫生行业中,承担着为患者提供预防、保健、康复、健康教育等一体化服务的提供方,鉴于讨论重点围绕政府投入、医保支付等,故本书供方特指公立医疗机构。

(二)供方的现状及发展变化

1. 医院数量

2018年末,全国医疗卫生机构总数达997434个,比上年增加10785个。其中医院33009个,医院中,公立医院12032个,民营医院20977个。医院按等级分:三级医院2548个(其中:三级甲等医院1442个),二级医院9017个,一级医院10831个,未定级医院10613个。

同年11月,习近平总书记主持召开民营企业座谈会并发表重要讲话,充分肯定了民营经济的重要地位和作用,深入分析了当前民营经济发展遇到的困难和问题,提出了支持民营经济发展壮大的6方面举措,充分表明了党中央支持民营经济发展的坚定决心和鲜明态度。社会办医作为医疗领域民营经济的重要形式和医疗服务体系的重要组成部分,为满足人民群众多层次、多样化健康服务需求,促进经济社会发展发挥了重要作用。截至2018年底,社会办医疗机构数量达到45.9万个,占比46%;社会办医院数量达到2.1万个,占比63.5%;社会办医床位、人员、诊疗量占比均持续增长。

---

① 本节内容部分来自国家社科基金——供需方视角下政府对公立医院投入的对比研究。

2019年6月,国家卫健委等十部委发布了《关于促进社会办医持续健康规范发展的意见》(下简称《意见》),《意见》提出加大政府支持社会办医力度,严控公立医院数量,为社会办医留足发展空间。各地在安排国有建设用地年度供应计划时,本地区医疗设施不足的,要在供地计划中落实并优先保障医疗卫生用地。按照公平竞争择优的原则,支持向社会办基层医疗机构购买服务。

根据国家卫健委的统计数据可知:从近年来我国公立医院与民营医院数量来看,我国社会办医取得了巨大的成就,民营医院数量快速增长。而公立医院数得到了有效控制,5年间减少了1364家。数据显示,2013年全国公立医院数13396家,比民营医院数多2083家,到2015年民营医院数量迅速反超公立医院,当年公立医院数为13069家,比民营医院少1449家。此后几年,公立医院数量不断减少,两者间差距也不断扩大。2018年末,全国民营医院20977家,比公立医院多出8945家(图2-5-1)。

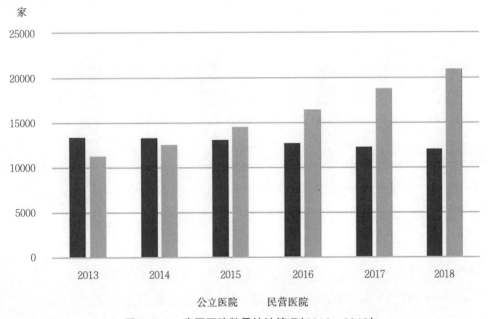

家

图2-5-1　我国医院数量统计情况(2013—2018)

2.医院质量

根据2021年3月21日的国家卫生健康委办公厅《关于2019年度全国三级公立医院绩效考核国家监测分析有关情况的通报》可知,代表公立医院医疗技术水平的三级公立医院向高质量发展方向稳步迈进。2019年三级公立医院向医联体内二级医院或基层医疗卫生机构下转患者1496.04万人次,同比增长14.93%,其中,门急诊和住院下转人次数同比分别增长11.13%和39.23%(图2-5-2)。

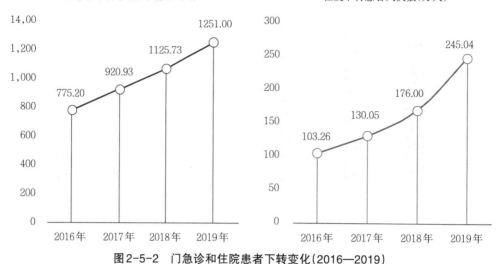

图2-5-2 门急诊和住院患者下转变化(2016—2019)

出院患者手术占比、微创手术占比、四级手术占比同比稳步提升(图2-5-3)。

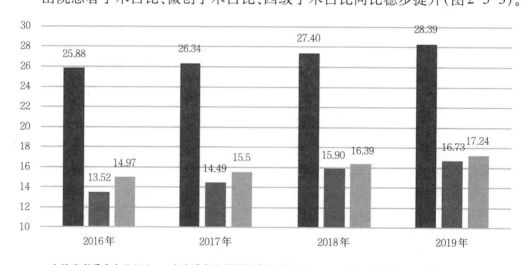

图2-5-3 出院患者手术占比情况表

3.医院效率

以三级公立医院为例:全国三级公立医院总诊疗人次数和出院人次数增幅继续高于在职职工人数和床位数增幅。每医师门诊人次数、每医师出院人次数、每床位出院人次数同比持续增长,三级公立医院在医务人员和床位等资源有限的情况下,医疗服务效率不断提高(图2-5-4)。

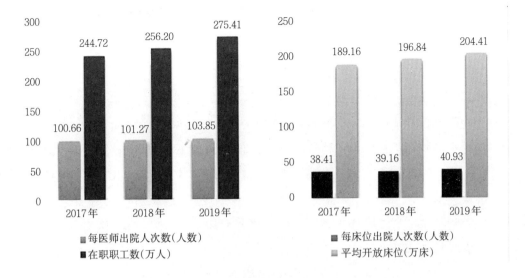

图2-5-4　三级公立医院的效率情况表

4.未来发展

在新医改推进中,公立医院在五破除("五破除"即破除自收自支的运行机制、破除以药养医现状、破除以耗材养医陋习、破除以促销贿医恶习、破除以检验养医惯例)的背景下,又面临着DRG或DIP的医保支付制度改革和药品、高价值耗材集中带量采购的砍价,其未来面临的环境应当更加复杂。因而,公立医院在努力争取更多的专项投入、项目补助、科研补助以及其他公卫(指公共卫生)公益性任务的财政拨款时,自身更要加强精细化管理,战术上用好用活现有的资源,战略上要快人一步,加强内部的成本控制,减少不必要的损耗。

未来发展是努力在寻求自身高质量发展壮大的同时,公立医院必须围绕着如何为老百姓提供更快、更舒适、更高质量的医疗服务开展工作。今后,医院除了要稳定发展医疗、科研、教学等方面外,更要注重智能化建设,提高信息化水平,改善患者的就医感受,提高知名度、声誉和影响力。

(三)需方的含义

需方顾名思义,是需求的所得方,在合同方,需方是债务方,是指向供方通过相关的协议或合同,付出银行存款、应付票据、应付支票等方式获得供方的商品、原材料、劳务服务等。招投标里的需方是业主(使用方、需求方)、招标方、采购方等等,有需求的一方都属于需方。

在医疗卫生行业,需方是特指人,包括患者和健康人群,是享受预防、保健、康复、健康教育、健康指导等医疗服务或健康保健服务的一方,其需要提供相应的经费(一般由医保机构、民政部门、社会公益等第三方提供经费和个人自费构成)。

(四)需方的现状及发展变化

1.需方数量

据2021年5月10日公布的我国最新人口数量,全国人口共141178万人,与2010年(第六次全国人口普查数据)的133972万人相比,增加7206万人,增长5.38%,比2000年到2010年的年平均增长率0.57%下降0.04个百分点。数据表明,我国人口10年来继续保持低速增长态势。"10年来,我国人口总量持续增长,仍然是世界第一人口大国。"官方发言人指出,不仅人口质量稳步提升,人口受教育程度明显提高;人口结构调整变化,性别结构改善,年龄结构"两升一降";人口流动集聚的趋势也更加明显,城镇化水平持续提高。

从广义而言,由于每个公民在一生中都有很大概率患病甚至患重病,因而14亿人口就是患者的数量。

2.需方结构

我国16—59岁劳动年龄人口为8.8亿人,劳动力人口资源仍然充沛,我国人口平均年龄是38.8岁。其中,0—14岁占14%、15—59岁占63.35%、60—64岁占4.2%、65岁以上占13.50%(图2-5-5)。

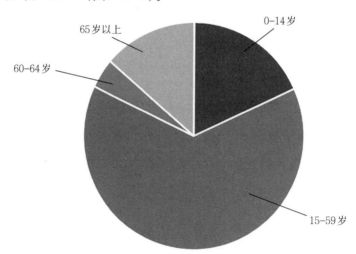

图2-5-5 我国人口年龄结构构成比

但老龄化加剧:作为世界经济火车头的中国,现在越来越面临人口老龄化问题,通常,65岁以上的人口比率超过总人口的7%,被称为"老龄化社会",而超过了14%就被称为"老龄社会"。中国在2001年就进入了老龄化社会,根据中国老龄化趋势分析可知,未来的老龄化程度如图2-5-6所示。

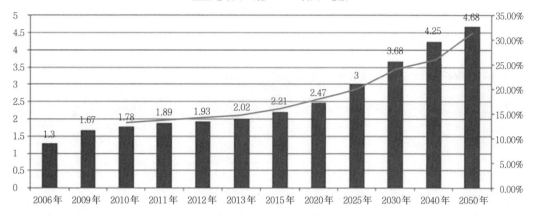

图2-5-6　中国老龄化趋势图

老龄化越严重,慢性病发病概率越大,表明需要医疗资源将越多。

3.医保支付

据国家医保局的数据,截至2020年底,全口径基本医疗保险参保人数达13.61亿人,参保覆盖面稳定在95%以上。基金收支方面,全年基本医疗保险基金(含生育保险)总收入、总支出分别为2.46万亿元、2.09万亿元,年末基本医疗保险(含生育保险)累计结存3.14万亿元。医保扶贫方面,2020年累计资助7837.2万贫困人口(含动态调出)参加基本医疗保险,资助参保缴费支出140.2亿元,人均资助178.9元,参保率稳定在99.9%以上。

目前多数地方已采用了职工医保、居民医保和新型农村合作医疗的三种筹资方式,重庆市将农民居民与城镇居民合为居民医保。不论是哪种筹资方式,目前患者看病就医付费,其主要渠道是通过第三方(如医保机构)支付费用。即需求方享受服务,但是购买者是第三方,但筹资是由患者、单位或政府共同承担。

4.未来发展

随着我国医保筹资、付费及监管机制不断完善,未来对需方提供的服务将更加完善,表现在进入医保目录的药品品种更广,价格更优,使得需方更能享受更好的、更优的医疗服务。但以DIP或DRG医保改革为核心的支付方式的变革,还有一个长期不断摸索的过程。

(五)供需双方在未来发展的对比趋势分析

在现有条件和现有认知下,在相对不足的医疗资源下,供需双方的矛盾将在一定时期内,一定范围内长期存在,因而合理地配置有限的卫生资源,提高卫生资源效率,就是当务之急。同时,笔者也在考虑绝对效率(增长率、下降率、构成比等)向相对效率过渡,或由相对效率进行有效补充的模式。

随着科技的日新月异,智慧医疗将有望在解决我国医疗供需矛盾,提升我国医疗服务的能力和效率,解决医疗配置地区间不平衡问题等方面起到重要的作用。

二、我国政府补偿供方

(一)补供方的历史沿革

1.相关文件解析

我国政府对供方投入伴随着公立医院改革进程而不断发展,其中,有文件、报告等要求和规定,本部分重点对改革开放后文件进行疏理。

(1)1979年4月,卫生部、财政部、国家劳动总局,联合发布的《关于加强医院经济管理试点工作的意见》明确指出:对医院实行"五定"(定任务、定床位、定人员编制、定业务技术指标、定经费补助),经费补助实行"全额管理、定额补助、结余留用"制度。病人欠费基金、大型设备购置、房屋大修专款,不包括在定额补助之内,每年根据财力可能专项安排。退职退休人员经费,从第二年起,按实际需要编列预算。

(2)1981年2月,国务院批转了卫生部《关于解决医院赔本问题的报告的通知》,要求对公费医疗和劳保医疗实行按不包括工资的成本收费,门诊挂号费职工个人除按现行标准交费外,超过部分分别由公费医疗和劳保医疗报销;但对城镇居民和农民收费标准不变。实行该方案后公费医疗和劳保医疗增加开支,前者由地方财政负担,后者由企业单位负担。卫生部门实行以上办法后,建议各地不要减少对卫生事业费安排。

(3)1981年3月,卫生部在《医院经济管理暂行办法(修改稿)》中再次明确了补助定额:可以根据实际床位数,也可以实行一部分按工资、一部分按床位或完成任务的数量和质量确定,并指出:如因任务调整、人员编制增减、国家规定的开支标准改变、调整物价等原因而影响医院收支较大时,主管部门对所属单位的补助经费可适当调整。对病人欠费基金、大型设备购置、房屋大修专款,不包括在定额补助之内,每年根据财力可能专项安排。

(4)1985年4月,国务院批转卫生部《关于卫生工作改革若干政策问题的报告》,再次要求:地方卫生事业主要依靠地方投资,国家对医院的补助经费,除大修理和大型设备购置外,实行定额包干,补助经费定额确定后,单位有权自行支配使用。改变国家对现有集体卫生机构的经费补助办法,要按完成医疗预防保健任务的情况进行补助,补助经费主要用于卫生机构的建设和人员培训。

(5)1989年1月,财政部发布了《关于事业单位财务管理的若干规定》(89)财政部令2号规定:差额预算管理单位,有一定数量的稳定经常性收入,但还不足以解决本单位经常性支出,需要财政补助的事业单位,实行差额预算管理。而自收自支管理,指有稳定的经常性收入,可以解决本单位的经常性支出,但尚未具备企业管理条件的事业单位,实行自收自支管理。该规定实行后,对供方投入有减少,实际上是投入范围缩小和投入总量减少。

(6)1992年9月,卫生部《关于深化卫生改革的几点意见》,要求:国家和地方要逐年增加对卫生事业投入,使卫生投入的增长速度高于国家财政增长的速度。建议设立国家和地方专项卫生基金,以加强对卫生防病工作的调控能力。遵循价值规律,改革医疗卫生服务价格体系,调整收费结构,对于基本服务部分,适当调整技术劳务项目的收费标准,逐步实现按成本收费;特殊服务部分,分情况实行浮动定价、同行定价或自行定价。

(7)1997年1月,中共中央、国务院《关于卫生改革与发展的决定》指出:完善卫生经济政策,增加卫生投入。要随着经济的发展逐年增加,增加幅度不低于财政支出的增长幅度。政府举办的各类卫生机构的基本建设及大型设备的购置、维修,由政府按区域卫生规划的要求给予安排;离退休人员费用和卫生人员的医疗保险费按国家规定予以保证。预防保健机构的人员经费和基本预防保健业务经费由财政预算安排,其有偿服务收入纳入预算管理,不冲抵财政拨款。卫生执法监督工作的费用由财政予以保证,实行"收支两条线"。医疗机构的经常性支出通过提供服务取得部分补偿,政府根据医疗机构的不同情况及其承担的任务,对人员经费给予一定比例的补助,对重点学科发展给予必要的补助。乡镇卫生院及贫困地区卫生机构的补助水平要适当提高。对农村卫生、预防保健、中医药等重点领域,中央政府继续保留并逐步增加专项资金;地方政府也要相应增加投入。

(8)2000年2月,国务院体改办 国家计委、国家经贸委《关于城镇医药卫生体制改革的指导意见》(国办发〔2000〕16号)中指出:规范财政补助范围方式,按照公共财政和分级财政体制的要求,各级人民政府要规范对医疗机构的财政补助办法。对医疗机构以及其他卫生机构的补助项目主要包括卫生执法监督和预防保健等公共卫生服务、重要医学科研、基本医疗服务、符合区域卫生规划的基本建设和设备购置等。财政对大中型医疗机构以定项补助为主。

(9)2000年7月,财政部《关于卫生事业补助政策的意见》(财社〔2000〕17号)

明确要求了补助范围、内容以及补助经费的核定办法。其中:补助范围和内容是政府举办的县及县以上非营利性医疗机构以定项补助为主,由同级财政予以安排。补助项目包括医疗机构开办和发展建设支出、事业单位职工基本养老保险制度建立以前的离退休人员费用、临床重点学科研究、由于政策原因造成的基本医疗服务亏损补贴。补助经费核定方法是房屋设施大型修缮和符合按区域卫生规划的大型医疗设备添置等发展建设项目,经有关部门批准和专家论证后,进入财政专项资金补助滚动项目库,根据轻重缓急、立项顺序和经费补助数额逐年安排。有资金回收能力的项目也可试行银行贷款、财政贴息等办法。对大中型医疗机构临床重点学科研究予以补助。事业单位职工基本养老保险制度建立以前的离退休人员费用,根据离退休人数和国家统一规定的离退休金、补贴项目和标准确定。基本医疗服务原则上通过收费补偿,由于政策原因造成的亏损扣除药品外给予补偿。

(10)2001年10月,财政部、国家发改委、卫生部等发布的《关于完善城镇医疗机构补偿机制落实补偿政策的意见》中指出:进一步落实财政补助政策,各级政府要努力增加对卫生事业的投入,认真落实对政府举办的非营利性医疗机构的财政补助政策。一是对于医疗服务价格未达到社会平均成本水平、药品收支结余返还款不足以弥补医疗成本时由同级财政补偿;二是对医疗机构房屋设备的修缮购置、就医环境改善、重点学科建设等专项经费,实行项目管理,纳入财政预算,逐年安排落实。三是在事业单位职工基本养老保险制度建立以前,医疗机构的离退休人员费用由财政专项安排,并实行财政集中支付;四是增加卫生基建投入,改善人民群众就医条件;五是在安排财政补助时,对中医、民族医学和部分专科医疗机构给予适当照顾。要逐步加大对贫困地区的转移支付力度。

(11)2006年3月,《中华人民共和国国民经济和社会发展第十一个五年规划纲要》系统地阐述了发展卫生事业的规划目标,强调政府为主、社会参与、强化政府在提供公共卫生和基本医疗服务中的责任,建立各级政府间规范的责任分担与资金投入机制。

(12)2009年3月,国务院《关于印发医药卫生体制改革近期重点实施方案(2009—2011年)的通知》中规定了推进公立医院补偿机制改革。要求:逐步将公立医院补偿由服务收费、药品加成收入和财政补助三个渠道改为服务收费和财政补助两个渠道。政府负责公立医院基本建设和大型设备购置、重点学科发展、符合国家规定的离退休人员费用和政策性亏损补偿等,对公立医院承担的公共卫生任务给予专项补助(常称:六项买单),保障政府指定的紧急救治、援外、支农、支边等公共服务经费。严格控制公立医院建设规模、标准和贷款行为。推进医药分开，逐步取消药品加成。医院由此减少的收入或形成的亏损通过增设药事服务费、调整部分技术服务收费标准和增加政府投入等途径解决。

(13)2009年4月，中共中央、国务院《关于深化医药卫生体制改革的意见》(中发〔2009〕6号)再次明确要求：落实基本建设和大型设备购置、重点学科等六项买单。

(14)2009年7月，财政部、国家发展改革委、民政部、人力资源和社会保障部、卫生部等五部门发布了《关于完善政府卫生投入政策的意见》(财社〔2009〕66号)，对完善政府卫生投入政策的基本原则、明确政府卫生投入的范围和方式、合理划分各级政府之间的卫生投入责任、加强对政府卫生投入的管理监督等事项作了明确规定。其中，在政府对公立医院补助方式中指出：政府举办的公立医院的离退休人员符合国家规定的费用，在事业单位养老保险制度改革前，由财政补助，养老保险制度改革后按相关规定执行；对于政策性亏损，按规定动用药品收支结余弥补后仍有差额的，由同级政府核定补助。对于基建和大型设备，根据轻重缓急和承受能力逐年安排。并在历届的文件规定中首次提出了加强对政府卫生投入的管理监督。

(15)2010年7月，卫生部、中央编办、国家发展改革委、财政部和人力资源社会保障部等《关于公立医院改革试点的指导意见》中指出：政府加大投入，着力六项买单。

(16)2012年6月，国务院办公厅印发《关于县级公立医院综合改革试点意见的通知》(国办发〔2012〕33号)，要求：改革"以药补医"机制，取消药品加成政策后，医院由此减少的合理收入，通过调整医疗技术服务价格和增加政府投入等途径予以补偿。增加的政府投入由中央财政给予一定补助。在投入范围内，除了前述六项买单外，要求县级政府对所办医院履行出资责任，医院平均工资水平与当地事业单位平均工资水平相衔接。

(17)2015年4月，国务院办公厅《关于全面推开县级公立医院综合改革的实施意见》(国办发〔2015〕33号)中要求：破除以药补医机制后后，医院由此减少的合理收入，通过调整医疗技术服务价格和增加政府补助，以及医院加强核算，节约运行成本等多方共担。中央财政给予补助，地方财政要调整支出结构，切实加大投入，增加的政府投入要纳入财政预算；首次提出要将医院的药品贮藏、保管、损耗等费用列入医院运行成本予以补偿。

(18)2015年5月，国务院办公厅《关于城市公立医院综合改革试点的指导意见》(国办发〔2015〕)38号文，第三条第十三款中要求，落实政府投入责任，再次强调了六项买单。同时,强化财政补助与公立医院的绩效考核结果挂钩关系。完善政府购买服务机制。

以上18项文件或规定,大体反映了我国政府从改革开放到新医改后的对公立医院投入的要求和内容变化。其中:仅1989年发布的《关于事业单位财务管理的若干规定》有弱化对供方的投入外,其余均在投入范围、标准、措施方面予以了强化。其投入内容变化,详见表2-5-1。

2.投入供方内容变化

表2-5-1　我国财政投入广义供方的内容变化

项目年份	卫生事业费	中医事业费	药品监督管理费	计划生育事业费	高等医学教育经费	医学科研经费	预算内基建经费	卫生行政管理费	政府其他部门卫生支出	备注投入项数
1978—1979年	√	—	—	—	√	√	√	—	√	5项
1980—1986年	√	√	—	√	√	√	√	—	√	7项
1987—1988年	√	√	—	√	√	√	√	—	√	6项
1989—1998年	√	√	—	√	√	√	√	√	√	8项
1999—2000年	√	√	√	√	√	√	√	√	√	9项
2001—2006年	√	√	√	√	—	√	√	√	√	8项
2007—2009年	医疗卫生管理事务	医疗事务	社区卫生服务	疾病预防控制	卫生监督	妇幼保健	农村卫生	中医药	其他	9项
2010—2015年	医疗卫生服务支出	行政管理事务支出	人口与计划生育事务支出	—	—	—	—	—	—	3项

注:
①1978—2006年的数据根据2009年中国卫生统计年鉴;
②2007—2009年,引用肖海翔等《政府卫生支出供需结构合理性探析——以湖南省数据为例》;
③2010年至2015年,根据2011—2014年中国卫生统计年鉴的新分类办法。

从表2-5-1可知：就财政投入广义的供方而言，从新医改以来，其数量从5项到9项，而在新医改后，则从统计年鉴中进行了整合。并且，卫生事业费一直作为一项必投内容。

表2-5-2　我国财政投入供方的内容变化(1979—2015年)

执行时间	投入制度	投入原则	投入内容	发文单位	文件名称
1979-04	全额管理、定额补助、结余留用	按床位实行定额补助	定额补助(床位)、病人欠费基金、大型设备购置、房屋大修专款、退职退休人员经费	卫生部、财政部、国家劳动总局	《关于加强医院经济管理试点工作的意见》
1981-03	在"定任务、定床位、定人员编制、定业务技术指标、定经费补助"(五定)下进行定额补助	根据实际病床数，也可实行一部分按工资，一部分按床位或完成任务数量和质量确定	定额补助(床位)+工资+任务、病人欠费基金、大型设备购置、房屋大修专款、退职退休人员经费；因任务调整、国家规定的开支标准改变、物价调整等影响医院收支较大时，补助经费适当调整	卫生部	《医院经济管理暂行办法(修改稿)》
1985-03	中央和地方应当逐步增加卫生经费和投资，地方卫生事业的投资主要依靠地方投资	补助经费定额确定后，实行定额包干的原则	定额包干、大修理、大型设备购置	国务院	《关于卫生工作改革若干政策问题的报告的通知》
1989-01	自行管理、自主经营、自主支配财务收支，以副补主	与主管部门签订定任务、定编制、定质量和经费的包干合同	定额包干、大修理、大型设备购置、离退休人员经费	国务院	《关于扩大医疗卫生服务有关问题的意见》
1997-01	勤俭办卫生事业，改进核算办法、完善劳动收入分配制度	中央和地方政府对卫生事业的投入，要随着经济的发展逐年增加，增加幅度不低于财政支出的增长幅度	基本建设、大型设备购置和维修、离退休人员费用、卫生人员医疗保险按国家规定予以保证；医疗机构的经常性支出通过提供服务取得部分补偿，政府根据医疗机构的不同情况及其承担的任务，对人员经费给予一定比例的补助，对重点学科发展给予必要补助	中共中央、国务院	《关于卫生改革与发展的决定》

续表

执行时间	投入制度	投入原则	投入内容	发文单位	文件名称
2000-02	扩大公立医疗机构的运营自主权、实行公立医疗机构的自主管理	定项补助	事业单位养老保险改革前退休人员的离退休费用、重点学科研究、医院发展建设支出、所提供的基本医疗服务、符合区域卫生规划的基本建设和设备购置	国务院体改办、国家计委、经贸委、财政部、劳动保障部、卫生部等	《关于城镇医药卫生体制改革的指导意见》
2001-10	逐步弱化药品补偿作用、完善医疗服务价格体系、落实财政补助	财政补助应逐步改为专项经费	对医疗机构房屋设备的修缮管理、就医环境改善、重点专科建设、离退休人员费用、卫生基建等进行专项补助	财政部、国家计委	《关于完善城镇医疗机构补偿机制落实补偿政策的若干意见》
2009-03	公共卫生服务主要通过政府筹资；基本医疗服务由政府、社会和个人三方合理分担；特需医疗服务由个人直接付费或通过商业保险支付	政府卫生投入增长幅度要高于经常性财政支出的增长幅度；政府卫生投入占经常性财政支出的比重逐步提高	基本建设、设备购置、重点学科、符合国家规定的离退休人员费用、补贴政策性亏损、对承担的公共卫生服务给予专项补助	中共中央、国务院	《关于深化医药卫生体制改革的意见》
2015-05	在破除以药补医、理顺医疗服务价格基础上落实政府投入责任	改革财政补助方式，强化财政补助与公立医院的绩效考核结果挂钩	落实符合区域卫生规划的公立医院基本建设和设备购置、重点学科发展、人才培养、符合国家规定的离退休人员费用和政策性亏损补贴等，对公立医院承担的公共卫生任务给予专项补助	国务院办公厅	《关于城市公立医院综合改革试点的指导意见》

注：根据需要和内容重复度仅引用前述18项文件中的部分内容。

（二）补供方公立医院的现状

随着政府对公立医院的拨付减少，公立医院在经济上从全部依靠政府拨付实现公益性目标，转向基本上依靠自身的医疗卫生服务收益来维持生存，直到目前为止，情况也未有大的改观。鉴于目前基层医疗卫生机构已经实行收支两条线的改革，99个试点城市已实行了药品零差率，故以全国综合医院财政投入供方情况来作为全国总状进行分析,来自国家卫生健康委员会相关数据显示,见表2-5-3。

1. 投入供方的全国现状

表2-5-3　全国综合医院平均总收入及财政补助收入情况(1993—2013年)

年份	全国综合医院机构数/个	平均每所医院		
		总收入/万元	财政补助收入/万元	财政收入/总收入
1998	4052	2594.71	155.43	5.99%
1999	4072	2858.26	194.56	6.81%
2000	4088	3242.38	204.13	6.30%
2001	4112	3537.92	251.63	7.11%
2002	4488	3715.09	273.98	7.37%
2003	4779	3969.40	297.49	7.49%
2004	4848	5111.83	318.19	6.22%
2005	4884	5575.63	333.32	5.98%
2006	4790	6163.79	393.59	6.39%
2007	4757	7506.50	523.40	6.97%
2008	4873	9283.10	646.90	6.97%
2009	4806	11494.90	850.20	7.40%
2010	4748	13906.10	997.80	7.18%
2011	4712	16916.50	1313.20	7.76%
2012	4678	20566.30	1527.70	7.42%
2013	4681	23765.10	1691.40	7.12%
……	……	……	……	……

注:按可公开查询的中国卫生统计年鉴。

从表2-5-3可知:从全国范围来看,综合医院平均获得财政投入与总收入之比均小于10%,在新医改后,其平均值超过了7%,说明政府投入供方有增加趋势,且目前所言增加只是全国普遍的情况,但公立医院补偿由于无量化指标要求,因此地区间、医院间差异较大,既有地区实际情况,也的确存在不公平性。

2. 投入供方的区域状况

(1)投入地区间的差异。

①各地区医疗卫生机构获得投入的总体情况。

各地区的经济、社会发展的不平衡状态,人口、自然资源等的差异,导致卫生资源也具有较大差异,以东、中、西部相关指标为例,见表2-5-4。

表2-5-4　不同地区财政投入供方的比较(2009—2013年)

地区	年份	财政投入/亿元	卫生机构总数/万个	卫生机构平均拨付/万元	医疗机构人员数/万人	卫生人员人均拨付/万元	当地总人口/亿人	当地人均财政拨付/元
东部	2009	657.40	33.37	19.70	334.87	1.96	5.38	122.23
	2010	799.46	33.93	23.56	354.86	2.25	5.51	145.25
	2011	1079.23	34.24	31.52	372.73	2.90	5.54	194.65
	2012	1310.01	34.31	38.18	395.09	3.32	5.59	234.56
	2013	1498.67	35.09	42.71	422.33	3.55	5.63	266.63
	均值	1068.95	34.12	31.27	375.98	2.84	5.53	193.42
中部	2009	310.52	30.28	10.25	247.81	1.25	4.22	73.64
	2010	380.95	30.90	12.33	257.67	1.48	4.23	90.11
	2011	542.44	31.53	17.20	266.72	2.03	4.24	128.01
	2012	629.77	30.70	20.52	278.35	2.26	4.25	148.14
	2013	732.07	31.44	23.28	295.65	2.45	4.27	171.56
	均值	519.15	30.97	16.76	269.24	1.93	4.24	122.44
西部	2009	367.42	28.01	13.12	195.47	1.88	3.64	100.98
	2010	487.47	28.86	16.89	207.22	2.35	3.61	135.15
	2011	664.33	29.67	22.39	221.15	3.00	3.62	183.41
	2012	774.25	30.03	25.78	237.43	3.26	3.64	212.55
	2013	900.30	30.91	29.13	260.07	3.46	3.66	245.66
	均值	638.75	29.50	21.66	224.27	2.85	3.63	175.73

注:

①数据来源:财政投入、卫生机构数、医疗机构人员数、当地总人口数等指标均来源于2010—2013年中国卫生统计年鉴;2014年中国卫生和计划生育统计年鉴;其中,2010年各地区财政数据在统计年鉴中未查及,故采用网络数据。

②数据计算:卫生机构平均拨付＝财政投入÷卫生机构数

卫生人员人均拨付＝财政投入÷医疗机构人员数

当地人均财政拨付＝财政投入÷当地总人口

财政投入均值＝(2009—2013年财政投入总和)÷5

卫生机构均值＝(2009—2013年卫生总机构总和)÷5

医疗机构人员数均值＝(2009—2013年医疗卫生机构人员数总和)÷5

当地总人口均值＝(2009—2013年当地总人口均值)÷5

③区域划分:东、中、西部地区各含的省、自治区、直辖市如下。

东部地区:北京、天津、河北、辽宁、上海、江苏、浙江、福建、山东、广东、海南等11个省、直辖市;

中部地区:山西、吉林、黑龙江、安徽、江西、河南、湖北、湖南等8个省;

西部地区:内蒙古、重庆、广西、四川、贵州、云南、西藏、陕西、甘肃、青海、宁夏、新疆等12个省、自治区、直辖市。

从表2-5-4可以看出,东部地区无论采用财政投入总数和均数、卫生机构平均拨付还是当地人均拨付等方式评价,财政投入供方东部远高于中、西部地区。只有以卫生机构人均拨付指标衡量时,西部地区仅略高于东部,而中部各项指标均最低。

从中、东、西部分析可知:中部经济发展,人均GDP不如东部,同时又难以享受到西部的特殊照顾政策。加上历史形成的投入低的特点,其趋势仍在继续。

再分析其各项标准变化规律(图2-5-7—图2-5-10)可知:

图2-5-7　不同地区财政投入供方的变化趋势

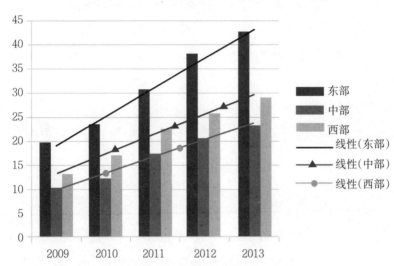

图2-5-8　不同地区卫生机构平均获得财政投入变化趋势

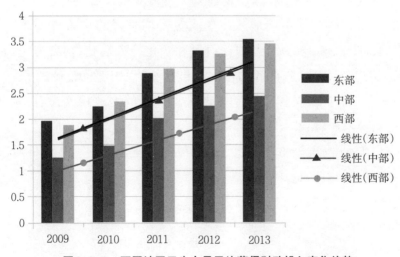

图2-5-9　不同地区卫生人员平均获得财政投入变化趋势

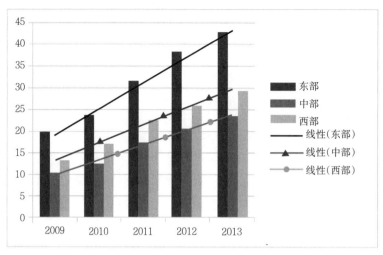

图2-5-10 不同地区人均获得财政投入变化趋势

A.总量和均值均增加。

就总体而言,不同地区财政投入供方总量、卫生机构平均获得财政投入、卫生机构人均获得财政投入、人口平均获得财政投入等四组指标,均呈上升趋势,表明财政投入不论是总量还是平均值均在增大。

财政投入总量和按医疗机构获得财政投入的均数比较,东部是中部的近两倍,西部比中部稍高,但与东部差距仍较大。

B.趋势变化情况。

通过四个图不同地区的线性趋势分析线描绘可知:

图2-5-7和2-5-8的两个图形趋势同,但根据东、中、西部的三条直线斜率可知,东部不论是财政投入总量,还是按照医疗卫生机构获得的财政投入均数均有扩大的趋势,其次是西部,中部。故,现在三个地区间的差异仍将继续拉大。

根据图2-5-9可知:就不同地区卫生人员平均获得的财政投入而言,东部和西部两条直线几乎重合,表明二者的绝对值和变化趋势趋同;换言之,如果按照财政对卫生人员的投入来看,东部和西部的标准接近,而中部仍较低。

根据图2-5-10可知:按照不同地区的人口获得的财政投入来看,东部和西部趋势同,但绝对值不一样;中部仍较低。

综合上述,财政投入供方不论按总量,还是按照医疗、卫生人员或人口等指标,东部都占有绝对优势,而中部最低。

②各地区医疗卫生机构财政投入差异的原因。

东、中、西部非均衡发展并呈现一定程度马太效应的原因:

A.经济社会发展原因。

卫生统计的东、中、西部划分与地理上划分有差异。东部包含了除三直辖市外很多沿海经济发达地区。我国医疗卫生产业经历了由福利性向"市场性"的过渡,医疗资源的配置也发生了很大变化,东部地区是我国经济发达地区,在计划经济向市场经济过渡时期,经济发达很大程度上是政策领先,同时在走向"市场化"的过程中,医疗卫生的服务供给主要依赖于供给的主体(医疗卫生机构)对市场做出的反应。

B.优势医疗卫生资源。

政府对卫生事业的重视程度,资源总是相对有限,政府对卫生财政投入多少是反映对该项事业重视程度的重要指标。由于东部地区包含除三直辖市外很多沿海发达地区,既有政府和文化中心,也有经济开放的前沿,因而聚集了优秀的医疗卫生资源,加上历史上的投入较多,使得其投入绝对数较高。

C.西部地区的特殊政策。

虽然西部地区的经济相对欠发达,但是,获得了政策的支持,使得其投入的绝对值高于中部。同时,西部地区卫生机构人均拨付数最高,这与新医改以来,国家加大广大基层地区的卫生人均投入有关。

(2)地区内获得的投入。

①同一地区不同省市差异性(表2-5-5)。

表2-5-5 同一地区内不同省市投入供方的比较(2012)

区域	省市	财政投入/亿元	卫生机构数/万个	卫生机构平均拨付/万元	医疗机构人员数/万人	卫生机构人均拨付(万元/人)	当地总人口/万人	当地人均财政拨付(元/人)
东部	北京	190.53	0.96	197.81	25.32	7.53	2069	920.88
	天津	58.69	0.46	128.97	10.42	5.63	1413	415.38
	上海	145.21	0.48	299.72	18.34	7.92	2380	610.15
	山东	140.17	6.88	20.36	73.89	1.90	9685	144.73
中部	安徽	79.38	2.33	34.10	33.48	2.37	5988	132.56
	河南	97.02	6.93	14.01	65.26	1.49	9406	103.15
	湖北	88.77	3.52	25.19	38.64	2.30	5779	153.60
	湖南	78.32	5.86	13.36	40.35	1.94	6639	117.96
西部	重庆	59.96	1.80	33.38	18.41	3.26	2945	203.61
	四川	139.63	7.66	18.24	54.90	2.54	8076	172.89
	贵州	56.15	2.74	20.49	19.11	2.94	3484	161.18
	云南	88.01	2.34	37.62	23.34	3.77	4659	188.91

注:数据来源2013年中国卫生统计年鉴。

从表2-5-5可知:在东部省市中,从投入的绝对值和当地人口人均拨付看,北京远高于上海、天津和山东。从卫生机构平均拨付和卫生机构人均拨付看,上海高于北京、天津和山东。山东卫生机构平均拨付、卫生机构人均拨付和当地人口人均拨付都是最低的。

在中部省市中,从投入的绝对值看,河南最高,湖南最低。从卫生机构平均拨付看,安徽最高,湖南最低。从卫生机构人均拨付看,安徽最高,河南最低。从当地人口人均拨付看,湖北最高,河南最低。

在西部省市中,从当地人口人均拨付看,重庆远高于四川、贵州和云南。从投入的绝对值看,重庆仅比贵州高一点,远低于四川和云南。从卫生机构平均拨付和卫生机构人均拨付看,重庆低于云南,高于四川和贵州。

②地区内医疗卫生机构财政投入差异的原因。

对于地区内财政投入呈差异性现状的原因,既有历史形成的医疗资源分配不均,更有相关政策对之的力度问题。在东部三直辖市中,北京作为首都客观上享受了众多的各类优质资源,包括医疗卫生资源,也获得了较多财政投入;对于表2-5-5列举的西部省市,国家加大对之扶持政策,使之受到了较大政策支持。而重庆直辖以来,除了自身经济快速发展以外,两江新区、三峡库区等也争取了较大的政策空间,从而获得了一定的政府投入。

(3)同一省市、不同级别、不同辖区属性医疗机构政府补助的差异现状。

①同一省市不同级别、不同属性的差异。

表2-5-6 重庆市级、区县医院政府投入、总收入及占比情况(2007—2012年)

医院及项目		2007	2008	2009	2010	2011	2012	合计/均值
市级医院	总收入/亿元	33.45	40.18	49.86	62.97	77.76	94.96	359.18
	政府补助/亿元	3.05	2.41	3.09	4.48	7.46	5.79	26.28
	占总收入比/%	9.12	5.99	6.19	7.11	9.59	6.10	7.32
	开放床位/张	9380	9884	10384	10920	12439	13283	66290
	门急诊/万人	624	678	738	791	881	1018	4730
	出院/万人	22.3	24.6	27.22	31.34	34.82	40.06	180.34
区县医院	总收入/亿元	33.49	42.94	54.86	67.65	85.75	110.34	395.03
	政府补助/亿元	1.73	2.62	4.36	5.36	8.46	8.95	31.48
	占总收入比/%	5.17	6.09	7.94	7.94	9.86	8.11	7.97

医院及项目		2007	2008	2009	2010	2011	2012	合计/均值
	开放床位/张	15497	17942	19986	21613	24687	28814	128539
	门急诊/万人	943	1069	1199	1219	1392	1647	7469
	出院/万人	53.4	62.8	71.69	79.75	90.06	105.67	463.37
区县中医院	总收入/亿元	—	10.51	15.08	18.87	23.12	28.60	96.18
	政府补助/亿元	—	1.26	2.11	2.43	2.95	2.75	11.5
	占总收入比/%	—	11.97	13.99	12.89	12.77	9.61	11.96
	开放床位/张	—	5813	6810	7764	9012	10581	39980
	门急诊/万人	—	368	422	458	525	559	2332
	出院/万人	—	16.3	20.72	23.87	27.68	33.44	122.01

注:数据来源于重庆市医疗机构主要指标汇编(2008—2013)。

从表2-5-6可知:在同一市内,公立医院获得的财政投入也因医院的级别、不同辖区、是否为专科医院而有所不同。市级医疗机构获得的财政投入总体比区县级少,区县中医院的财政投入总体比市级、区县综合医院多。

②同一省市不同级别、不同属性财政投入差异的原因。

A.属性不同,经费来源渠道不同。

医科大学附属医院除获得地方财政投入外,还有教育部专项投入;军队医科大附院则还有军费支持;其余则由财政单项渠道投入,投入主体多元化与单一化影响着投入绝对量。

B.财力不同,投入各异。

同一省市内各医院所处地区不同,地方财政支撑也不同。就重庆而言,由于医疗资源分配不均,如渝中区、沙坪坝区,既有多家财政支撑的市级医院,又有军费拨付的部队医院,还有教育经费支撑的教学医院。因而在同一区域内,相关公立医院从市财政、总后勤部、教育部等三系统可分别获得财政投入。

公益性投入呈现的"小马拉大车"现象。由于政府财政对医院卫生投入是二次分配的、应带有公益性的投入,因而获得的财政投入与地方财力支撑相关。

C.专科医院获得特别投入。

最典型的中医院获得的财政投入大于同级人民医院,职业病防治院也同样获得特别的财政投入。

（三）补供方的经济学分析

表2-5-7　DEA分析重庆市43家级区县人民医院综合效率与规模变化（2009—2015年）

年份 医院	2009		2010		2011		2012		2013		2014		2015	
	crste	rts	crste	rts	ctste	rts	crste	rts	crste	rts	crste	rts	crste	rts
1	1.000	—	1.000	—	1.000	drs	1.000	—	1.000	—	1.000	—	1.000	—
2	0.897	drs	1.000	drs	1.000	drs	0.903	irs	0.964	drs	1.000		1.000	—
3	0.838	drs	1.000	drs	1.000	—	1.000		1.000	drs	1.000	drs	1.000	drs
4	1.000	drs	1.000	—	1.000		1.000		1.000	drs	1.000	—	0.934	drs
5	1.000	—	1.000		1.000	—	0.957	irs	1.000	—	1.000		1.000	—
6	1.000		1.000		0.900	drs	0.845	drs	1.000	drs	1.000		1.000	
7	0.940	drs	0.806	drs	0.708		0.838	irs	1.000	—	1.000		1.000	
8	1.000	drs	1.000	drs	1.000	—	0.869	drs	1.000	drs	0.959	drs	0.850	drs
9	0.963	irs	1.000	—	0.982	drs	1.000	—	1.000	—	1.000	—	0.908	drs
10	0.993	drs	1.000		1.000		1.000		1.000		1.000		1.000	drs
11	0.648	irs	0.836	drs	0.940	drs	1.000	irs	1.000		1.000	—	1.000	—
12	1.000	—	0.647	irs	0.708	irs	0.824	irs	0.985	irs	0.810	irs	0.915	irs
13	1.000	drs	1.000	drs	0.983	drs	1.000	—	0.764	drs	0.936	drs	1.000	drs
14	1.000	—	0.854	drs	1.000	drs	1.000		1.000		1.000	—	0.891	drs
15	0.718	drs	0.988	drs	1.000	—	0.790	irs	0.735	drs	0.928		0.994	
16	0.897	drs	0.846	irs	0.815	irs	0.995	drs	1.000	—	1.000		1.000	—
17	0.809	drs	0.760	irs	0.735	irs	0.732	drs	0.793	irs	0.925	drs	1.000	—
18	0.986	drs	0.930	drs	0.788	irs	0.979	drs	1.000		0.793	drs	0.849	drs
19	1.000		1.000		0.930	irs	0.905	irs	0.873	irs	0.800		0.896	Irs
20	1.000	drs	1.000	—	0.925	drs	1.000	—	0.806	irs	1.000		1.000	—
21	0.876	drs	0.787	drs	0.804	irs	0.904	drs	0.864	drs	0.917	drs	0.951	drs
22	0.948	drs	1.000	—	1.000	—	1.000	—	0.781	drs	1.000	—	0.918	drs
23	0.964	drs	0.562	irs	0.579	irs	1.000	—	1.000	—	0.770	irs	0.874	irs
24	1.000	—	1.000	—	1.000	—	1.000	—	1.000	—	1.000	—	0.945	drs
25	0.948	drs	0.960	—	1.000	—	1.000	—	1.000	—	1.000	—	1.000	—

年份 医院	2009		2010		2011		2012		2013		2014		2015	
26	0.975	drs	0.966	irs	0.812	drs	0.949	irs	0.763	irs	0.788	drs	0.914	drs
27	1.000	—	1.000	—	1.000	—	1.000	—	1.000	—	1.000	—	1.000	—
28	1.000	drs	1.000	—	0.973	drs	0.962	irs	0.922	irs	1.000	—	1.000	—
29	0.626	irs	0.899	irs	0.921	irs	1.000	—	0.789	irs	0.671	irs	0.928	irs
30	0.979	drs	0.961	drs	0.830	drs	0.876	drs	0.876	drs	1.000	irs	0.888	irs
31	0.753	irs	0.934	drs	0.844	irs	0.897	irs	0.815	irs	0.683	irs	1.000	drs
32	0.725	—	0.910	drs	0.575	drs	0.748	—	0.788	irs	0.864	irs	0.954	drs
33	0.745	drs	0.792	irs	0.813	irs	0.833	irs	0.572	drs	0.739	—	0.943	drs
34	1.000	—	0.643	irs	0.698	irs	0.743	irs	0.758	irs	0.757	irs	0.763	irs
35	0.846	irs	0.795	irs	0.765	irs	0.864	drs	0.766	irs	0.929	irs	0.979	irs
36	0.842	drs	1.000	irs	0.869	irs	1.000	—	1.000	irs	1.000	—	1.000	—
37	1.000	irs	0.968	drs	1.000	—	1.000	—	0.879	irs	0.810	irs	0.984	irs
38	0.746	irs	0.780	irs	0.756	irs	0.887	irs	0.913	irs	0.839	irs	0.925	irs
39	0.549	irs	0.781	irs	0.873	irs	0.954	irs	1.000	—	0.898	irs	1.000	—
40	1.000	—	1.000	irs	1.000	irs	1.000	irs	0.870	irs	1.000	—	1.000	—
41	1.000	irs	1.000	—	1.000	—	1.000	—	1.000	—	1.000	—	0.933	irs
42	0.480	irs	0.744	irs	0.848	irs	0.940	irs	1.000	—	1.000	—	1.000	irs
43	1.000	Irs	1.000	irs	1.000	irs	1.000	—	1.000	—	1.000	irs	1.000	—

注："crste"不考虑规模收益时的技术效率(综合效率);"rts"为规模报酬;"irs"为规模报酬递增;"drs"为规模报酬递减;"—"为规模报酬不变。

表2-5-7集中反映了43家医院各年份的综合效率和规模报酬的变化情况。

综合效率:2009年有4家医院综合效率为中效(医院11、29、39、42),其余39家均为高效(其中:19家达到最优值1.000);2010年有3家医院综合效率为中效(医院12、23、34),其余40家均为高效(其中:24家达到最优值1.000);2011年有3家医院综合效率为中效(医院23、32、34),其余40家均为高效(其中:22家达到最优值1.000);2012年所有医院效率均为高效(其中:20家达到最优值1.000);2013年所有医院效率均为高效(其中:25家达到最优值1.000);2014年所有医院效率均为高效(其中:28家达到最优值1.000);2015年所有医院效率均为高效(其中:26家达到最优值1.000)。

规模报酬:各医院规模报酬差异大,仅1家医院(27)始终处于规模报酬不变阶段,而其余42家则规模报酬递增、不变和递减等共存。

规模递减的医院占样本总量比重大:2009年为48.84%;2010年为34.88%;2011年为27.91%;2012年为16.28%;2013年为30.23%;2014年为30.23%;37.21%。

上述情况表明:尽管从综合效率来看,其总体情况较好,但是42家医院在不同时期,处于不同程度的规模报酬期,表明其在进一步提升效率时,要重视规模报酬,尤其是对处于规模报酬递减的医院,应当适度控制其扩张,并重点从技术实力提升上吸引患者,促使其发挥好区县级医院功能。

同时也发现,尽管现有的相对效率评价在公立医院管理中的应用相对有限,但也发现:财政投入占比较大的医院,其综合效率为1.000的概率更大。

(四)补供方的现实困惑

1.政府直接投入水平不高,补偿欠缺长效性规划

目前,政府对公立医院的直接财政投入占医院总收入比重并不高。实际上,随着我国基本建成覆盖全民的社会医疗保险体系,在财政的大力支持下,公立医院由此获得的间接补偿不断增长,医保资金支付业已成为公立医院重要的收入来源。这种间接的财政补偿形式促进了医疗行业的健康发展,较传统直接拨款方式更具成效。

有学者批评传统直接补偿模式带有天然的困境,即财政建立的支出项目很难缩减或取消,不利于构建竞争性的医疗服务市场。但应当指出,公立医院在医疗市场提供基本医疗服务仍占据主导地位。

从国际上看,为保证基本医疗服务的可及性,澳大利亚、加拿大、德国等发达国家,政府直接补偿所占比例较高。

2.政府补偿范围落实不到位,预算绩效管理未能充分开展

2010年出台的《关于公立医院改革试点的指导意见》强调,政府应对公立医院的基础建设、大型设备购置、重点学科发展等予以投入,并须对中医院(民族医院)、传染病院、精神病院等专科医院在投入政策上给予倾斜。

从现行医疗政策看,政府补偿范围已经较为明确,但囿于政府财力的限制,除了由编制确定的人头费用以及离退休人员工资能够得到合理补偿外,对医院的基础建设、设备更新、房屋修缮等固定资产的投入难以落实到位。同时,随着公立医

院的规模不断扩大,有限的财政投入在补偿范围内的分配矛盾更为凸显。

为更好地落实政府投入责任,2015年,国务院办公厅出台了《关于城市公立医院综合改革试点的指导意见》,在重申以上补偿范围内容与重要性的基础上,提出要"改革财政补偿方式,强化财政补偿与公立医院的绩效考核结果挂钩关系",改变了长期以来仅依靠编制人头与床位核准,不考虑医院经营状况和医疗服务绩效的状况。但是,绩效评价机制如何深入开展,考核结果与政府补偿额度配置如何挂钩的机制仍有待完善。

此外,不少公立医院对政府补偿资金存在重争取、轻支出的问题,缺乏精细的成本核算,进而导致补偿资金配置效率低下。

3.医疗保障体系层次多元,利益格局固化。

我国初步建立的多层次完整的医疗保障体系,不仅包括社会基本医疗保险这一主体性制度安排,而且涵盖医疗救助、补充医疗保险、商业健康保险以及各类慈善公益性医疗保障项目,是一项独立的制度安排,在建制目标、保障对象、利益关系等方面与其他社会保障项目有着较大区别。其主体关系复杂,涉及政府、用人单位与参保人个人三方和医保、医疗、医药三大领域的互动。

而"三医联动"改革是组合拳,事关医疗卫生改革的成败。医疗改革与医保改革存在磨合和调整。医保机构通过国家集中带量采购、国家医保谈判药品目录形成等,为患者获得质优价廉的药品,但由于相关政策协同性不够,无论是DRG付费,还是按病种分值付费、总额预付,药品都是医院的成本,医保结余成为医院收入结构中的重要部分;药品使用的增加相当于减少了医院的收入,如果要用新药、高价值耗材,就意味着医院要让出很大一部分利益,甚至影响运营平衡。这就要平衡各方的利益,平衡短期和长期的利益,真正做到激励相容、灵活高效。

4.政府补偿政策性有余而法律性不足

我国公立医院政府补偿机制主要由国家政策主导,缺乏法治理念与法律规制手段。

主要表现为,在中央层面,绝大多数公立医院政府补偿制度的立法层级较低,大多是由财政部、卫生健康行政主管部门联合制定的规范性文件,一般以通知、答复等内部文件的方式呈现。

在地方层面,由于缺少法治理念的指引,造成决策过程的简单化,地方政府、行政机关多依其首长意志决定补偿政策,易滋生寻租空间;同时,因缺少必要程序的制约,补偿的必要性与基本内容往往建立在行政首长主观判断的基础上,缺少充分的市场调研,在决策的必要性或决策具体内容的确定上都可能导致偏差。

我国公立医院政府补偿制度呈现出的政策性有余而法律性不足的特点，难以彰显政府补偿公立医院的正当性特质，也削弱了法律的稳定性与连续性。

（五）拟解决的策略

1.将公立医院政府补偿措施法治化。

公立医院政府补偿的完善应在法治轨道上有序推进。改善公立医院政府补偿措施是我国医疗体制改革的重要组成部分。"改革不能以牺牲法制的尊严、统一和权威为代价。"建议从以下两方面着手。一是实体规则的完善。急切需要通过立法予以矫正，厘清医疗保障体系各方责任，确立中国特色医疗保障制度体系的目标、原则与制度框架，明确多方主体相对均衡地分担筹资责任的机制，在确保公立医院公益性前提下，有足够财力发展临床学科、提高医疗技术水平，让医疗回归到质量和价格的平衡点，实现整个医疗保障制度运行在法治化的轨道上。二是程序规则的完善。应建立公立医院政府补偿信息披露规则。政府、医保机构、公立医院是信息披露的主体，披露内容应当包含补偿依据、补偿事由以及补偿金额等。信息披露应以公告的形式，及时向社会大众公开并接受监督。

2.加强公立医院医疗项目真实成本核算。

随着我国为人民解决"看病贵，看病难"问题的主导思想的提出，我国医药卫生体制改革2009—2011年的重点实施方案中曾提出，"降低医疗服务与药品的价格"。但是国家对医院的补偿总是落实不到位，在这样的形式下，医院要保持发展，创造相应的经济效益，就只能在成本控制上下功夫，而对医疗服务项目进行成本核算，就是医院获得成本优势和控制成本的有效途径和必要前提。医疗服务项目的成本核算可以优化资源配置，提高医疗资源的使用效率。目前，医院中一些采购人员因为成本节约意识不够，常盲目购置一些不必要的医疗器械，这往往造成医院医疗器械的重置或者更新太快。但是如果制定出有效的医疗项目成本核算制度，就能有效地进行医院的资源配置优化工作，从而提高医疗资源的使用效率，这可以为医院节约大量成本。

3.建立医疗服务价格动态调整机制。

建立价格调整的约束条件和启动条件。一是找准支撑点：建立公立医院成本核算和人力技术价值评估"双体系"。二是找准撬动点：加快以DRG或DIP为主的医保复合型支付体系建设，建立健全医保门诊共济保障机制。三是腾出调价空间：加大药品集中的招采力度。四是规范医疗行为：做实医疗保障基金使用监管，有效控制过度医疗行为。五是以价值为导向：基于卫生技术评估优化并动态调整医保目录。六是提质增效:夯实医院高质量发展路径,提高医院精细化管理水平。七是以人为本:推进薪酬制度改革,提高医务人员积极性。八是动态监测:加强"三医"的信息化平台互联互通建设。九是循证决策:内设专门调价机构并开展专家咨询和第三方评估。十是提高公信力:建立系统规范的调价流程。

4.根据中央大力促进的"三明"模式,梳理出人力成本、运行成本、基建成本的来源关键要求,并先形成文件政策,再逐渐上升为条例或法规推行,加快改进"三明"模式唱得热闹,多为看客的局面。

三、我国政府补需方

(一)补需方的历史沿革

1.相关文件解析

(1)1951年7月,公安部颁布《城市户口管理暂行条例》,我国社会居民实际上被划分为城乡两种不同的社会身份,由此也形成了由一系列制度支撑的其他差别。而针对城乡而言,则建立起了两种不同的保险制度。

(2)1952年6月,政务院发布了《关于全国各级人民政府、党派、团体及所属事业单位的国家工作人员实行工费医疗预防的指示》,在全国范围内推行公费医疗。其对象是各级政府机关、党派、人民团体及教科文卫等事业单位的工作人员及部分伤残军人,后来扩大到高等学校在校学生;公费医疗范围是通过医药费体现:要求医药费由各级人民政府所属的卫生机构根据各单位编制的人数比例分配、统筹统支、使用时重点支付,但不允许平均分配发给本人;门诊、住院所需诊疗费、手术费、住院费、门诊或住院中经医师处方的药费,均由医药费拨付。

(3)1952年8月,卫生部下发了《国家工作人员公费医疗预防实施办法》,该办法对于公费医疗的实施办法做出了更具体的规定:享受公费医疗的对象是编制内的各级人民政府、党派、团体、文化、教育、卫生、经济建设事业单位工作人员;经中央人民政府政务院核定之各工作队人员;以及受长期抚恤的各类革命残废军人。编制是按照当时财政部规定来确定。并规定公费医疗预防事宜采取区域负责制,具体组织工作由各地卫生行政机关负责办理。中央政府及其设在各地的直属机关人员的医药费由中央拨给地方卫生行政机关统筹统支。

(4)1953年1月,劳动部下发的《中华人民共和国劳动保险实施细则修正草案》中规定:劳保医疗的对象包括全民所有制工厂、矿场及其附属单位、铁路、航运、邮电的各企业单位与附属单位以及工、矿、交通事业的基本建设单位所属职工,还有其直接供养的直系亲属;由企业按照职工工资总额的一定比例缴纳保险金,保险金分为两块:一块形成全国范围的劳动保险总基金,另一块存于企业的工会账户,形成企业的劳动保险基金。

(5)1965年,财政部和卫生部下发了《关于改进公费医疗管理问题的通知》,要求:规定享受公费医疗待遇的人员治病的门诊挂号费和出诊费,改由个人缴纳,不得在公费医疗经费中报销。但因公致伤、二等乙级以上革命残废军人等的挂号费和享受公费医疗待遇人员,实行计划生育费用,以及在华的外国专家及其家属的公费医疗问题,均仍按照当时的有关规定办理。并继续实行营养滋补药品(包括可以药用食品)完全由个人自费负担。

(6)1965年9月,劳动部、全国总工会在批转卫生部党委的文件中颁布了《关于改进企业职工劳保医疗制度几个问题的通知》,要求:企业职工患病和非因工负伤,所需的挂号费、出诊费由本人承担,所需的贵重药费由企业行政负担,其享受医疗待遇的职工直系亲属患病医疗时,除了手术费和药费仍执行半费外,挂号费、检查费、化验费等均由个人负担。

(7)1988年3月,经国务院批准,由卫生部联合财政部、劳动部、人事部、国家体改委、全国总工会、保险公司等8个部门,成立了国家医疗体制改革研讨小组,起草了《职工医疗保险制度改革设想(草案)》,提出了改革的方向应是建立起适合我国国情,费用由国家、单位和个人合理负担,社会化程度较高的多形式、多层次的职工医疗保险制度。

(8)1989年3月,国务院同意了国家体改委提出的《1989年经济体制改革要求的通知》,要求:加快社会保险制度改革,在继续完善全民所有制单位职工养老保险统筹办法的同时,选择少数城市进行职工交纳部分保险费,个体户和农民主要由个人交纳保险费的养老保险制度改革试点;在丹东、四平、黄石、株洲进行医疗保险制度改革试点;在深圳、海南进行社会保障制度综合改革试点。

(9)1996年5月,国务院办公厅转发了《关于职工医疗保障制度改革扩大试点的意见》,要求:建立社会统筹与个人医疗账户相结合的新型职工医疗保险制度,其建立社会医疗保险制度的基本原则是公平与效率相结合、建立起医患双方的制约机制,并推进区域卫生规划等;并指出:按照事权、财权划分,地方单位的医疗经费由当地财政、用人单位和职工个人负担,中央不予补贴;职工医疗保险基金原则上以地级市为统筹单位。并对职工缴纳的比例、支取办法等作了明确规定。

(10)1998年12月,国务院《关于建立城镇职工基本医疗保险制度的决定》要求:在全国范围内进行城镇职工医疗保险制度改革,明确了城镇职工医疗保险制度改革的任务和原则,以及基本医疗保险制度的基本框架。一是明确了覆盖范围是城镇所有用人单位,乡镇企业及职工、城镇个体经济组织业主及从业者由各地另行规定。二是明确了缴费办法:基本医疗保险费由用人单位和职工共同缴纳,用人单位控制在6%左右;职工缴费一般为本人工资收入的2%。三是建立基本医疗保险社会统筹基金和个人账户相结合的方式。职工个人缴纳部分全部计入个人账户,单位缴纳部分中,一部分划分个人账户,另一部分进行社会统筹,二者比例各地依情而定;四是明确了统筹基金和个人账户的支付范围。

(11)2003年1月,国务院发布了《关于建立新型农村合作医疗保障制度的意见》,要求:从2003年起,各省、自治区、直辖市至少要选择2—3个县(市)先行试点,2010年,实现在全国建立基本覆盖农村居民的新型农村合作医疗制度的目标;并制定了"自愿参加、多方筹资;以收定支、保障适度;先行试点、逐步推广"的原则;制定了农民个人每年的缴费标准不应低于10元,地方财政每年对参加新型农村合作医疗农民的资助不低于人均10元的具体补助标准,分级负担比例由省级人民政府确定。

(12)2003年3月,卫生部办公厅发布了《关于做好新型农村合作医疗试点工作的通知》,要求:开展新型农村合作医疗试点工作的重点是探索建立新型合作医疗的筹资、组织、管理和监督机制,通过典型示范,为扩大新型农村合作医疗的覆盖面奠定基础,坚持以收定支、量入为出、逐步调整、保障适度的原则;坚持大额医疗费用补助为主,努力减轻入保农民的大病负担,同时,也兼顾小额医疗费用补助和适度合理的健康体检,照顾到受益的广泛性。

(13)2007年7月,国务院《关于开展城镇居民医疗保险试点的指导意见》中指出:通过试点,探索和完善城镇居民基本医疗保险的政策体系,城镇居民基本医疗保险以家庭缴费为主,政府给予适当补助。参保居民按规定缴纳基本医疗保险费,享受相应的医疗保险待遇,有条件的用人单位可以对职工家庭参保缴费给予补助,中央财政对中西部地区按人均20元专项补助;并对费用支付、资金管理,相应的服务和组织领导进行了明确规定。

(14)2015年1月,国务院发布了《关于机关事业单位工作人员养老保险制度改革的决定》,规定了改革的范围,实行社会统筹和个人账户相结合的养老保险制度。并规定了各自缴纳的比例。

2.投入需方内容变化

表2-5-8 我国财政投入需方的内容变化

公费医疗制度				劳保医疗制度				农民医疗保障制度			
项目年份	对象	内容	经费来源	项目年份	对象	内容	经费来源	项目年份	对象	内容	经费来源
1952—1965年	各级机关、党派、人民团体及教科文卫等事业单位的工作人员及部分伤残军人、在校大学生	门诊、住院费用;医药费	中央及其设在各地直属机关的医药费由中央拨付;各级政府的医药费由地方投入	1953—1966年	全民所有制工厂、矿场及其附属单位,铁路、航运、邮电的各企业单位与附属单位等	在职职工诊疗费、住院费及普通药费由企业负担;直属亲属免诊疗费,手术费及普通药费,企业减半负担	企业按照工资比例缴纳一部分形成劳动保险总基金;另一部分于企业的工会账户	1952—1958年	全体农民	低廉的自费方式	农民自费
1965—1988年	同上	门诊挂号费和出诊费除外	同上	1966—1987年	同上	职工挂号费和营养滋补药品费由个人负担,直系亲属手术费和药品费减半,其余同上;	同上	1959—1980年	同上	合作医疗	农民、集体、国家
1988—1995年	同上	同上	继续完善	1988—1995年	同上	同上	选择少数城市进行职工交纳部分保险费	1981—1989年	同上	合作医疗制度瓦解	农民自费
1996—2014年	同上	同上	全额预算单位由单位预算内开支;差额由单位医疗基金中开支	1996—1997年	同上	同上	企业在职职工从职工福利费中开支	1990—2001年	同上	一定程度恢复合作医疗	农民自费
2015年至今	按照公务员法管理的单位、参照公务员法管理的机关、事业单位及其编制内的工作人员	按各地现行的医保政策执行	单位缴纳工资总额的20%;个人缴纳工资总额的8%	1997年至今	同上	同上	用人单位缴纳的工资总额的6%左右,职工缴费率一般为本人工资收入的2%	2002年至今	同上	新型农村合作医疗制度全面建立	中央和地方财政、农民

从表2-5-8可知:我国财政投入需方分为三个部分:

(1)财政对公费医疗的投入。

从新中国成立后至2015年,在60余年的时间里,我国各级机关(后称按照公务员法管理的单位),以及相当部分事业单位实行公费医疗制度,该部分经费由中央和地方共同承担。

(2)财政对离退休人员、伤残革命军人等的投入。

鉴于离退休人员、伤残革命军人等特殊群体在革命时期所做的特殊贡献,历年来的医疗改革、保障制度等均将其作为特殊对象,沿袭由财政支付的办法。

(3)财政对城镇居民、农村居民以及特殊人群的投入。

自2003年的关于建立新型农村合作医疗制度起到2010年,覆盖城乡的医疗保障制度建立。我国各地实行对城镇居民、农村居民以及其他群体等参保对象的补助,并制定每人每年不低于10元的底线,并对中西部地区还有政策倾斜。

同时,结合历年中国卫生统计年鉴和2014年国家卫生和计划生育统计年鉴,从卫生统计口径再分析财政投入需方的内容。见表2-5-9。

表2-5-9 财政对需方投入内容变迁

年份	内容	备注
1978—2000年	公费医疗经费;卫生事业费中的合作医疗补助费或农民医疗	离退休人员、二等乙级以上伤残革命军人财政全额补助
2001—2006年	行政事业单位医疗经费;卫生事业费中的合作医疗补助费或农民医疗	-
2007年至今	行政单位医疗、事业单位医疗、公务员医疗补助、优抚对象医疗补助、城市医疗救助、新型农村合作医疗补助、逐村医疗救助、城镇居民基本医疗保障和其他保障支出	-

从表2-5-8和表2-5-9的对投入需方的内容疏理,可知其投入需方是与我国医疗保障体系密切不可分的,其按照三种类别、三个方向各自运行着,具有各自特点。

(二)补需方的现状

根据2013年中国卫生统计年鉴对医疗保障的定义:指为公民提供因疾病所需医疗服务费用补偿的一种保险制度。包括社会医疗保险(为主)和商业医疗保险。社会医疗保险可分为基本医疗保险和补充医疗保险。基本医疗是指基本用药、基本医疗技术、基本医疗服务,即医疗保险允许报销的范围。基本医疗保险由政府承办,带有强制性。补充医疗保险自愿参保,其基金主要用于支付由参保人个人自理的医疗费用。商业医疗保险一般由商业保险公司承办,自愿参加,以赢利为目的。

由于新中国成立初期的我国国际环境和历史条件的制约,客观上需要由政府在全国范围内安排资源的使用,由此形成了统购统销、户籍制度等一整套的制度,促成了城乡之间的二元化的经济结构和社会结构,我国的医疗保障制度的分化也随之而产生,形成了三类不同的医疗保障体系,财政对之投入也有明显差异。

1. 我国城镇职工医疗保险制度的变化

我国城镇职工,包括国家机关、企事业单位等工作人员等。

(1)公费医疗保障制度。

我国早期的医疗保险制度是公费医疗制度,1952年政务院(国务院前身)发布指示后,公费医疗制度由此建立起来。当年8月,政务院又将享受公费医疗待遇的人员范围扩大到在乡干部和大专院校的在校生。

实际上公费医疗制度是我国对享受对象实行的一种免费医疗保障制度,纳入公费医疗对象人员的治疗和医药费,除住院的膳食、就医路费由病者本人负担外,其他费用全由公费支付,即由各级财政全额投入需方。

(2)劳保医疗保障制度。

20世纪50年代初我国实行了劳保医疗制度。该制度是根据1951年政务院颁布的《劳动保险条例》及1953年劳动部公布试行的《劳动保险条例实施细则修正草案》等相关法规、政策建立和发展起来的。其适应范围主要是全民所有制工厂、矿场、铁路、航运、邮电、交通、基建等产业和部门的职工及其供养的直系亲属。该制度规定企业职工在规定地点就诊实行免费、对职工家属实行半费。

尽管财政未直接拨付,但费用由全民所有制企业承担,其在一定程度上也具有国家性质。

(3)我国城镇职工的医疗保障制度建立。

1985年以前,主要针对需方,实行费用分担措施,这中间重点是企业;1985—1992年,重点转向对医院进行控制,加强对医疗服务供方的约束;1992—1998年,城镇职工医疗保险制度进行改革试点。尤其是1998年国务院发布的《关于建立城镇职工基本医疗保险制度的决定》(国发〔1998〕44号)文件,标志着我国城镇职工医疗保险制度改革进入了全面发展阶段。

此时建立了社会统筹和个人账户相结合的方式,重点是由企业和个人共同出资,财政未直接投入需方;其间,公务员或参照公务员管理的单位等仍然执行由财政直接拨付需方的方式;在我国城镇医疗保障制度不断探索的同时,农村的医疗保障制度并未停止。

2. 农村的医疗保障制度

从20世纪60年代至今,我国农村合作医疗走过了一条艰难历程。在政府支持下,按照互助共济的原则在农村一定范围内筹集资金,为农村居民提供最低的医疗保险服务。

除了少部分经济发达的富裕农村外,大多数农村地区合作医疗开展的实际效果并不理想,因病致死,因病返贫的问题仍然难以解决。据中国统计年鉴分析可知:2000年政府卫生支出为39.4%,且主要集中在城镇,占总人口80%的中国农民只消费不到20%的卫生服务。可见财政未能直接投入需方是农村医疗保障体系难以健全的首要因素。

2002年10月,《中共中央、国务院关于进一步加强农村卫生工作的决定》明确提出各级政府要积极引导农民建立以大病统筹为主的新型农村合作医疗制度,截至2004年12月,全国新农合参合率达到了72.6%,到2013年,参合率继续保持在95%以上。

参合率不断上升,并保持在一定水平,其间,最主要原因是财政投入,以重庆2015年为例,政府投入380元/(人·年),其中,中央财政268元(占70.53%),地方财政112元[6]。2016年,重庆市的居民(城镇居民和农村居民)的政府投入达到410元/(人·年)。

从1998年至今,以城镇职工、城镇居民医疗保险和新型农村合作医疗制度为主的多层次医疗保障体系不断建立并完善。

3. 其他医疗保障制度

上述针对机关事业单位、城镇职工、城镇居民、农村居民等的基本医疗保障网正在逐步健全,但是,因病致贫、因病返贫的现象仍然存在,其中重点是重大大病(如:恶性肿瘤、终身残疾、严重脑损伤害、肾功能衰竭等)、费用较高的疾病等,因而,我国在健全上述保障体系的同时,又在大病医疗保障方面建立了相应的政策,如建立了补充医疗保险(对象是公务员、大额医疗等保险),加上生育、失业、工伤等保险,使劳动者利益得到更大提高。商业保险体系不断健全,使得多元化保障体系正逐步形成。

上述医疗保障网上,政府投入需方有:公务员医疗保障、新型农村合作医疗、民政救助等,而城镇职工的则由单位和个人共同筹资。

4.全国职工参保情况

全国职工的参保情况如图2-5-11所示。

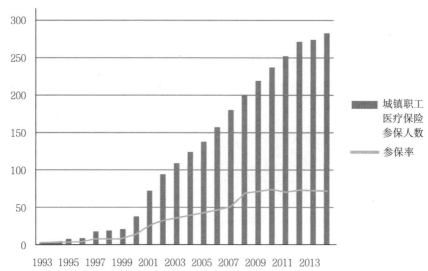

图2-5-11　全国职工参保情况

（三）补需方的经济学分析

根据预研究中的思路与方法，现就住院病人属性、住院总费用支付构成、各费用段住院病人人数构成情况、费用段等进行分析。

1.住院病人属性分布

根据已提取的2013、2014年医保、病案首页的综合数据，以当年1—12月，实际发生、并已结算的住院病人为计算对象，分别得出两年病人占比情况。

（1）2013年，住院病人属性的占比情况如图2-5-12所示。

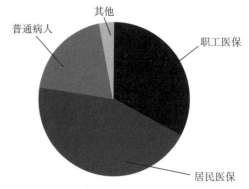

图2-5-12　样本医院住院病人属性示意图

（2）2014年，住院病人属性的占比情况如图2-5-13所示。

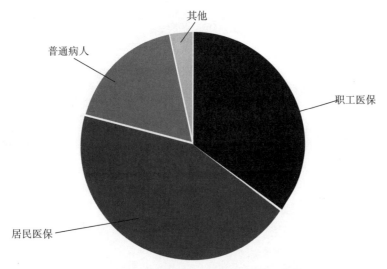

图2-5-13　样本医院住院病人属性示意图

2. 住院总费用支付构成情况

在医保病人中，其费用支付来源包括：统筹支付、大额理赔、账户支付、现金支付、民政救助、公务员补助、其他等。

（注：通过预研究发现，在职工医保病人的来源主要有统筹支付、大额理赔、账户支付、现金支付，占总量的99%以上；而居民医保病人则账户支付较小，而取而代之的是民政救助，约在2%—3%。但总体而言，统筹支付、大额理赔、账户支付、现金支付若已占了总住院费用的99%以上，则不予计入。故除了在居民医保各费用段的研究中，涉及民政救助，其他暂不计入）。其两年具体占比：

（1）2013年，住院总费用各种支付方式的占比情况如图2-5-14所示。

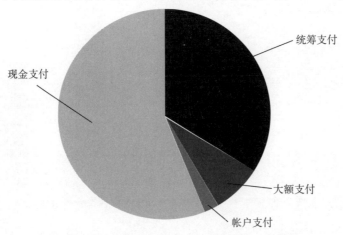

图2-5-14　样本医院住院总费用支付的构成情况

（2）2014年，住院总费用各种支付方式的占比情况如图2-5-15所示。

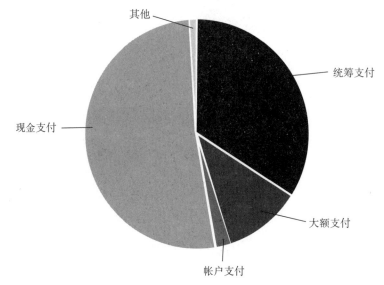

图2-5-15　样本医院住院总费用支付的构成情况

3.各费用段住院病人人数构成情况

根据前面思路所提到的,结合病人属性和费用的划分方式,统计出病人分布情况:

(1)职工医保。

①2013年,职工医保不同费用段的人员分布情况如图2-5-16所示。

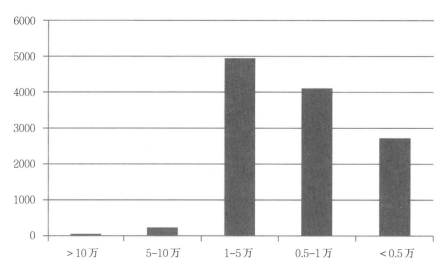

图2-5-16　样本医院职工医保费用段人员分布情况

②2014年,职工医保不同费用段的人员分布情况如图2-5-17所示。

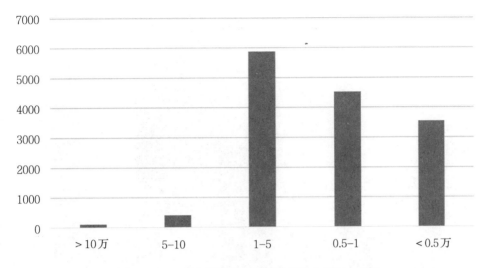

图2-5-17 样本医院职工医保费用段人员分布情况

从两年职工医保病人各阶段的人数构成情况而言,其总量集中在5万元以下,其中,以1万—5万元费用段病人最多,同时,两个图形状、走向无明显变化。但从具体数据而言,2014年较之于2013年,0.5万—1万元下降了2.76%,0.5万元以下则上升1.91%,提示费用段在二者之间波动。但对于费用在1万—5万元之间的病人,及费用对总费用的贡献度而言,则无明显变化。

(2)居民医保。

①2013年,居民医保不同费用段的人员分布情况如图2-5-18所示。

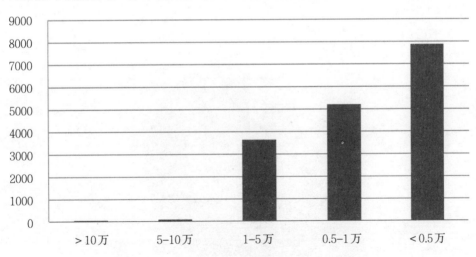

图2-5-18 样本医院居民医保费用段人员分布情况

②2014年,居民医保不同费用段的人员分布情况如图2-5-19所示。

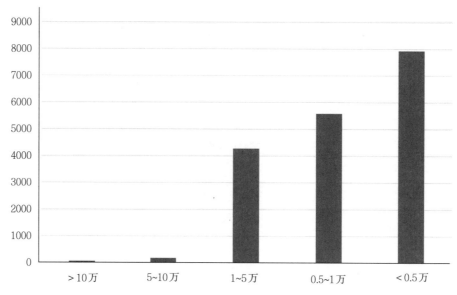

图2-5-19　样本医院居民医保费用段人员分布情况

从上面两幅图可知：居民医保病人数量构成图与职工医保构成图分布差异较大，居民医保的病人数随着费用的下降而上升，多数病人费用在1万元以下，并且少于0.5万元的占有绝对数量。

提示在该院居民医保病人的诊治费用较低。

4.各费用段分析（仅以＞10万元为例）

（1）职工医保。

①2013年

一是10万元以上的住院总费用支付构成情况，如图2-5-20所示。

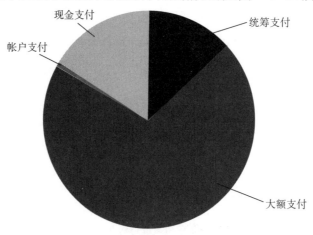

图2-5-20　样本医院10万元以上的职工医保住院总费用支付构成情况

从图2-5-20可知：在费用为10万元以上的职工医保病人中，医保基金支付比例为82.25%,其中,尤其以大额支付比例大,为69.44%。而个人支付(自付+自费)为16.51%。从这个意义而言,个人支付部分<30%。已达到了国家要求的2015年个人自付比例小于30%的要求。

由于费用基数大,虽然个人支付比例已小于30%,但绝对数也是一笔不小的数据,平均个人支付25255.95元,针对贫困家庭而言,也有一定的负担。同时,利用该方法的统计是否与住院总费用的构成具有一致性,尚需要通过对药品、诊疗、检查、检验、床位等构成情况进行分析。

二是住院总费用来源构成情况,如表2-5-10所示。

表2-5-10　样本医院职工医保结构及基金占比情况(2013)　　　　单位:%

项目名称	占该段总费用比例	目录外占该段项目费用比例	可报销部分占总费用比例
药品费	52.47	0.38	91.03
治疗费	14.10	4.97	93.02
材料费	6.74	39.51	35.22
检查费	11.55	0.48	83.11
检验费	7.36	1.77	60.82
手术费	0.87	1.29	90.26
麻醉费	0.25	0	95.16
床位费	2.44	0	55.49
护理费	2.20	0	99.05
诊疗费	0.32	0	99.91
血液费	1.07	0	61.18
心电图	0.23	0	85.65
其他费	0.41	0	64.03

注:表2-5-10指2013年该院10万元以上的职工×医保病人发生的费用结构情况占比;总费用、目录外费用数据来源为医院信息中心;可报销部分占总费用比例,来源于医保科(根据2013年职工医保的所有数据测算);基金支付情况=总费用结构费用基金占比。表中只列举了全年的基金占比,计算出了该段病人基金支付情况,占总费用的占比,与此同时通过总费用支出法计算比较,以确定费用在计算平均数中的影响程度。从而说明,目前采用均值所测算得出的许多结果被平均现象。

从表2-5-10可知:药品在10万以上的职工医保病人中,占比最大,为

52.47%，其次是治疗和检查费。在目录外费用（不能报销）中，材料费占比最大，为39.51%。通过拉通全院的职工的可报销部分占总费用比例的计算方式，得出的医保基金占该段总费用的比例为83.30%，与通过总住院费用的支付结构计划的医保基金支付占比82.25%相比差异较小。提示通过住院总费用的支付法和来源法计算的医保基金支付占比具有可信度。但仍需结合病种进行分析。

三是将进入该费用段的病种按序排列，并结合病种分析（表2-5-11）。

表2-5-11 费用为10万元以上的前三位11种疾病病人费用支付情况（2013）

序号	疾病编码及名称	该段的病例数/例	基金支付占比/%	个人人均支付占比/%
1	I61 脑出血	6	78.48	21.52
	N19 尿毒症	6	75.95	10.27
2	N18 慢性肾衰竭	3	83.54	16.46
	J44 慢性阻塞性肺病	3	86.34	13.66
	C18 结肠恶性肿瘤	3	78.20	21.80
3	K26 十二指肠溃疡	2	68.72	31.28
	J98 肺部感染	2	89.01	10.99
	I25 冠状动脉粥样硬化性心脏病	2	86.80	13.20
	I16 低血糖昏迷	2	87.56	12.44
	C56 卵巢恶性肿瘤	2	87.92	12.08
	C20 直肠恶性肿瘤	2	78.82	26.18

从表2-5-11统计可知，2013年全年职工医保中，根据就诊的频次，对于就诊人数占前三位的病种进行了分析：可见在基金占比中，最低为68.72%，而最高达89.01%。而个人支付（自付+自费）而言，其支付的比例最高为26.18%，已达到了个人支付低于30%的要求，最低仅为10%左右。且从相对数来看。个人自付的绝对值均在5万元以下，其中2万—3万元的较多。从民众看病的负担而言，应该是相对能够承受的范围。

②2014

一是10万元以上的职工医保住院费用支付构成情况，如图2-5-21所示。

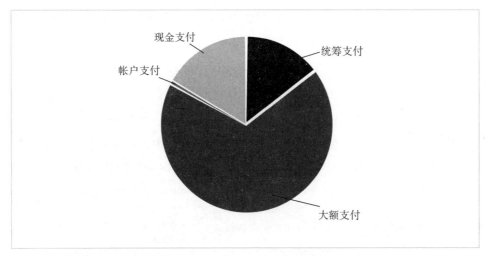

图2-5-21 样本医院10万元以上的职工医保住院总费用支付构成情况

从图2-5-21可知:在费用为10万元以上的职工医保病人中,医保基金支付比例为81.10%,其中,尤其以大额支付比例大,为66.91%。而个人支付(自付+自费)为16.89%。从这个意义而言,个人支付部分<30%。由于费用基数大,虽然个人支付比例已小于30%,但绝对数也是一笔不小的数据,平均个人支付26882.12元,针对贫困家庭而言,也有一定的负担。同时,利用该方法的统计是否与住院总费用的构成具有一致性,尚需要通过对药品、诊疗、检查、检验、床位等构成情况进行分析。

二是住院总费用来源构成情况,如表2-5-12所示。

表2-5-12 样本医院职工医保结构及基金占比情况 单位:%

项目名称	占该段总费用比例/%	目录外占该段项目费用比例/%	可报销部分占总费用比例/%
药品费	50.74	0.63	91.03
治疗费	15.17	3.63	93.02
材料费	8.83	36.01	35.22
检查费	11.81	0.56	83.11
检验费	6.32	2.04	60.82
手术费	0.84	1.23	90.26
麻醉费	0.20	0	95.16
床位费	2.69	0	55.49
护理费	2.49	0	99.05
诊疗费	0.33	0	99.91
血液费	0.58	0	61.18
心电图	0.25	0	85.65
其他费	0.26	0	64.03

从表2-5-12可知：药品在10万元以上的职工医保病人中，占比最大为50.74%，其次是治疗和检查费。在目录外费用(不能报销)中，材料费占比最大，为36.01%。通过拉通全院的职工的可报销部分占总费用比例的计算方式，得出的医保基金占该段总费用的比例为83.00%，与通过总住院费用的支付结构计划的医保基金支付占比81.10%相比差异较小。提示通过住院总费用的支付法和来源法计算的医保基金支付占比具有可信度。但仍需结合病种进行分析。

三是病种与总费用的支付构成情况分析，如表2-5-13所示。

表2-5-13 费用为10万元以上的前三位11种疾病病人费用支付情况

序号	疾病编码及名称	该段的病例数/例	基金支付占比/%	个人人均支付占比/%
1	I61脑出血	14	71.63	16.19
2	C34肺恶性肿瘤	12	88.56	11.44
3	J44慢性阻塞性肺病伴急性加重	10	84.66	15.34
4	N19尿毒症	6	85.92	14.08
5	I69脑梗死	5	85.62	14.38
	J18肺炎	5	83.22	16.78
6	C16结肠恶性肿瘤	4	79.70	20.30
7	C15食管恶性肿瘤	3	84.86	15.14
	C20直肠恶性肿瘤	3	78.42	21.58
	J98肺部感染	3	80.32	19.68

从表2-5-13可知，2014年全年职工医保中，根据就诊的频次，对就诊人数占前七位的病种进行了分析：可见在基金占比中，最低为71.63%，而最高达88.56%。而就个人支付(自付+自费)而言，其支付的比例最高为21.58%，已达到了个人支付低于30%的要求，最低仅为11%左右。且从相对数来看。个人自付的绝对值均在5万元以下，其中2万—3万元的较多。从民众看病的负担而言，应该是相对能够承受的范围。

小结：对于费用在10万元以上的职工医保病人而言，医保基金支付占比较大，已纳入的病种中可知，多数超过80%。其中，主要是大额理赔支付的比例较大；相对应的民众个人支付比例较小，普遍在20%左右，就是绝对数值也1万—2万元间，个别超过3万元。

③居民医保

预调研中发现：居民医保中民政救助的占比已大于个人账户，故在此研究中，将之纳入,同时去掉账户支付一项。

A.2013

一是住院总费用构成,如图2-5-22所示。

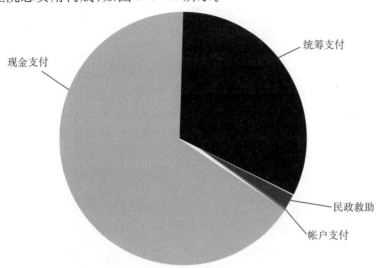

图2-5-22　样本医院10万元以上的居民医保住院总费用支付构成情况

从图2-5-22可知:在费用为10万元以上的职工医保病人中,医保基金支付比例为32.27%,而个人支付(自付+自费)为67.69%。个人平均支付:88478.08元,民政救助为2.12%,可见,对于居民医保病人而言,个人支付比例高,几乎与前面所述的职工医保病人对调,可见看病贵重点是在居民医保病人之中。

具体到哪些疾病,哪种费用段的比例,仍然需要进一步分析。

二是住院总费用来源构成情况,如图2-5-14。

表2-5-14　样本医院居民医保结构及基金占比情况(2013)

项目名称	占该段总费用比例/%	目录外占该段项目费用比例/%	可报销部分占总费用比例/%
药品费	41.55	1.44	91.03
治疗费	10.67	6.68	93.02
材料费	14.66	41.02	35.22
检查费	12.91	0.52	83.11
检验费	9.15	2.13	60.82
手术费	2.47	0	90.26
麻醉费	0.84	0	95.16

续表

项目名称	占该段总费用比例/%	目录外占该段项目费用比例/%	可报销部分占总费用比例/%
床位费	2.31	0	55.49
护理费	2.61	0	99.05
诊疗费	0.25	0	99.91
血液费	1.87	0	61.18
心电图	0.19	0	85.65
其他费	0.52	0	64.03

从表2-5-14可知：药品在10万元以上的居民医保病人中，占比最大，为41.55%，其次是材料和检查费。在目录外费用（不能报销）中，材料费占比最大，为41.02%。通过拉通全院的职工的可报销部分占总费用比例的计算方式，得出的医保基金占该段总费用的比例为77.97%，与通过总住院费用的支付结构计划的医保基金支付占比32.27%相比差异特别大。提示通过住院总费用的支付法和来源法计算的医保基金支付占比不具有可信度。也表明，在均值计算中，是通过职工医保病人提高了医保报销比例。

三是病种与总费用的支付构成情况分析，如表2-5-15所示。

表2-5-15　费用为10万元以上的前两位2种疾病病人费用支付情况

序号	疾病编码及名称	该段的病例数/例	基金支付占比/%	个人人均支付占比/%
1	I61脑出血	4	34.53	65.47
2	C15食道恶性肿瘤	2	31.38	52.51

从表2-5-15统计可知：2013年全年居民医保中，根据就诊的频次，对就诊人数占前两位的病种进行了分析：可见在基金占比中，均小于40%，而个人自付比例高达50%以上，究其绝对数而言，个人支付费用人均大于5万元。再分析C15，民政人均救助34463.41元，占该段总费用的16.11%，可见民政救助对于居民医保病人而言，其作用不可小视。

B.2014

一是10万元以上的居民医保住院总费用支付构成情况，如图2-5-23所示。

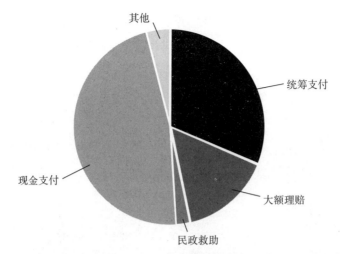

图 2-5-23　样本医院 10 万元以上的居民医保住院总费用支付构成情况

从图 2-5-23 可知：在费用为 10 万元以上的职工医保病人中，医保基金支付比例为 46.69%，而个人支付（自付＋自费）为 46.97%。个人平均支付 69045.09 元，民政救助为 2.34%，与 2013 年相比，其构成变化较大。

二是住院总费用来源构成情况，如表 2-5-16 所示。

表 2-5-16　样本医院居民医保结构及基金占比情况

项目名称	占该段总费用比例/%	目录外占该段项目费用比例/%	可报销部分占总费用比例/%
药品费	44.53	1.97	91.03
治疗费	12.28	4.86	93.02
材料费	14.71	33.89	35.22
检查费	11.41	0.61	83.11
检验费	7.20	1.99	60.82
手术费	2.41	1.83	90.26
麻醉费	0.64	0	95.16
床位费	2.61	0	55.49
护理费	2.09	0	99.05
诊疗费	0.34	0	99.91
血液费	0.10	0	61.18
心电图	0.29	0	85.65
其他费	0.48	0	64.03

从表2-5-16可知：药品在10万元以上的居民医保病人中，占比最大为44.53%，其次是材料和治疗费。在目录外费用（不能报销）中，材料费占比最大，为33.89%。通过拉通全院的职工的可报销部分占总费用比例的计算方式，得出的医保基金占该段总费用的比例为78.82%，与通过总住院费用的支付结构计划的医保基金支付占比46.69%相比差异特别大。提示通过住院总费用的支付法和来源法计算的医保基金支付占比不具有可信度。这也需要进一步研究。

三是病种与总费用的支付构成情况分析，如表2-5-17所示。

表2-5-17　费用为10万元以上的前两位3种疾病病人费用支付情况

序号	疾病编码及名称	该段的病例数/例	基金支付占比/%	个人人均支付占比/%
1	I61脑出血	4	50.06	44.49
2	C18乙状结肠恶性肿瘤	2	50.22	49.74
	J44慢性阻塞性肺病伴急性加重	2	53.34	46.65

从表2-5-17可知，2014年全年居民医保中，根据就诊的频次，对于就诊人数占前二位的病种进行了分析：可见在基金占比中，均大于50%，而个人自付比例小于50%。

小结：通过对2013年、2014年两年，费用在10万元以上的居民医保的分析可知：居民自付比例较高，尤其是2013年，其比例更大，在2014年后，由于政府补助提高，从每人每年280元，提高到320元，加上大额理赔和民政救助的双重作用，居民负担有所下降，对减轻大病负担具有一定作用。但针对某一疾病，如COPD，个人平均支付超过10万元，对于病患而言，仍具有较重压力。

5万—10万元、1万—5万元、0.5万—1万元、<0.5万元等其余四个费用段，计算方式同上。

5.样本医院的研究小结。

①病人属性分析。

根据预分析结果，病人属性主要为职工医保、居民医保、普通病人、其他（离退休病人、工伤病人、生育保险等，因其占比较少，约3%，故本次对于补需方的研究暂略去），如图2-5-24。

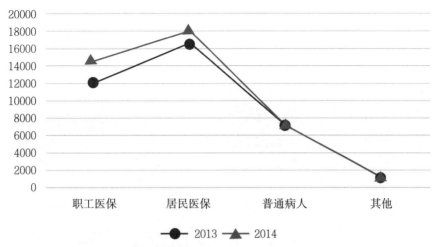

图2-5-24　样本医院病人属性分布曲线图（2013—2014年）

②住院总费用支出占比。

通过2013、2014年两年所有收入、结构分析，由于职工医保中，主要包括统筹支付、大额理赔、账户支付、现金支出，此时民政救助占比较少；而居民医保，主要包括统筹支付、账户支付、民政救助、现金支付，故把大额统筹与民政救助放在一栏。

同时，为了探寻个人支付（自费+自付）占比情况，通过账户支付+现金支付予以表达（图2-5-25）。

（注：居民医保大病是2014年1月1日下的政策文件，执行时间是2013年1月1日。病人出院后，医保中心通知患者所在街道来报的，样本医院没有数据。但此时民政救助已占3%左右的比例。）

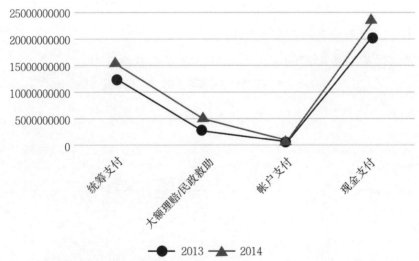

图2-5-25　样本医院住院总费用支付构成情况曲线图（2013—2014年）

从图2-5-25可知,现金支付在两年中占有最大的数量,进一步核实与账户支付的和,再与两年的总住院费用相比,得出个人支付比例为55.83%。即不计病人属性的情况下,拉通计算,可见病人支付比例超过医保基金和民政救助比例。

③不同费用段人数分布。

根据前述分析统计出来的两年职工医保与居民医保分段的情况,重新汇总看两年中两种类型医保的走势。见图2-5-26。

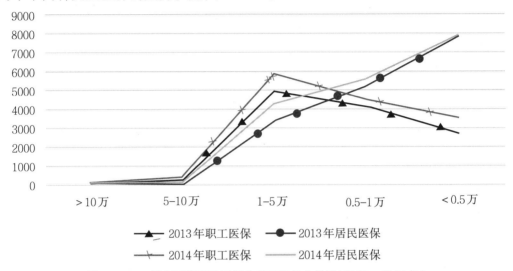

图2-5-26　样本医院两种医保分费用段的曲线图(2013—2014年)

由图2-5-26可知:职工医保的曲线先上升后下降,其病人费用主要在1万—5万元之间,而居民医保曲线则是费用越低,人数越多。

在同一地区,未见疾病谱在城镇职工和城乡居民之间有太大差异的报道的前提下,不能排除报销费用对各费用段人数的作用。

④不同属性不同费用段的报销情况。

不同属性不同费用段的医保基金报销比例见表2-5-18、图2-5-27。

表2-5-18　不同属性不同费用段的医保基金报销比例　　　　单位:%

费用段划分 病人属性	>10万元	5万—10万元	1万—5万元	0.5万—1万元	<0.5万元
2013年职工医保	82.25	75.70	73.10	64.91	52.78
2014年职工医保	81.10	77.98	74.41	66.62	52.59
2013年居民医保	32.27	31.17	30.64	28.05	23.64
2014年居民医保	46.69	43.35	31.38	29.92	23.29

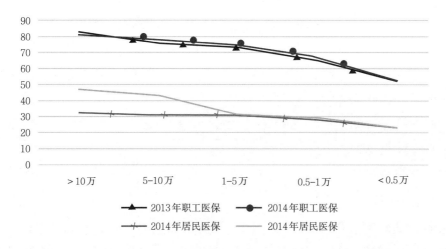

图2-5-27　样本医院两种医保分费用段报销比例曲线图（2013—2014年）

从表2-5-18和图2-5-27可知：两年中，职工医保报销比例远远大于居民医保，同时，4条曲线呈现下滑趋势，说明随着费用降低，报销比例增加，一是表明了门槛费在其中的占比；二是不能排除，国家的政策走向重点关注于大病。

⑤不同属性不同费用段人均支付金额。

表2-5-19中内容表明了医保基金支付情况比例，为了更直观的感受个人支付的具体数额，现列出不同属性不同费用段人均支付金额。见表2-5-19和图2-5-28。

表2-5-19　不同属性不同费用段的人均支付金额　　　　单位：元

费用段划分 病人属性	>10万元	5万—10万元	1万—5万元	0.5万—1万元	<0.5万元
2013年职工医保	25255.95	16210.17	4689.95	2546.88	1505.84
2014年职工医保	26882.12	14733.65	4610.58	2444.83	1369.21
2013年居民医保	88478.05	42473.96	11065.95	4918.26	2243.82
2014年居民医保	69045.09	34366.86	10707.78	4867.06	2263.66

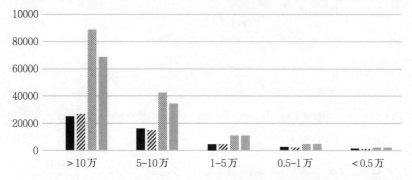

图2-5-28　样本医院两种医保分费用段报销比例变化情况（2013—2014年）

从表2-5-19和图2-5-28可知：尽管已分析出随着费用的降低，医保基金报销比例降低。但通过上面的绝对数可知，职工医保病人的人均支付比例远小于同期同费用的居民医保，尤其是在5万元以上，其绝对数几乎呈现3位的现象。因而，这部分的看病贵问题尤显突出。

⑥政府补需方的情况（以样本医院患者为对象）。

A.职工医保情况。

职工医保筹资由单位和个人共同承担，政府不直接投入，但需要对医保基金进行监管。此时不存在财政负担之说。

全院拉通计算，2013、2014年职工医保实际报销率分别为：71.24%、73.24%；而按照不同费用段（>10万元、5万—10万元、1万—5万元、0.5万—1万元、<0.5万元）所计算的报销比例分别为：82.25%、75.70%、73.10%、64.91%、52.78%和81.10%、77.98%、74.41%、66.62%、52.59%；可见，在职工医保中，5万—10万元、1万—5万元两个费用段的实际报销比例接近于全院的报销比例，也可以说，在平均值计算中，其受混杂因素影响较小。

B.居民医保情况。

居民医保由政府和个人共同承担，其中政府投入占比超过50%，以2015年为例，政府投380元个人一档80元、二档280元。

对于居民医保而言：2013、2014年职工医保实际报销率分别为：28.53%、33.19%；而按照不同费用段（>10万元、5万—10万元、1万—5万元、0.5万—1万元、<0.5万元）所计算的报销比例分别为：32.27%、31.17%、30.64%、28.05%、23.64%和46.69%、43.35%、31.38%、29.92%、23.29%。可见在居民医保中，除了总量较低外，其接近平均值范围是0.5万—1万元的实际报销率，换言之，在该费用段的人数较多，其对总数平均值的贡献更大。

（四）补需方的现实困惑

1.关于社保部门的政府为需方购买服务的政府主导和市场机制结合的模式

该模式将资金投向需方即城乡居民，为居民建立包括大病和小病的医疗保险以及提供大部分的公共卫生费用，同时居民到相应定点机构自主选择医疗服务。新型农村合作医疗及城镇居民医疗保险制度有些类似于此，其主要优点在于医疗保险制度的建立有利于贫困人口就医，同时政策相应向贫困地区和贫困人群倾斜，将促进基层卫生事业的发展。同样也实现医疗服务的公平性和可及性。但同时由于中国目前经济能力有限，实现全民参保保障水平较低，并设有起付线和封顶线,相对于高涨不下的医疗费用,作用较小。贫困人员也有可能无法支付剩余的大部分费用或费用达不到起付线而放弃治疗,而其缴纳的保险费反而服务于经济较好的人群。

2.医疗服务市场有其特殊性

一方面医生利用信息优势诱导需求,加重患者的负担,同时也有可能将减少的利润转嫁到用非医保的药品或未参保病人,难以保证医疗的质量。另一方面供需双方有可能联合起来,骗取保险基,难以真正使患者受益。

3.补需方,实现全民医保

由于是否加入医保是自愿原则,这就很容易产生逆向选择。老弱病残更愿意参加医保而健康群体因保障水平有限不一定会参加,这种情况下很可能基金筹积有限,不够用,同时基金的管理难度大。

(五)解决的策略

1.完善医保支付方式

(1)以坚持医保基金总额预算管理为前提。

医保支付制度改革必须以医保基金预算管理为基础和前提,逐步完善总额控制机制,逐步提高总额控制指标制定的科学性。因为基本医疗保险制度是国家和社会的基础性职能,维护医保基金收支平衡,确保基金保障的稳定可持续是医保管理的安全底线。在应用中,总额预算的形式可以有分类预算,也可以有地区、机构预算等多种形式,方法可以引入点数法、大数据分析等等,目标不是控制费用增长,而是强调有序和适度的费用增长,要逐步建立公开透明、医保参与的医疗机构之间的协商与动态调整机制。

(2)明确以按病种付费为主的多元复合式支付方式为重点。

现阶段医保支付方式改革是实施以按病种付费为主的,适应不同疾病、不同服务特点的多元复合式医保支付方式,按项目付费占比明显下降。对住院医疗服务,主要按病种、按DRG付费,可以有效缓解临床特异性和统计分析的平均性之间的矛盾,既能满足临床需要,也能使医疗机构的医疗行为和产出透明化、可比较;对长期、慢性病住院医疗服务主要按床日付费;对基层医疗服务,主要按人头付费,通过结余留用的机制来促进基层医疗机构加强健康管理,控制医疗费用。各种付费方式都有优缺点,只有以问题为导向渐进改革,才能探索出符合各种医疗服务特点、适合本地现实的多元复合型支付方式。

(3)加大对骗保的监督打击力度。

当前,公立医疗机构属于医保基金监管的重点,有部分医院或医生仍然在"过诊过治",以此来缓解由于医疗服务价值不能反映真实成本,财政投入不足等带来的医院运营困难。与此同时,民营医疗机构、医保药房等还存在骗保行为,相关机构要开辟微信、信箱等渠道,鼓励群众和社会各界举报各种欺诈骗保行为,建立举报奖励制度。此外,国家医保局将从完善监管体制机制、加强监管能力建设、促进部门沟通协调、促进社会参与监管等方面,加快建设医保基金监管长效机制。

2.加大对投入供需方效率的评价

(1)以三级医院绩效考核为切入点,强化评价。

强化对现有的55个绩效考核指标的推广与应用,使之能够在二级以下公立医疗机构、民营医院等推广。适时将CMI作为评价医疗质量、医院技术水平的核心指标,并将分级诊疗、基本医疗等纳入考核。

(2)适时引入相对效率评价方式。

引入DEA、SFA等相对效率评价理念,将单位不统一的KPI植入投入产出黑箱,以从宏观上看待医院规模效率、运行效率、纯技术效率。

四、投入供需方的对比分析

(一)评价方法的选择

分析国内外大多学者的研究投入效率的评价方法,主要有以下几种:比率分析法、计量回归分析法、随机前沿分析法和数据包络分析法。其中:

1.比率分析法(ratio analysis method,简称:RAM)

包括,资产负债比率法,投入产出比率法等。重在从货币计量角度出发,比较投入与产出之间的比率来分析,其简单易行,但因有些投入指标难以货币量化,且医疗行业作为具有一定"市场性"运作和"公益性"本质行业,单纯运用此方法容易将医疗卫生与单纯的经济指标挂钩,因而,逐渐被研究者所弱化,但在管理中却仍是一种首选方法。

2.计量回归方法(Analysis of regression,简称:AR)

是通过在掌握大量观察数据的基础上,利用数理统计方法建立因变量与自变量之间的回归关系函数表达式(称回归方程)。目的是先估计生产函数的理想值,再与真实值比较。这种方法对于纯市场性的主体,较为适合。

3.随机前沿分析法(Stochastic Frontier Analysis,简称:SFA)

是一种参数分析法,是要度量n个决策单元T期的技术效率(TE),且每个决策单元都是m种投入和一种产出。该方法需要先设定一个投入产出函数,并采用相应技术方法来估算其中各个参数,与之计算出投入产出效率,其重点适合于多投入单产出对象。

4.数据包络分析(data envelopment analysis,简称DEA)

是通过保持决策单元(Decision Making Unit)的输入或输出不变,借助于数学方法规划相对有效的生产前沿面,是运用线性规划的方法来度量相对效率的方法,它是一种非参数方法,即不需要已知生产前沿的具体形式,而只需已知投入产出的数据。不需要统计计量单位,不求出生产函数,也不需要设立参数值,且适合多投入多产出的分析方法。

通过对卫生效率的研究进展和研究方法进行评述后,结合医疗卫生服务具有较强的专业性、技术性、风险性和复杂性的特点,加上投入与产出多元化等分析,结合已有研究,本部分将运用DEA对供需方效率进行分析。

(二)评价指标的选择

DEA方法将决策单元的各个投入、产出指标作为模型中的变量。通过现有资料查询,对于指标的选取,重点是从人、财、物的角度:投入人员是指投入的卫生人员数,通常用以每千人口卫生技术人员数表示;财力主要以政府卫生支出(亿元)来表示;物力投入可以是根据业务用房,也可根据设备值,还可以根据床位数。由于设备更新快,公立医院存在着某些设备由第三方投入,业务用房在卫生统计年鉴中难以获得,则本研究只选取床位数。对于产出指标:有的选择门急诊人次数、出院人次数和业务总收入等,也有的从宏观角度,将人口、经济等指标相结合,从效率和数量两个方面来探寻产出指标,以医生日均担负诊疗人次和日均担负住院床日来表达效率;用每床出院人数、每百门急诊入院人数、居民年住院率来表达。如表2-5-20所示。

1.测量公立医院效率指标

表2-5-20　政府卫生投入与产出的指标

一级指标	二级指标	三级指标	代码
投入指标	经费投入	政府卫生支出/亿元	X1
	人员投入	每千人口卫生技术人员数/人	X2
	资本投入	每千人口医疗卫生机构床位数/张	X3
产出指标	医疗卫生机构服务效率	医生日均担负诊疗人次	Y1
		医生日均担负住院床日/张	Y2
	医疗卫生机构服务数量	每床出院人数/人	Y3
		每百门急诊入院人数/人	Y4
		居民年住院率/%	Y5

2.测量投入城镇职工的效率

尽管城镇职工的来源主要是单位和个人,未与财政直接相关联,但为了研究的完整性,故将其也列为测算效率的范畴,其指标选择如表2-5-21所示。

表2-5-21　城镇职工基本医保投入与产出的指标选择(2013)

一级指标	二级指标	三级指标	代码
投入指标	基金情况	基金收入/亿元	X1
		基金支出/亿元	X2
	参保人数	城镇职工基本医保参保人数/万人	X3
产出指标	健康产出	出生率/‰	Y1
		死亡率/‰	Y2
		预期期望寿命/年	Y3

3.测量投入新农合的效率

由于在相关资料中,对于健康产出的指标多以地区来划分,而并不以人员属性来划分,故也选取了表2-5-22的健康产出指标,且计算时的数据来源一致,投入指标则不同。

表2-5-22　新农合的投入与产出的指标选择(2013)

一级指标	二级指标	三级指标	代码
投入指标	参保人数	参加新农合人数/万人	X1
	投入资金	人均筹资/元	X2
	受益范围	补偿受益人次/万人次	X3
	基金使用	基金使用率/%	X4
产出指标	健康产出	出生率/‰	Y1
		死亡率/‰	Y2
		预期期望寿命/年	Y3

(三)评价的实施及效果分析

1.投入供方

(1)基于C^2R模型。

在规模报酬不变的前提下,采用Deap2.1软件计算DEA(MULTI-STAGE)值,得到如下结果,如表2-5-23所示。

表2-5-23 我国各省区市政府卫生投入效率分析(2013)(CRS)

地区	综合效率	投入冗余			产出亏空				
		X1	X2	X3	Y1	Y2	Y3	Y4	Y5
北京	0.767	0.000	4.373	0.000	0.000	0.694	3.190	0.952	0.000
天津	1.000	0.000	0.000	0.000	0.000	0.000	0.000	0.000	0.000
河北	0.750	66.526	0.203	0.000	0.087	0.000	1.055	0.000	0.000
山西	0.635	0.000	1.133	0.000	0.118	0.000	1.933	0.000	1.121
内蒙古	0.670	0.000	1.226	0.000	0.105	0.000	0.000	0.000	0.059
辽宁	0.733	0.000	0.913	0.000	1.142	0.000	3.871	0.000	0.324
吉林	0.757	0.000	0.682	0.000	0.000	0.000	3.647	0.000	1.480
黑龙江	0.806	0.000	0.916	0.000	0.605	0.000	4.597	0.000	1.932
上海	1.000	0.000	0.000	0.000	0.000	0.000	0.000	0.000	0.000
江苏	0.877	34.406	0.000	0.087	0.000	0.000	3.496	1.111	0.000
浙江	0.999	0.000	0.000	0.000	0.000	0.231	2.229	1.054	0.628
安徽	0.998	115.917	0.000	0.000	0.000	0.000	0.000	0.737	1.278
福建	1.000	0.000	0.000	0.000	0.000	0.000	0.000	0.000	0.000
江西	1.000	0.000	0.000	0.000	0.000	0.000	0.000	0.000	0.000
山东	0.664	96.135	0.495	0.000	1.117	0.198	7.029	0.000	0.000
河南	0.859	172.001	0.000	0.000	0.167	0.000	1.911	1.114	0.000
湖北	0.847	0.000	0.000	0.000	1.058	0.000	5.271	0.407	0.000
湖南	0.981	30.087	0.000	0.000	1.660	0.000	6.545	0.000	0.347
广东	1.000	0.000	0.000	0.000	0.000	0.000	0.000	0.000	0.000
广西	1.000	0.000	0.000	0.000	0.000	0.000	0.000	0.000	0.000
海南	1.000	0.000	0.000	0.000	0.000	0.000	0.000	0.000	0.000
重庆	1.000	0.000	0.000	0.000	0.000	0.000	0.000	0.000	0.000
四川	0.902	146.307	0.000	0.000	0.000	0.000	5.674	2.022	0.000
贵州	1.000	0.000	0.000	0.000	0.000	0.000	0.000	0.000	0.000
云南	1.000	0.000	0.000	0.000	0.000	0.000	0.000	0.000	0.000
西藏	1.000	0.000	0.000	0.000	0.000	0.000	0.000	0.000	0.000
陕西	0.821	0.000	1.227	0.000	0.622	0.000	2.666	0.000	0.000
甘肃	0.984	0.000	0.403	0.000	1.084	0.000	2.626	0.389	2.777
青海	1.000	0.000	0.000	0.000	0.000	0.000	0.000	0.000	0.000
宁夏	1.000	0.000	0.000	0.000	0.000	0.000	0.000	0.000	0.000
新疆	0.985	0.000	0.578	0.000	2.036	0.767	8.997	1.964	0.000
mean	0.904	21.335	0.392	0.003	0.316	0.061	2.088	0.315	0.321

注:数据未含港澳台地区,下同。

在规模效率不变的前提下,通过计算31个省市的政府卫生投入的效率得知:我国政府卫生投入的平均效率为0.904,从整体而言,我们卫生投入的效率较高,这同我国医疗卫生资源相对有限且医疗需求较大的现实相对吻合。但是,具体到每一省市,其效率值差异性明显。其中:天津、上海、福建、江西、广东、广西、海南、重庆、贵州、云南、西藏、青海、宁厦等13个省区市的效率值为1;浙江、安徽、湖南、四川、甘肃、新疆等的效率值大于0.9;黑龙江、江苏、河南、湖北、陕西等的效率值在0.8—09之间;而北京、河北、山西、内蒙、辽宁、吉林、山东等的效率值均小于0.7。

再进一步分析投入冗余和产出亏空,18个效率小于1的地区均存在不同程度的投入冗余和产出亏空,在"经费投入——政府卫生支出"方面,7个地区存在投入冗余,其中安徽、河南、四川的冗余值大于100,其投入冗余情况尤其明显;在"人员投入——每千人口卫生技术人员数"方面,11个地区存在不同程度的投入冗余,且以北京最为明显,这与北京市集中了全国的优势医疗卫生资源的现状相符;在"资本投入——每千人口医疗卫生机构床位数"方面,除江苏外,其余30个地区未出现投入冗余。在产出亏空方面:效率值为1的11个地区不存在产出亏空,效率值小于1的省市也有不存在产出亏空指标的。其中:在"医疗卫生机构服务效率——医生日均担负诊疗人次"产出中,有12个地区存在不同程度的产出亏空,且新疆最为明显;在"医疗卫生机构服务效率——医生日均担负住院床日"产出中,有4个地区存在产出亏空;在"医疗卫生机构服务数量——每床出院人数"产出中,有16个地区存在产出亏空,尤其以新疆、四川、湖南最为明显;在"医疗卫生机构服务数量——每百门急诊入院人数"产出中,有新疆等9个地区存在产出亏空;在"医疗卫生机构服务数量——居民年住院率"产出中,有9个地区存在不同程度产出亏空。投入冗余和产出亏空计算的结果再次表明,我国的资源卫生资源存在着闲置和利用率不足的双重问题。为此,需要通过BC²模型(基于规模报酬可变)进一步分析。

(2)基于BC²模型。

在规模报酬可变的前提下,使Deap2.1软件,计算DEA(MULTI-STAGE)值,得到如下结果。见表2-5-24、表2-5-25。

表2-5-24　我国卫生资源配置技术效率DEA评价结果(2013)

省市	crste	vrste	scale	rts
北京	0.767	0.797	0.962	irs
天津	1.000	1.000	1.000	—
河北	0.750	0.905	0.829	irs
山西	0.635	0.786	0.808	irs

省市	crste	vrste	scale	rts
内蒙	0.670	0.765	0.876	irs
辽宁	0.733	0.746	0.983	irs
吉林	0.757	0.799	0.948	irs
黑龙江	0.806	0.835	0.965	irs
上海	1.000	1.000	1.000	—
江苏	0.877	0.881	0.995	irs
浙江	0.999	1.000	0.999	drs
安徽	0.998	1.000	0.998	irs
福建	1.000	1.000	1.000	—
江西	1.000	1.000	1.000	—
山东	0.664	0.750	0.885	irs
河南	0.859	0.879	0.977	irs
湖北	0.847	0.848	0.998	irs
湖南	0.981	1.000	0.981	drs
广东	1.000	1.000	1.000	—
广西	1.000	1.000	1.000	—
海南	1.000	1.000	1.000	—
重庆	1.000	1.000	1.000	—
四川	0.902	1.000	0.902	drs
贵州	1.000	1.000	1.000	—
云南	1.000	1.000	1.000	—
西藏	1.000	1.000	1.000	—
陕西	0.821	0.828	0.992	irs
甘肃	0.984	1.000	0.984	irs
青海	1.000	1.000	1.000	—
宁夏	1.000	1.000	1.000	—
新疆	0.985	1.000	0.985	drs
mean	0.904	0.930	0.970	

注："crste"不考虑规模收益是的技术效率(综合效率)；

"vrste"是考虑规模收益时的技术效率(纯技术效率)；

"scale"考虑规模收益时的规模效率(规模效率)；

"rts"为规模报酬；

"ins"为规模报酬递增；

"drs"为规模报酬递减；

"—"为规模报酬不变。

表2-5-25 我国各省区市政府卫生投入效率分析(2013)(VRS)

地区	纯技术效率	投入冗余			产出亏空				
		X1	X2	X3	Y1	Y2	Y3	Y4	Y5
北京	0.797	0.000	5.064	0.000	0.000	0.700	6.039	1.202	0.000
天津	1.000	0.000	0.000	0.000	0.000	0.000	0.000	0.000	0.000
河北	0.905	104.395	0.000	0.000	1.361	0.214	3.072	0.207	0.000
山西	0.786	0.000	0.732	0.000	2.135	0.304	8.093	0.000	1.032
内蒙	0.765	0.000	0.151	0.000	1.442	0.155	6.895	0.000	0.000
辽宁	0.746	0.000	0.000	0.000	1.112	0.000	8.420	0.282	0.000
吉林	0.799	0.000	0.087	0.000	0.600	0.000	7.194	0.000	0.777
黑龙江	0.835	0.000	0.441	0.000	1.060	0.000	7.384	0.000	1.404
上海	1.000	0.000	0.000	0.000	0.000	0.000	0.000	0.000	0.000
江苏	0.881	19.691	0.000	0.000	0.000	0.149	4.319	1.306	0.142
浙江	1.000	0.000	0.000	0.000	0.000	0.000	0.000	0.000	0.000
安徽	1.000	0.000	0.000	0.000	0.000	0.000	0.000	0.000	0.000
福建	1.000	0.000	0.000	0.000	0.000	0.000	0.000	0.000	0.000
江西	1.000	0.000	0.000	0.000	0.000	0.000	0.000	0.000	0.000
山东	0.750	12.074	0.000	0.000	2.556	0.435	9.443	1.066	0.000
河南	0.879	105.341	0.000	0.000	0.085	0.042	4.149	1.286	0.000
湖北	0.848	0.000	0.000	0.000	0.720	0.000	6.035	1.007	0.000
湖南	1.000	0.000	0.000	0.000	0.000	0.000	0.000	0.000	0.000
广东	1.000	0.000	0.000	0.000	0.000	0.000	0.000	0.000	0.000
广西	1.000	0.000	0.000	0.000	0.000	0.000	0.000	0.000	0.000
海南	1.000	0.000	0.000	0.000	0.000	0.000	0.000	0.000	0.000
重庆	1.000	0.000	0.000	0.000	0.000	0.000	0.000	0.000	0.000
四川	1.000	0.000	0.000	0.000	0.000	0.000	0.000	0.000	0.000
贵州	1.000	0.000	0.000	0.000	0.000	0.000	0.000	0.000	0.000
云南	1.000	0.000	0.000	0.000	0.000	0.000	0.000	0.000	0.000
西藏	1.000	0.000	5.064	0.000	0.000	0.000	6.000	1.000	0.000
陕西	0.828	0.000	0.586	0.000	0.837	0.000	5.931	0.000	0.000
甘肃	1.000	0.000	0.000	0.000	0.000	0.000	0.000	0.000	0.000
青海	1.000	0.000	0.000	0.000	0.000	0.000	0.000	0.000	0.000
宁夏	1.000	0.000	0.000	0.000	0.000	0.000	0.000	0.000	0.000
新疆	1.000	0.000	0.000	0.000	0.000	0.000	0.000	0.000	0.000
mean	0.930	7.790	0.228	0.000	0.384	0.065	2.483	0.205	0.108

从表2-5-24和表2-5-25可知：

A.综合效率为1。

此时共有天津、上海、福建、江西、广东、广西、海南、重庆、贵州、云南、西藏、青海、宁夏等13个地区。其纯技术效率和规模效率均为1，处于规模报酬不变阶段。且不存在投入冗余和产出亏空，说明上述地方的卫生投入已得到充分的利用，效率达到了最优。就东、中、西部地区的卫生机构平均拨付、卫生人员人均拨付、当地人均财政拨付分析提出建议：

在前述13个地区中，天津、上海、福建、广东、海南等5个地区均处于东部，其三项均数拨付指标较之于中西部处于前例，并有继续扩大趋势，因而，建议在这些地区，可以适度增大政府卫生投入，以不断提高民众日益增长的卫生服务需求。

而在广西、重庆、贵州、云南、西藏、青海、宁夏等7个西部地区中，鉴于西部地区的资源投入较之于东部而言，除当地人均财政拨付趋同外，卫生机构和卫生人员均值拨付均较小。故，在政府卫生投入中，应当加大对卫生机构和卫生人员的拨付力度；但在中部地区，仅江西一省的三项效率达到最优，但因中部地区的三项平均拨付水平低于西部，远低于东部，故应加大对该省的投入力度。

B.综合效率小于1。

由于综合效率＝纯技术效率×规模效率，此时分二种情况：

一是纯技术效率为1，且规模效率小于1。

浙江、安徽、湖南、四川、甘肃、新疆等6地区属于该种情况，且均无投入冗余和产出亏空，表明综合效率相对无效，是由于规模效率较低造成的。由于其规模报酬不同，提出的建议也不同。

对于安徽、甘肃等处于ins期的地区，应当扩大规模；而对浙江、湖南、四川、新疆等处于drs的地区，应当适当缩减其规模。

二是纯技术效率和规模效率均小于1。

北京、河北、山西、内蒙古、辽宁、吉林、黑龙江、江苏、山东、河南、湖北、陕西等属于上述情况，且均处于irs阶段，通过分区域来分析。

东部地区有北京、河北、辽宁、江苏、山东，这5地区存在着不同的投入冗余和产出亏空，其中，政府卫生支出方面，河北、江苏、山东存在投入冗余，且河北情况最为严重；在人员投入上，仅北京存在严重人员投入冗余，这与北京集聚了全国优势的卫生人力资源的现状相符，建议卫生人力通过适当方式向其他地区转移；在每千人口医疗卫生机构床位投入方面，均不存在投入冗余，这与我国的卫生资源相对有限的现状相符；在医生日均担负诊疗人次上，河北、辽宁、山东存在产出亏空；在医生日均担负住院床日上，北京、河北、江苏存在产出亏空；在每床出院人次数和每百门急诊入院人数方面上，5个省市均存在产出亏空；在居民住院率方面，仅江苏存在产出亏空。

上述5省市存在不同的投入冗余和产出亏空，且程度不同，且均处于irs阶段，因而其存在投入浪费与资源不合理配置双重原因。需要优化配置资源，以使投入和产出效率达到最优。

中部地区有山西、吉林、黑龙江、河南、湖北，这5省中，除湖北存在产出亏空外，其余均存在投入冗余和产出亏空。其中：河南的政府卫生投入冗余最为严重，表明需要对其进行重新合理的配置，否则，会使投入不足与资源浪费的现象扩大。

西部地区有内蒙古、陕西，这2地存在人员投入冗余，医生日均担负诊疗人次数和每床出院人次数的产出亏空。且无政府卫生投入冗余，表明资源的配置浪费。

2.投入需方

(1)城镇职工基本医保的投入与产出分析。

①基于C^2R模型。

在规模报酬不变的前提下，使Deap2.1软件，计算DEA(MULTI-STAGE)值，得到如下结果(表2-5-26)。

表2-5-26 我国各省区市城镇职工基本医保投入与产出效率分析(2013)(CRS)

地区	综合效率	投入冗余			产出亏空		
		X1	X2	X3	Y1	Y2	Y3
北京	0.029	0.000	5.145	4.296	9.157	1.818	0.000
天津	0.105	0.000	3.309	17.369	9.434	0.000	1.187
河北	0.071	0.000	1.599	29.930	6.165	0.000	8.901
山西	0.098	0.000	1.219	29.287	6.622	0.000	1.362
内蒙古	0.122	0.000	2.799	24.730	7.734	0.169	0.000
辽宁	0.054	0.000	3.943	50.348	13.282	0.000	9.192
吉林	0.153	0.000	2.065	55.957	11.569	0.452	0.000
黑龙江	0.087	0.000	3.383	43.170	10.616	0.000	2.919
上海	0.028	0.000	0.198	5.004	8.665	0.774	0.000
江苏	0.031	0.000	2.262	29.381	11.329	0.000	14.830
浙江	0.031	0.000	0.496	19.785	7.531	0.421	0.000
安徽	0.111	0.000	2.830	43.265	5.243	0.000	5.259
福建	0.088	0.000	1.251	27.617	4.464	0.060	0.000

地区	综合效率	投入冗余			产出亏空		
		X1	X2	X3	Y1	Y2	Y3
江西	0.188	0.000	2.495	69.710	4.783	0.000	6.099
山东	0.042	0.000	2.473	35.939	8.750	0.000	14.477
河南	0.091	0.000	2.687	61.883	80.67	0.000	13.227
湖北	0.086	0.000	3.972	46.649	7.184	0.000	5.207
湖南	0.116	0.000	3.852	55.264	7.248	0.000	17.022
广东	0.024	0.000	0.918	49.626	5.769	1.196	0.000
广西	0.147	0.000	2.922	33.346	4.548	0.000	7.453
海南	0.392	0.000	2.577	49.066	2.666	0.021	0.000
重庆	0.134	0.000	1.171	29.630	9.522	0.000	14.059
四川	0.059	0.000	2.553	35.923	10.671	0.000	15.794
贵州	0.250	0.000	4.421	44.752	7.410	0.000	19.968
云南	0.120	0.000	2.754	19.623	6.415	0.000	14.331
西藏	1.000	0.000	0.000	0.000	0.000	0.000	0.000
陕西	0.135	0.000	1.781	40.190	8.420	0.000	6.967
甘肃	0.224	0.000	3.764	32.978	5.866	0.000	6.931
青海	0.447	0.000	2.140	5.881	3.706	0.000	9.332
宁夏	0.549	0.000	1.717	28.644	3.403	1.278	0.000
新疆	0.096	0.000	2.144	15.500	1.109	1.049	0.000
mean	0.165	0.000	2.414	33.379	7.011	0.234	6.272

在规模效率不变的前提下,通过计算31个省区市的城镇职工基本医保投入与产出可知:我国城镇职工基本医保的平均效率为0.165,这与1.000数据差异较远,表明我国的城镇职工的投入效率较低,再分析投入冗余与产出亏空,仅基金收入一项达到了最优使用,且产出亏空中,死亡率控制较好,21个地区达到了0.000。而其余2项投入和2余产出指标,分别出现较为严重的投入冗余与产出亏空。这可能与城镇职工参保经费来源于单位和个人,财政不直接投入,城镇职工参保率等有关。

上述严重的投入冗余和产出亏空计算的结果再次表明,需要通过BC²模型(基于规模报酬可变)进一步分析。

②基于BC²模型。

在规模报酬可变的前提下,使Deap2.1软件,计算DEA(MULTI-STAGE)值,结果如表2-5-27、表2-5-28所示。

表2-5-27　我国各省区市城镇职工基本医保投入与产出效率DEA评价结果(2013)

省市	crste	vrste	scale	rts
北京	0.029	1.000	0.029	drs
天津	0.105	1.000	0.105	drs
河北	0.071	0.363	0.196	drs
山西	0.098	0.287	0.340	drs
内蒙古	0.122	0.352	0.345	drs
辽宁	0.054	0.379	0.142	drs
吉林	0.153	0.403	0.380	drs
黑龙江	0.087	0.308	0.283	drs
上海	0.028	1.000	0.028	drs
江苏	0.031	1.000	0.031	drs
浙江	0.031	0.257	0.120	drs
安徽	0.111	0.368	0.302	drs
福建	0.088	0.288	0.306	drs
江西	0.188	0.588	0.319	drs
山东	0.042	1.000	0.042	drs
河南	0.091	0.524	0.173	drs
湖北	0.086	0.259	0.334	drs
湖南	0.116	1.000	0.116	drs
广东	0.024	0.088	0.274	drs
广西	0.147	0.946	0.156	drs
海南	0.392	1.000	0.392	drs
重庆	0.134	1.000	0.134	drs
四川	0.059	0.456	0.129	drs
贵州	0.250	1.000	0.250	drs
云南	0.120	0.399	0.300	rts
西藏	1.000	1.000	1.000	drs
陕西	0.135	0.514	0.262	—
甘肃	0.224	0.562	0.398	drs
青海	0.447	1.000	0.447	drs
宁夏	0.549	1.000	0.549	drs
新疆	0.096	1.000	0.096	drs
mean	0.165	0.656	0.257	/

表 2-5-28　我国各省市职工医保基金投入效率分析(2013)(VRS)

地区	纯技术效率	投入冗余			产出亏空		
		X1	X2	X3	Y1	Y2	Y3
北京	1.000	0.000	0.000	0.000	0.000	0.000	0.000
天津	1.000	0.000	0.000	0.000	0.000	0.000	0.000
河北	0.363	6.982	3.004	0.000	0.211	0.000	0.000
山西	0.287	6.234	1.513	0.000	3.855	0.000	0.000
内蒙古	0.352	6.908	7.154	0.000	5.103	0.000	0.000
辽宁	0.379	0.000	15.283	160.078	5.008	0.000	0.000
吉林	0.403	1.527	0.000	28.648	8.872	0.379	0.000
黑龙江	0.308	0.000	4.569	9.684	6.682	0.000	0.000
上海	1.000	0.000	0.000	0.000	0.000	0.000	0.000
江苏	1.000	0.000	0.000	0.000	0.000	0.000	0.000
浙江	0.257	24.949	0.000	73.994	1.277	0.461	0.000
安徽	0.368	0.252	0.283	0.000	1.095	0.000	0.000
福建	0.288	10.485	4.660	0.000	1.811	0.000	0.000
江西	0.588	2.402	0.000	94.593	0.796	0.000	0.000
山东	1.000	0.000	0.000	0.000	0.000	0.000	0.000
河南	0.524	0.000	4.776	164.365	0.275	0.000	0.000
湖北	0.259	0.000	2.360	0.860	3.285	0.000	0.000
湖南	1.000	0.000	0.000	0.000	0.000	0.000	0.000
广东	0.088	7.765	0.000	70.811	2.626	1.183	0.000
广西	0.946	18.806	13.920	0.000	0.000	0.000	0.000
海南	1.000	0.000	0.000	0.000	0.000	0.000	0.000
重庆	1.000	0.000	0.000	0.000	0.000	0.000	0.000
四川	0.456	6.671	6.627	0.000	2.141	0.000	0.000
贵州	1.000	0.000	0.000	0.000	0.000	0.000	0.000
云南	0.399	5.372	2.878	0.000	1.269	0.000	0.863
西藏	1.000	0.000	0.000	0.000	0.000	0.000	0.000
陕西	0.514	5.099	0.000	15.927	3.822	0.000	0.000
甘肃	0.562	0.000	2.977	17.391	2.227	0.000	0.000
青海	1.000	0.000	0.000	0.000	0.000	0.000	0.000
宁夏	1.000	0.000	0.000	0.000	0.000	0.000	0.000
新疆	1.000	0.000	0.000	0.000	0.000	0.000	0.000
mean	0.656	3.337	2.258	20.527	1.642	0.065	0.028

从表2-5-27和表2-5-28可知：通知放松规模效率计算，技术效率值较高（0.656），而规模效率为0.257，且30个地区均为drs，表明在现有基金收入和参保人数的投入下，规模已处于效率递减阶段，因而为了提高城镇职工基本医保基金的产出效率，需要在适度控制基金收入的前提下，提升参保率。

因在CRS分析中，可知仅1个地区综合技术效率为1，故直接在VRS下分析综合效率小于1的投入冗余与产出亏空。

A.投入冗余与产出亏空值均为0.000。

北京、天津、上海、江苏、山东、海南、重庆、贵州等13地区属于该种情况，表明在现有的职工医保基金收支、参保人数投入下，其健康产出效果达到了最优。

B.投入冗余不为0.000。

其中：在基金收入中，有13地区存在投入冗余，且浙江的职工医保基金收入的冗余值最高（24.949）；在基金支出方面，也有13地区存在投入冗余，其中，辽宁虽然收入值达到了最优，但冗余值却为最高（15.283），表明在基金分配方面存在的浪费严重。在参保率方面：有10个地区存在投入冗余，其中，也以辽宁值为最高（160.078）；

C.产出亏空不为0.000。

期望寿命产出一项，仅云南存在产出亏空，其余30个地区均达到了最优。在死亡率方面：吉林、浙江、广东等3省存在产出亏空；在出生率1项，14地区达到了最优，而其余均存在产出亏空，其健康产出状况有待于改善。

由于上述指标分析是基于单位和个人筹资而形成的投入与产出效率分析，故仅就此简单分析模型结果，而重点是新农合的投入与产出效率分析。

（2）全国新农合的投入与产出效率分析。

①基于C²R模型。

由于在数据中，无天津和广东两地的相关数据，故仅就29个地区2013年指标进地分析，结果如表2-5-29所示。

表2-5-29　我国部分省区市新农合投入与产出效率分析(2013)(CRS)

省市	综合效率	投入冗余				产出亏空		
		X1	X2	X3	X4	Y1	Y2	Y3
北京	1.000	0.000	0.000	0.000	0.000	0.000	0.000	0.000
河北	0.999	920.710	0.000	5903.975	0.000	0.000	0.000	0.000
山西	0.989	945.683	0.000	1912.852	0.000	3.469	0.000	0.000
内蒙古	0.940	234.216	0.000	0.000	0.000	0.730	0.000	0.364

省市	综合效率	投入冗余				产出亏空		
		X1	X2	X3	X4	Y1	Y2	Y3
辽宁	1.000	0.000	0.000	0.000	0.000	0.000	0.000	0.000
吉林	1.000	0.000	0.000	0.000	0.000	0.000	0.000	0.000
黑龙江	0.983	0.000	0.000	0.000	0.000	5.752	0.000	0.000
上海	1.000	0.000	0.000	0.000	0.000	0.000	0.000	0.000
江苏	0.941	0.000	0.000	8292.704	0.000	2.075	0.000	0.000
浙江	0.771	0.000	0.000	7910.185	0.000	0.943	0.931	0.000
安徽	0.975	1179.682	0.000	2480.059	0.000	0.000	0.215	0.000
福建	0.988	1974.108	0.000	335.883	6.981	1.816	0.039	0.000
江西	1.000	0.000	0.000	0.000	0.000	0.000	0.000	0.000
山东	0.981	760.958	0.000	13093.47	0.000	0.000	0.000	0.000
河南	1.000	0.000	0.000	0.000	0.000	0.000	0.000	0.000
湖北	0.969	0.000	0.000	5278.183	0.000	0.000	0.000	0.000
湖南	1.000	0.000	0.000	0.000	0.000	0.000	0.000	0.000
广西	1.000	0.000	0.000	0.000	0.000	0.000	0.000	0.000
海南	1.000	0.000	0.000	0.000	0.000	0.000	0.000	0.000
重庆	1.000	0.000	0.000	0.000	0.000	0.000	0.000	0.000
四川	1.000	0.000	0.000	0.000	0.000	0.000	0.000	0.000
贵州	1.000	0.000	0.000	0.000	0.000	0.000	0.000	0.000
云南	0.943	0.000	0.000	4856.345	0.000	0.000	0.000	0.000
西藏	1.000	0.000	0.000	0.000	0.000	0.000	0.000	0.000
陕西	0.939	0.000	0.000	1305.316	0.000	0.000	0.000	0.000
甘肃	0.970	0.000	0.000	772.490	0.000	0.000	0.000	0.000
青海	1.000	0.000	0.000	0.000	0.000	0.000	0.000	0.000
宁夏	0.916	0.000	0.000	0.000	0.000	2.493	1.359	0.000
新疆	0.977	729.178	0.000	882.609	1.410	0.000	1.041	0.000
mean	0.975	232.570	0.000	1828.416	0.289	0.596	0.124	0.013

从表2-5-29可知:在规模效率不变的情况下,我国29个地区的综合效率为0.975,综合效率值较高,相比城镇职工医保而言,其效率显著。其中北京、吉林等14个地区的效率值达到了1.000,14个地区的效率值超过0.9,仅浙江的效率值为

0.771,最低。

为了更直观地看待各省市的新农合的投入冗余与产出亏空。在综合效率为1.000时,均不存在投入冗余与产出亏空。

A.投入冗余方面。

在参加新农合人次的指标中,有河北、山西、内蒙古、安徽、福建等7地区存在投入冗余,其中以福建的情况最为严重。而其余地区均最达到效率最优;

在人均筹资方面:29个地区的效率值达到了最优(0.000);

在补偿受益人次方面:有河北、山西、江苏、浙江、安徽、云南、陕西等12个省市的效率值不为0.000,其中江苏(8292.704)的补偿受益人次的效率存在投入冗余;

在基金使用率方面:仅福建、新疆两地存在投入冗余。

B.产出亏空方面。

出生率、死亡率和预期期望寿命是目前反映人群健康状况的重要指标,在以新农合为对象的研究测量中,可知:仅个别地区在三个指标产出中存在产出亏空。

说明在新农合的投入与产出方面,除补偿受益人次外,资源配置及利用率均较高。

②基于BC²模型。

在规模报酬可变的前提下,得到表2-5-30,表2-5-31。

表2-5-30　我国部分省区市新农合投入与产出效率DEA评价结果(2013)

省市	crste	vrste	scale	rts
北京	1.000	1.000	1.000	—
河北	0.999	0.999	1.000	—
山西	0.989	0.994	0.995	irs
内蒙古	0.940	0.955	0.984	irs
辽宁	1.000	1.000	1.000	—
吉林	1.000	1.000	1.000	—
黑龙江	0.983	0.983	1.000	—
上海	1.000	1.000	1.000	—
江苏	0.941	1.000	0.941	drs
浙江	0.771	0.884	0.873	drs
安徽	0.975	0.975	1.000	—
福建	0.988	0.991	0.996	irs
江西	1.000	1.000	1.000	—
山东	0.981	1.000	0.981	drs

省市	crste	vrste	scale	rts
河南	1.000	1.000	1.000	—
湖北	0.969	0.969	1.000	—
湖南	1.000	1.000	1.000	—
广西	1.000	1.000	1.000	—
海南	1.000	1.000	1.000	—
重庆	1.000	1.000	1.000	—
四川	1.000	1.000	1.000	—
贵州	1.000	1.000	1.000	—
云南	0.943	0.980	0.962	irs
西藏	1.000	1.000	1.000	—
陕西	0.939	0.946	0.992	irs
甘肃	0.970	1.000	0.970	irs
青海	1.000	1.000	1.000	—
宁夏	0.916	1.000	0.916	drs
新疆	0.977	1.000	0.977	drs
mean	0.975	0.710	0.986	/

表 2-5-31　我国部分省区市新农合投入效率分析（2014）（VRS）

地区	纯技术效率	投入冗余				产出亏空		
		U1	U2	U3	U4	V1	V2	V3
1	1.000	0.000	0.000	0.000	0.000	0.000	0.000	0.000
2	0.999	1281.093	0.000	6254.174	0.000	0.000	0.000	0.000
3	0.994	0.000	0.000	570.598	0.000	3.192	0.211	0.000
4	0.955	130.366	0.000	0.000	0.000	0.000	0.033	1.746
5	1.000	0.000	0.000	0.000	0.000	0.000	0.000	0.000
6	1.000	0.000	0.000	0.000	0.000	0.000	0.000	0.000
7	0.983	92.640	0.000	0.000	0.000	5.549	0.000	0.000
8	1.000	0.000	0.000	0.000	0.000	0.000	0.000	0.000
9	1.000	0.000	0.000	0.000	0.000	0.000	0.000	0.000
10	0.884	979.795	0.000	9940.179	0.000	0.000	0.000	0.000
11	0.975	1258.424	0.000	398.945	0.000	0.000	0.163	0.000
12	0.991	1775.015	0.000	0.000	5.953	1.815	0.167	0.148
13	1.000	0.000	0.000	0.000	0.000	0.000	0.000	0.000

续表

地区	纯技术效率	投入冗余				产出亏空		
		U1	U2	U3	U4	V1	V2	V3
14	1.000	0.000	0.000	0.000	0.000	0.000	0.000	0.000
15	1.000	0.000	0.000	0.000	0.000	0.000	0.000	0.000
16	0.969	0.000	0.000	5401.013	0.000	0.243	0.000	0.000
17	1.000	0.000	0.000	0.000	0.000	0.000	0.000	0.000
18	1.000	0.000	0.000	0.000	0.000	0.000	0.000	0.000
19	1.000	0.000	0.000	0.000	0.000	0.000	0.000	0.000
20	1.000	0.000	0.000	0.000	0.000	0.000	0.000	0.000
21	1.000	0.000	0.000	0.000	0.000	0.000	0.000	0.000
22	1.000	0.000	0.000	0.000	0.000	0.000	0.000	0.000
23	0.980	0.000	0.000	4673.044	0.000	0.647	0.039	3.375
24	1.000	0.000	0.000	0.000	0.000	0.000	0.000	0.000
25	0.946	0.000	0.000	1162.635	0.000	1.587	0.000	0.608
26	1.000	0.000	0.000	0.000	0.000	0.000	0.000	0.000
27	1.000	0.000	0.000	0.000	0.000	0.000	0.000	0.000
28	1.000	0.000	0.000	0.000	0.000	0.000	0.000	0.000
29	1.000	0.000	0.000	0.000	0.000	0.000	0.000	0.000
mean	0.710	190.253	0.000	979.331	0.205	0.449	0.021	0.203

从表2-5-30、2-5-31可知：

A.规模报酬方面。

有河北、山西、河南、四川、重庆等18个地区处于规模不变阶段；山西、内蒙古、福建等6个地区处于规模递增阶段；江苏、浙江、宁夏、新疆等5个地区处于规模报酬递减阶段。

B.综合效率。

a.综合效率为1。

综合效率为1，且处于规模报酬不变阶段的，有北京、辽宁、吉林、江西、四川、重庆等14个地区的技术效率和规模效率均为1。表明上述省市中的新农合中投入与产出效率值最优。

b.综合效率小于1，但纯技术效率与规模效率不同时为1。

共有5个地区，其技术效率和规模效率不同时为1，表明其技术和规模导致其综合效率下降。

C.投入冗余。

a.从参加新农合人数来看,有23个地区无投入冗余,但安徽、浙江存在投入冗余;

b.从人均筹资来看,均无投入冗余,说明各地的政策投入与个人投入组合的该项投入的效率值达到了最优;

c.从补偿受益人次来看,有7个地区存在投入冗余,其中,浙江情况最为严重;

d.从基金使用率来看,28个地区无投入冗余;

D.产出亏空

从健康产出的出生率、死亡率和预期期望寿命等来看,各项中,除黑龙江、云南、山西、福建等少数地区外,其三项指标的产出亏空均达到了最优。说明现有的新农合的效率明显。

(四)相对效率评价在供需方的对比

从目前来看,不论是投入供方还是需方,投入不足与产出亏空两者并存,表明供需双方共同投入,且防止财政养供方和加强对需方的监管,才能有效地利用好有限医疗卫生资源。

某某市的区县医院,目前已知综合效率为1.000的有:某10号医院(6.18%)、某忠21号医院(5.35%)、某28号医院(3.28%)、某37号医院(15.09%)、某39号医院(17.82%)、某41号医院(12.48%)、某42号医院(54.35%)。可以初步得出:尚无明显证据表明,现有的财政投入已经形成投入冗余。

作者:郑万会　蒋竹媛　周玉福

参考文献

1. 知乎. 世界各地医院普通床位及 ICU 床位对比.[EB/OL], https://zhuanlan.zhihu.com/p/113737161,2021,03,18.

2. 刘丽华,王珊,鲍玉荣. 国内外医院床位资源变化比较[J]. 解放军医院管理杂志,2012,02.

3. 周颖,孙耀南. 日本医院建筑设计的新动向[J]. 城市建筑,2012(05).

4. 张九学,袁忠. 德国和意大利医院建筑的考察与研究[J]. 现代医院,2003,01.

5. 曹雅男. 中国综合医院建筑设计规范/标准与美国医院设计标准FGI(2014)的比较分析[D].苏州大学,2019.

6. 郝晓赛. 从"Best Buy"到"Nucleus"医院模式——英国经济型医院建筑设计演进与启示[J].城市建筑,2014(22).

7. 刘悦,李卓芮,陆俊. 英国综合医院普通洁净病房床周空间设计探讨[J]. 中国医院建筑与装备,2019,20(11).

8. 张春阳,呙俊. 新加坡医疗建筑特色浅析[J]. 世界建筑,2019(06).

9. 李珊. 公共财政理论与创新[M]. 北京:中国财政经济出版社,2007.

10. 李辉. 从市场失灵理论谈我国医疗服务市场失灵的政府治理[J]. 现代营销(下旬刊),2016,09.

11. 王臻荣,常轶军. 政府失灵的又一种救治途径——一种不同于公共选择理论的分析[J]. 中国行政管理,2008,01.

12. 李波. 科斯定理在信息资源配置中的应用[A]. 武汉大学信息资源研究中心. 信息资源配置理论与模型研究——2009信息化与信息资源管理学术研讨会专集[C].武汉大学信息资源研究中心,2009.

13. 曾江洪. 资本运营与公司治理(第三版)[M].北京:清华大学出版社,2019.

14. 李芬,丁玲玲,王力男,金春林等. 上海市老年人医疗服务需求、利用和费用特征分析.[J]卫生经济研究,2018(6).

15. 李晚莲,李洛阳. 基于DEA的湖南省40家乡镇卫生院运行效率研究[J]农村经济与科技,2016(3).

16. 肖海翔,刘乐帆. 政府卫生支出供需结构合理性探析[J]地方财政研究,2011(5).

17. 文库下载. 4-3-2 2010年医疗卫生机构收入与支出(按经济类型主办单位地区)[EB/OL]http://www.wenkuxiazai.com/doc/48a0143579563c1ec5da715e.htm2011-03-04.

18. 张振忠. 中国卫生费用核算研究报告[M]. 北京:人民卫生出版社,2008.

19. 卫生部:2013年全国新农合参合率继续保持95%以上[EB/OL],http:// www. askci.com/news/201301/26/2611513857736.shtml,2013-01-26.

20. 黄宇. 重庆医改取得阶段性成果 城乡居民医保参保率达95%以上 [EB/OL],http://news. 163.com/15/1009/19/B5GRDL5900014AEE.html,2015-10-09.

21. 屠彦. 我国政府卫生投入效率研究[J]中国卫生经济,2012(9).

第三章　复杂因素对资源匹配影响研究

CHAPTER 1

导读：

　　提升中等规模医院的管理水平和经营效果，本质上需要提升管理者对医院资源配置优化的水平。在医院管理实践中，管理者面临错综复杂的影响因素，只有拨开复杂影响因素的迷雾，才能抓住管理的主要矛盾，进而围绕关键影响因素下功夫，才能高效提升医院资源配置的优化水平，全面提升医院整体运营水平。本章主要运用ISM模型，探索了影响医院资源配置的深层因素、次要因素、基础因素和外显因素，可以帮助医院管理者提纲挈领，抓住影响医院资源配置的深层因素牛鼻子，关注次要因素，发力基础因素，带动外显因素，全面提升医院整体的管理能力和运营水平。

第一节　基于ISM的我国中等规模医院资源配置优化的关键影响因素研究

　　本节研究的我国中等规模医院主要是指床位数在1200张左右的三级甲等医院,我国中等规模医院是整个医疗卫生体系中的非常重要的中坚力量。虽然相对于医科大学的综合性教学医院,中等规模医院不论是在整体规模,还是在综合技术实力上都存在着相当大的差距。但是中等规模医院在我国各省区市区域中数量更多,辐射半径更合理,是大多数居民解决基本医疗问题的主要选择。相比较小规模的医院和基层卫生服务中心,我国中等规模医院往往是县域层级(区县)的中心医院,或是说是县域层级(区县)医疗卫生的核心力量,具备更强综合性技术优势以及较强的医疗服务能力。

　　开展中等规模医院资源配置研究,既需要客观梳理现有县域层级(区县)中等规模医院的资源配置现状,还必须厘清中等规模医院资源配置优化的关键影响因素,才能为我国医疗卫生的分级诊疗改革提供精确性的政策建议,化解当前综合性教学医院"三虹吸"的难题,缓解"看病难、看病贵"的问题。

　　近三年来,我国医院的发展战略及模式受到广泛关注,但现有研究中缺乏从关键与复杂影响因素及结构关系角度对中等规模医院资源配置优化的影响分析,更缺乏数量方法学支持。本节的研究利用系统工程学中的ISM(Interpretative Structural Modeling Method),探讨中等规模医院资源配置优化关键影响因素间的逻辑层次,揭示各因素间的结构关系,最终识别出影响中等规模医院资源配置优化关键因素的内部结构,旨在为中等规模医院资源配置的优化提供可操作性政策建议。

一、ISM方法的介绍

　　1973年,John N. Warfield最早提出了解释结构模型法。这是为分析复杂社会经济系统结构问题而开发出的一种系统分析方法,能够通过系统元素间相互影响关系的辨识,将复杂系统分解成为直观的多级梯阶结构模型。

　　ISM方法是先把要分析的系统,通过梳理拆分成各种子系统(因素、要素)、然后分析因素以及因素之间的直接二元关系;并把这种概念模型映射成有向图,通过布尔逻辑运算,最后揭示系统的结构,并在不损失系统整体功能前提下,以最简的层次化的有向拓扑图的方式呈现出来。

ISM本质上是对系统通过一系列数学上的拓扑运算最终给出一个最精简层次化有向拓扑图。所以,相较于表格、文字、数学公式等方式描述系统的本质,ISM方法的优势在于层级拓扑图展示结论的直观性,通过层级图可以一目了然地了解系统因素的因果层次和阶梯结构。

采用ISM技术分析中等规模医院资源配置优化的关键影响因素的结构及相互作用关系,具有较好的适用性和方法学创新。

二、中等规模医院资源配置优化的关键影响因素的ISM模型

(一)ISM建模的基本步骤

(1) 成立ISM小组,充分讨论医院资源配置优化影响因素。

(2) 对讨论结果进行归纳总结,构建影响因素合集S,记为S={S_1,S_2,S_3,…,S_n}。

(3) 建立邻接矩阵。

邻接矩阵(adjacency matrix) ,用来描述各个因素两两之间的关系,邻接矩阵A的元素a_{ij}定义为:

$$a_{ij}=\begin{cases} 1 & \text{当}S_i\text{对}S_{je}\text{有直接影响时} \\ 1 & \text{当}S_i\text{对}S_j\text{无直接影响时} \end{cases}$$

(4)计算可达矩阵M: 将邻接矩阵A与单位矩阵I进行求和,将结果进行幂运算,得到可达矩阵M。利用ISM计算平台,输入建立好的邻接矩阵,计算出中等规模医院资源配置优化的关键影响因素。

(5)基于可达矩阵M对因素做层次划分,建立解释结构模型。

(二)中等规模医院资源配置优化的关键影响因素的ISM模型建立

中等规模医院资源配置优化的关键影响因素是非常多的。本节研究从国家政策、医院规模、运营效率、医疗质量、持续发展和管理水平等六方面出发,通过查阅文献、走访调查、一对一访谈等多种方式广泛收集影响因素,并对影响因素进行整理和提炼,形成最有利于构建ISM的因素合集,见表3-1-1。

表 3-1-1 中等规模医院资源配置优化的关键影响因素

分类要素	详细因素	提炼影响因素
国家政策	医疗体制、医疗改革、医保政策、财政拨款	S_1卫生政策、S_2医疗体制
运营效率	资源效率、收支结构、费用控制、经济管理	S_3每名执业医师日均住院工作负担、S_4每百张病床药师人数、S_5收支结余、S_6资产负债率
医疗质量	质量安全、合理用药、服务流程	S_7手术患者并发症率、S_8I类切口手术部位感染率、S_9单病种质量控制、S_{10}门诊患者平均预约诊疗率
持续发展	科研平台、科研成果、员工总数、职称结构、硕士数、博士数	S_{11}职称结构、S_{12}学历结构、S_{13}科研平台、S_{14}科研成果
管理水平	领导能力、市场占用率、满意度	S_{15}领导能力、S_{16}市场占用率、S_{17}满意度

第一步,构建连接矩阵A。通过对详细影响因素的提炼形成影响因素合集S,共包括17个关键影响因素分析,形成中等规模医院资源配置优化的关键影响因素相互关系的矩阵A。

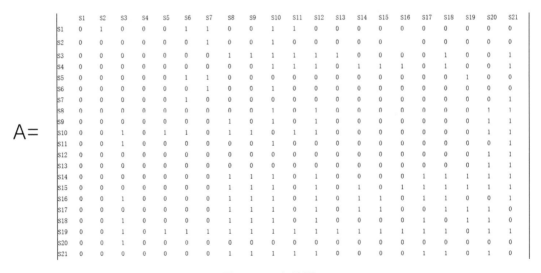

图 3-1-1 矩阵图

第二步,基于布尔代数运算,对矩阵(A+I)进行冥运算,并形成矩阵热力图。

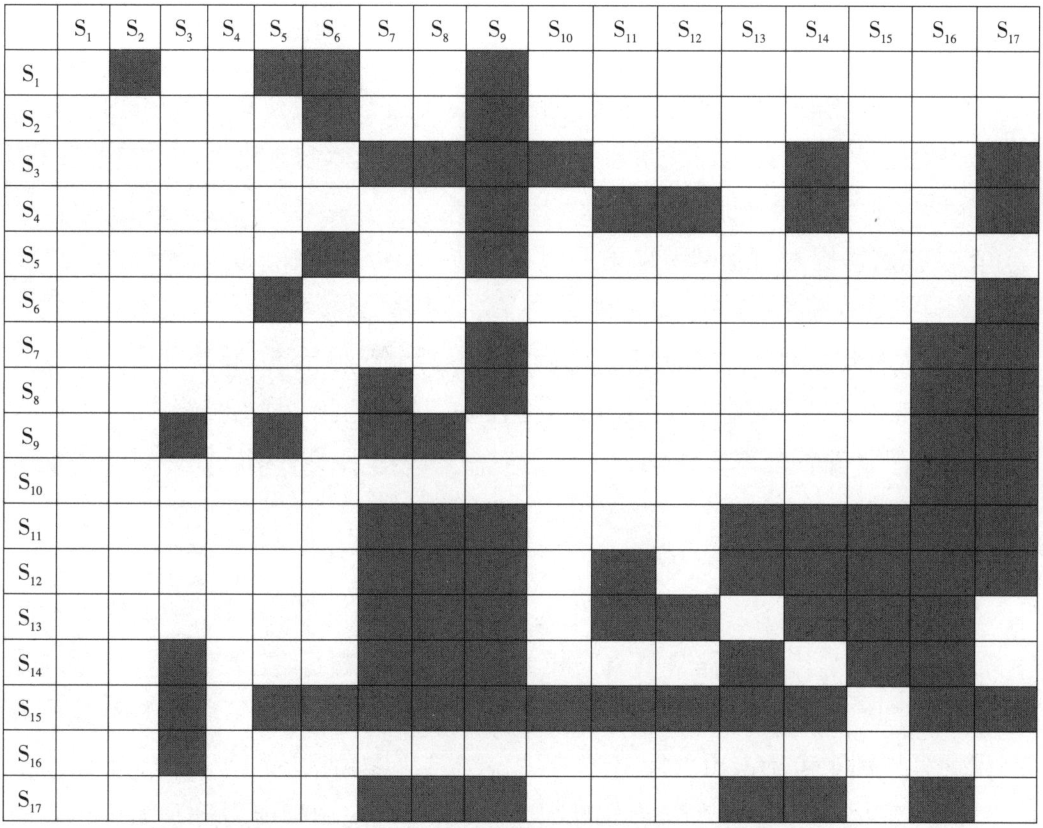

图3-1-2 中等规模医院资源配置优化关键影响因素矩阵热力图

计算中等规模医院资源配置优化关键影响因素的矩阵,并根据矩阵热力图,可以发现17个影响因素间存在一个四级递阶结构。经专家讨论,最终将其依次命名为深层次因素、次深层次因素、基础因素和外显因素(表3-1-2)。

表3-1-2 我国中等规模医院资源配置优化关键影响因素层级分级表

层次	关键影响因素
深层次因素	S_1卫生政策、S_{15}领导能力
次深层次因素	S_2医疗体制
基础因素	S_3每名执业医师日均住院工作负担、S_4每百张病床药师人数、S_5收支结余、S_6资产负债率、S_7手术患者并发症率、S_8I类切口手术部位感染率、S_9单病种质量控制、S_{10}门诊患者平均预约诊疗率、S_{11}职称结构、S_{12}学历结构、S13科研平台、S_{14}科研成果
外显因素	S_{16}市场占用率、S_{17}满意度

三、结果

1.深层次因素与次深层次因素关系

影响中等规模医院资源配置优化的深层次因素为卫生政策S_1和领导能力S_{15}，其中卫生政策S_1直接而又深刻地影响着我国医疗体制S_2建设；中等规模医院的内部动力来自S_{15}领导能力。

2.次深层次因素与基础因素关系

影响中等规模医院资源配置优化次深层次因素直接影响了基础因素中的每名执业医师日均住院工作负担S_3和单病种质量控制S_9等因素，而基础因素彼此相互影响与制约。其中，每名执业医师日均住院工作负担S_3、收支结余S_5、资产负债率S_6、手术患者并发症率S_7和单病种质量控制S_9等因素是中等规模医院资源配置优化路径的聚焦点。

3.基础因素与外显因素关系

影响中等规模医院资源配置优化的直接因素是医院品牌影响和口碑，本研究将其命名为"外显因素"，即最易直观感知到的代表性指标，主要体现为市场占用率S_{16}和满意度S_{17}。由于基础因素彼此间相互作用最终汇聚于领导能力S_{15}这一要素，因此外显因素市场占用率S_{16}和满意度S_{17}本质上是由医院领导能力S_{15}所决定。

综上，解释架构模型的结果表明：卫生政策和医院领导能力分别为中等规模医院资源配置优化的最重要的外部限制条件与最根本的内部动力，二者通过医疗体制、医院运营效率、医疗质量和持续发展等方面的分类要素来实现，共同作用于中等规模医院资源配置优化的其他具体的基础因素，而基础因素间又彼此相互制约，综合影响医院的资源运营效率和医疗质量，进而影响到中等规模医院资源配置优化的水平。

四、分析与建议

借助上述中等规模医院资源配置优化关键影响因素的结构层次与作用路径，对应中等规模医院资源配置优化存在的问题，着重进行四方面讨论和建议。

1.聚焦深层因素的战略导向作用

通过ISM模型可知，中等规模医院建设中受到"卫生政策→医疗体制"和"医院领导力→医院运营"内外两条总体作用路径的制约。前者代表外部环境因素，后者代表内部推动力。由此说明：第一，中等规模医院资源配置优化深受国家卫生政策和医疗体制变革影响。因此，从战略管理的角度，依据医疗行业的改革和发展方向,不断融合新政策、新理念、新做法和新准则,为中等规模医院创建良好环境和政策导向;第二,中等规模医院运营效率的提升依赖于医院的领导能力,因此,医院领导者应该高度重视医院整体管理能力的提升,倡导效率与创新的价值取向,鼓励全院员工"情系民生,追求卓越"的价值观念和行为准则,从而提升医院的精细化管理水平,提升整体运营效率。从另一角度来说,医院领导者多数为临床专业优秀人员中提拔上来,但多数并不具备优秀的领导能力,这就得进行相关的培养与提高,才不致于走向不称职。

2.重视基础因素的相互制约作用

影响中等规模医院的基础因素既有资源环境因素,又有内部运作要素。资源环境因素包括医疗体制和资源投入,内部运营要素包括资源效率、经济管理水平、质量安全、服务流程、科研平台、重点学科、人才队伍和人才培养等诸多方面。中等规模医院资源配置优化在上述因素协同作用下促进和发展。其中,资源环境要素可以创造医院内部运营的有利条件,而内部运营效率水平又影响了外部环境要素的变化方向。

3.关注节点因素的路径传导效应

在中等规模医院资源配置优化过程中,应高度关注三个路径节点:第一,争取国家卫生政策支持。创造性地利用好国家卫生政策,可以有效地争取更多的外部资源,可以创造更和谐的外部环境,拓展中等规模医院资源配置优化的边界。第二,强化提升医院管理水平。中等规模医院资源配置优化应植根于先进的管理学理论,更新管理理念,整合管理方法,借鉴国际先进的管理经验,因地制宜地、创造性地建设符合中国国情的中等规模医院管理制度。第三,确保资源的持续投入。要重视中等规模医院建设过程中的资源持续投入,资源投入不但为高质量的临床服务提供了动力保障,也为科学研究顺利进行提供了物质基础。资源投入将成为中等规模医院建设发展和提升创新能力的动力,更是中等规模医院资源配置优化的活水和源头。

作者:皮星　谢文义　程伟　颜维华

一、分级诊疗体系的预期与非预期效应

(一)预期效应:形成医院功能定位基础上有序分级诊疗体系

1.医院功能定位

2015年3月,国务院办公厅印发的《全国医疗卫生服务体系规划纲要(2015—2020年)》(国办发〔2015〕14号)明确规定了各级医院功能定位:

(1)公立医院是我国医疗服务体系的主体,应当坚持维护公益性,充分发挥其在基本医疗服务提供、急危重症和疑难病症诊疗等方面的骨干作用,承担医疗卫生机构人才培养、医学科研、医疗教学等任务,承担法定和政府指定的公共卫生服务、突发事件紧急医疗救援、援外、国防卫生动员、支农、支边和支援社区等任务。

(2)县办医院主要承担县级区域内居民的常见病、多发病诊疗,急危重症抢救与疑难病转诊,培训和指导基层医疗卫生机构人员,相应公共卫生服务职能以及突发事件紧急医疗救援等工作,是政府向县级区域内居民提供基本医疗卫生服务的重要载体。

(3)市办医院主要向地市级区域内居民提供代表本区域高水平的综合性或专科医疗服务,接受下级医院转诊,并承担人才培养和一定的科研任务以及相应的公共卫生和突发事件紧急医疗救援任务。

(4)省办医院主要向省级区域内若干个地市提供急危重症、疑难病症诊疗和专科医疗服务,接受下级医院转诊,并承担人才培养、医学科研及相应公共卫生和突发事件紧急医疗救援任务。

(5)部门办医院主要向跨省份区域提供疑难危重症诊疗和专科医疗服务,接受下级医院转诊,承担人才培养、医学科研及相应公共卫生和突发事件紧急医疗救援等任务并提供技术支撑,带动医疗服务的区域发展和整体水平提升。

(6)基层医疗卫生机构的主要职责是提供预防、保健、健康教育、计划生育等基本公共卫生服务和常见病、多发病的诊疗服务以及部分疾病的康复、护理服务,向医院转诊超出自身服务能力的常见病、多发病及危急和疑难重症病人。基层医疗卫生机构主要包括乡镇卫生院、社区卫生服务中心(站)、村卫生室、医务室、门诊部(所)和军队基层卫生机构等。

(7)乡镇卫生院和社区卫生服务中心负责提供基本公共卫生服务,以及常见病、多发病的诊疗、护理、康复等综合服务,并受县级卫生计生行政部门委托,承担辖区内的公共卫生管理工作,负责村卫生室、社区卫生服务站的综合管理、技术指导和乡村医生的培训等工作。乡镇卫生院分为中心乡镇卫生院和一般乡镇卫生院,中心乡镇卫生院除具备一般乡镇卫生院的服务功能外,还应开展普通常见手术等,着重强化医疗服务能力并承担对周边区域内一般乡镇卫生院的技术指导工作。

(8)村卫生室、社区卫生服务站在乡镇卫生院和社区卫生服务中心的统一管理和指导下,承担行政村、居委会范围内人群的基本公共卫生服务和普通常见病、多发病的初级诊治、康复等工作。

(9)单位内部的医务室和门诊部等基层医疗卫生机构负责本单位或本功能社区的基本公共卫生和基本医疗服务。

(10)其他门诊部、诊所等基层医疗卫生机构根据居民健康需求,提供相关医疗卫生服务。政府可以通过购买服务的方式对其提供的服务予以补助。

2.分级诊疗体系

2015年9月,国务院办公厅印发《关于推进分级诊疗制度建设的指导意见》(国办发〔2015〕70号)提出建立"基层首诊、双向转诊、急慢分治、上下联动"的模式。

(1)基层首诊。坚持群众自愿、政策引导,鼓励并逐步规范常见病、多发病患者首先到基层医疗卫生机构就诊,对于超出基层医疗卫生机构功能定位和服务能力的疾病,由基层医疗卫生机构为患者提供转诊服务。

(2)双向转诊。坚持科学就医、方便群众、提高效率,完善双向转诊程序,建立健全转诊指导目录,重点畅通慢性期、恢复期患者向下转诊渠道,逐步实现不同级别、不同类别医疗机构之间的有序转诊。

(3)急慢分治。明确和落实各级各类医疗机构急慢病诊疗服务功能,完善治疗—康复—长期护理服务链,为患者提供科学、适宜、连续性的诊疗服务。急危重症患者可以直接到二级以上医院就诊。

(4)上下联动。引导不同级别、不同类别医疗机构建立目标明确、权责清晰的分工协作机制,以促进优质医疗资源下沉为重点,推动医疗资源合理配置和纵向流动。

同时,国办发〔2015〕70号文再次明确各级各类医疗机构诊疗服务功能定位。城市三级医院主要提供急危重症和疑难复杂疾病的诊疗服务。城市三级中医医院充分利用中医药(含民族医药,下同)技术方法和现代科学技术,提供急危重症和疑难复杂疾病的中医诊疗服务和中医优势病种的中医门诊诊疗服务。城市二级医院主要接收三级医院转诊的急性病恢复期患者、术后恢复期患者及危重症稳定期患者。县级医院主要提供县域内常见病、多发病诊疗，以及急危重症患者抢救和疑难复杂疾病向上转诊服务。基层医疗卫生机构和康复医院、护理院等（以下统称慢性病医疗机构）为诊断明确、病情稳定的慢性病患者、康复期患者、老年病患者、晚期肿瘤患者等提供治疗、康复、护理服务。

"小病进社区、大病进医院、康复回社区"是医院功能定位基础上的分级诊疗体系期望的政策目标。

（二）非预期效应：大型医院的"资源虹吸、病人虹吸、资金虹吸"效应

从实践来看，我国尚未按照医疗机构功能定位形成有序的分级诊疗体系：

一是"病人虹吸"效应。由于我国等级医院评审存在质量信号机制，患者往往将高等级医院等同于高技术、高质量的代名词。加上患者自主择医，患者就医普遍"向上集中"，三甲医院"人满为患"，基层医院"门可罗雀"。相关研究表明：三级医院中有60%以上的患者可以分流到低等级医院。

二是"资源虹吸"效应。"资源虹吸"主要体现为优质医生、高档医疗设备集中到大型医院。相关研究表明："三甲"医院比重每增加10%，城乡医生人力资源非均衡配置程度显著扩大16%—21%。经济激励和预期较高目标收入是优质医生流向大型医院的主要诱因。在高档医疗设备虹吸上，国内相关学者从医武竞争视角提供了我国大型医院存在高档医疗设备虹吸效应的证据。

三是"资金虹吸"效应。该效应主要是"病人虹吸"效应的连带效应。随着病人流向高等级医院，医保基金、病人自付费用也流向了高等级医院。特别是在异地就医政策实施后，该现象更为明显。另外，医院级别越高，政府财政投入绝对越多，获得的科教资金也越多。2014年，中央巡视组检查重庆九院创建的全国社区卫生服务示范中心的工作时，重庆九院曾提出加强社区卫生服务"五要"的工作建议（其内容为：要强制、要投入、要培训、要配套、要联动），得到中央巡视组的肯定。

二、"三虹吸"效应对医院资源匹配的影响：以北京市为例

本节以北京市为样本，基于不同等级医院资源配置、工作量、医疗收入、医疗费用来考察"三虹吸"效应对医院资源匹配的影响。

（一）不同等级医院资源配置比较

1.医院数

北京市三级医院和二级医院数量呈现上升趋势，自2015年以来年均增速分别

为1.14%和7.51%;而一级医院数量呈现下降趋势,自2015年年均增速为-0.92%。(见表3-2-1)

表3-2-1 2015—2019年北京市不同等级医院数 单位:个

医院等级	2015年	2016年	2017年	2018年	2019年	增长率(%)
三级医院	108	111	116	113	113	1.14
二级医院	125	136	144	155	167	7.51
一级医院	440	433	433	437	424	-0.92
总计	673	680	693	705	704	1.13

注:本表数据来自《北京市卫生工作统计资料简编(2019)》。

2.实有床位数

(1)绝对规模

北京市医院实有床位数呈上升趋势,2019年较2015年增加了9281张,增长率为1.82%。其中,三级医院和二级医院实有床位数呈现上升趋势,2019年较2015年分别增加了7859张和3283张,增长率分别为2.29%和3.09%;而一级医院实有床位数呈下降趋势,2019年较2015年下降了1861张,增长率为-3.03%。根据贡献率来看,三级医院实有床位增长贡献了全市床位增长的84.68%;表明北京市医院实有床位资源仍然向三级医院集中,床位"虹吸效应"明显。(见表3-2-2)

表3-2-2 2015—2019年北京市不同等级医院实有床位数 单位:张

医院等级	2015年	2016年	2017年	2018年	2019年	增长率(%)
三级医院	82792	85484	86902	88603	90651	2.29
二级医院	25373	25723	27199	28135	28656	3.09
一级医院	16069	16583	15326	14497	14208	-3.03
总计	124234	127790	129427	131235	133515	1.82

注:本表数据来自《北京市卫生工作统计资料简编(2019)》。

(2)相对规模

①平均每家医院实有床位数

北京市平均每家医院实有床位数呈上升趋势,2019年较2015年增长了5.05张,增长率为0.68%。其中,平均每家三级医院实有床位数呈上升趋势,2019年较2015年增长了35.63张,年均增速为1.14%;而平均每家一级医院和二级医院实有床位数呈下降趋势,2019年较2015年分别减少了31.39张和3.01张,增速为-4.11%和-2.13%。该数据也表明,北京市医院实有床位资源仍然向三级医院集中,床位"虹吸效应"明显。(见表3-2-3)

表 3-2-3　2015—2019 年北京市不同等级医院平均每家医院实有床位数

医院等级	2015 年/张	2016 年/张	2017 年/张	2018 年/张	2019 年/张	增长率/%
三级医院	766.59	770.13	749.16	784.10	802.22	1.14
二级医院	202.98	189.14	188.88	181.52	171.59	−4.11
一级医院	36.52	38.30	35.39	33.17	33.51	−2.13
总计	184.60	187.93	186.76	186.15	189.65	0.68

注：本表数据经作者加工计算而来。

②不同等级医院实有床位数占比

北京市三级医院和二级医院实有床位数占比呈上升趋势，2019 年较 2015 年分别增长了 1.25% 和 1.04%；而一级医院实有床位数占比呈下降趋势，2019 年较 2015 年减少了 2.29%。该数据也表明，北京市医院实有床位资源仍然向三级医院集中，床位"虹吸效应"明显。（见表 3-2-4）

表 3-2-4　2015—2019 年北京市不同等级医院实有床位数占比　　　　单位：%

医院等级	2015 年	2016 年	2017 年	2018 年	2019 年	变化率
三级医院	66.64	66.89	67.14	67.51	67.90	1.25
二级医院	20.42	20.13	21.01	21.44	21.46	1.04
一级医院	12.93	12.98	11.84	11.05	10.64	−2.29

注：本表数据经作者加工计算而来。

3. 人员数：卫生人员数、卫技人员数、执业医师数、注册护士数

（1）绝对规模

就卫生人员数量来看，北京市医院卫生人员数呈上升趋势，2019 年较 2015 年增加了 23361 人，增长率为 2.38%。其中，各级医院卫生人员数均呈上升趋势，三级医院增速最快，其次为二级医院，一级医院最慢，增速分别为 2.55%、2.44%、1.14%。根据贡献率来看，三级医院卫生人员数增长贡献了全市卫生人员数增长的 74.47%。

就卫技人员数来看，北京市医院卫技人员数呈上升趋势，2019 年较 2015 年增加了 21042 人，增长率为 2.63%。其中，各级医院卫技人员数均呈上升趋势，三级医院增速最快，其次为二级医院，一级医院最慢，增速分别为 2.80%、2.52%、1.47%。根据贡献率来看，三级医院卫技人员数增长贡献了全市卫生人员数增长的 76.56%。

就执业医师数来看，北京市医院执业医师数呈上升趋势，2019 年较 2015 年增加了 10161 人，增长率为 3.57%。其中，各级医院执业医师数均呈上升趋势，三级医院增速最快,其次为二级医院,一级医院最慢,增速分别为3.67%、3.45%、3.10%。根据贡献率来看,三级医院执业医师数增长贡献了全市执业医师数增长的71.69%。

就注册护士数来看,北京市医院注册护士数呈上升趋势,2019年较2015年增加了8794人,增长率为2.23%。其中,各级医院注册护士数均呈上升趋势,二级医院增速最快,其次为三级医院,一级医院最慢,增速分别为2.64%、2.30%、0.47%。根据贡献率来看,二级医院注册护士数增长贡献了全市卫生人员数增长的77.01%。

综上,不管是从医院卫生人员数,还是从其细分的卫技人员数、执业医师数、注册护士数增长变化来看,北京市医院卫生人员资源仍然向三级医院集中,优质人力资源"虹吸效应"明显。(见表3-2-5)

表3-2-5　2015—2019年北京市不同等级医院卫生人员数

医院等级	2015年	2016年	2017年	2018年	2019年	增长率(%)
卫生人员数/人						
三级医院	164005	166282	173814	172694	181403	2.55
二级医院	47337	49575	50918	51222	52131	2.44
一级医院	25139	26234	26177	25753	26308	1.14
小计	236481	242091	250909	249669	259842	2.38
卫技人员数/人						
三级医院	137698	140377	146746	145730	153807	2.80
二级医院	36733	39001	39768	39818	40582	2.52
一级医院	18016	18488	18724	18737	19100	1.47
小计	192447	197866	205238	204285	213489	2.63
执业医师数/人						
三级医院	46940	48718	50894	51492	54224	3.67
二级医院	12920	13632	13933	14232	14798	3.45
一级医院	7680	8075	8292	8493	8679	3.10
小计	67540	70425	73119	74217	77701	3.57
注册护士数/人						
三级医院	71010	71960	75056	73621	77782	2.30
二级医院	17166	18493	18807	18426	19054	2.64
一级医院	7007	6959	6940	7035	7141	0.47
小计	95183	97412	100803	99082	103977	2.23

注:本表数据来自《北京市卫生工作统计资料简编(2019)》。

（2）相对规模

①平均每家医院卫生人员数

北京市平均每家医院卫生人员数呈上升趋势，2019年较2015年增长了18张，增长率为1.24%。其中，平均每家三级医院实有床位数呈上升趋势，2019年较2015年增长了1.40%；而平均每家二级医院实有床位数呈下降趋势，2019年较2015年减少了4.72%。该数据也表明，北京市医院卫生人员资源仍然向三级医院集中，优质人力资源"虹吸效应"明显。（见表3-2-6）

表3-2-6　2015—2019年北京市不同等级医院平均每家医院卫生人员数

医院等级	2015年	2016年	2017年	2018年	2019年	增长率（%）
卫生人员数/人						
三级医院	1519	1498	1498	1528	1605	1.40
二级医院	379	365	354	330	312	-4.72
一级医院	57	61	60	59	62	2.08
小计	351	356	362	354	369	1.24
卫技人员数/人						
三级医院	1275	1265	1265	1290	1361	1.65
二级医院	294	287	276	257	243	-4.64
一级医院	41	43	43	43	45	2.42
小计	637	647	658	644	672	1.35
执业医师数/人						
三级医院	435	439	439	456	480	2.51
二级医院	103	100	97	92	89	-3.78
一级医院	17	19	19	19	20	4.06
小计	100	104	106	105	110	2.41
注册护士数/人						
三级医院	658	648	647	652	688	1.15
二级医院	137	136	131	119	114	-4.53
一级医院	16	16	16	16	17	1.41
小计	141	143	145	141	148	1.09

注：本表数据经作者加工计算而来。

②不同等级医院卫生人员数占比

北京市三级医院和二级医院卫生人员数占比呈上升趋势，2019年较2015年分别增长了0.46%和0.05%；而一级医院卫生人员数占比呈下降趋势，2019年较2015年减少了0.51%。该数据也表明，北京市医院卫生人员资源仍然向三级医院集中，优质人力资源"虹吸效应"明显。特别是执业医师数，仅有三级医院占比呈

现增长趋势,二级医院和一级医院占比均呈现下降趋势。(见表3-2-7)

表3-2-7　2015—2019年北京市不同等级医院平均每家医院卫生人员数

医院等级	2015年	2016年	2017年	2018年	2019年	变动率(%)
卫生人员数/人						
三级医院	69.35	68.69	69.27	69.17	69.81	0.46
二级医院	20.02	20.48	20.29	20.52	20.06	0.05
一级医院	10.63	10.84	10.43	10.31	10.12	−0.51
卫技人员数/人						
三级医院	32.10	31.91	32.17	32.10	32.49	0.39
二级医院	8.56	8.86	8.72	8.77	8.57	0.01
一级医院	4.20	4.20	4.10	4.13	4.04	−0.17
执业医师数/人						
三级医院	69.50	69.18	69.60	69.38	69.79	0.29
二级医院	19.13	19.36	19.06	19.18	19.04	−0.08
一级医院	11.37	11.47	11.34	11.44	11.17	−0.20
注册护士数/人						
三级医院	74.60	73.87	74.46	74.30	74.81	0.20
二级医院	18.03	18.98	18.66	18.60	18.33	0.29
一级医院	7.36	7.14	6.88	7.10	6.87	−0.49

注:本表数据经作者加工计算而来。

(二)不同等级医院工作量比较

1.门急诊人次数

(1)绝对规模

北京市医院门急诊人次数呈上升趋势,2019年较2015年增加了928.7万人,增长率为1.40%。其中,各级医院门急诊人次数均呈上升趋势,三级医院增速最慢,其次为二级医院,一级医院最快,增速分别为0.70%、1.56%、7.58%。根据贡献率来看,三级医院门急诊人次数增长贡献了全市门急诊人次数增长的36.53%、二级医院贡献了21.26%、一级医院贡献了42.21%。(见表3-2-8)

表3-2-8　2015—2019年北京市不同等级医院门急诊人次数

医院等级	2015年/人	2016年/人	2017年/人	2018年/人	2019年/人	增长率/%
三级医院	11974.9	12525.5	11385.6	11318.8	12314.2	0.70
二级医院	3082.6	3346.2	3203.6	3267.8	3280.0	1.56
一级医院	1154.8	1268.5	1365.4	1470.1	1546.8	7.58
总计	16212.3	17140.2	15954.6	16056.7	17141.0	1.40

注:本表数据来自《北京市卫生工作统计资料简编(2019)》。

（2）相对规模

①平均每家医院门急诊人次数

北京市平均每家医院门急诊人次数呈上升趋势，2019年较2015年增长了0.26万人，增速为0.27%。其中，平均每家三级医院和二级医院门急诊人次数呈下降趋势，2019年较2015年分别下降了1.90万人和5.02万人，增速分别为-0.43%和-5.53%；而平均每家一级医院门急诊人次数呈上升趋势，2019年较2015年增长了1.02万人，增速为8.58%。（见表3-2-9）

表3-2-9 2015—2019年北京市不同等级医院平均每家医院门急诊人次数

医院等级	2015年/人	2016年/人	2017年/人	2018年/人	2019年/人	增长率/%
三级医院	110.88	112.84	98.15	100.17	108.98	-0.43
二级医院	24.66	24.60	22.25	21.08	19.64	-5.53
一级医院	2.62	2.93	3.15	3.36	3.65	8.58
总计	24.09	25.21	23.02	22.78	24.35	0.27

注：本表数据经作者加工计算而来。

②不同等级医院门急诊人次数占比

北京市三级医院门急诊人次数占比呈下降趋势，2019年较2015年下降了2.02%；而一级医院和二级医院门急诊人次数占比呈上升趋势，2019年较2015年分别增长了1.90%和0.12%。（见表3-2-10）

表3-2-10 2015—2019年北京市不同等级医院门急诊人次数占比　　　　　单位：%

医院等级	2015年	2016年	2017年	2018年	2019年	变化率
三级医院	73.86	73.08	71.36	70.49	71.84	-2.02
二级医院	19.01	19.52	20.08	20.35	19.14	0.12
一级医院	7.12	7.40	8.56	9.16	9.02	1.90

注：本表数据经作者加工计算而来。

2.出院人数

（1）绝对规模

北京市医院出院人数呈上升趋势，2019年较2015年增加了94.4万人，增长率为6.58%。其中，各级医院出院人数均呈上升趋势，三级医院增速最快，其次为二级医院，一级医院最慢，增速分别为7.07%、4.55%、3.18%。根据贡献率来看，三级医院出院人数增长贡献了全市出院人数增长的88.88%、二级医院贡献了9.22%、一级医院贡献了1.90%。（见表3-2-11）

表 3-2-11　2015—2019 年北京市不同等级医院出院人数

医院等级	2015年/人	2016年/人	2017年/人	2018年/人	2019年/人	增长率/%
三级医院	266.8	286.2	300.4	321.3	350.7	7.07
二级医院	44.7	52.7	53.0	52.9	53.4	4.55
一级医院	13.5	14.5	14.0	15.3	15.3	3.18
总计	325.0	353.4	367.4	389.5	419.4	6.58

(2)相对规模

①平均每家医院出院人数

北京市平均每家医院出院人数呈上升趋势,2019 年较 2015 年增长了 0.12 万人,增速为 5.39%。其中,平均每家三级医院和一级医院出院人数呈上升趋势,2019 年较 2015 年分别增长了 0.63 万人和 0.01 万人,增速分别为 5.87% 和 4.14%;而平均每家二级医院出院人数呈下降趋势,2019 年较 2015 年下降了 0.04 万人,增速为 -2.76%。(见表 3-2-12)

表 3-2-12　2015—2019 年北京市不同等级医院平均每家医院出院人数

医院等级	2015年/万人	2016年/万人	2017年/万人	2018年/万人	2019年/万人	增长率(%)
三级医院	2.47	2.58	2.59	2.84	3.10	5.87
二级医院	0.36	0.39	0.37	0.34	0.32	-2.76
一级医院	0.03	0.03	0.03	0.04	0.04	4.14
总计	0.48	0.52	0.53	0.55	0.60	5.39

注:本表数据经作者加工计算而来。

②不同等级医院出院人数占比

北京市三级医院出院人数占比呈上升趋势,2019 年较 2015 年上升了 1.53%;而一级医院和二级医院出院人数占比呈下降趋势,2019 年较 2015 年分别下降了 0.51% 和 1.02%。(见表 3-2-13)

综上,在住院人数上,三级医院病人虹吸效应仍然明显。

表 3-2-13　2015—2019 年北京市不同等级医院出院人数占比

医院等级	2015年/万人	2016年/万人	2017年/万人	2018年/万人	2019年/万人	变化率/%
三级医院	82.09	80.98	81.76	82.49	83.62	1.53
二级医院	13.75	14.91	14.43	13.58	12.73	-1.02
一级医院	4.15	4.10	3.81	3.93	3.65	-0.51

注:本表数据经作者加工计算而来。

（三）不同等级医院医疗收入比较

1.医疗收入

（1）绝对规模

北京市医院医疗收入呈上升趋势,2019年较2015年增加了5123224万元,增长率为8.59%。其中,各级医院医疗收入均呈上升趋势,一级医院增速最快,其次为三级医院,二级医院最慢,增速分别为23.32%、8.64%、5.36%。根据贡献率来看,一级医院医疗收入增长贡献了全市医疗收入增长的85.29%、三级医院贡献了7.85%、二级医院贡献了6.86%。(见表3-2-14)

表3-2-14　2015—2019年北京市不同等级医院医疗收入

医院等级	2015年/万元	2016年/万元	2017年/万元	2018年/万元	2019年/万元	增长率/%
三级医院	11123824	12091973	12843205	13867219	15493525	8.64
二级医院	1732735	1992938	2035879	2039733	2134893	5.36
一级医院	267641	333677	516189	641969	619005	23.32
总计	13124200	14418588	15395273	16548921	18247424	8.59

注:本表数据根据工作量和医疗费用数据估算。

（2）相对规模

①平均每家医院医疗收入

北京市平均每家医院医疗收入呈上升趋势,2019年较2015年增长了6418.6万元,增速为7.37%。其中,平均每家三级医院和一级医院医疗收入呈上升趋势,2019年较2015年分别增长34112.47万元和851.64万元,增速分别为7.41%和24.47%;而平均每家二级医院医疗收入呈下降趋势,2019年较2015年下降了1078.09万元,增速为-2.00%。(见表3-2-15)

表3-2-15　2015—2019年北京市不同等级医院平均每家医院医疗收入

医院等级	2015年/万元	2016年/万元	2017年/万元	2018年/万元	2019年/万元	增长率/%
三级医院	102998.37	108936.69	110717.28	122718.75	137110.84	7.41
二级医院	13861.88	14653.96	14138.05	13159.57	12783.79	-2.00
一级医院	608.28	770.62	1192.12	1469.04	1459.92	24.47
总计	19501.04	21203.81	22215.40	23473.65	25919.64	7.37

注:本表数据经作者加工计算而来。

②不同等级医院医疗收入占比

北京市三级医院和一级医院医疗收入占比呈上升趋势,2019年较2015年分别上升了0.15%和1.35%；而二级医院医疗收入占比呈下降趋势，2019年较2015年下降了1.50%。（见表3-2-16）

综上，在医疗收入上，三级医院资金虹吸效应仍然明显。

表3-2-16　2015—2019年北京市不同等级医院医疗收入占

医院等级	2015年/万元	2016年/万元	2017年/万元	2018年/万元	2019年/万元	变化率/%
三级医院	84.76	83.86	83.42	83.80	84.91	0.15
二级医院	13.20	13.82	13.22	12.33	11.70	−1.50
一级医院	2.04	2.31	3.35	3.88	3.39	1.35

（四）不同等级医院医疗费用比较

1.门诊病人人均医疗费用

北京市医院门诊病人人均医疗费用呈上升趋势，2019年较2015年增加了99.1元，增长率为5.22%。其中，各级医院医疗收入均呈上升趋势，一级医院增速最快，其次为三级医院，二级医院最慢，增速分别为14.35%、5.53%、2.10%。（见表3-2-17）

表3-2-17　2015—2019年北京市不同等级医院门诊病人人均医疗费用

医院等级	2015年/万元	2016年/万元	2017年/万元	2018年/万元	2019年/万元	增长率/%
三级医院	467.6	480.2	539.1	569.5	580.0	5.53
二级医院	346.1	356.9	377.3	368.2	376.1	2.10
一级医院	183.6	181.5	242.2	331.2	313.9	14.35
总计	438.9	451.6	503.0	525.2	538.0	5.22

2.住院病人人均医疗费用

北京市医院住院病人人均医疗费用呈上升趋势，2019年较2015年增加了3161.7元，增长率为3.78%。其中，各级医院医疗收入均呈上升趋势，一级医院增速最快，其次为三级医院，二级医院最慢，增速分别为20.63%、3.56%、3.17%。就绝对增长额来看，一级医院增幅最快，为4603.2元；三级医院其次，增幅为3107.2元；二级医院最慢，为1982.1元。（见表3-2-18）

表3-2-18　2015—2019年北京市不同等级医院住院病人人均医疗费用

医院等级	2015年/元	2016年/元	2017年/元	2018年/元	2019年/元	增长率/%
三级医院	20706.0	21234.2	22321.0	23097.3	23813.2	3.56
二级医院	14895.9	15155.2	15606.8	15813.4	16878.0	3.17
一级医院	4120.0	7134.1	13249.2	10135.4	8723.2	20.63
总计	19789.0	20303.5	21376.2	22120.3	22950.7	3.78

（五）简要小结

北京市是全国加强社区卫生工作做得较好的代表，但仍存在未体现高质量分级诊疗的门槛设计。控制"虹吸"得利，是分级诊疗高质量发展的重要手段，值得探索（如年薪制中的"三明"案例可以借鉴）。

三、"三虹吸"效应下人力价值提升对控费效应

（一）资料与方法

1 变量选取

（1）因变量

本文的因变量为医疗费用规模。现有文献常用门诊病人人均医疗费用、住院病人人均医疗费用来刻画医疗费用增长。事实上，人均医疗费用仅是患者单次就医的平均价格，其与医疗服务数量的乘积才是总体医疗费用。鉴于此，本文从总体费用规模和次均费用规模两个层面考察人力价值提升的控费效应。具体操作上，从供方视角将医疗卫生机构收入与支出作为医疗总费用规模的计量指标，从需方视角选择门诊病人次均医疗费用和出院病人次均医疗费用作为次均费用规模的计量指标。

（2）自变量

本文的核心自变量为人力价值水平。准确衡量医务人员人力价值的真实水平是开展本研究的根本前提。鉴于我国医务人员人力价值提升来源于公立医院综合改革背景下薪酬制度、"药零差"、药占比管制、医疗服务价格调整等多项政策的合力，其结果在宏观上表现为医务人员经费与社会平均工资的倍差的增加，在微观上表现为医疗机构内部人员经费相对规模的增加。因此，本研究将人员经费与城镇非私营单位就业人员平均工资的倍差（以下简称"人员经费倍差"）、人员经费占医疗机构总支出的比重（以下简称"人员经费占比"）作为人力价值水平的计量指标。

（3）控制变量

鉴于医疗费用增长受多因素调控，结合宁晶等（2019）、赵建国等（2019）的研究，本文在计量模型中控制了供方因素、需方因素。其中，供方因素包括卫生资源数、政府投入规模、可持续发展能力、机构工作效率、市场竞争程度：卫生资源数用每千人口卫技人员数数和每千人口床位数作为计量指标；政府投入规模用财政补助收入占医疗机构总收入的比重（以下简称"财政投入占比"）作为计量指标；可持

续发展能力用收支结余率作为计量指标;机构工作效率用病床使用率、医师日均担负诊疗人次作为计量指标;市场竞争程度用民营医院出院人次数占医院总出院人次数比重作为计量指标。需方因素包括地区人口规模、老龄化程度;地区人口规模用年末常住人口数作为计量指标;老龄化程度用65岁以上人口占比作为计量指标。

2.资料来源

鉴于数据可得性、延续性及面板数据平衡性,本文以2010—2019年全国31个省级面板数据为考察样本进行实证检验。实证原始数据来源于《中国统计年鉴》、《中国卫生统计年鉴》(含《卫生与计划生育统计年鉴》《卫生健康统计年鉴》)资料。此外,为缓解模型自身存在的异方差问题,对部分变量进行对数处理。各变量的描述性统计见表3-2-19。

表3-2-19　各变量的描述性统计

变量分类	变量名称	符号	样本量	平均值	标准差	最小值	最大值
因变量	医疗机构收入	Income	310	926	755	16	4680
	医疗机构支出	Cost	310	888	732	14	4445
	门诊病人次均医药费用	Out-cost	310	218	68	75	561
	出院病人次均医疗费用	In-cost	310	8291	3318	3906	23360
自变量	人员经费占比	Ratio	310	31.76	4.83	19.70	51.82
	人员经费倍差	Compare	310	1.34	0.28	0.51	2.15
供方控制变量	财政投入占比	Gov	310	17.05	6.70	8.40	53.79
	医疗机构收支结余率	Balance	310	5.13	3.90	−8.30	28.99
	每千人口卫技人员数数	HTP	310	5.90	1.69	2.48	15.46
	每千人口床位数	Bed	310	5.03	1.15	2.51	7.55
	病床使用率	Uti	310	85.20	6.33	64.60	99.30
	医师日均担负诊疗人次	DoctorD	310	6.95	2.44	3.10	15.20
	民营医院市场份额	Market	310	12.78	6.25	2.44	30.13
需方控制变量	地区人口规模	People	310	4413	2783	301	11521
	老龄化程度	Elder	310	9.94	2.32	4.82	16.27

3.模型设定

为了检验医务人员价值提升对医疗费用增长的整体影响,本文采用固定效应面板模型进行分析:

$$HE_{it} = \beta_0 + \beta_1 HRV_{it} + \beta_2 Control_{it} + \eta_i + \gamma_t + \mu_{it} \qquad (1)$$

其中，HE_{it}是省份i在t年的医疗费用，包括医疗机构收入、医疗机构支出、门诊病人次均医药费、出院病人次均医疗费；HRV_{it}是省份i在t年的人力价值水平，包括人员经费占比、人员经费倍差；$Control_{it}$是控制变量，包括政府投入规模、医疗机构收支结余率、每千人口卫技人员数、每千人口床位数、病床使用率、医师日均担负诊疗人次、民营医院市场份额、地区人口规模、老龄化程度；η_i是省份的固定效应，γ_t是时间效应，μ_{it}是随机干扰项。

（二）结果

1.新医改以来人力价值提升与医疗费用增长情况

新医改以来，医疗机构人员经费占比年均增长率为4.23%；相比之下，人员经费倍差年均增长率为2.69%。医疗机构收入年均增长率为13.75%，相比之下，医疗机构支出年均增长率为13.69%。门诊次均费用年均增长率6.26%，高于住院次均费用的5.12%。（见表3-2-20）

表3-2-20 医务人员人力价值提升水平

分类	2010年	2011年	2012年	2013年	2014年	2015年	2016年	2017年	2018年	2019年	增长率/%
Ratio(%)	26.49	27.09	28.70	29.52	30.74	32.52	33.18	34.86	36.00	38.46	4.23
Compare	1.15	1.19	1.28	1.31	1.35	1.40	1.41	1.43	1.43	1.46	2.69
Income（亿）	694	818	974	1114	1267	1409	1588	1767	1965	2213	13.75
Cost(亿)	668	792	935	1071	1215	1367	1540	1722	1926	2119	13.69
Out-cost（元）	191	204	216	231	243	259	273	289	311	330	6.26
In-cost（元）	8499	9053	9501	10431	10551	11262	11708	12178	12653	13319	5.12

2.医务人员价值提升对供方费用的基本回归

表3-2-19报告了医务人员人力价值提升对供方医疗费用影响的相关结果，模型1至模型4均采用固定效应模型并对个体效应和时间效应进行控制。实证结果显示，人力价值水平对医疗机构收入和支出的抑制效应均在5%的水平下显著。具体而言，人员经费占比每增加1%，医疗机构收入和医疗机构支出均将下降0.80%；人员经费倍差每增加1%，医疗机构收入和医疗机构支出均将下降0.19%。

控制变量的估计结果显示，在医疗收入侧，所有控制变量对医疗机构收入均有显著的正向影响；在医疗支出侧，除收支结余率外，其余控制变量对医疗机构支出均有显著的正向影响。具体而言：人口老龄化对供方医疗费用的回归系数最大；与贾慧萍等（2019）、吕国营等（2020）的研究结论一致；人口规模对供方医疗费用的回归系数排第二位，与段丁强等（2018）的研究结论一致。人口老龄化和人口规模综合作用表明需方医疗服务释放是驱动当前医疗费用增长的主要动因。政府投入水平对供方医疗费用增长的回归系数排第三位。由于我国政府对医院的财政投入在预算上无量化约束机制，医疗机构在很大程度上成为自负盈亏的主体，各项医疗服务成本在价值上必须由医疗机构自身的门诊收入和住院收入等医疗收入进行补偿。因此，医院在年末进行下一年度经营规划时未将财政投入纳入，其结果是医院的总收入或总支出将随着政府投入规模的增减变化。病床使用率、医师日均担负诊疗人次对供方医疗费用增长的回归系数排第四位和第七位。理论上，机构工作效率越高，越能对医疗费用增长产生抑制作用。但我国"自收自支"机制加上医疗资源配置的"倒金字塔"结构，诱导了机构工作效率对医疗费用增长的促进效应。在次均费用一定的情况下，病床使用率、医师日均担负诊疗人次越高，医疗机构工作量越多；其结果将助推供方医疗费用的增长。每千人口床位数、每千人口卫技人员数数对医疗费用增长回归系数的影响力排第五位和第八位。地区医疗资源越充沛，说明地区医疗市场竞争程度越大；加上我国尚未形成分级诊疗的格局，医疗市场之间无序竞争必然导致医疗费用的上涨。市场竞争程度对医疗费用增长回归系数的影响力排第六位。我国公立医院与民营医院的竞争具有显著的结构性特征，民营医院主要同低等级公立医院展开竞争，其结果将加剧重复就医问题，进而导致医疗费用的浪费。收支结余率的作用机制出现了分化，对医疗收入有促进效益，对医疗支出有阻滞效应。

表3-2-21　医务人员价值提升对供方费用影响的基本模型回归结果

变量	lnIncome		lnCost	
	模型1	模型2	模型3	模型4
Ratio	−0.804** (0.253)		−0.800** (0.253)	
Compare		−0.194** (0.055)		−0.192** (0.055)
Gov	1.812*** (0.309)	1.825*** (0.303)	1.808*** (0.309)	1.820*** (0.303)
Balance	0.004* (0.002)	0.005** (0.002)	−0.006** (0.002)	−0.005** (0.002)
lnHTP	0.153** (0.073)	0.221** (0.074)	0.154** (0.073)	0.221** (0.074)

续表

变量	lnIncome		lnCost	
	模型1	模型2	模型3	模型4
lnBe	0.723*** (0.073)	0.718*** (0.072)	0.723*** (0.073)	0.718*** (0.072)
Uti	1.107*** (0.212)	1.031*** (0.211)	1.112*** (0.212)	1.037*** (0.211)
lnDoctorD	0.360*** (0.089)	0.258** (0.094)	0.356*** (0.089)	0.255** (0.094)
Market	0.698** (0.230)	0.539** (0.224)	0.711** (0.230)	0.553** (0.224)
LnPeople	3.959*** (0.293)	4.049*** (0.281)	3.969*** (0.293)	4.058*** (0.281)
Elder	4.977*** (0.544)	5.292*** (0.516)	4.968*** (0.544)	5.281*** (0.515)
Cons	−27.237*** (2.537)	−27.713*** (2.477)	−27.304*** (2.536)	−27.777*** (2.476)
个体效应	是	是	是	是
时间效应	是	是	是	是
Hausman检验	160.00***	152.21***	160.21***	152.52***
R^2	0.7546	0.7583	0.7532	0.7571

注:***、**、*分别表示1%、5%、10%的置信水平下显著;括号内数值为标准差。

3.医务人员价值提升对次均费用的基本回归

表3-2-22报告了医务人员人力价值提升对次均费用影响的相关结果,模型5至模型8均采用固定效应模型对个体效应和时间效应进行控制。实证结果显示,人员经费占比和人员经费倍差对门诊次均费用的抑制效应均在5%的水平下显著,仅人员经费倍差对住院次均费用的抑制效应在5%的水平下显著。具体而言,人员经费占比每增加1%,门诊次均费用将下降0.45%;人员经费倍差每增加1%,门诊次均费用和住院次均费用将分别下降0.13%、0.11%。

控制变量的估计结果显示,人口规模、老龄化对次均费用增长的回归系数位列第一、二位,再次表明需方医疗服务释放是促进医疗费用增长的主要因素。部分指标对次均费用结局指标作用机制发生分化:收支结余率对门诊次均费用增长有显著的促进效应,而对住院次均费用增长促进效应不显著。医师日均担负诊疗人次对门诊次均费用有显著的阻滞效应,而对住院次均费用增长促进效应不显著。市场竞争程度对门诊次均费用增长的促进效应大于住院次均费用。部分指标对费用结局指标作用机制发生分化：人员经费占比和人员经费倍差对供方医疗费用的阻滞效应大于次均费用。政府投入水平、每千人口卫技人员数对供方医疗费用增长具有显著的促进效应，但对次均费用增长的阻滞效应或促进效应不显著。

表3-2-22　医务人员价值提升对次均费用影响的基本模型回归结果

变量	lnOut-cost)		lnln-cost)	
	模型5	模型6	模型7	模型8
Ratio	−0.446** （0.202）		−0.059 （0.205）	
Compare		−0.128** （0.044）		−0.110** （0.044）
Gov	0.146 （0.247）	0.114 （0.241）	−0.141 （0.250）	−0.320 （0.243）
Balance	0.005*** （0.001）	0.005*** （0.001）	0.002 （0.001）	0.002 （0.001）
lnHTP	0.022 （0.059）	0.065 （0.059）	−0.033 （0.059）	−0.002 （0.060）
lnBed	0.386*** （0.058）	0.376*** （0.058）	0.326*** （0.059）	0.292*** （0.058）
Uti	0.484** （0.169）	0.440** （0.168）	0.443** （0.171）	0.428** （0.169）
lnDoctorD	−0.119* （0.071）	−0.188** （0.075）	0.065 （0.072）	0.001 （0.075）
Market	0.518** （0.183）	0.429** （0.178）	0.364* （0.186）	0.349* （0.180）
LnPeople	2.274*** （0.234）	2.298*** （0.224）	2.362*** （0.237）	2.249*** （0.226）
Elder	2.148*** （0.435）	2.293*** （0.411）	2.533*** （0.440）	2.419*** （0.414）
Cons	−13.260*** （2.027）	−13.325*** （1.973）	−11.005*** （2.051）	−10.123*** （1.988）
个体效应	是	是	是	是
时间效应	是	是	是	是
Hausman检验	116.06***	115.07***	138.94***	133.81***
R^2	0.4707	0.6459	0.6048	0.7045

注：***、**、*分别表示1%、5%、10%的置信水平下显著；括号内数值为标准差。

（三）结论

在新时代背景下，医务人员人力价值回归是落实"健康中国"战略的关键举措之一。本文利用2010—2019年31个省份的面板数据，采用固定效应面板模型，考察了医务人员人力价值提升对医疗费用增长影响的作用机制。研究显示，新医改以来医务人员人力价值水平整体呈上升趋势；医务人员人力价值提升具有显著的控费效益，但在费用结局指标和人力价值结局指标上控费效应出现分化：人力价值提升对供方医疗费用的控费效应大于次均医疗费用，同时人员经费占比的控费效应大于人员经费倍差。同时，需方医疗服务需求释放对医疗费用增长的贡献远高于供方。

（四）政策建议

1.厘清医务人员人力价值回归的内在机理

薪酬管控缺乏参照标准和医疗价格形成人力成本虚化是造成我国医务人员人力价值偿付水平偏低的主要根源。在计划经济时期，在"收支两条线"预算管理体系下，公立医院人员经费由国家财政总体包干，实行具有"大锅饭"属性的职级职务工资制度；该时期卫生事业属福利事业性质，医疗服务定价几乎不考虑人力成本和基建设备成本。在市场经济时期，在"自收自支、结余分成"预算管理体系下，公立医院通过市场化竞争机制争夺病人和医保基金，该机制决定了人员薪酬大部分由公立医院自行承担。该时期医疗服务定价遵循"政府规制、合理成本、合理价格"的定价机制，该机制有两个特点：一方面，政府规制医疗价格形成的人力成本要素，几乎只将人员档案工资纳入合理成本范围作为合理定价的参考依据；另一方面，检查检验、药品、耗材等物耗要素的价格形成遵照市场机制，价格能补偿其成本。其结果是"人价低、物价高"的定价困境，部分省市医院成本核算结果证实了该困境。因此，应从外部治理和内部治理两条途径促进医务人员人力价值回归。在外部治理上，薪酬来源正常化是医务人员人力价值回归的主要渠道；薪酬来源正常化需在合理确定医务人员薪酬水平的基础上弱化逆向补偿机制对人力价值的侵蚀。在内部治理上，薪酬发放有效性和收支结余最大化是医务人员人力价值回归的主要渠道：薪酬发放有效性体现为绩效考核和分配工具、办法的有效性，收支结余最大化需提升医疗机构内部精细化管理水平。

2.夯实医务人员人力价值回归的协同路径

在医疗价格改革上，一是放松对医务人员劳务价格的规制，理顺药品、医技项目与诊疗项目的比价关系,有效减少物耗成本对人力成本的侵蚀,实现医疗服务定价的人力价值正常化;二是通过药品耗材集采和带量采购,在微观上为医务人员劳务回归腾出合理的调价空间;三是建立医务人员技术价值评估框架和量化标准,夯实医院成本核算标准化和成本信息一体化建设,厘清价格、成本、价值的内在规律和逻辑关系。在薪酬制度改革上,需体现行业特点和知识价值,建立医务人员薪酬体系的外部参照标准。比如,参照国际经验,建立医务人员薪酬与地区社会平均工资挂钩机制;短期内人员经费倍差需突破2倍,激发人员经费倍差控费效应;中长期应参照国际公约数,人员经费倍差需达到3—5倍。在政府补偿机制上,需强化政府预算硬约束和科学界定政府对人力成本的补偿范围,有效区分医疗收入和财政投入两种渠道对人力成本的补偿份额。"三明模式"在此方面作了非常值得借鉴和推广的探索。在支付制度改革上,需以价值医疗为导向,发挥医保战略购买能力,引入药物经济学和卫生技术评估工具,探索医疗服务与药品分开支付机制。

3.建立健全医疗费用增长的分类治理机制

如何有效控制医疗费用增长是一个国际性难题。目前我国正处于后付制向预付制变革的关键阶段,如何通过分类治理实现控费与医疗服务产出最大化将是核心命题。建立医疗费用分类治理机制应把握以下三对关系:

一是宏观上的医疗费用合理增长与不合理增长的边界关系。首先,需清楚、科学界定医疗费用合理增长和不合理增长的边界;其次,在确定合理增长和不合理增长边界的基础上,实施分类治理。对于不合理的医疗费用,建议将提升人力价值水平作为控费的优先政策工具,并对分解服务、价格高套、逆向补偿、过度医疗等成本转嫁行为进行分类治理。对于合理的医疗费用,建议强化医保支付方式、使用者付费等政策工具的联合使用对供方和需方的医疗行为进行有效引导。

二是中观上的医疗服务供方与需方互补关系。有研究发现以过度医疗为代表的供方道德风险是导致医疗费用快速增长的主要因素,需方医疗服务需求释放和道德风险也极大地助推了医疗费用快速增长。本研究亦发现需方医疗服务需求释放对医疗费用增长的贡献远高于供方。同时,大量实证研究亦发现总额预付制实施后,供方医疗费用增长得到有效控制。需方医疗服务需求释放及无分级诊疗约束下病人自由择医、无序就医形成的重复医疗导致的医疗费用浪费问题,是下一阶段医疗费用控制政策需重点关注领域之一。

三是微观上的物价与人价的挤出关系。由于医务人员劳务价格管制,导致医疗服务价格形成机制上物耗对人力价值挤出效应显著。实现医疗服务定价人力价值正常化,弱化物耗对人力价值挤出效应,是有效纠正不规范医疗行为和实现控费目标的关键政策工具。

作者:谭华伟　谢文义　李冰洁

🌱 第三节　DIP分值付费指导下人力价格调整滞后对医院运营的影响

党的十八大以来，全民医疗保障制度改革持续推进，在破解看病难、看病贵问题上取得了突破性进展。为深入贯彻党的十九大关于全面建立中国特色医疗保障制度的决策部署，着力解决医疗保障发展不平衡、不充分的问题，近几年来国家出台系列政策及规定，全力推进医保支付制度改革。

目前，我国医保收付费方式主要实行的是按服务项目付费，明显存在着不足，推动医院多做项目多收入，进而引发看病贵，医疗费用增幅过快给医保基金带来的压力越来越大。现行按项目付费为主的支付方式主要带来三大问题。

1.过度医疗问题

主要原因是医院要获得较好的医保支付，需要多做项目才能多收入，客观上和主观上刺激过度诊疗、过度检查，导致医疗费用快速上升。

2.效率不高问题

卫生资源利用效率较低，导致医疗资源的浪费，有限的医保基金不能得到最佳利用。

3.医保基金穿底风险

医保基金的有限性，与民众医疗消费需求的无限性，以及医院对收入驱动的无限性，三者之间矛盾突出，医保基金穿底风险大增。总之，目前医保按医疗服务付费方式，容易推动医院诱导大处方、高值耗材以及过度检查，推动了医药费用飞速上涨，医保资金不堪重负、居民群众的医药费用负担日益加重。

2017年，为进一步加强医保基金预算管理，全面推行以按病种付费为主的多元复合式医保支付方式，国务院办公厅印发《关于进一步深化基本医疗保险支付方式改革的指导意见》（国办发〔2017〕55号），明确各地要选择一定数量的病种实施按病种付费，国家选择部分地区开展按疾病诊断相关分组（DRGs）付费试点，鼓励各地完善按人头、按床日等多种付费方式。到2020年，医保支付方式改革覆盖所有医疗机构及医疗服务，全国范围内普遍实施适应不同疾病、不同服务特点的多元复合式医保支付方式，按项目付费占比明显下降。国家医疗保障局于2019年10月16日，出台《关于印发疾病诊断相关分组（DRG）付费国家试点技术规范和分组方案的通知》（医保办发〔2019〕36号），提出了《国家医疗保障DRG分组与付费技术规范》(以下简称《技术规范》)和《国家医疗保障DRG(CHS-DRG)分组方案》(以下简称《分组方案》)。其中,《技术规范》对DRG分组的基本原理、适用范围、名词定义,以及数据要求、数据质控、标准化上传规范、分组策略与原则、权重与费率确定方法等进行了规范。国家医疗保障局2020年6月12日,公布《关于印发医疗保障疾病诊断相关分组(CHS-DRG)细分组方案(1.0版)的通知》(医保办发〔2020〕29号),CHS-DRG细分组是对《国家医疗保障DRG(CHS-DRG)分组方案》376组核心DRG(ADRG)的进一步细化,是DRG付费的基本单元,共618组。

按照DRG支付的相关规则,其付费标准测算首先根据DRG组内例均住院费用与所有病例的例均住院费用之比计算,并调整各DRG权重,然后以调整后的DRG权重为基础,根据历史数据测算各类试点医院预计DRG出院病人数和总权重,并根据医保年度预算基金额度和预期支付比例推算出年度医保病人总费用,再以总权重为系数将年度病人总费用分配到每一权重上,即计算出各类医院的费率。最后根据各DRG组的权重和各类医院的费率即可计算出各类医院某DRG组的付费标准。

2020年3月5日,国务院发布《关于深化医疗保障制度改革的意见》(以下简称《意见》),对我国未来医保改革方向有着重要的指导意义。《意见》中提到要持续推进以按病种付费为主的多元复合式医保支付方式改革,在国家医疗保障局的指导下,首都医科大学国家医疗保障研究院(以下简称"医保研究院")一直致力于基于大数据的病种(Big Data Diagnosis-Intervention Packet,DIP)分值付费技术的相关研究。2020年7月12日下午,由国家医疗保障局指导,首都医科大学国家医疗保障研究院主办的基于大数据的病种(DIP)分值付费专家论坛,采用线下现场与线上直播相结合的方式在北京举行。论坛围绕《DIP分值付费技术规范》(以下简称《技术规范》),对DIP支付体系所涉及的多个方面进行了系统介绍和研讨。从理论和实践层面分析验证DIP分值付费的优势、可行性和有效性。2020年10月14日,国家医疗保障局办公室关于印发《区域点数法总额预算和按病种分值付费试点工作方案的通知》(医保办发〔2020〕45号),要求2020年10月中旬前,各省选择符合条件的城市,形成申请报告报送到国家医保局;2020年10月底前,评估并确定试点城市名单,初步完成国家病种组合目录框架及相关基础标准;2020年10—11月,各试点城市报送历史数据,由国家医保局统一组织使用试点城市数据形成本地化的病种分组。按照最新技术标准规范和统一医保信息业务编码标准,完善试点医疗机构的信息接口改造,实时采集所需数据;2020年12月,各试点城市使用实时数据和本地化的分组方案实行预分组,做好付费技术准备工作;2021年3

月起,根据试点地区技术准备和配套政策制订情况,具备条件的地区备案后先行启动实际付费;2021年年底前,全部试点地区进入实际付费阶段。2020年11月3日试点名单发布,确定全国27个省70个城市纳入DIP分值付费试点。

DIP是基于大数据的病种分组,DIP分值付费就是基于大数据智能化建立了总额预算支持正常增长、病种赋值引导合理施治、年度清算体现激励机制、偏差管理提高整体水平的管理体系。DIP是基于客观数据,直接以主要诊断和关联手术操作的自然组合形成病种,以各病种次均住院费用的比价关系形成病种分值,再考虑年龄、并发症和伴随病因素对付费进行校正,从而实现精细化、个性化支付,病种数一般在10000项以上。基于DIP的分值付费通过组别定位及付费标准建立了统一的标准体系及资源配置模式,以增进管理的透明度与公平性,使政府、医保、医院各方在统一的标准框架下建立沟通渠道,以有效合作取代互相博弈。

DIP分值付费应用体系,基于"随机"与"均值"的经济学原理和大数据理论,通过真实的海量病案数据,发现疾病与治疗之间的内在规律与关联,提取数据特征进行组合,并将区域内每一病种疾病和治疗资源消耗的均值与全样本资源消耗均值进行比对,形成DIP分值,集聚为DIP目录库。疾病越严重、难度越大、消耗越多,导致资源消耗程度越高,其DIP分值越高。其计算公式:$RWi=mi/M$(mi:指定DIP下第j类分型病例的平均住院费用,M:全部病例平均住院费用),若mi采用前三年数据,历年比例按照1:2:7进行测算。

DIP分值付费试行分值浮动机制,引入医疗机构等级系数,区分不同级别医疗机构分值,并动态调整,对适合基层医疗机构诊治且基层具备诊治能力的病种,制定的病种分值标准在不同等级医疗机构应保持一致。具有以下优势:

1.病种组合技术的优势

适应临床的复杂多样;病例入组率高;疾病组内差异度小;组别高套发现机制完善;监管更加精准便于推广实施。

2.比较优势

组别的细化更加真实、透明、直观,易于对比考核、精准管理。相比按项目付费,具有以按病种来衡量诊疗绩效的优势。

3.能够制约过度医疗

医保基金是按病种的点数和点值支付费用的,医院过度医疗所产生的不合理费用则要由医疗机构自己来承担。

4.能够产生"竞争性"制约控制效果

"点数法"模糊了病种费用与医疗机构收入之间的关系,按病种分值来计算每家医疗机构最终获得的医保基金支付额度,将统筹区域内所有医疗机构的利益捆绑在一起,促使医疗机构结成"命运共同体",彼此之间相互监督和约束。

DIP是一种中国原创的支付方式。它是以大数据为基础,在汇集大量真实历史病例的基础上,按照"诊断+操作"的分组规则,对病例进行分组,并根据一定的结算规则进行医保付费。DIP比较明显的特征是分病种,并赋予每个病种分值。在进行医保支付时,根据医疗服务分值总量,以及医保基金额度,计算出每一个医疗机构获得的分值并进行医保结算。相对于DRG来说,DIP基本的分组路径和原理是根据真实的病例分组。从DRG在各地的分组情况来看,一般分为700到1000组。但目前从广州、上海等地的DIP实践来看,DIP分组都超过了12000组。分组更细并不意味着推行难度更大,因为DRG和DIP这两种支付方式的分组逻辑是不一样的。DRG是先确定分组规则,临床发生的真实病例按照规则属于哪一组,就进入相应的DRG。而DIP正好相反,它是按一定规则对现实病例进行聚类,但不做组合成组。不同的分组逻辑,造成了两者分组数量的差异。从目前试点的情况来看,在全国范围内,DIP和DRG这两种医保支付方式是平行推进。各地可以根据自己的条件,甚至当地的偏好二选其一。但一个统筹区(主要指地市级)的住院付费的主方式,只能选择一种,不适合同时采用DIP和DRG。

DIP根据真实住院病例,将每个诊断按其治疗方式不同分为若干组,然后穷举所有诊断和治疗方式的组合。DIP分组所需要的数据相对简单,主要是病例中主诊断和主操作的组合。在疾病诊断和手术操作编码使用上,DIP使用了ICD-10编码的前4—6位,各地根据医院编码条件,选择采用几位码。DIP在广州市已经完整、系统地运行了多年,覆盖所有的公立医院。从近几年实施效果看,医院和医保都较为满意,实现了"医疗、医保、患者"的相对共赢,但远期效果尚待观察。

DIP一般采用前3年的历史费用数据,按照7∶2∶1的比例计算各病种加权次均费用,越靠近当前年份权重更大,与现实的费用水平接近。但随着时间后移,DIP基于大数据"7∶2∶1"的定价模式将导致DIP分值的不断下移,而反映人力价值的医疗服务项目价格调整不能及时跟进,加上药品耗材的虚高已除,DIP病种支付的费用将不断降价,必将给未来公立医院的运行带来新的挑战。广州市自2018年全面实施DIP分值付费,在某种意义上DIP将药品耗材的虚高合理地转化为病种支付,从而没有给医院实施DIP后的实际运行带来困境,这也是我们看到国内实施DIP分值付费的试点区域整体效果较好的主要因素。该特点也有点儿类似三明市,把省级才有的定价权"腾笼换鸟",即把药品耗材的虚高转化成地市级"定价权",把医保的少支付药品耗材转换成政府对公立医院的投入和部分人力成本的托底。

从目前全国实施DRG及DIP试点的效果及医疗行业的实际情况来看,未来实施DIP分值付费更加适合我国目前实情,可行性更强。但我们也要清醒地看到,如何解决DIP定价机制是关系到未来支付制度改革是否成功的关键。我们认为实施DIP分值付费管理系统仍需要解决以下关键问题:

1.要切实解决病种合理定价问题

不管是DRG还是DIP均需要解决病种合理定价问题。解决合理定价首先是要确定病种的真实成本,建立在病种真实成本基础上的合理定价机制,确保病种定价在合理区域内处于相对稳定的范围,从而真正提升医院自我控制成本及费用的动力。

2.要切实落实结余归医院的激励机制

在病种支付标准相对明确的情况下,医院通过提升运行效率和技术水平,有效进行成本控制,合理节约的费用要奖励给医院。在"4+7"带量采购带来药品耗材的大降价,但未及时把降价转为医疗技术服务价格时,基于历史费用的"7:2:1"可缓解该矛盾。但根本问题还在于价值医疗要体现在价格上,同时要避免医院为了最大限度节约成本而降低诊疗质量的问题,故对病种费用控制的程度需要进一步评价分析,并进行动态调整,形成合理有效的激励机制。

3.要切实建立促进价值医疗的管理体系

价值医疗就是要以最低成本获得最高性价比的医疗服务,让医院回归公益性,让医生回归医疗本质。未来需要医院真正建立以人力价值为主导的绩效管理体系,让管理者和医务人员均能转变理念,不断推进价值医疗的实现。

4.要切实发挥政府职能和财政兜底

在实施支付制度改革的过程中,在实现价值医疗的进程中,医院面临的挑战和冲击是无法避免的,如果要保障公立医院正常运行,保障医务人员的价值回报,除了需要在改革进程中不断完善以外,还需要政府发挥应有职能,让财政兜底成为最有力的保障举措。

作者:程伟　林子

近些年来,随着气候和环境的剧烈变化,过去的传染病不断变异,新的传染病不断涌现。不管是2003年的SARS肆虐,2009年的H1N1流感横行,还是2019年以来的新冠肺炎疫情蔓延,全球突发公共卫生事件层出不穷,对各国的医疗卫生体系造成了巨大的冲击,甚至造成了局部医疗卫生资源的挤兑。因此,我们必须思考突发公共卫生事件中专业预判与行政决断如何协同的问题。尤其是在需要思考专业预判与行政决断协同视阈下如何开展医院资源"平战结合"的体系建设问题。针对突发公共卫生事件"平战结合"的资源优化机制,既要探索突发公共卫生事件爆发(战时)期间,如何有效增强和优化医疗卫生资源配置,抵御和减缓疫情冲击,还需要研究非突发公共卫生事件爆发(平时)时期,如何打造防疫的防火墙,如何通过传染科等领域的卫生资源预置和补贴政策性运营亏损,来形成防疫的战略纵深。

一、新冠肺炎疫情为代表的突发公共卫生事件的特点

新冠肺炎疫情是近几年最为典型的突发公共卫生事件。所谓突发公共卫生事件,是指突然发生、造成或者可能造成社会公众健康严重损害的重大传染病疫情、群体性不明原因疾病、重大食物和职业中毒以及其他严重影响公众健康的事件。

突发公共卫生事件的主要特点是:

(一)突发性

除了传统的传染病外,近些年来新型传染病层出不穷。新型传染病往往属于人类未知的领域,因为病毒和细菌通过变异和人类周旋,一是产生抗药性,形成抗药群落;二是变得越来越怪异,使药物难以识别。尤其是新型传染病多是由变异的新病毒、新细菌引起,这往往会导致突发公共卫生事件的爆发。疫情的产生没有先兆,即什么时候出现、出现在哪、会带来什么样的影响,难以预料,甚至根本不可预测,总是在突然之间发生。

（二）公共性

突发公共卫生事件不是个体事件而是群体性事件，往往会影响到很多人，会造成公众社会生活以及社会经济秩序的紊乱。疫情刚发生时，一般人觉得疫情离自己还很遥远，防护意识薄弱，使病源体有机可乘。在疫情爆发期，一般人突然意识到疫情离个人原来并不遥远，遂即产生恐慌心理，正常的生产、生活秩序被打乱，尤其是在突发公共卫生事件击倒一批批英勇无畏、奋不顾身的医护人员时，人们的恐惧心理更加强烈。以法国为例，法国总统马克龙在2020年10月28日宣布，法国将从10月30号起，实施第二次全国"封城"，为期一个月。结果"封城"令加剧了法国民众的恐慌。在"封城"前一天（10月29日），成千上万的民众匆忙选择自驾或者乘火车等离开巴黎，导致当天晚上巴黎主要交通道路大面积瘫痪，密集的人群反过来又加剧了感染新冠肺炎的风险。

（三）危害性

突发性公共卫生事件一旦爆发，破坏态势会迅速蔓延，造成不同程度的社会混乱和人员伤亡，并严重影响社会经济的正常运行和发展，国家的物质资源、社会财富、精神财富都将受到严重打击，人们的人身健康安全也会受到巨大威胁，甚至会影响民众对政府执政能力信任度的缺失。2019年爆发的新冠病毒疫情，就是一次全球性的公共卫生危机。到了2020年，新冠肺炎疫情已经扩散到全球。Worldometers世界实时统计数据显示，截至北京时间12月31日7时21分，全球累计确诊新冠肺炎（COVID-19）病例超过8299万例，新增667928例，达到82994375例；累计死亡病例超过181万例，达到1810083例；新增死亡病例13868例；康复为58801624例；重症和危重症病人达到106361例。

新冠肺炎疫情对2020年全球经济造成了巨大冲击。根据2021年4月6日IMF（国际货币基金组织）发表的《世界经济展望报告》显示：预计2020年全球经济将萎缩3.3%。

受新冠肺炎疫情的影响，主要经济体国家的经济都出现了大幅度萎缩，如图3-4-1所示。

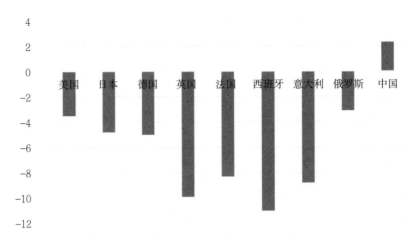

图3-4-1 新冠肺炎疫情影响下的2020年各主要经济体GDP增长率（单位:%）

2021年1月28日,美国联邦中央正式公布的2020全年度GDP数据显示,2020年受疫情影响,美国GDP大跌萎缩3.5%,创下"二战"以来的最大跌幅,同时也是2009年之后第一次出现负值。

2021年2月15日,日本内阁府发表的初步统计结果显示,受新冠肺炎疫情影响,日本2020年实际GDP萎缩4.8%。这是日本经济自2009年以来再次出现负增长。

2021年1月16日,德国联邦统计局正式公布2020年GDP萎缩5.0%,由于受到新冠肺炎疫情的巨大冲击,与上年GDP的增长0.6%相比,相差5.6个百分点,略低于2009年全球经济危机时的表现(下降5.7%)。

2021年2月12日,英国国家统计局(ONS)公布的初步数据显示,2020年英国国民生产总值(GDP)萎缩9.9%。这创下了英国311年来的最大经济跌幅。上一次让英国经济受这等重创的还要追溯到1709年的全欧"大霜冻",彼时的英国还是个农业国,连工业革命都还没发生。由于英国新冠肺炎疫情防控放松,新冠肺炎疫情在2020年末死灰复燃,英国重新实施了全国封锁措施,因而去年第四季度英国GDP环比仅增长1%。

2021年1月29日,法国国家统计和经济研究所发布数据显示,法国2020年GDP萎缩8.3%。

2021年1月29日,西班牙国家统计局报告显示,受新冠肺炎疫情影响,西班牙2020年全年GDP萎缩11%,是"二战"后经济收缩最严重的一次。

2021年2月2日,意大利国家统计局发布数据显示,深受疫情拖累的意大利,

2020年GDP萎缩8.8%。在欧洲主要经济体内,意大利是跌幅最大的国家之一,仅略强于另一疫情严重国家——西班牙11%的跌幅。欧盟委员会主席冯德莱恩当天宣布,根据"缓解失业风险紧急援助"项目(简称"SURE"),意大利将再次获得44.5亿欧元贷款支持。

2021年2月1日,俄罗斯联邦国家统计局公布数据显示,俄罗斯的2020年GDP萎缩3.1%。

2021年1月18日,中国国家统计局数据显示,2020年中国全年GDP增长2.3%。全球1万亿美元以上的主要经济体全球有18个,均受到了新冠肺炎疫情的巨大冲击。但是由于中国防控新冠肺炎疫情得力,受的影响得到极大的控制,中国是全球唯一经济正增长的主要经济体。

(四)国际性

经济的全球化带来了人员、物资的大量流通,同时为疫情的传播提供了途径。社会的流动性越大,疫情传播的速度就越快,能够在不同国家、不同地区、不同种族之间流行,不仅给始发疫情的地区带来危害,甚至能迅速成为影响全球的危害。

Worldometers世界实时统计数据显示,截至北京时间2021年6月20日7时01分,Worldometers世界实时统计数据显示,全球累计确诊新冠肺炎(COVID-19)病例超过17893万例,新增347026例,达到178936166例;累计死亡病例387.4万例,达到3874789例;新增死亡病例7666例;康复为163462743例;重症和危重症病人达到82931例;全球新冠确诊病例超过100万例的国家达28个,96个国家病例超10万例。

表3-4-1 全球新冠肺炎疫情概况2021年6月20日统计(单位:人次)

	World	178,936,166	+347,026	3,874,789	+7,666
1	USA	34,401,127	+7,197	617,079	+166
2	India	29,881,352	+58,588	386,740	+1,239
3	Brazil	17,883,750	+81,574	500,868	+2,247
4	France	5,755,496	+2,624	110,724	+22
5	Turkey	5,365,208	+5,480	49,122	+51
6	Russia	5,299,215	+17,906	128,911	+466
7	UK	4,620,968	+10,321	127,970	+14
8	Argentina	4,258,394	+15,631	88,742	+495
9	Italy	4,252,095	+1,197	127,253	+28
10	Colombia	3,917,348	+28,734	99,335	+589
11	Spain	3,757,442		80,652	
12	Germany	3,729,557	+974	90,953	+41

所以突发性公共卫生事件关系到全人类的共同利益,需要全球各国共同参与应对。

(五)危机处理的系统性

突发公共卫生事件的突发性、公共性、危害性等特点使其处于牵一发而动全身的复杂状态,事件处置不当便会加大危害的程度和波及范围。

近期,印度新冠肺炎疫情加剧,很大程度上是由于印度总理莫迪为大选贸然解除封禁所导致的。根据《路透社》2021年6月15日报道,印度新冠肺炎疫情最严重的地区新德里已经被允许全面开放商店及购物场所。这些政策不仅加剧了印度新冠肺炎疫情的扩散,也加重了其他国家防控的压力。目前,印度首次发现的新冠变异株德尔塔毒株,已经蔓延到80个国家。世界卫生组织首席科学家斯瓦米内森在6月18日警告,德尔塔毒株正在成为全球主要流行的新冠病毒变异株。

英国作为欧洲新冠疫苗接种率最高的国家(截至2021年6月17日,英国疫苗剂量占完全免疫所需要疫苗剂量比为54.6%),最近两周新冠病毒感染者的激增,基因测序显示有99%感染的是德尔塔新冠病毒变异株。英国最近之所以成为德尔塔新冠病毒变异株的重灾区,一是封禁的政策有所放松,导致德尔塔新冠病毒变异株的大量传入和扩散;二是英国本土接种疫苗时,没有对青年开放接种,而这次德尔塔新冠病毒变异株感染的主要是未接种疫苗的年轻人。发现问题后,直到6月18日,英格兰才宣布对18岁以上民众开放新冠疫苗接种。威尔士和北爱尔兰已经对所有成年人开放接种,但苏格兰目前仅对30岁以上人群接种新冠疫苗。

可见,任何突发公共卫生事件的处理,必须是科学性和系统性的充分结合,实施防疫的关键政策时,必须有相关的配套政策来形成防控的组合拳。唯有如此,才能科学系统地解决好疫情。

因此,突发公共卫生事件爆发后,需要各部门在党和政府的领导下,综合调查处理各个方面的问题,系统地规划组织突发公共卫生事件的应急处置工作。

二、新冠肺炎疫情对公立医院经济运营的影响

2019新冠肺炎疫情爆发以来,尤其是在2020年1—2月疫情防控期间,新冠肺炎疫情对公立医院业务的影响非常严重,使许多公立医院运营面临资金周转困难、医疗业务恢复缓慢、疫情防控成本过高、员工薪酬发放和药品耗材采购困难等紧迫问题。

卫健委的数据显示,2020年2月,全国医疗卫生机构诊疗人次和出院人数均大幅下滑,分别同比下降38.2%和35.6%。第三方机构的调查称,医院现金流吃

紧,有50%的医院现有资金支撑不够2个月。

2020年3月,广州艾力彼医院管理研究中心调查了26个省份的316家医院(其中,公立医院占比65%,三级及以上医院占比64%)。其调查结果显示,几乎全部受访医院在2020年2月份的业务量和营收都出现了同比大幅度下滑。其中,近八成医院的门诊量同比下滑40%以上,近六成医院的住院量和手术量下滑超过50%。

调查发现,其中76.6%的受访医院现金流下降幅度超过20%,只有4.5%的医院基本没有影响。现金流的锐减,让医疗机构承受了空前压力,无论是公办还是民办。

该调查还显示,有50%的医院现有资金支撑不够2个月,其中24.4%的医院现有的资金只能支撑1个月。面对营收压力,14%的公立医院没有短期资金来源渠道,而民办医院这一比例更高,为29%。

需要注意的是,我国中等规模公立医院作为各省区县级的防疫中心,在疫情期间往往承受着更为巨大的经营压力。

以某直辖市某中等规模公立医院为例,受新冠肺炎疫情的影响,2020年1—3月,其经营情况如下图所示:

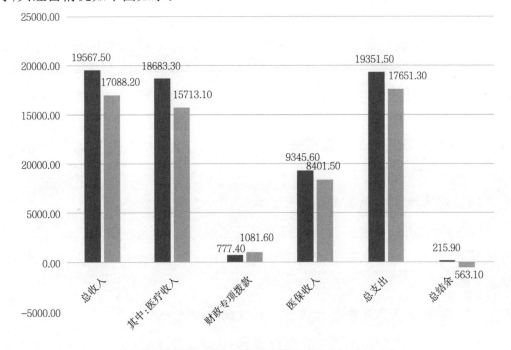

图3-4-2　新冠肺炎疫情对某中等规模公立医院经营的影响(单位:万元)

第一，医疗业务量锐减。2020年1—3月，这家公立医院的门急诊人次为156210人次，与2019年同期相比减少17.06%；出院人数为7587人，与2019年同期相比减少41.17%。

第二，医疗收入大幅下降。2020年1—3月，这家公立医院收入总计157131064.32元，比2019年同期减少29702731.51元，降幅18.9%。

第三，收支结余下降。2019年1—3月，这家公立医院结余2159189.32元。而到了疫情高峰的2020年1—3月，这家公立医院收入合计为170882564.29元，支出合计为176513837.38元，收支亏损5631273.09元。虽然财政专项拨款有所增长，但是由于医疗业务锐减和医疗收入大幅下降，且开支增大，导致这家中等规模医院总收支仍然出现巨大亏损。

三、疫情期间公立医院政策性亏损的深层原因

受疫情影响，各级公立医院分阶段、分科室实行了关闭普通门诊、限号有序开放等措施，动员医务人员全力投入疫情防治工作中。医院门急诊人次、住院人数明显减少，医疗收入也大幅降低，对已经处于紧平衡或亏损状态下的医院产生了较大的运行压力。

(一)医疗业务量减少导致业务收入减少

由于疫情防控的需要，公立医院及时启动一级响应，投入大量的人力、物力、财力积极备战疫情防控救治工作。为了控制交叉感染，各级医院关停了部分门诊和病区，特别是暂停了口腔科、五官科等非必需的择期手术，以及喉镜、胃肠镜、支气管镜等各类内镜检查和健康体检等门诊服务。同时，大量患者为了预防感染，自觉、自行减少来院就诊，导致部分公立医院的诊疗业务量急剧下降，部分医院业务收入短期内出现"断崖式"下降。

(二)疫情防控增加了医院费用支出

疫情防控期间，公立医院突发性业务支出呈短期"直线型"增长，加上医院业务量减少，但固定资产折旧等费用没有减少，相反，部分支出项目如人员经费同比增加10%以上，导致公立医院运行压力巨大。

(三)部分医疗费用结构性增长导致医改指标变化

在抗击疫情的工作中，由于诊断需要，部分超常规检查化验费用增长迅速，例如：因防控需要，凡是发热病人就诊必须进行验血及CT检查，就诊费用普遍较高，导致公立医院门诊次均费用与2019年同期相比有所增长。同时，为了减少病人来

院次数,疫情期间医生为慢性病患者开具长处方,也会影响医院药占比等医改控费指标,使医院控费压力增大。

(四)疫情加剧了医院"现金流"紧张

随着医疗收入的明显减少,医院现金流入不断减少。由于医保结算基金对账等有一定的时间差,在医保基金结算未到位前,医院需先行垫付资金,导致医院"现金流"紧张,影响到正常运行。同时,疫情期间各级医院作为落实保护关心一线医务人员措施的责任主体,担负着临时工作补助、防疫津贴、加班补助等资金垫付任务,进一步加大了医院的"现金流"压力。此外,公立医院还担负着省外派出援助任务,也增加了支出成本。

四、公立医院感染科资源匹配预置的政策建议

对于公立医院感染科资源匹配预置的整体构思,需要秉持"专业预判与行政决断协同"的原则,从国家层面卫生规划,到各省市的卫生布局,首先必须建设一个既有具备专业预判能力的专家参与,又有具有丰富行政决断经验的行政领导的智库体系,从而保证专业预判与行政决断的高效协同,才能形成科学、严谨、实效的公立医院感染科资源匹配预置的战略方向和路径,形成可操作的"平战结合"的资源匹配预置政策体系。

(一)"平时和战时"公立医院感染科经济运营情况

某直辖市某中等规模公立医院感染科有床位65张,共有员工28人,其中医生10人,医技1人,护理17人,职称情况是正高3人、副高5人、中级6人、初级及以下14人。该科承担了"平时"(非疫情期间)和"战时"(疫情期间)防控传染病的主要任务,是公立医院防控传染病的主力军。

在非疫情期间的"平时",某院感染科2017—2019年三年经营情况如表3-2-4所示:

表3-4-2 某院感染科2017—2019年三年经营情况

项目	2017年/元	2018年/元	2019年/元
总收入	5278800.99	6711659.47	7200461.09
总支出	6213153.48	6980625.39	6925894.17
总结余	-934352.49	-268965.92	274566.92

正常年份,多数中等规模公立医院感染科承担了传染病防控的公共卫生服务任务,通常处于亏损状态。仅以某中等规模公立医院感染科来说,正常年份的近

三年平均结余仍然是年均亏损309583.83元。对正常年份的中等规模公立医院感染科来说,如果不能进行公益性资源预置亏损的合理补贴,不仅将影响到中等规模公立医院感染科的日常运营,也将导致中等规模公立医院对感染科资源预置的弱化,最终影响到维持中等规模公立医院感染科的基干力量保留和发展。这种"平时"的感染科亏损,也是自1998年医改科室"自收自支"情况下,某直辖市多数综合医院感染科(以及儿科)关闭的直接原因,即使是当地综合实力强大的某医科大学,也不得不把三所附属医院的感染科合并为一个感染科。

在疫情高峰期间的"战时"2020年1—3月,某直辖市某中等规模公立医院感染科的经营情况如表3-4-3所示。

表3-4-3 某院感染科疫情高峰期间的经营情况

项目	2019年1—3月/元	2020年1—3月/元	同期增长
总收入	1927759.43	1493008.73	−22.55%
总支出	1969590.25	1923884.04	−2.32%
总结余	−41830.82	−430875.31	930%

相比于正常年份的2019年1—3月,在新冠肺炎疫情的高峰时段2020年1—3月,某直辖市某中等规模公立医院感染科的总支出虽然下降了2.32%,但是其总收入下降高达22.55%,导致其亏损额度激增到389044.49元,亏损增加幅度高达930%。

对于今后突发公共卫生事件中的政策性亏损,如果不能对各省市的中等规模公立医院感染科进行合理的政策性亏损补贴,将会影响到其疫情防控的运营效率和积极性,特别是可能产生从"平时"到"战时"处于无兵将可用的局面。

(二)"平战结合"的公立医院感染科资源匹配预置政策建议

1."平时"公立医院感染科资源预置的公益性亏损与补偿

在"平时",作为公益性资源预置存在的公立医疗感染科,必须由政府财政对公立医院感染科的资源预置的公益性亏损兜底,按照床位数标准进行合理补偿,以维护感染科的正常运营。

以某中等规模公立医院感染科来说,正常年份的近三年平均结余仍然是年均亏损309583.83元。由于其床位数为65张,如果量化到床位,采用按床位数进行公立医院感染科的资源预置的公益性亏损兜底的思路。可按照每张床位公益性亏损补贴4762.82元的标准,来对公立医院感染科的资源预置的公益性亏损兜底,维持中等规模公立医院感染科在"平时"的正常运营。

2.“战时”公立医院感染科政策性亏损与建设

由于新冠肺炎疫情防控的客观因素,导致了公立医院医疗收入下降,管理费用及人员支出增加,导致其总收支处于亏损状态。以某中等规模公立医院感染科为例,相比正常年份的2019年1—3月,在新冠肺炎疫情的高峰时段2020年1—3月,某中等规模公立医院感染科亏损率增加了930%,亏损额增加了389044.49元。

由于中等规模公立医院感染科在疫情防控时期的责任更重,往往充当了区县防控的中坚力量。因此,在“平时”公立医院感染科资源预置的公益性亏损补偿的基础上,要提高“战时”疫情防控参与人员津贴补助,并通过“战时”财政专项拨款来加强防疫的基础建设。具体如下:

(1)完善疫情防控有关补助政策

建议针对疫情防控导致的公立医院运营收入实际减少部分,尤其是在中等规模公立医院感染科亏损加剧的背景下,由财政给予兜底保障,以确保公立医院的正常运行。对各级医院在此次疫情防控中购置的专用救治设备、防护医用物资等,由政府支持保障。对新冠肺炎确诊患者、疑似患者个人负担的医疗费用,除财政兜底部分外,其他由医保基金结算的救治费用,医保部门应尽快支付到位;同时,医保部门应加大医保资金周转预付力度,在加快医院垫付医保费用拨付速度的同时,再预拨2—3个月的医保支付资金,到年终时一次性结算,缓解公立医院财务的支出和流动性压力。

(2)提升突发公共卫生应急物资保障水平

一是建立高效、健全的应急物资全过程保障工作机制。各级政府成立由经信、卫生健康、财政、市场监管部门为主的应急物资采供组织机构,保证疫情状况下应急物资的日常供应。二是进一步完善应急物资的价格形成机制。按地区人口总量,从基础设施规模、医用物资储备、医务人员配备、生活后勤保障等因素出发,与应急物资定点生产厂家确定价格形成机制,保证应急物资的价格在合理区间内,减少物资采购支出。

(3)出台对公立医院疫情防控期间的运营优惠政策措施

建议政府适当减免公立医院疫情防控期间内的水电气等费用,减免或暂缓缴纳相关税收,有效缓解疫情对医院的冲击,帮助医院渡过难关,实现医院的可持续发展,更好地为人民群众的健康服务。

(4)加强公立医院内部预算绩效一体化管理

针对疫情防控期间可能出现的短期运行困难问题,医院要加强内部收支预算管理,进一步保证成本核算精细化,严格控制日常维持性支出等成本;同时,优化工作流程,合理配置医疗资源,节约开支、减少浪费。

(三)专业预判与行政决断协同的案例——北碚霍乱防控

1.北碚霍乱防控案例

2003年9月30日中午,北碚区卫生局长办公室的电话一直在"零零零,零零零……"不停地响。

望着窗外的缙云山,该局长的思路随着铃声飘向了远方,飘到了2002年的那个夏天。

2002年夏天,一位患者突然出现急性腹泻症状,遂到第九人民医院进行急诊。经过细致的诊断,其大便检测呈霍乱弧菌阳性,确诊为霍乱。

霍乱是因人体摄入的食物或水受到霍乱弧菌污染而引起的一种急性腹泻性传染病。霍乱弧菌产生致病性的原因是内毒素及外毒素。正常胃酸可杀死弧菌,当胃酸暂时低下时或入侵病毒菌数量增多时,未被胃酸杀死的弧菌进入小肠,在碱性肠液内迅速繁殖,并产生大量强烈的外毒素。这种外毒素具有ADP-核糖转移酶活性,进入细胞催化胞内的NAD+的ADP核糖基共价结合亚基上后,会使这种亚基不能将自身结合的GTP水解为GDP,从而使这种亚基处于持续活化状态,不断激活腺苷酸环化酶,致使小肠上皮细胞中的cAMP水平增高,导致细胞大量钠离子和水持续外流。

这种外毒素对小肠黏膜的作用引起肠液的大量分泌,其分泌量很大,超过肠管再吸收的能力,在临床上表现为剧烈泻吐、严重脱水,致使血浆容量明显减少,体内盐分缺乏,血液浓缩,出现周围循环衰竭。而剧烈泻吐,电解质丢失、缺钾缺钠、肌肉痉挛、酸中毒等有可能发生休克和急性肾衰竭。

19世纪初至今,霍乱已引起7次世界性大流行,进入20世纪90年代后,随着霍乱变异型的出现,全球霍乱流行趋势更趋严峻。每年,全球估计有300万—500万霍乱病例,其中有10万—12万人死亡。霍乱病发高峰期在夏季,能在数小时内造成人体腹泻脱水甚至死亡。

根据《中华人民共和国传染病防治法》,霍乱被列为甲类传染病,一经发现,医院当即展开紧急救治,在救治的过程中,为了追根溯源,就必须通过周密的流行病学调查,来寻找和控制霍乱的源头,才能有效地切断霍乱的传播途径。当该局长一得知上报的情况,马上亲自带队展开了流行病学调查。

到了现场,专家团队仔细观察了患者居住的环境,发现患者的住宅位于一个相对较高的山坡上,由于农村的居住条件所限,其家中的污水沿明渠流淌至下方的一个鱼塘。

这引起了该局长的高度警惕,作为一名传染病防治的专家,其深知霍乱患者及带菌者的粪便或排泄物污染水源或食物后可引起霍乱暴发流行。

如果患者的粪便或排泄物以污水的形式排放到了下方的鱼塘,将会污染鱼塘里面的各种鱼类。而在鱼类被人食用的过程中,有可能进一步污染了新的环境,并传染给更多的群众,从而导致霍乱的爆发。

屋漏又逢连夜雨。当时,地方广播电台天气预报,近期将有大暴雨。如果出现大暴雨,鱼塘里面的水极有可能会溢出,并沿小溪流淌到附近的嘉陵江,一旦出现这种情况,将会出现大面积的水污染,有可能导致更大规模的霍乱爆发。

为了避免这种极端的情况,该局长临机决断,对鱼塘铺撒石灰进行消毒,同时填埋鱼塘,避免雨季时污水横流,防止污水污染下游低洼地区和嘉陵江沿岸。

这导致鱼塘承包者的不满,缺乏传染病知识的农民认为患者家的污水并不一定会污染他们的鱼苗,万一没有污染,就是多此一举。他们极力反对填埋鱼塘,因为鱼苗没有长大,他们还要等这些鱼苗长大卖钱。因此,这些承包鱼塘的农民纷纷阻拦工作人员对鱼塘的消毒和填埋。

面对这种情况,该局长一边派人把鱼塘的鱼苗送去检测,一边率队亲临现场强制对鱼塘消毒并填埋。对于给农民造成的经济损失,则要求通过相关部分及时进行经济补偿,缓解了鱼塘承包户的焦虑和经济压力。

事后证明,这个鱼塘送去检测的鱼类,都发现了霍乱弧菌。当第二天特大暴雨来袭时,由于该鱼塘已经被消毒和填埋,没有出现因暴雨导致的池塘溢水和溢鱼,避免了下游的小溪和附近嘉陵江沿岸被污染的局面,极大地降低了该地区霍乱爆发的风险。

由于专业团队处置得力,避免了一次霍乱的爆发,得到了上级的表彰。

当"零零零,零零零"的电话声再次响起时,该局长接起了电话对着电话那头坚毅地说:"这个国庆节不放假,本单位全员加班,到邻近乡镇排查霍乱。"

原来前几天,与北碚区相邻的区县陆续发现了几例霍乱病例。隔天就是国庆节了,人口流动非常频繁,考虑已经发现患者的区域与本区非常临近,本区面临较大的风险。但是因为没有直接证据表明本区就有霍乱病例,如果让大家国庆长假加班不休息,而最终又没有筛查出本区新病例,必将引起非常大的非议,导致管理上极大的被动。

因而,该局长一直举棋不定,思索是否让大家加班进行更加严密的筛查。经过思考,张培林终于作出了决断,让办公室通知国庆节长假期间所有人员都不休假,全部到相邻区域进行霍乱排查。

国庆长假不休假的消息一经传出,全局上下都大为不满、议论纷纷:"没有任何证据说我区有风险,凭什么让我们加班不放假?!"

但该局长顶住了所有压力,亲自率队到几个邻近的乡镇排查霍乱。

在相邻的复兴镇进行人员检测时,在三位群众的大便里检测出霍乱弧菌。这一下,不满的声音消失了,大家开始更加精细的排查。通过这三个人的流行病学调查,发现这三个人都曾经参加过复兴镇某村的同一场乡下坝坝宴。

该局长带队赶到了这次乡下坝坝宴的举办现场,通过对现场厨房和洗碗池的检测后发现,此处有霍乱弧菌。在进一步追踪排查过后,发现当时宴会的甲鱼体携带霍乱弧菌。但是在宰杀甲鱼的过程中,甲鱼血液残留在洗碗池里,洗碗池也没有消毒和有效清洗,导致洗碗池反而污染了碗碟和盆筷,从而导致了霍乱的传播。

因此,该局长下令严格检测参加宴会的三百多人。

排查和检测的最终结果显示,其中还有多人感染霍乱。但是由于该局长及时果断地排查和检测,迅速地控制住了传染源头,及时切断了传播途径,避免了北碚区霍乱爆发。该局长再一次得到了上级的表扬和全国性的表彰,更得到了同行的认可和下级的支持。

2.北碚霍乱防控案例的启示

北碚霍乱防控案例是突发公共卫生事件防控"专业预判"与"行政决断"协同的成功案例,是张培林教授团队的重大贡献之一,为此,张培林教授团队获得"改革40周年30个经典改革案例奖",并被评为"建国七十周年'8个医院改革标杆'"。北碚霍乱防控案例给我们的启示是:

(1)突发公共卫生事件的防控首先需要专业预判

该局长的节前防控意识源于他的专业预判。他作为一名在传染病领域战斗多年的医务人员,具备了技术官员的基本专业素养,有着对传染病防控的专业知识和经验。相较于一般的行政干部来说,他具备的专业素养支撑了他的专业预判。

(2)突发公共卫生事件的防控更需要行政决断。

真理掌握在少数人手中,但是当大数人毫无察觉时,作为决策领导必然面临多数人反对的巨大压力。该局长力排众议,快速应急决策的成功,除了他的专业素养和专业预判之外,更重要的是勇于担当的行政决断能力。作为一名勇于任事行政干部,他的担当精神,又让他顶住了决策压力,奋勇向前。只有做到专业预判和行政决断的协同,才能保证医疗管理人员能够直面突发公共卫生事件,准确、及时、有效地作出快速应急决策,避免更大的损失。

(3)已有前兆的重大公卫事件,加快建立以科学为基础的长效机制

以该区霍乱突发为契机,该局长亲自带领团队开展"嘉陵江流域重庆段霍乱流行趋势及防控研究"的课题立项,结题并上升为全市霍乱防控手册的主要参考依据。

作者:皮星　颜维华　张云

第四章 重庆九院在资源匹配的创新改革及课题研究简况

CHAPTER 1

导读：

古代中国有对佳人的理想状态的描写：东家之子，增之一分则太长，减之一分则太短；著粉则太白，施朱则太赤……而现代国外则有帕累托最优资源匹配理想，尽管其"无人受害"的标准过于严苛，现实中很难完全达到，但给后人提供了一种资源匹配恰到好处的理想状态。重庆九院正在循着这种目标，在战略上、在战术上、在操作中、在细节中进行了系列的资源匹配的创新改革实践与研究。

重庆九院作为一个中等规模的三甲综合医院，由于自身的"三缺"背景和"三中"现状，因而在有限的医疗卫生资源下，创新地进行了资源向预防倾斜的健康模式、1+1＞2的资源重组、优势医疗资源向基层倾斜的分级诊疗的"四定"模式等的创新改革，并潜心研究了供需方资源配置相对效率、预算与绩效管理一体化的资源融合等，从战略上、战术上对医疗资源优化匹配探寻出路。

预料之中，情理之中。"为当地百姓服务，能在全国推广、能形成国家标准、在国际有一定影响"。——正是秉持着这"四重境界"的理想和信念，在2018年中国医院协会、中国医院院长杂志社、清华大学管理学院的联合评审中，"重庆市医院成本管理研究中心的创建及其对成本管理的创新贡献"获得改革开放四十周年全国医院改革三十例精典案例奖之一。"低成本职称中等规模医院差异化发展——重庆市第九人民医院发展纪实"，也在2019年荣获国家卫健委主导的"中国医院"杂志为建国七十周年巡礼向全国宣传的八所医院之一。

低成本支撑中等规模医院差异化发展——重庆市第九人民医院发展纪实，荣获卫健委为建国七十周年向全国宣传的八所医院之一并获卫健委主导的"中国医院"杂志为建国七十周年西部医院巡视之一。

第一节　资源向预防倾斜创新,医院健教促进模式全国示范（从1994年开始）
——多点齐聚　捷足先登

一、背景

20世纪90年代的重庆九院,正值进一步树立良好的品牌与口碑的时期。区县公立医院卫生服务良好口碑的核心内涵往往表现为是对常见病、多发病的诊治技术精湛,经验丰富,适宜精准,并外延到服务态度、就诊流程、医疗环境等的人性化服务。但重庆九院正面临着"中等规模、中等技术、中等资产"的"三中"医院现状,且处于两所医科大学众多附属医院的"三虹吸"和"围猎"之中,加上基层也在努力争夺轻症病人等现状,重庆九院时任领导们经过再三考量,作出了成本向预防倾斜、医院开展健康教育,用现在的较少花费为未来节约更多卫生资源的战略举措,持之以恒开展具有强大公益属性的健康教育。

二、理念

重庆九院遵循我国的卫生工作方针:一是以农村为重点。农村卫生关系到保护农民健康和振兴农村经济的大局,《中共中央、国务院关于卫生改革和发展的决定》要求各级党委和政府高度重视,采取有力措施,切实予以加强;二是预防为主。预防为主是建国以来卫生工作的一条重要经验。预防保健费用低、效果好,是卫生工作低投入、高效益的关键所在。三是中西医并重。与世界上很多地区对传统医学加以压制的对策相反,中国一直强调中西医并重。中医在我国很多地方,尤其是偏远地区,提供了大量的卫生服务,对当地的居民健康起到了很大的作用。而健康教育是通过有计划、有组织、有系统的教育活动,使人们自愿地采用有利于健康的行为,消除或降低生活的健康危险因素,从而显著提升人们的生活质量,使人们的生理和心理状况对社会有良好的适应能力。

重庆九院始终坚持预防为主,将医疗资源向预防倾斜的创新思维,快"人"多步地实行由医院主导,通过医务人员的专业知识,结合临床工作实际的健康教育和健康促进模式。

三、措施

重庆九院狠抓健康教育,二十多年来持之以恒,最可贵的是善于"无中生有":在抓健教基础工作的同时,相关的科学研究齐头并进,三度捷足先登!

(一)首次提出了闻名全国的"一二三四"健康教育模式

一是贯彻一条主线:医院与健康教育所携手共抓健教工作。二是抓好两方面工作:医院与全社会的健康教育。三是坚持三个理念:有利于缓解医患卫生信息不对称;有利于改善医院环境;有利于促进医院文化建设。四是形成四大特色:一是医院健教工作形成全框架的网络系统;二是医院健教工作向社区、学校、农村、特殊领域等社会各层面渗入;三是医院健教工作在社区形成干预机制;四是健教工作与医院综合改革发展同步,并广泛推广。该项研究成果——《健康教育对医院发展战略作用的思考与实践》发表在《中国医院》2005年8期。对于该教育模式的研究,不仅是医院对十年来持之以恒开展健康教育工作的总结和回顾,更是将成功经验上升到理论层面,并较好地指导了全国健康工作的广泛开展。这项"无中生有"的创新健教举措,使九院在全国的知名度得到迅速提升。

(二)率先对健康教育效果与成本控制关系进行了系统研究

对于健康教育工作,新中国成立以来政府一直常抓不懈,但常规动作多囿于发放宣传单、开展义诊、进行健康知识宣传或者发放调查问卷及"除四害"等。这些举措殊途同归,旨在提高群众的健康知识的知晓率,真正达到提高健康行为改变的目的。九院"创新点"之二表现为:不仅脚踏实地地做好以上常规工作,同时还借助医院成本控制研究室这个高位平台,在全国首次将健康教育效果同健康教育投入的成本联系起来分析。因为健康教育也是一项需要付出成本的工作,对于一些政府财力有限的地区,鉴于投入十分不足,医院夹在公益性、市场性、福利性的夹缝中举步维艰……医院如何放大投入健教资金的效果、如何进行健教工作的成本控制、如何进行健教工作的长远规划和效果评价成为该项工作开展的关键。故九院在开展健康教育的同时,尽管医院在健康教育中成效颇丰,但也时刻关注成本与效果研究。从1998年始,先后采用了综合评价法(Comprehensive Evaluation Method,CEM)、作业成本法、分类法、分批法等多种研究方法,对1998—2003年间的健康教育效果进行了动态追踪研究,对健康教育效果与投入进行了探讨。研究表明:由于医院长期狠抓健教工作,使组织机构网络建设覆盖率、健康知识知晓率和健康行为改变率等指标都有大幅度提升。但在研究中逐渐发现:以上方法多从纯财务的角度出发,没有兼顾到单位的整体发展,日渐显露出单一强调财务量化的弊病,并且难以对健康教育工作的全过程实施动态调整的监控。

在2004年,随着医院将BSC引入医院经营管理,鉴于健教工作中诸多非量化因素所起的决定性作用,医院开始了将BSC用于健康教育效果评价及战略规划的管理。此项研究又走在了全国前列,最重要的是对新医改中加大公共卫生等的投入,加大健康教育的投入,在政府有限资金背景下,如何投入?高线多少?低线多少?依据何在?率先在健康教育的成本与效果方面进行了探索。并在《重庆医学》2009年第1期发表了《健康教育效果与成本控制探索》的研究文章。同时,举办了数次全国讲座,如2009年全国继教工作会议在九院召开,其中专门平衡计分卡在健康教育中的应用为专题,对2004年至2009年间的投入成本与获得效益的进行了回顾性的研究和探讨。

(三)首次指出"健康教育与健康促进的临床路径"理念

在2010年10月,张培林院长作为中国西部唯一代表出席了在北京举行的"第一届中国医院健康促进与风险管理学术论坛",并在会上作了《三甲医院应成为区域健康教育与促进的中坚力量》的专题学术报告。首次向世界提出"健康教育与健康促进的临床路径"理念,该理念同我国正在进行的如火如荼的医疗临床路径异曲同工:不仅符合新医改的加大公共卫生投入和民众健康的理念,也为成控室未来的研究重点之一指明了方向,并且该研究扎实有序的开展,为政府加大公共卫生投入的标准提供某些方向的科学根据。对医院来说,也是差异化发展的又一重大举措。

四、效果

健康教育工作,作为九院差异化发展的切入点,经过近二十年脚踏实地的辛勤后,多点齐聚,两度捷足先登,亮点已从重庆照向全国,正向世界闪光!

(一)实施健康教育是差异化的切入点

睿智果敢的九院人通过不断地实践和探索,逐渐感悟到"健康教育"不仅是一项关乎民生、利国利民的大好事,同时又是一项投资少、收益高的大实事;不仅有助于完成政府倡导的民众素质健康服务任务,更有利于缓解医患信息不对称的矛盾,有利于改善医院环境、有利于丰富医院文化,最为重要的是:为医院品牌在全国的提升起到了放大器和扬声器的作用。尽管健康教育的经济效果不能像医疗那样立竿见影,但能够使医院在服务理念、品牌形象中迅速崛起,能够在较短的时间内加强医院的影响力,从而在政策、资金、技术、人才等方面获得一系列的马太效应……因而,结合医院创始人卢作孚先生的"从大处着眼,从小处着手"的宗旨,抓住了健康教育这个永恒的主题,避开众多医院常规的"技术－服务－机制－文化－品牌"道路,寻找到了一条"机制－服务－品牌－文化－技术"的新路子,并把健康教育作为这条道路的切入点,做强做大健康教育的战略性投入,变被动救治为主动关注民众健康。不久,重庆九院又荣获全国健教促进处方一等奖,使九院的健教示范再为全国卫生工作作出创新性贡献。

(二)健教模式是在全国推广的着力点

九院的"一二三四"健康教育模式的经验总结,在促进医院协调、全面发展,创新医院战略发展思路等方面均作了有益的探索与尝试,并取得了开拓性的成效,因而被作为样板工程在全国推广。由于医院在健康教育方面卓有成效的工作。2005年5月,全国健康教育年会及现场会在九院召开;原卫生部副部长殷大奎在会上发表重要讲话,并对九院十余年的健教工作给予了充分肯定和赞扬。

(三)成为"健康促进示范医院"的闪光点

2004年6月,在北京人民大会堂召开的全国健康家园·共建共享发展大会上,市九院被卫生部评为全国"健康促进示范医院",九院作为中国西部唯一获此殊荣的医院,同时被选为仅有的两个基层发言医院之一在会上交流经验。同年,北碚区又荣获"全国亿万农民健康促进行为示范县(区)"的称号。这代表了九院与北碚区健康教育所携手15年取得的阶段性成绩,同时也是健康教育与促进在医院发展战略中发挥重要作用的体现。

五、评价

历史的车轮已至2022,回首九院近30年的健康教育历程,不由使人赞叹:九院扎扎实实狠抓健康教育工作的同时,亦不舍地进行科学研究。通过不断地实践和探索,九院人逐渐认识到健康教育不仅在提高人民群众健康方面具有长远意义,同时也有助于缓解医患纠纷,减少医患纠葛,更重要的是:使九院在中国西部乃至全国打响知名度,从一个名不见经传的二级医院,跃升为三甲医院,为九院频频登上全国性的舞台奠定了基础,真正成为医院品牌形象的闪光点。当一般医院尚在经历以疾病、以病人为中心的传统认识时,20世纪90年代的九院人已具备以健康为中心的理念,令同行赞叹。同时,当初那少部分不理解、误认为抓健教不创收是哗众取宠的人,也在医院的高速发展中心服口服,也投入促进健教的医改洪流中来。

如今，在《"健康中国2030"规划纲要》的落实工作中，在新医改不断深化的过程中，在缓解有限卫生资源与民众健康需求不断增长的矛盾中，不得不承认：将资源向预防倾斜不仅贯彻并坚持了党和国家的卫生工作方针，也在控制因病致贫、因病返贫的存量和减少其增量的工作中发挥着独特的作用。

作者：李晓军

第二节 资源在低水平人力成本时向骨干、临床一线倾斜的奖金模糊弹性发放（从1995年开始）
——奖金模糊弹性 激励独方

一、背景

1994年重庆"创建卫生城市"，在医院分配资源有限的背景下，如何激发骨干潜能，如何将资源向临床一线倾斜，从而使资源配置更利于医院发展，更利于患者受益是医院发展的趋势。但在九院暴露出了问题：职工习惯了分配上的大锅饭思维，时常"不患寡而患不均"；工作效率低且责权利不对等；收入无私权保护意识并含浓厚计划思维；加上九院已有现状：前述所言的中等规模、中等技术、中等成本的"三中"，以及存在缺品牌、缺人才、缺硬件、缺资金、缺政策的"五缺"，加上子女顶替、复员转业、高学历低技能人员等历史遗留问题，是摆在当时的院领导班子面前不得不直面的难题。求稳？则会按步就班，甚至止步不前；求变？则困难重重，甚至危机四伏；……不好变，但也不得不变！

二、理念

在经过深思熟虑后，敢拼敢闯的九院人，在人均人力成本较低且分配均贫富观念极浓、但又需调动人的潜力加快发展的背景下，逐渐在奖金发放方面形成了独具特色的理念——"奖金模糊弹性发放"理念，其具体含义是指：从追求分配上的平等到追求机会上的平等的观念，即在价值观上引导员工从追求分配上的平等到追求机会上的平等；建立收入属于个人隐私，不应该再彼此打听的观念；奖金发放坚持程序民主透明，但数目在人与人之间彼此模糊的理念；形成高收入不被妒忌，低收入不被鄙视的理念；坚持分配向一线科室和骨干倾斜的"二八"原则；一个系统内部按照8—10倍的级差理论。简言之，要倡导机会"平等"价值观；医院80%的收益向20%的骨干倾斜；从"分配平等"到"机会平等"；工作不仅是人生追求，还是谋生手段；模糊在平级中收入属于个人稳私保护的好处。其核心理念不仅有利于当时低水平大锅饭分配的打破（该旧机制尤其对骨干不公平），也与当下新医改中调动医务人员"积极性"和"两个允许"的观念契合。

三、措施

(一)遵循"二八"原则

该原则是19世纪末20世纪初意大利经济学家帕累托发现的。1897年,意大利经济学家帕累托偶然注意到19世纪英国人的财富和收益模式。在调查取样中,发现大部分的财富流向了少数人手里。同时,他还从早期的资料中发现有这种微妙关系一再出现,而且在数学上呈现出一种稳定的关系。于是,帕累托从大量具体的事实中发现:社会上20%的人占有80%的社会财富,即财富在人口中的分配是不平衡的。同时,人们还发现生活中存在许多不平衡的现象。因此,"二八"定律成了这种不平等关系的简称,不管结果是不是恰好为80%和20%(从统计学上来说,精确的80%和20%出现的概率很小)。习惯上,"二八"定律讨论的是顶端的20%,而非底部的80%。人们所采用的"二八"定律,是一种量化的实证法,用以计量投入和产出之间可能存在的关系。帕累托认为,在任何一组东西中,最重要的只占其中一小部分,约20%,其余约80%尽管是多数,却是次要的。因此,作为事业单位的公立医院,也是采用了这种迂回的理论,使之既借鉴了企业单位的收入分配模式,又与之有所区别。基本思想结合医院实际就是医院要从当时计划思想下得过且过的慢速发展中加速起来,首先要调动20%骨干的积极性,进而激发其他员工的潜力。

(二)"奖金模糊弹性"的具体实施

1.决策选择

优劳优得的绩效机制本身就有着激励员工学习进取、不断提高业务水平和积极工作取得效益的工作机制。九院的模糊弹性重在选择科主任负责制,中干奖金不在科室拿而由医院考核支付。医院层面是把各科中干视为骨干,在科室层面,科内的人员也有骨干,通过工龄(包含院龄)、职称、担任科内一线职务,如科秘书、住院总、质控小组长、科教小组长等分级分等管理。从而有科室优劳优得的适宜体现,保障科内业务队伍稳定和工作的开展。此外,还有平时的学习交流、进修提高、激励晋升等方式方法,使得青年医师能够看到"虽然我现在不是骨干,但通过努力不断成长,就会很快成为骨干"的希望和路径。

2.观念先行

思路决定出路,行动找到活路。给干部、员工"洗脑"是改革的第一步。因为任何一项改革都必须观念先行,分配制度改革的高度敏感性更是如此。由于长期以来平均主义观念根深蒂固，要通过改革调整涉及经济利益的奖金制度，采取奖金弹性模糊发放的方式，在员工中出现了一些担心，认为这样会损害主人翁地位。针对员工的担忧，主要领导在不同层面会议上再三强调：主人翁地位的确立是在个人能力得到充分展示，个人价值得到充分体现中表现出来的！而合理的分配激励机制恰好能够调动员工的积极性，充分展现员工的主人翁作用。而并非体现在平均分配上求得表面上的平等。针对职工担心的"怕上级奖惩不公、怕奖懒罚优，担心奖金起不到激励作用……"，院领导一班人借鉴许多独资或合资企业的成功范例，向职工讲明奖金模糊为何在企业搞得好，为何能被员工所接受。其原因是"能者多劳，劳者多获"。而且奖金弹性大小幅度变化不定，关键在于选好各级干部和有一套工作量化绩效考核的机制。退一步想（以低成本试错的方式），若分配改革实施几个月多数人反对，也可退回到原来的分配模式，以此打消部分员工的改革怕风险的顾虑。

3.明确什么是模糊弹性发放

所谓"模糊"就是奖金发放原则程序民主透明，但数目彼此模糊，如同科同级彼此的奖金额度不透明。所谓"弹性"就是根据管理逐级和责权利对等，按照业绩发放奖金，每人每月奖金无定数。弹性差距额度早期20%，半年以后40%，再以后逐步拉开至3—5倍。遵循原则和程序的民主透明；分配原则和程序向全院公开；并由职代会审议；上级知晓下级奖金额度；奖金发放受院纪委监督。模糊在平级中的好处有利于打破旧体制在分配上求"均"的观念。着力营造低收入不被鄙视，高收入不被妒忌的氛围。

4.尝试前进，逐步调整

从1995年底开始，在综合目标管理经济分科核算的前提下，个人分配方式在职能科室、门诊部及下属部门，首批实行奖金半模糊发放，逐步推广到临床科室。所谓半模糊是以纪委为主进行监控，同科、同级彼此奖金不知。所谓弹性发放，刚开始实施时，医院规定每人之间的奖金上下幅度规定在20%，半年后，上下浮动40%。奖金分配在相对平衡的基础上，根据工作性质、工作岗位、工作量、工作时间和工作状况等差异而定。

从2001年开始，在国有资产保值增值，充分保证医院战略发展的前提下，在个人奖金分配上也赋予了科主任更大的权利和灵活性。医院只出台奖金分配指导性原则的文件，各科根据按劳分配、多劳多得的原则，个人奖金差距不再限制在40%以内，科室可以提取5%的科主任基金作为科室特殊奖励。临床科主任奖金由医院发放。

随着改革的进展,BSC、PDCA、RBRVS、年薪制也逐渐在全院或个别科室试点运行起来。

四、效果

经过数年的探索创新,逐步形成独具九院特色的分配机制,使得骨干更加奋进,非骨干努力向上。从实践是检验真理的标准角度看,分配制度改革是推动医院高速发展的关键动力之一。医院"三大发展"和"四大领先"以及在中国西部的迅速崛起……这些与奖金模糊弹性发放机制对职工潜能的激励息息相关。

2000年重庆市卫生局在九院召开了人事分配改革现场会;2002年卫生部人事司领导专程到九院调研人事、分配制度改革实践;2007年重庆市委办公厅领导到九院视察,充分肯定了九院分配制度改革对激励人才的作用;2007年,九院承办了全国医院绩效管理与成本控制学术研讨会,将经验向全国推广。领导的关怀与肯定是有声的激励和无言的鞭策。

如今,面对着新医改再一次强调公益性的回归,面对着即将在医疗卫生行业实行的绩效工资改革,九院在确保奖金模糊弹性发放机制稳定性和连续性的过程中,探索一条既能挖掘职工潜能,又符合国家方针的新路子。

五、评价

经过数十年的磨练,九院人对模糊弹性发放的自我感知:一是模糊弹性与"不患寡而患不均"是在当时颠覆传统的改革;二是在当时的九院是优化配置与调动人活力最有力武器;三是人们习惯从要么差距公认非常科学,要么就大锅饭平分两个极端中选择,而重大改革早期常具有"摸石头过河"的探索性,等成功与失败经验积累到一定程度才有做好顶层设计和制度性改革建立的基础;四是该机制已在九院骨干与大多数员工中形成价值观共识;五是该方案是在"拿菜刀,动斧头"的风雨中过来的,亲历者发自肺腑地体会到:改革是要付出代价的!

九院人在用活"马斯洛的需要层次理论",用优"赫兹伯格的双因素理论",并借鉴"弗隆的期望理论"和"帕特与劳勒的激励模式"的基础上,创新性地进行了"奖金模糊弹性发放机制"的尝试。十多年的实践证明,这是促使医院高速发展的一剂独方。该项改革在14年后的2009年使九院荣"获全国五一劳动奖状"。

现回首该机制实行之初多有艰辛与彷徨,面对医院经济底子薄,骨干又不多的状况,如何盘活现有医疗卫生资源、如何把有限资金用在刀刃上、如何最大限度地激发员工的潜能是摆在"三中"医院面前的一大难题。九院人通过广泛调研,早在1995年就开始了争议不少的"奖金模糊弹性"发放机制的改革尝试,从起初的借鉴独资或合资企业的奖金分配方式的尝试,至如今的重"均贫富、保稳定"前提下个人分配上的3—5倍级差理念的逐渐实施。该理论已经历了三十余载的风雨历程,其有效实施与不断调整,最大限度激发了职工特别是广大骨干的潜能,从而有效地推动了医院的高速发展。同时,通过高激励的措施,让收入不同的人在报酬待遇、事业平台、工作负荷、文化价值等方面各自心理平衡,营造了和谐及公平竞争的氛围,为独具九院特色的医院文化丰富了内涵。

作者:龙攀

——"五合"理论　美酒醇香

一、背景

　　尽管九院在面临"三中"和"五缺"的背景下,已先后实施了"一二三四"健教模式、"奖金模糊弹性发放"的绩效模式,但医院的发展仍面临资金、医疗、技术等资源绝对不足与配置不优的实情。九院作为一个中等规模的综合医院,其资源短缺具有当时中国绝大多数区县综合医院及部分市级综合医院的特征。而资金来源主要是政府投入,但政府投入占医院总收入的10%,且前述已知还存在中、东、西的区位差异和区内差异,对九院而言,长期少于5%,这种依靠政府投入获得资金的道路较为艰难。同时,依据医疗收入不能支撑医疗项目成本,在67%的医疗项目亏损,23%的医疗项目赢利情况下,赢不补亏,几乎不可能获得规模资金支撑医院发展。如此,医院如何在当地做大做强? 一个地区的医疗资源,从宏观角度去分析和高效节俭使用,其中有哪些医疗资源可为区管医院所用? 又如何进行操作? 技术资源是区管医院最为重要的事情,既要成本支撑,又要时间积累……这些都似乎是短期内难以解决,但又是机会稍纵即逝、千载难逢的良机。

二、理念

　　要进行资产重组,使资产重组时人力资源为主"大"更包容"小",就需要基于合人、合财、合物的前提,进而实现合功能、合心,最终达到1+1＞2的效果。这就是后来闻名于世的医疗卫生行业资产重组的"五合"理论。

　　该理论植根于医疗资产优化中的成本的节约与盘活并轨,其资产中有房屋、设备、相关装备以及合并前正常医院运转的内部运行机制。但面临小而散,甚至区域内的恶性竞争,需要将有限的医疗资源集中管理,以使其发挥应有的作用,以期在实现国有资产的保值增值的同时,最大可能地为当地百姓服好务。

三、措施

(一)研习资源重组的可行性与必然性

按照惯有思维和模式,医院要发展,技术、服务、安全首当其冲。特别是在当时北碚区一院和九院都各自运行良好的情况下,相当一部分员工认为资产重组是"多此一举",争议和质疑接踵而至。抓医疗还是搞合并?这在当时是备受争议的问题。对于刚上任的张培林院长而言,他前瞻性地洞察到了医疗行业、医疗市场竞争已呈山雨欲来风满楼之势。尽管1998年时的九院已经是重庆北部地区为数不多、占有一定市场份额、拥有一定核心竞争力的医院,但经济社会的发展会使交通更加便利,同时三甲一条街的状况必将使已有的三甲医院对外扩张,而且北碚区第一人民医院已经与北碚中医院或第三军医大学达成了定向性合作合并意向,一旦合并成功,九院将面临一个更为强大的竞争对手,也必将永远失去重庆北部地区医疗市场的制高点。在仔细分析和准确制定战略定位发展决策计划的基础上,把抢占医疗市场制高点、创三甲、将竞争对手围于一定范围等有机结合起来,通过作为事业单位的医院与医院之间的合并,既保证了国有资产的保值增值,又使地区内的医疗资源得到有效的优化组合。合并之举利用了政策优势,又为九院的长足发展抢占了先机。机会稍纵即逝,此时不合,还待何时?

(二)"四步法"形成资源重组的"五合"理论

当时的院班子分析研判形势,逐渐使医院内部认识到了资产重组合并的重要性和迫切性。但此举是一个庞大的系统工程,如果"貌合神离"则会增加摩擦成本,甚或引起内耗,这将会严重违背资产重组合并的初衷。如何将表象的"合人、合财、合物"真正内化为"合功能、合心",才是真正地优化重组医疗卫生资源的关键和核心,也是最棘手的难题! 当时采取的措施是:

第一步:对广大干部职工进行"洗脑",广泛宣传分析合并的重要性和紧迫性、优势和劣势以及即将采取的方式和步骤,使职工真正以主人翁的姿态参与到合并的每个环节,理解合并,支持合并,参与合并;

第二步:将老九院和当时区一院职工交换到对口科室学习、工作。此举不仅在于使双方熟悉对方的工作流程、方式和内容,更在于增加彼此的信任,建立良好的人际关系,而并非拉郎配式的无"感情"基础的交流,为真正的合功能、合心打下了坚实的基础;

第三步:适当满足个别人的"过分"要求。在合并过程中,难免会出现"钉子户",为此,院领导从大局出发,预见个别人的潜在影响和可能发挥的消极作用,采取了非常措施,本着"大"让"小"的精神,适当满足其"过分"的个别部门要求,目的是顾全大局,让其发挥好"领头羊"的作用,以使之以点代面发挥好示范作用;

第四步:在资产成功合并之后,还相应开展了院内行政职能科室重组、中层干部竞聘上岗以及员工双向选择等一系列工作。这些工作始终都强调新老九院人的完整统一,不以出身论前途,唯以"人尽其才,物尽其用"贯始终。

总之,这一次成功合并,不仅为医院的发展抢占了先机,为2003年九院以二甲"装备"创三甲创造了有利条件,同时,也使九院人自己独创的资产重组"五合"理论得以最终形成。为后来(2004年)重庆市第九人民医院与原华光仪器厂医院进行合并重组积累了经验。

(三)"五合"理论再运用

在1998年成功合并北碚区第一人民医院的基础上,医院已经积累了优化卫生资源的经验,并找出了资产重组过程中还需要进一步完善和改进之处。随着医疗行业竞争的越加激烈,企业医院以其薪酬制度不受事业单位的限制、市场运作较为灵活、管理人员任命行政干预少等优势,在医疗卫生行业具有独特的竞争优势,但又存在业财融合不够、成本核算相对粗放、医疗质量相对较低、管理水平相对落后等实情。九院为了在更好地发展自身的同时为民众更好服务,于2004年,乘着成功合并的春风,医院又再次顺利地与兵器工业部职工医院——华光仪器厂职工医院合并。

此时,九院已经完全占领了重庆北部医疗市场的制高点,不仅在前期实践的基础上总结和提高,更注重将经验总结提炼成理论精华并在全国范围内推广。这使九院再次率先抢占区域内医疗市场制高点,使优质医疗资源更积聚,可以为更好地服务当地百姓提供支持,使国有资产更好保值增值。

四、效果

"五合"理论硕果:睿智果敢的九院人利用九院特有的研究高位平台,在全国首创的集"合人、合物、合财、合功能、合心"为一体的"五合"理论,先后两家医院的合并,不仅大大地减少了"组合"时的摩擦成本,而且率先抢占了重庆北部医疗市场的制高点,实现了区域卫生资源和市场资源的优化配置。这些创举已经大大超越了一般医院以自身成本论成本,单靠精打细算求稳定的老路。

在实践的基础上,研究室提炼出理论精华,先后发表有关医院资产重组论文18篇;《医院商学院》(MBA教材)、《中国医院管理》对之进行专题介绍;1999年、

2002年两届全国医院产权制度改革研讨会在该院召开，"五合"经验向全国推广；《中国医院管理杂志》、《健康报》、《重庆调研》、《决策导刊》等报刊进行了专题访谈；医院还参与了国家科委科研课题——"中国医院产权制度改革"，其主要内容被国家发改委作为全国医改采纳，张培林院长被聘为该课题科研协作组总干事；《医院商学院》2006年11月专访张培林院长，并刊登了题目为《1+1大于2的探索》的资产重组经典材料。

资产重组不仅为医院自身发展奠定了物质基础，一系列的成功举措和理论精华也使九院在全国卫生系统改革中再露锋芒。

五、评价

"五合"理论是九院人独创的以"合人、合财、合物、合功能、合心"的资产重组理论的简称。回望昔日资产重组，放眼今朝盛世辉煌，我们不得不由衷地感概：在医院发展历程中，要紧的就只那关键几步！在2003年申报三级甲等医院时，第一次的资产重组使得医院的业务用房、床位、人员的大幅度增加，为成功成为三甲医院奠定了坚实的基础，更为该院至今的高速发展积聚了能量。

对于中国这样卫生资源相对稀缺，且分布不均衡的大国，优化重组卫生资源是一直是一个永恒的话题！但资产重组不是最终目的，不能为合并而合并，如何尽可能减少合并时的摩擦成本和尽可能发挥合并后的效能才是合并之关键。"五合"理论正是源于这样的初衷，使理念付诸行动并收到实效。

在后来运用平衡计分卡对"五合"理论的运作进行评估总结的过程中，再一次通过平衡的观点折射出该理论的精髓。在新医改确定的16个"攻坚之旅"的试点城市中，在强调政府在医疗卫生事业中的主导地位的前提下，一个最大的举措就是进行资产优化重组。我们再一次为曾经的正确决策感到欣慰和自豪。九院以前所走过的两次成功合并都是以自身为主导地位的，在即将进行的"被合并"中九院又将如何利用大学资源优势，借翼腾飞？其实，此次合并，主要是源于医院已经在实践中摸索了差异化发展道路，但是，对于医院而言，殊途同归都必将是"医疗、教学、科研"水平的提高，因此，此举是在于如何尽快增强自身实力，如何在较短时间内缩短目前与众多以老牌医科大附院为主的三甲医院的差异。相信此举在已有成功的基础上，在有关部门的支持和配合下，在医院领导、研究室骨干和全院职工的共同努力下，将会为新医改再添辉煌！

作者：郑万会

🌱 第四节　中心医院人力资源向社区沉淀的分级诊疗早期医联体"四定"模式

一、背景

目前我国医疗卫生服务供给递送体系存在医疗资源"倒金字塔"配置和卫生服务提供呈现相对"碎片化"的双重结构化困境。医联体被认为是纠正我国医疗资源"倒金字塔"配置和卫生服务递送体系碎片化的双重结构化困境的有效途径。医联体主要指在一定区域内,不同类型、层级的医疗机构组成的共同体,内部资源共享,责任利益共担,是以区域内医疗机构逐级指导为依托,以双向转诊为枢纽的医疗资源共享机制。按合作程度和关系,医联体可分为紧密型医联体、半紧密型医联体和松散型医联体三类。由于具备以资产为纽带,在人、财、物等资源上实现高度统一管理和调配等特征,紧密型医联体被认为是推动分级诊疗制度建设、打造分级诊疗长效机制最彻底、最有效的载体。紧密型医联体虽然解决了产权、编制、人事、医保等医联体外部问题,但仍然缺乏推进分级诊疗长效机制落地的政策工具。重庆九院2000年全资兴办紧密型医联体,在18年实践过程中形成契合"基层首诊、双向转诊、急慢分治、上下联动"分级诊疗长效机制实践需求的政策工具——"四定"社区卫生服务模式。本文简要介绍重庆九院紧密型医联体"四定模式"在促进紧密型医联体分级诊疗的理论内涵,详细阐述"四定模式"在推进紧密型医联体分级诊疗中的地位与作用,旨在为推动构建我国区域纵向医联体长效机制提供政策参考。

二、理念

以"定点、定人、定时、定量"的工作理念开展社区卫生服务工作。

三、措施

"四定模式"是指:"定点、定人、定时、定量"的社区卫生服务工作模式。(见表4-4-1)

表4-4-1　"四定模式"基本要素及其概述表

类别	基本要素	具体表述
定点	1.划分责任社区； 2.制定工作目标、要求和实施计划并执行落实	社区健康管理责任小组按照划分的责任社区，依照"中心"对各个社区制定的工作目标、要求和实施计划内容进行对接落实，从而实现每个社区每一项防治工作有具体的责任人
定人	1.社区健康管理责任小组； 2.划定相应的责任社区； 3.公示医护人员照片、联系方式	建立由2名全科医师、3名护士组成固定的社区健康管理责任小组，划定相应的责任社区；每个小组成员都有较为明确的、具体的角色划分和具体任务；通过社区联络员联络，公示医护人员照片、联系方式，让所辖责任社区的居民知道"谁"在进行社区卫生服务工作。"中心"的中层干部分别挂帅到各小组，负责对小组工作的督导
定时	1.公示并保障每周固定时间； 2.保证工作连续性动态进行	公示并保障健康管理责任小组每周到所辖责任社区开展社区卫生服务的固定时间，使辖区民众知道"谁在何时"对该社区居民点服务，保证相关工作连续、动态进行
定量	1.常规工作任务划分； 2.每月对各项指标进行总结考评； 3.对考评结果进行讲评； 4.确定下一步工作目标； 5.组成专家团队进行有关技术指导	全年的常规工作任务，按居民人数比例划分到各责任小组；任务进度目标按月份进行分解执行。每月对各责任小组的工作业绩指标（工作数量、工作质量、专业水平、职业道德、医德规范、岗位服务规范、居民满意度等）进行考核。"四定"服务开展初期，对"和居民熟悉程度"指标给予一定的权重倾斜，其具体考核方式：考核小组到责任小组所辖社区看工作人员随机跟20位居民的打招呼率；对该社区的人口数及分类（包括常住户、临时住户、有无困难户、有无需要特别帮助的对象等方面）的熟悉和了解程度；居民的回头率等。对考评结果及时进行讲评，并确定各组下个月的工作目标，使得各项工作能够有力地推进

四、效果

（一）发挥社区守门员作用，提高居民基层首诊意愿

"四定"模式通过对供需双方的协同激励发挥社区守门人作用，提高居民基层首诊意愿。

对于需方而言：一是"四定"模式提高了居民对以家庭医师签约为载体的分级诊疗制度的认知程度。居民从过去对社区卫生服务中心家庭医师签约服务概念模糊、抽象到如今的清楚明白：居民知晓"我们是谁、在哪里、能为他们提供什么样的服务"，知晓"我们什么时间去、谁去、去干什么"。二是"四定"模式提高了居民对社区健康管理责任小组的依从性。通过创新多种工作机制，比如社区居民联络员制度，辖区街道、居委会和派出所的联动机制，24小时电话咨询及院后电话随访制度，健康教育与健康档案相互促进的双环式管理模式等，居民对社区健康管理责任小组的态度由拒绝、不愿意转变成乐意并主动欢迎，效率明显提高，工作人员

的积极性显著增强,居民在健康管理、疾病等方面有什么困难,也能主动与工作人员联系,社区居民的依从性也有所提高。三是"四定"模式形成了"朋友式、亲情式"医患关系。社区健康管理责任小组长期定点在一个居委会工作,经过反复多次了解接触,从而和居民形成了"朋友式、亲情式"的医患关系,使社区健康管理责任小组和居民相互认知认同。

对供方而言:一是搭建全科医生和社区护士组成的健康管理团队——社区健康管理责任小组,显著提升团队医疗和管理技术水平。同时借助重庆九院的技术优势,组成专家团队定期或不定期对其进行有关技术指导,解决工作中的技术难点。二是坚持以绩效量化管理为导向,提高员工社区工作的积极性。每个月都对各工作小组的工作业绩指标进行考核,并根据考核情况,在工作内容、数量、质量上确定各组下个月的工作目标,使得各项工作能够有序地推进和发展。三是强化社区健康管理责任小组医学人文教育和医学人文执业能力的培训。培训对患者基本资料全面收集、综合分析和提供帮助的能力;加强医患沟通能力和技巧培训,和患者建立良好的人际关系。

(二)适时全方位动态监控辖区居民健康,解决急慢分治难题

一是社区健康管理责任小组主动下沉到责任居委会对社区居民进行相关的公共卫生服务、慢病随访、健康教育及管理,适时全方位动态监控所辖社区居民健康状况及其需求。二是深入社区居民家中全方位收集患者基本资料,包括患者的居住环境、职业地位、经济水平,生活状况、个性特征、周围相关人群等,并对资料进行综合分析,了解社会经济因素对疾病的发生、发展和愈后的影响,掌握患者本人和周围人群之间的相互影响。不仅向患者提供优质治疗服务,还能够提供心理的疏导和情感的支持。三是对行动不便、年老体弱、卧床不起以及个别突发性疾病人员都提供送医送药上门或绿色双向转诊跟进服务。四是创新建立了专家指导下的专科专管员制度,促使三甲医院的优势下沉,解决慢病患者的规范化管理和疾病发作时"看病难、看病贵"的问题,使签约的慢病患者对中心的信任度大幅度提高。

(三)"绿色通道"和"跟进服务"举措促进双向转诊落地

一是开通双向转诊绿色通道:救护车免费接送从"社区服务中心"转诊到重庆九院的患者,由"中心"医护人员全程陪护,直接转入相应科室,免去患者到重庆九院后再挂号、门诊、办理入院手续等程序,为患者得到及时救治赢得宝贵时间。该制度实施后,双向转诊率为71.3%,问卷调查上转病人,满意度为97%。二是采取

跟进服务措施:患者转入专科科室后由陪护的医务人员跟进,向患者介绍入住科室基本情况、相关规定、专业技术水平、收费等情况,让患者安心接受治疗,并向主管医生介绍患者慢病管理情况,此次发病后所做辅助检查和治疗,目前患者的病情,以及其家庭经济状况,医保类别及报销规定,尽量让患者得到及时合理的治疗,同时给患者留下联系方式,随时为他们提供服务,通过医院信息平台监控对患者有无重复检查、过度治疗,提醒主管医生康复期下转社区卫生服务中心,使患者在整个转诊过程中始终没有脱离我们的监管。通过"绿色通道"和"跟进服务"举措促进双向转诊落地,形成患者疾病的环状管理,无缝对接。医院与中心之间资源共享、优势互补,真正实现了"小病在社区,大病到医院;手术在医院,术后护理在社区"的就医模式。

(四)"社区卫生服务中心"的卫生服务项目相关数据

健康档案建档率96%,建档合格率90%;老年人健康管理率82%;糖尿病健康管理率和高血压健康管理率分别为100%和92.74%,规范管理率分别为65%和62%,血糖控制率51%、血压控制率53%。重性精神病管理规管率71%,稳定率93.5%;常住签约率40.7%,重点人群签约率93%,双向转诊率71.3%;0—6岁儿童健康管理建证建卡率100%,管理率99%,"八苗"接种率98%,孕产妇健康管理率100%,结核病患者管理率100%,中医药健康管理服务率98%。2017年发放健康教育资料24359份,受教育人数15400人次,义诊12次,讲座28次,个性服务13400人次。

参与或者主持完成市、区级科研课题7项;参与编写专著4部;协办全国学术会议5次,有9人共34次在全国、市区级社区卫生工作大会上作大会交流发言;承担国家级继续教育3次;撰写并发表论文30余篇。2012年获得重庆地区慢病防控示范区糖尿病知识竞赛第一名,参加全国竞赛并获得优秀单位称号。

五、评价

(一)理论创新

1. 三甲医院直接兴办社区卫生服务中心是一种重要的补充模式

我国的社区卫生服务中心机构多为一、二级医院直接转制而成,其有着先天性的技术优势资源不足而民众认可及信任度相对低的特征。由于未实行强制性的分级诊疗政策,患者在自我关心优先并可任意选择医疗机构就诊情境下,直接选择去较好技术的三甲医院就诊。小病在社区、大病进医院的分级诊疗的资源各自优势利用相对难以实现。

三甲医院直接兴办社区卫生服务中心,在当时全科医师队伍较为缺乏的状况下,其优势品牌技术向社区卫生服务及基层延伸,可以得到患者认同,有利于分级诊疗实现。因此可见,三甲医院直接兴办社区卫生服务是构建医联体和分级诊疗的重要形式。尽管这是目前已经不争的事实,但在当时却不一定认同。目前为止,我院兴办的社区卫生服务中心未能得到国家级示范中心称号就是因为是三甲医院兴办而非独立法人。

在新的社区卫生服务评审标准下,2011年"中心"被重庆市卫生局评为重庆市首批五家"重庆市社区卫生服务示范中心"之一。在2014年3月由重庆九院医联体协办的中国(重庆)社区卫生服务改革与发展论坛上,三甲医院直接兴办社区卫生服务经验被高度认可。

2. 创建资源重组"五合"理论

由于医联体内部不同医院历史背景、文化积淀、隶属关系、医院等级、目标任务、管理方式等诸多方面存在差异,对构建责任、利益、服务、技术、管理一体化的组织和管理体系存在较大冲击。针对这些差异性问题,重庆九院创新性采用"合人、合财、合物、合功能、合心"的方法,对兼并医院的人、财、物进行优化重组,临床医技科室主任竞争上岗,医联体内部员工同等对待,彻底合并,减少兼并重组的摩擦。"五合理论"的实施创新了医联体内部的产权融合机制,既避免了医联体内部因不同医院的人员水平、习惯、文化和利益需求不同在重组兼并中出现较大矛盾,也为医院的战略发展、创新管理机制并有效执行构建了基础。尤其专业技能差异与特点不同,合并后的新九院把不适合专科深化而适合将全科的医生放在社区服务中心,让员工各展其才。

重庆九院先后承办首届和第四届全国医院产权制度改革学术会议,"五合"理论均被采用和推广。并由此参与国家科技部科学项目"国有医院产权制度研究",时任重庆九院院长张培林教授担任项目课题组总干事,参与编写专著2部。

3. 创建奖金模糊弹性发放理论

当前,紧密型区域纵向医联体缺乏内部利益分配平衡协调机制,"自收自支,结余分成"的绩效奖金分配出现大锅饭特征。因此,如何提高职工积极性成为紧密型区域纵向医联体深化发展的现实问题。重庆九院创新性构建奖金模糊弹性发放机制,实现紧密型区域纵向医联体内部不同分院以及不同职系员工的利益共同体。奖金模糊弹性发放理论:即奖金分配中规则透明,具体数目平级间模糊。具体表现为(1)在价值观上引导员工从追求分配上的平等到追求机会上的平等;(2)树立收入属于个人隐私,不应该彼此打听的观念;(3)奖金发放坚持程序民主透明,但数目在平级间彼此模糊的理念;(4)形成高收入不被嫉妒、低收入不被鄙视的理念;(5)坚持分配向一线科室和骨干倾斜的"二八原则";(6)坚持一个系统内部分配由3—5倍逐步达到8—10倍的级差理论。

重庆九院医联体由此获得跨越式发展并获得"全国五一劳动奖状";重庆九院先后举办全国医院绩效与成本控制学术研讨会,多次开办全国绩效管理继续教育培训班,介绍绩效管理经验;"中国公立医院平衡计分卡战略绩效管理系统"也获得中国医院协会首届科技创新奖。

4. 创建质量安全成本效率一体化理论

当满足政府规定的最低质量标准并有效降低成本时,即同时达到医疗质量安全和成本消耗双底线,区域纵向医联体才能获得最大结余分成,才能实现收益与医疗质量改进的关联规则。区域纵向医联体内部医疗质量安全供给与医疗成本消耗必须关联。但由于医疗服务项目"虚有价格、虚无成本"的现状,导致医联体支付结果与医院诊治患者实际需要的成本耗费存在不对应性,并被"自收自支"的医院预算管理体系放大。针对这些问题,重庆九院创新性提出以质量安全成本效率一体化为核心的质量安全与成本管理理论;在理论上,基于医疗卫生服务的特点、流程与规律,将医疗服务质量安全活动分为医疗服务基本运行、医疗服务质量保障、医疗服务质量提高和医疗服务安全保障四种活动,分别对应基本运行、质量保障、质量提高和安全保障四类成本;在实际操作上,重庆九院在医联体层面质量安全管理办公室和成本控制研究室,在规范化科室建设的基础上,应用平衡计分卡、PDCA、RBRVS、DRG等管理工具,尝试将质量安全与成本支撑运行合为一体进行绩效考核。

5. 创建"一二三四"健教理论

重庆九院医联体创新性提出"一二三四"健康教育与促进理论:"贯彻一条主线、抓好两个方面、形成三大理念、构筑四大框架"。在该理论下,重庆九院又率先对健康教育的效果和成本相关性进行研究,率先提出"健康教育与健康促进的临床路径"概念。重庆九院医联体由此获得全国健康促进示范医院称号(全国共两家医院);获得第二届全国健康教育处方一等奖;协办全国医院健康教育学术研讨会。

(二)平台创新

1. 创建重庆市医学重点学科平台——全科医学科

以全科医学建设为核心的医联体专业品牌效应初显。重庆九院以北碚区第一人民医院(一分院)和天生社区卫生服务中心(二分院)为基础,以老年科、内分泌科、全科医师培训基地等优势学科群为依托,打造以全科医学建设为核心的医联体专业品牌。经过多年建设,重庆九院医联体以全科医学建设为核心的医联体专业品牌效应初显:一是重庆九院医联体全科医学科已成为重庆市医学重点学科;二是全科医学科被国家卫计委和发改委立项建设为全国全科医学培训基地,并配套中央基地建设专项基金2100万用于基地建设。

2. 创建全国唯一、省部级重点研究平台——重庆市医院成本管理研究中心

重庆市卫计委2015年批准在重庆九院医联体设立省部级重点研究中心——重庆市医院成本管理研究中心,其为重庆市首家以"医院成本管理"命名的研究中心,也是中国第一个医院成本管理研究中心。"中心"主任兼学科带头人为全国劳模、全国五一劳动奖章获得者、全国优秀院长、重庆市卫生经济学会会长、西南大学经管学院医院经济研究所所长张培林教授。"中心"从两个维度下设9个研究室:一是从财务层面设置医院成本控制、医院成本核算、医院成本预算、医院成本分析、医院成本效用及评估等5个研究室;二是从政策管理层面设置公立医院补偿与管控、公立医院医疗服务项目价格、三甲医院与基层医疗机构联合发展、民营医院质量安全成本支撑等4个研究室。

自成立以来,"中心"先后中标世界银行项目,主持并参与"三个国家标准"的制定;2014年作为全国唯一一家医院,中标国家社科基金课题,并以良好结题;承担市卫计委指令调研项目等国际国内重大项目。

(三)机制创新

1. 内部精细化管理机制创新:以BSC为基础的规范化科室建设

为了促进医联体内部各医院质量安全目标、行风医德目标、经营管理目标、人才建设目标的高度融合,重庆九院以创建规范化科室为契机,在医联体内部率先引入平衡计分卡战略绩效管理工具,实现医联体内部精细化管理机制创新。在医联体内部医院规范化科室建设过程中,内部精细化管理机制形成"四个创新":创新了国外管理工具与中国医联体管理相结合的信息化工具;构建了中国医联体新型战略规划和具体执行的绩效管理系统;建立了中国医联体兼顾平衡的精细化管理模式;提供了新医改趋势下医联体创新管理的一种方法。同时,医联体内部精细化管理实现了"四个提升":提升了医疗行为与成本可支撑之间的量化管理水平;提升了多目标管理的科学性,避免综合目标考核指标不成体系无限增加;提升了平衡医联体学科发展管理可操作性水平;提升了医联体量化管理的可控水平。

2. 绩效考核机制创新:目标任务考核发放一体化

目前紧密型区域纵向医联体发展目标、工作任务的考核指标通常是由不同职能科室部门设置并考核,存在考核周期不同步,考核反馈的信息非常零散,不利于

被考核科室进行系统性改进,并且绩效考评容易与发放脱节。重庆九院围绕医联体内部"质量、安全、服务、管理、绩效"五大主题持续改进这一目的,坚持"以病人为中心"的服务宗旨,维护好质量安全与成本可支撑双底线,创新性提出目标任务考核发放一体化的绩效考核新机制:根据医联体的目标和任务,建立规范化考核标准,通过对医联体内部各医院临床、医技、医辅、行政科室的执行情况进行考核得到结果,依据结果发放绩效,达到激励效果,促使科室更加积极的完成工作,实现医联体的目标任务。在目标任务考核发放一体化的绩效考核新机制下:建立和健全了医联体综合质量管理的长效机制和评价体系,建立了医联体质量安全和管理的多部门协作机制;按照医联体制定绩效考核方案,对每次考评结果奖惩到位,促进医联体目标的实现。

(四)模式创新:中等医院差异化发展模式创新

1."点—线—面"相结合的工作模式

重庆九院以低成本支撑实现中等医院差异化发展、高速发展成功的关键因素之一在于用九院特有的方式开展差异化理论研究,用理论指导实践,再从实践提炼上升为创新性理论,形成了"点—线—面"相结合的工作模式。"点"为创新实践,即通过工作目标核心点位、关键因素研究,解决某个具体问题;"线"为形成理论,包括国内外已有理论和创新理论。"面"为研究支撑,包括课题研究、论文撰写、专著出版、科研奖项申报、学术会议主办、学术报告、汇报专题讲座研讨、研究生培养等。

2."机制—服务—品牌—文化—技术"的差异发展模式

重庆九院医联体面临缺人才、缺资金、缺品牌、缺硬件、缺政策的困境,特别是随着医联体所在区域北碚区同主城核心区域的互联互通,医科大附属医院的"三虹吸"效应更加显著,加重了重庆九院医联体的"五缺"困境。重庆九院在医联体建设过程中,逐渐形成以产权融合机制、利益分配机制、内部精细化管理机制、绩效考核机制、质量安全与成本管理机制、双向转诊机制创新实践为核心的低成本支撑的差异化发展战略;集中医联体内部人力、财力、物力,走"机制—服务—品牌—文化—技术"的发展路径,其结果是重庆九院医联体成本效益持续提高,资产保值增值效益显著,推动医联体快速发展,医联体竞争力稳步提升。

重庆九院医联体特色促进重庆九院获得2006年度全国卫生系统先进集体称号,获得2011年度医院改革创新奖。2016年重庆省域医院竞争力排名,重庆九院医联体居第10名。

作者:穆晓霞

🌱 第五节 基于专业背景的预判力和责任担当的决断力前移处置重大公卫事件霍乱，保一方平安的经验与启示

一、背景

1997年以后霍乱疫情发生的频次明高于1997年以前，病例数较1997年以前增加31例，其菌型（群）由稻叶型、小川型转变为O_{139}型。霍乱的发病疫情年度间波动很大，1982、1995和2002年的发病疫情特别多。北碚区霍乱发病率与重庆市发病率呈显著正相关，相关系数r=0.840，P=0.005。北碚区霍乱的发病率呈逐年上升趋势，并显著高于重庆市疫情。

2001—2005年，北碚区霍乱病人和带菌者的数量都呈上升趋势，霍乱菌型由稻叶型往O_{139}方向转变。2002—2005年北碚区4次O_{139}霍乱流行，死亡2例，主要轻症病人为主，典型临床表现少，带菌率高。药敏结果提示O_{139}霍乱弧菌对诺氟沙星、环丙沙星、阿米卡星等抗生素都敏感，对氨苄青霉素、庆大霉素、链霉素、复方新诺明严重耐药。水源、水产品和易感人群粪便采样培养均无霍乱弧菌生长。该地区的气象因素中降水量和平均气温均与霍乱发病率呈正相关关系。社会因素中的影响因素可能有：流动人口增加，外来海产品、水产品污染，临床医生缺乏霍乱诊治知识和防治意识，而居民的不良生活习惯是造成霍乱流行的最主要的因素。

二、理念

唤醒民众，改变各种不利于健康的行为和习惯，保持健康的生活方式。健康教育是一项投资少、产出高、效益大的保健措施。

三、措施

1.预防措施

（1）健康教育：由于卫生条件和卫生习惯差，往往引起肠道传染病的流行或暴发，尤其是霍乱，一旦有病原体污染食品，很容易导致爆发。因此，加强卫生宣传与健康教育，提高民众的卫生意识和自我保护意识，显得极为重要。对该区域人群要大力加强以预防肠道传染病为重点的宣传教育，提倡喝开水，不吃生的食物，生吃瓜果要洗净，饭前便后要洗手，养成良好的卫生习惯；进一步拓展广大人民群众对卫生防病工作的知情权和参与权，增强他们的自我防护意识和技能。将霍乱

防治健康教育纳入政府目标管理是保证健康教育实施效果的有效手段。要建立基层健康教育网络,落实基层健康教育兼职人员,让镇村社干部、镇村医生、流动厨师明确应承担的霍乱防治责任,使霍乱防治的相关资料够迅速从县、镇、村、社,发放到每一农户。健康教育作为卫生保健的战略措施,可作为各种传染性、非传染性疾病预防控制措施中的第一策略,能够对霍乱防治中的"早发现"起到关键作用。

(2)坚持"积极防治,以防为主"和"标本兼治,综合治理"的基本原则,采取以切断传播途径为主导的综合性预防措施,特别是水、粪便及食品的管理。加强饮用水卫生:加快该区域城乡自来水建设与监督,提高监督率和合格率。抓好饮食卫生:严格执行《中华人民共和国食品卫生法》,特别要加强对饮食行业(包括餐厅和个体饮食店、摊等)、农贸集市、集体食堂等的卫生管理,加强食品卫生法的执法力度,做好食品卫生监督管理工作。开展以预防肠道传染病为重点的群众性爱国卫生运动,搞好环境卫生,及时清除、处理垃圾和人畜粪便。

(3)建立一个立体、动态的监测系统,提高监测效率和效益。针对霍乱的发生与流行中社会因素的重要性,应该建立一个完整的、动态的霍乱监测系统,对不同时段、不同区域、不同网点、不同对象(腹泻患者－重点人群－食品－外环境)进行监测,对监测中发现的霍乱弧菌进行菌型鉴定和药物敏感试验,监测新菌型(群)并预测其对霍乱流行趋势的影响,提出相应预防控制措施,并以政府为主体组织实施,提高整个监测系统的敏感性和及时性。

2.流行期措施

(1)控制传染源:①发现霍乱病人,尽早严格隔离治疗。按照《霍乱防治手册》规定,霍乱病人和带菌者的观察隔离时间为大便培养转阴,停药24小时后,连续2天2次检验大便阴性可解除隔离。由于O_{139}的间隙性排菌和耐药的特性,结合北碚区采用的处置方法,我们建议:对O_{139}病人和带菌者隔离治疗,每日检验大便,并进行大便培养,根据临床经验和培养结果指导临床用药。大便培养转阴后,停药24小时后,连续3天3次检验大便阴性,解除隔离治疗。②追踪密切接触者,在实际工作中发现O_{139}带菌者多,发病者少,因此对密切接触者的判定按较长潜伏期推算:A.发病前1周与病人共同居住生活的人,包括同餐、同住者;B.阳性带菌者从发现之日起计算,之前1周与之有密切生活接触的人。③加强对密切接触者的医学观察,按照《霍乱防治手册》连续2天检验大便阴性可解除观察,但我们发现,O_{139}病人的密切接触者有连续2天检验阴性第3天出现检验阳性的现象,所以,我们在实际工作中执行连续3天采便检验和预防性服药的措施。④对密切接触者的接触者处理:流调布控多少代接触者和处置方案目前有关文献没有严格规定,我们在研究即往病例中发现有二代接触者出现大便阳性的现象,理论上流调布控越多接触者防治效果越好,但需要耗费的人力、物力成本呈几何倍增,我们建议:对二代接触者一起纳入居家观察、预防性服药,且连续3天检验大便阴性后,解除医学观察。

(2)切断传播途径:改善环境卫生,加强饮水消毒和食品管理。对病人物品和排泄物严格消毒。杀蛆灭蝇。

(3)保护易感人群,提高人群免疫力:①做好肠道传染病的卫生防病宣传教育和动员工作,在霍乱流行时发动群众自觉停止一切宴请聚餐,发生吐、泻时及时到医院肠道门诊就医。②霍乱菌苗的接种对于降低人群发病率有一定效果,但保护期只有3—6个月。口服菌苗免疫时间短,价格也较高,目前还不能推广应用。我国自1994年开始先后由兰州生物制品研究所、中国药品生物制品检定所及军事医学科学院生物工程研究所等单位开展研制抗 O_{139} 霍乱菌苗工作。其中之一是灭活的 O_{139} 全菌体肌肉注射菌苗,另一种是口服的灭活全菌体+重组霍乱毒素B亚单位菌苗,而这两种菌苗目前都还处于实验阶段。由于涉及诸多不确定影响因素,有关 O_{139} 霍乱菌苗的发展前景一时尚难推断。

3.病人、接触者直接接触环境的管理

(1)疫情报告:责任疫情报告人发现病人、疑似病人或带菌者时,城镇于6小时内,农村于12小时内以最快的通信方式向发病地的卫生防疫机构报告,并同时报出传染病卡。

(2)消毒:对病人、疑似病人和带菌者的吐泻物和污染过的环境、物品、饮用水进行随时消毒,当染菌者送隔离病房或治愈后进行终末消毒。

(3)检疫:对疫点内所有人员和密切接触者,自开始处理之日起每日验便一次,第一次采便应在服用抗菌药物前进行。停服抗菌药物后连续二天粪便培养未检出霍乱弧菌者解除检疫。

4.间接环境的管理

(1)有目的、有计划地开展定时、定点的外环境疫源检索,窥测并掌握疫情可能发展的动向:对江水进行常规的监测,然后整理监测数据,建立预测模型。在系统、连续、科学的监测资料的基础上,建立霍乱发病的预测模型,为预防和控制措施提供科学的依据。这是一项工作量繁重的工程,需要对该区域的霍乱发病情况及其影响因素进行系统研究,了解该区域霍乱的发病规律,研究其未来变化趋势和各种影响因素对发病情况的影响,这将有利于霍乱的预防和控制,为制定该区域霍乱的预防和控制措施提供科学依据,为疾病控制和卫生行政部门制定切实有效的干预措施提供科学依据,以达到及时、准确地控制疾病发生的目的。另外,继续对该区域的气象进行监测,绘制气候变化趋势图,预测变化趋势,进一步研究其与霍乱流行的关系。

(2)加强出入境检验检疫和流行病学监测,系统收集、分析疫情资料,反馈信息,适时地改进策略和措施。对机场、海港、车站进行经常性卫生监督,及时发现传染源,消除传播因素。

5.多部门参与,政府主导控制策略

(1)实施新的控制策略,改变控制措施实施主体,加大预防控制力度。要建立科学的霍乱控制系统管理体系,由政府牵头,卫生行政部门组织实施,疾病控制机构提供预防控制技术指导,多部门合作,各负其责、人人参与、层层落实控制措施。要搞好各项卫生基础设施建设和环境卫生,提高卫生服务的可及性。大力进行爱国卫生运动,提高市民的防病知识水平和防治技能。

(2)切实加大《传染病防治法》执法力度。切实加大执法力度,各级卫生行政部门、疾病预防控制机构和卫生监督机构要在政府的统一领导下,进一步加大《传染病防治法》和《食品卫生法》等法律法规的执法力度,强化对以霍乱为重点的肠道传染病的监测、疫情报告、控制及救治的监督管理,加强饮水消毒和食品卫生监督管理,对违反法律规定造成传染病传播或者流行的,要依法追究有关单位和人员的责任。要加强与口岸卫生检疫、民航、铁路、交通等有关部门的协作,并对其落实各项霍乱等肠道传染病防治措施情况进行全面检查、指导。

四、效果与评价

1.结合防治需要,开展流行病学、病原学、临床学、免疫学及管理学科的科学研究,不断改进防治措施,提高防治水平。

2.在整个防控体系中,对危险因素关键环节的控制仍然存在薄弱环节。如病人的检出过分依赖腹泻病门诊;细菌培养实验敏感性较差,监测系统发现病人的敏感性和及时性不够;同时,对流动人口的管理不到位,始终也是疾病预防和控制工作的隐患。人们的霍乱相关知识和防范意识不能适应防病需要,尤其是易感人群。需进一步加强这些方面的工作。

3.面对新情况,积极开发研制安全、有效、经济的霍乱菌苗。由于近年来旅游、商贸、文化交流、劳务输出、移民及因天灾人祸等人口流动与日俱增,再加上现代化交通工具的飞速发展,使各地人口流动量迅猛增加,这是人们始料未及的新情况、新问题,甚至是新的挑战。面对这一现实,必须采取更灵活、更切合实际和更富有针对性的预防措施。因此,积极开发研制新的霍乱免疫制品,特别是抗原性更全、安全有效、使用方便和质量可控的口服霍乱菌苗,已成为当务之急。

4.霍乱发病没有严格的季节性,随着全球气候的变暖及人口流动的增多,霍乱的防治应该打破时间和区域高发的一般规律,结合各地实际,灵活机动地开展腹泻病门诊工作。疫情高发区应全年开诊,低流行区应根据当地实际进行调整。

5.对重点人群和重点食品的监测管理急待落实。这些问题已经成为霍乱防治越来越突出的隐患,我们必须增强危机感和责任感。要重视和切实落实对饮食服务从业人员、学校、大中城市中流动人口聚居区、建筑工地等重点地区和人口的疫情监测和管理。加强对江水、水产品的采样检测等监测管理。对临时性工地、厂矿等用工单位,卫生行政部门要定期检查并落实卫生防病措施,做好外来民工的卫生管理工作。沿江地区特别要加强对渔、船民的卫生教育,渔船要配备卫生员和消毒药品;各港口和船只停泊点要对来自疫区的渔、船民做好检疫,严防霍乱疫情的传入。

6.霍乱的流行趋势显示,霍乱流行的菌型(群)逐渐发生改变,由稻叶、小川型转变为O_{139}型。由于O_{139}型的生物特性如毒力强、存活时间长、传播快且存在于非人的宿主、容易扩大蔓延、携带者增多等特点发生了变化,而目前的《霍乱防治手册》对O_{139}型的防治有明显的不足,给防治工作提出了许多新的问题。如:(1)对霍乱患者密切接触者,尤其是数天后发病者(O_{139}型霍乱常见),其数天之内的密切接触者如何流调布控;(2)研究显示O_{139}对常规抗菌素耐药,在临床工作中,如果没有药物敏感实验结果或药物敏感结果显示前,临床工作者如何选抗生素;(3)由于O_{139}型携带者多,且常出现感染数天后发病,所以抗生素的使用周期目前还无法确定。以上等诸多问题还要在以后的工作中落实。

7.推动国内外学术交流,相互学习,取长补短,共同提高。霍乱已成为广为关注的公共卫生问题之一。其预防控制措施是一项复杂而巨大的社会工程,必须加强政府领导、全社会参与、采取综合性防治措施,才能科学有效地控制和减少疫情的发生和流行,任重而道远,需要全社会的关注和参与,才能将遏制霍乱的流行,最终保障人群健康,维护社会的稳定与和谐。

五、典型案例与启示(笔者亲身经历)

(一)2001年北碚歇马镇案例

1.背景

2021年夏天,数列霍乱病人被发现并隔离在一个小山村的农民小院,当时正下着大暴雨,小院下面有一承包鱼塘即将水满外溢,鱼塘下方是龙凤河,该河汇入嘉陵江。

2.当时的专业思考

(1)霍乱是水源性传染病,对集中隔离的病人给予专业治疗并达到隔离期满;

(2)实地查看隔离区农民小院位于高处,"带霍乱"的排泄物有可能下流到鱼塘,由于大暴雨持续,鱼塘水和里面的鱼极易下泄到龙凤河并流入嘉陵江;

(3)当时对霍乱类型的检验结果尚未出来,当时的一般常识:人是霍乱的主要中间宿主,其他如鱼等尚无具体实践经验;

(4)万一霍乱弧菌进化后有除人以外的其他中间宿主,且生存期又长,流入嘉陵江后果不堪设想,有可能造成某段嘉陵江成为疫区。

3.当时的行政思考与处理

(1)挡不住暴雨后鱼塘水溢出到龙凤河,但要挡住鱼塘中的鱼和其他水生动物,因恐其成为中间宿主带霍乱弧菌流入嘉陵江;

(2)马上用石灰水把鱼塘的鱼和其他水生动物全部疑作带菌动物处理死掉、捞起、消毒后深埋;

(3)部分鱼和池中的甲鱼,检查肠道和粪便有无霍乱弧菌(结果证实鱼和甲鱼肠道内和粪便中都发现霍乱弧菌。当然这个结果需要一定时间后才得出结论);

(4)当时鱼塘承包者极力阻止笔者和卫生部门其他同志处置掉鱼塘的鱼和甲鱼等,并诉笔者等同志们必须赔偿鱼塘损失;

(5)万一鱼和甲鱼体内未发现霍乱弧菌,笔者(时任当地卫生局长)及同志们的声誉在当地将受到极大的负面影响,或被领导批评和其他部门嘲笑为"乱作为";

(6)若笔者与同事们对了,上级或群众们不一定知晓(当时对二号病除业内领导,不许对外公布,怕影响当地形象和经济),也不一定能感悟那可怕的二号病疫区的后果;

(7)未知晓全部信息时的行政决断,要做好这种思想准备:做好了利国利民;若不做或许可找到"甩锅"托词但可能发生误国误民的后果;若做错了要做好对个人不利的思想准备。这个时候是对当干部的人生价值考验,端看你是什么取向?

(二)2003年国庆长假北碚复兴镇案例

1.背景

2003年国庆长假前两个月左右,紧邻北碚区复兴镇的渝北区发生霍乱案例并平息,当时笔者所在卫生部门在包括复兴镇在内的紧邻渝北区毗邻区域拉网式排查,未发现本区内有霍乱病例。转眼两个月后,笔者所在北碚区卫生局在商量国庆长假安排时,决定组织一个霍乱防控队伍,从国庆假期第一天开始对复兴镇进行拉网式再排查,不论有无腹泻者都要做全面的肛拭子检查。由于涉及群众太多,又是国庆长假第一天并持续到长假结束,当地群众及部分镇领导有较大抵触情绪。我们也知道,当查到一个带菌者或病人,他们就会感谢卫生队伍的前瞻性;若整个国庆长假未查到带菌者或病人,卫生部门将受到极大的误解和责难。

2.当时的专业思考

(1)紧邻复兴镇的渝北区两个月前首次发生霍乱,虽然我们拉网检查在复兴镇未发现,但现在"霍乱狡猾了",已开始有较多的无症状带菌者,且带菌时间长,并开始对一些抗生素不敏感;

(2)国庆长假有大量人流,尤其复兴镇以前属渝北区后划入北碚区,人际交流更密切;

(3)当时复兴镇和紧邻的渝北区,都是典型农村,当时的农村有一个尚未改好的卫生习惯,即菜板和洗碗容器等都是生熟不分,共用;

(4)结果在一家上百人的农户聚餐宴上,发现多例无症状的霍乱病人,溯追原因是生杀甲鱼(含霍乱弧菌后被证实)的池子,亦用于洗碗、洗盘、洗筷子等导致的传染;

(5)后来重庆市分管疾控的领导曾语重心长地询问笔者,论发现霍乱病人后检查与治疗都相对容易,难在当地无症状病人,你怎么预先知道到那儿去查,尤其是国庆长假去。笔者回答:责任心、专业预判、行政决断,尤其是后二者要前移。分管领导高度认同;

(6)该案例用抗生素比原定标准时间延长。

3.当时的行政思考与处理

(1)整个镇全面封镇,不进不出;

(2)告知渝北区,联防联控;

(3)疾控队伍和动员民兵追踪已离席远走的可疑感染者;

(4)与镇党委和政府共同做隔离者思想工作,安心到治疗结束和隔离期满;

(5)不少参宴者是外村外地人员,告之当地党委协助好其家庭中养鸡、养鸭、养猪及庄稼打理等问题;

(6)加强以消化道卫生为主的健康教育宣传;

(7)当时的情况下,"外松内紧",对餐饮业专项检查,尤其是食品来源和厨房的"一消、二洗、三消毒"等。

（三）启示

"两个前移"是关键，基本素养是保证，抗疫与经济要协调。

1."两个前移"是关键

"两个前移"是指专业预判前移和行政决断要前移。笔者经验（传染病专科医师和卫生管理工作者），重大公卫事件细查总有前兆，"事出反常必有妖"，善于抓住疑点，用好专业知识，预判后精准出手，把可能的重大公卫事件消灭在萌芽状态，才是真功夫，才是好结果，才是当好了人民卫生事业的守护者！

而行政决断前移，是在专业预判前移的基础上，用好人民赋予的权力，实施好行政手段，动员全社会力量，用好体制优势，努力减少国家和人民的损失。

2.基本素养是保证

第一是专业者或管理者必须尊重医学科学规律，专业的事交给专业的人去办并大力支持（2021年南京机场德尔塔毒株扩散就是典型的不懂专业乱作为的案例）；第二是一定要有责任感和担当精神，一定要对万一重大公卫事件失控可能导致的严重后果抱有敬畏之心，为此把防疫之事做到可能的极值，即使特定时期矫枉过正；第三是一定要深入实际，每个重大公卫事件的常规工作背后，一定有特定地方、特定时期、特定气候等按特殊之法去处理，而且特定的窗口期常常很短，一旦错过代价巨大。

3.抗疫与经济的协调

我们亲身经历的抗霍乱、抗非典（时任当地防治霍乱专家组组长、"防非典办"主任），领导常是既支持处理好重大公卫事件，又告诫不要过分影响当地人流和经济活动，不要造成当地形象受损和民众的心理恐慌。领导们的大原则未错，但执行上抗疫情与保经济的结合点是个难题。笔者认为，民众的健康是第一位！这也是中央领导全国人民能基本控制住新冠肺炎疫情的关键法宝。只有控制好疫情，才能为有序开启各项经济活动创造条件。

此书本节的核心，是想表达在人力、精力、物力、财力等资源匹配面对重大公卫事件时，要尽可能向"两个前移"倾斜！要尽可能向民众健康第一倾斜！在百年未有之大变局时刻，在党中央的坚强领导下控制好新冠肺炎疫情，体现出我国的体制优势，我们国家的伟大复兴必将迈出更加坚定的步伐！

作者：张培林　张明昊

第六节 借鸡下蛋的院企合作影像科、放疗科发展模式

一、背景

2003年,乘着成功创立综合三级甲等医院品牌的东风,全院各临床科室就医患者大量增加,病种越来越多,病情越来越复杂,医疗技术的发展迫切需要影像技术的支持,而影像科当时的软、硬件条件远远无法满足临床需要,这势必阻碍全院医疗水平的长远发展,并且由于当时医院资金短缺,无法自筹资金购买大型设备,医院所在区几乎从未给医院财政投入购买设备;影像科医技人员基本技术普遍较差,更缺乏管理经验丰富、技术实力较强的学科带头人,医院整体发展严重受阻,造成作为中心医院的九院,常推病人到当地民政局办的康复医院去做影像检查,极不方便。临床科室以介入治疗为主的新技术无法开展,大量患者流失,而医院想在短期内增加大型设备,迅速培养影像高端专业技术人才,提高专业技术水平,规范影像科管理,单靠自身实力根本无法实现。在以病人为中心,发展才是硬道理的原则下,同时参考《中华人民共和国合同法》以及BOT模式,医院经多方评估,决定借助外力合作经营,变被动为主动,快速高效促进影像科的综合水平提升,以利于医院整体发展。

2003年3月,在院领导统筹安排下,全院职工众志成城,克服重重困难,在软、硬件条件相对不足的情况下成功创立了三级甲等综合医院品牌。大量患者因医院等级提升来院就医,各临床科室以完善三甲内容的倒逼机制为契机飞速发展,开展大量新技术、新业务,而这些技术的开展绝大部分有赖于影像检查的支持,因此对影像科图像质量及诊断准确率提出了更高的要求。尤其以心内科、神经内科为代表的介入治疗绝对依赖影像科,而当时影像科的软、硬件条件与实力雄厚的三甲医院相比,还存在很大差距,诸多检查项目无法开展,患者投诉不断增加,严重影响医院声誉。但由于在创建"三甲"医院时的各项资金投入,医院已负债1亿多元,无法自筹资金购买大型设备;且当时影像科医技人员共10余人,学历相对较低,无实力较强的学科带头人;整个影像科设备陈旧、专业技术人才匮乏,影像科已成为制约全院临床学科发展,导致患者大量流失,并严重阻碍医院长远发展的瓶颈。

2003年11月,为了促进全院整体医疗水平的迅速发展,医院经多方考虑,全

面评估,在不增加经济压力的基础上,决定将影像科以BOT合作经营模式引进企业进行整合。由引进公司投放临床科室影像检查所需的大型设备,并负责引进专业技术及管理能力等综合实力强劲的高级技术人员,九院出场地和基本工作人员,使影像科在短期内迅速改善硬件设施落后、缺学科带头人和专业技术能力不足、缺乏规范科室综合管理的现状,以满足临床科室日益增长的影像检查需求,也为提高临床科室的诊断率、介入发展和医院整体医疗水平奠定了基础。

(1)医院临床科室的发展急需强有力的影像设备支持,但因政府无投入,医院建住院楼已严重负债,无法自筹资金增添设备,影像科的发展成为全院发展的瓶颈。

(2)2003年11月前,医院仅有已使用将近10年的西门子滑环CT、500MA照片机、800MA胃肠机、照光机各1台,整个影像科所拥有的硬件设备及所开展的检查项目均为基层医院应具备的最基本条件,距"三甲"医院相差甚远,整体状况甚至不如部分较好的县级医院,实际硬件状况急需改善。

(3)合作前,影像科共拥有医技人员10余人,缺乏具有管理能力、专业技术强、高学历、高职称的学科带头人,因科室设备陈旧,开展检查项目少,科室整体收入欠佳,短期内无法引进业务水平高、管理能力强的学科带头人,使影像科的发展进入恶性循环。

二、理念

借鸡下蛋,以时间换空间;无中生有,以引进投资促发展;凭势而起,以外部引进人才提升科室业务和管理水平。

三、措施

1.选择

重庆九院属区管医院,区财政局及卫计委资金拨付有限,医院的基建和运行几乎全靠自给自足,尤其是当时大型设备和重大基建全靠自己解决。因此,凡是增添新的仪器设备均需自筹资金,而影像设备价格昂贵,动辄上百万,甚至千万。当时病人需求强烈,医院发展需求强烈,医院又没有钱,政府又未投入,医院面临艰难选择:

(1)维持现状,后期储备资金,逐一增添所需设备。带来的问题就是医院发展慢,病人许多问题得不到解决。

(2)BOT模式合作经营,让利于合作单位,迅速提升影像科整体实力,以寻求医院的快速发展。

经反复全面评估,医院决定借助外力合作经营,满足临床学科发展的需要,提高医院整体水平。

2.权衡利弊

利:可迅速改善影像科硬、软件设施,满足患者和临床各学科发展的需求,提高医疗质量,促进医院发展,储备影像专科技术和管理人才。

弊:医院让利于合作单位(这些"利"若引不到设备、人才、管理的投入,就是虚幻的"利"),在资金紧缺时期不利于资金积累;与当时卫生部的一些政策有冲突。

综合分析:对影像科以BOT合作经营模式进行管理,虽让利于合作单位,短期内医院会损失部分经济利益,但这部分损失的经济利益若不引入投资方,它本来就没有;而且从医院长远发展来看,此模式可以迅速缓解资金不足与学科发展间的矛盾,可获得更大的社会效益及远期的经济效益;而培养出的影像科学科带头人、综合技术以及管理的提升无法用简单的经济数据来测算;也为影像科最终完全本土化争取了时间。从国家政策层面,可以院企合作,不能搞科室外包,能找准之间的区别,就可在困难中前进。

四、效果

1.以时间换空间,实现高速发展

在医院缺乏资金、人才的情况下,通过BOT合作方式引进设备及管理人才,使影像科在较短时间内实现了软、硬件质的飞跃,医院由此借力完成了近10年的高速发展。

2.谋求医院发展,奠定硬件基础

合作期间,由公司投放当时必需的影像设备,包括西门子双排螺旋CT、柯达CR、柯达DR、西门子血管造影机、PACS诊断系统、激光相机等,大大提高了工作效率,改善了图像质量,拓展了临床科室的检查范围,短时间内从硬件上满足了临床科室发展的需要,为医院综合实力的提高赢得了宝贵的机会。

3.加速学科建设,取得长足进步

通过合作由投资方引进管理经验丰富、技术实力较强的原医科大学附院放射科教授,负责放射科的全面管理、人才培养及学科发展,近10年间,该举措完善了影像科的规范化管理,培养了诸多专业技术人才,为影像科的学科发展奠定了基础。

放疗科的发展与影像科的发展类似。

五、评价

医院对影像科以BOT合作模式进行整合,打破了影像科停滞不前的局面,为影像科的发展奠定了基础,同时也给医院及其他临床学科的发展带来了新的契机。10余年后的今天,医院根据合同将合作方投资的相关设备进行一次性回购,顺利完成了合作发展模式向自身发展模式本土化的转换。医院各临床科室的飞速发展,对影像科所开展的项目提出了新的要求,但合作十余年后的九院,已成功地进行人才储备、管理储备、一定的资金储备,可以自己解决相关问题。借鸡生的蛋,已孵出了不少新鸡。同时影像科作为重庆市医学影像学住院医师规范化培训基地,承担了重庆医科大学5年制影像专业学生大课教学及临床实习带教工作,医教研齐头并进。2015年2月,影像科远程医学影像系统在区内正式投入使用,无偿为部分基层医院提供远程影像疑难病例会诊服务,解决了部分基层医院就诊患者因反复转诊而延误诊治的情况。

如今的影像科与医院的综合发展齐头并进,以前临床医技最大的短板已凭借"合作经营,借鸡生蛋"的模式完成华丽变身,真正成为与教学三级医院旗鼓相当,集医疗、教学、科研为一体的综合性科室。

对合作项目也总结出"三缺"状况的理论,即缺资金、缺技术、缺管理,是院企合作的医院最有动力去支撑的选项。而院企合作的这种模式,其成功经验不仅值得研究,并值得在特定时间段推广,也在本质上有别于科室承包。现在国家卫健委力推"三明"模式,其关键特点之一就是房屋和设备都是财政埋单体现公益性。九院的院企合作也是我国公立医院改革发展特殊时期的优秀案例。发展才是硬道理,实践是检验真理的唯一标准,一切留给后人去分析。

作者:张云　颜维华

第七节　先创品牌倒逼加快完善内容的创三甲差异化模式（从2003年开始）

一、背景

1997年,作为二甲医院的重庆九院,由市卫生局下放为区卫生局管理,医院从形式到内容都成为一所普通的区管医院。随着直辖市道路交通等基础建设水平的提升,重庆九院所处地理位置的交通枢纽作用逐步消失,得益于得天独厚的区位优势医疗辐射范围也大幅缩小。由于当地的经济欠发达,且事实上存在卫生投入不产生GDP的观念,当地政府对下放后的九院发展几乎未投入任何建设资金。医院决策层不得不开始了对医院出路的艰难思考:一是按部就班、随遇而安、得过且过;二是再次创业、另辟蹊径、主动发展。前者不求有功,但求平稳无过(当时重庆医科大学专家看了九院实况,述10年后再提创三甲的事吧);后者则需要勇气、创新、开拓并承担风险,而争取创"三甲"不失为一种自强自立的大胆挑战。目的是通过提升医院平台,加快吸引人才,加快符合规划的医院全方位的建设。

二、理念

目标既定,有"慢创建"和"快创建"两条路摆在重庆九院面前。"慢创建"是常规路径,是医院硬件建设达到三甲要求,医院软件建设达到三甲要求,再通过评审成为三甲医院。简而言之,"慢创建"就是等条件成熟后"过三甲"而不是"创三甲"。"快创建"是差异化路径,是通过展示全院员工凝聚一致的信心和精神状态,以及医院的亮点和特色去争取评审,取得"三甲"品牌,之后再以倒逼机制加快完善"三甲"硬、软件建设,成为真正意义上的三甲医院。在做出选择之前,重庆九院对院情进行了认真评估。当时医院的优势是全院员工精神饱满政令畅通,有共克时艰的凝聚力、向心力和韧劲,同时医院有以资产重组为代表的全国改革亮点。劣势是病房、设备等硬件条件尚达不到三甲要求;人才队伍、学科建设、临床重点科室为代表的软件建设也难以短期内达到三甲要求。把握好机会将创建过程转变成促进医院快速发展的过程,若创建成功,则将成为差异化发展理论的有力支撑;若创建不成功,也将会因创建过程对医院发展多有促进而不悔。困境是硬软件严重不足,创建的过程会充满艰辛,成功则好,不成功医院班子则难以面对上级领导和下属员工。分析了以上利弊后,重庆九院最终选择了"快创建"。立足于医院实力不够的实际情况,先不在"高精尖"技术发展上投入过多精力、物力、财力,而是用差异化方法去争创"三甲"医院。

三、措施

1.差异化创建三甲医院

(1)路线图。

一是在医院领导班子统一思想的基础上,用好九院早期在健康教育、资产重组、奖金发放的改革亮点,使员工树立信心,鼓舞士气。二是及时争取重庆市政府将医院规划为区域医疗中心,为创三甲医院搭建阶梯。三是向员工灌输差异化发展也是一种发展思路,常规发展是先有实力后有品牌,差异化发展是以创新点、亮点先创品牌,再完善内涵,增强实力。四是以医院美好前景、合适的工作平台为吸引,辅以适度的经济条件引进必要的人才,着手准备关键项目的开展。五是将创三甲达标必需的目标分值分解到科、落实到人,使创建工作在规定时间内不断接近或达到目标。六是适时邀请评审专家进行现场指导。七是医院不断熟悉检查评审方式,找到迎检的关键和技巧。

(2)关键措施。

一是从2000年开始,重点为以内培为主、外引为辅进行创三甲建设,主要针对三甲标准要求的一级学科、二级学科、重点学科的科室设备,做好对科主任的技能要求、职称要求准备。二是2001年,重庆九院成功争取到市政府给予医院"重庆市北部区域医疗中心"的规制定位。三是积极争取各级领导的支持,成立工作机构:当地区政府成立了以区长为组长的创三甲工作领导小组;重庆市卫生局成立了以副局长牵头,近10名全市一流专家组成的顾问委员会;医院内部也分别成立了院方和科室的创三甲领导小组、工作小组,还专设创三甲办公室。四是召开创三甲誓师大会,邀请主要领导到现场指挥,感受医院干部员工的决心和斗志。五是经过三年基本准备、半年冲刺准备后,医院邀请评审专家来院指导工作,实地了解专家评审方式。六是针对指导专家提出的不足,将评后距离达标的差距分进行讨论分解,要求有关科室在三个月内必须整改不足、差距,并达到通过标准。七是再次邀请专家来院对最薄弱科室进行指导,同时通过模仿专家评审的方法展开多轮自查、整改。八是热情迎接专家评审、谦虚接受专家意见。

2.逐个击破创建"三甲"过程中的系列难点

(1)科学问题和价值观问题。

1996年,重庆九院在等级评审中,顺利通过了二甲医院评审。由于迎检,医院在管理规范、质量提高、科室设置、基本建设等方面都取得显著进步。此后,医院虽然在"二甲"行列中,但也得到一定的发展。但随着重庆直辖,医院由市管下放到区管,无论是政策支撑、财力支撑还是人才支撑,都失去了原有的市级平台和市立医院品牌。当然,此时如果仅保持二甲医院运行,随波逐流,政府支持多少就发展多少,也可以得过且过。但如果要对医院的历史负责、对医院的长远发展负责,则必须拿出有效办法,尽快主动、自加压力改变医院当时的面貌。为此,重庆九院的领导集体决定放手一搏,把创建三甲医院作为医院加快发展的新起点。然而仅有"二甲"的底子,如何创建"三甲"? 重庆九院在认真分析后认为:三甲评审既有科学性问题,即标准一致(1989年卫生部发布的《综合医院分级管理标准(试行草案)》规定,对医院的规模、医院的技术水平、医疗设备、医院的管理水平、医院质量等五个指标按总分1000分来考核,如专家考评达到900分及以上,则评定为三甲医院),同时,三甲评审也有模式问题,即中国太大,各地区的卫生发展水平差异巨大,中国的医院太多,不可能都以医科大学附属医院的实力和模式去通过三甲评审。因此,以其他模式去争创三甲品牌也具有合理性和可行性。

(2)评审的主要目的是动态地促进发展,而不仅是静态的指标。

医院等级评审,其目标是实现对医院的分级管理。评审工作宏观上能推动医疗服务网络的建立。由于评审重点强调医疗质量和患者安全,标准严格、内容详细、态度严肃,微观上又能促进医院各项工作的全面进步。当二甲的重庆九院下放为区管医院,员工普遍认为医院发展前景黯淡、士气低落之时,正需要医院决策层做善于"造梦"的人,用一种共同的目标和愿景来凝聚人心,汇集力量带领大家追逐梦想。创"三甲"对重庆九院来说,不仅仅是要通过改善基础设施、医院管理、医疗质量,达到900分以上的静态指标,同时它还是个动态促进医院整体建设的过程。正是基于对三甲评审的这种认识,使得重庆九院最终化解分歧,统一认识,全力以赴投入评审的准备工作中。

(3)符合区域规划的医院,评审专家如何支持?

按照当时的《医院分级管理办法》,三甲医院是向几个地区提供高水平专科性医疗卫生服务和执行高等教育、科研任务的区域性以上的医院。这意味着三甲医院必须是具有医疗、教学、科研能力的区域性中心医院。重庆九院地处重庆北部,是当时重庆市江北区、渝北区、北碚区"三北"地区最大的综合性医院,同时也是第三军医大学的教学医院和重庆医科大学非直管附属医院。院领导看准这一基础条件,通过多方面努力,终于在2001年成功争取到重庆市政府给予医院"重庆市北部区域医疗中心"的规划定位,为创建三甲医院迈出了至关重要的一步。 然而此时,根据国家卫生部的通知,重庆市暂停了医院等级评审工作,使重庆九院的三甲创建工作陷于进退两难的处境。进,面对"老三甲"大政策调整,创三甲似乎走进了死胡同;退,则之前投入的许多努力将付之东流,好不容易凝聚的人心,将随"三甲梦"的破灭而更加涣散。在两难的选择中,重庆九院的领导层发现,虽然全国大规模的医院等级评审被叫停,但部分地区的小规模三甲中医院、三甲妇幼保健院评审仍在继续,说明卫生部的通知并非铁板一块,各省、市可因地制宜执行。看到希望的重庆九院重新调整了工作思路,认识到三甲评审能否顺利启动,赢得各级领导、评审专家的支持与帮助尤为重要。为此,医院领导多方奔走呼吁,代表全体员工向当地区委、区政府以及重庆市卫生局表达医院发展诉求,促使当地区政府专门成立了以区长为组长,区委副书记、分管副区长为副组长的九院创三甲医院工作领导小组,并列入退无可退的当年(2003 年)地方重大任务规划。重庆市卫生局也成立了由副局长为主任、医政处处长为副主任,众多当时重庆医疗、管理和经济领域的资深专家组成的九院创三甲医院顾问委员会。有了区级政府和市卫生主管部门的支持,重庆九院随即按序推进阶段性准备工作,每阶段都邀请顾问委员会专家来院指导工作,在不断发现问题、改进短板的过程中,认真总结专家的评审重点和评审方法,为创三甲做足准备。

(4)实现目标的战术补台。

"硬件不足软件补,软件不足改革亮点补,亮点不足人尽潜力补。"经过三年的基础准备和一年的冲刺努力,医院内部的凝聚力被最大程度激活,创三甲医院已成为全体九院人的工作重心和奋斗目标。2003 年 3 月底,重庆九院正式迎接三甲评审。针对医院客观存在的"硬伤",为保障"创三甲"的目标实现,医院预先制订了相应的战术补台方案:以病房条件、大型设备为主的硬件设施不足,用以医院管理、医院人文特色为主的软件去弥补;医院管理等软件有不足,用在全国具有影响力的健康教育、绩效分配制度和资产重组的改革亮点去弥补;改革亮点不足,则调动干部、员工的才智、潜力去弥补。在为期三天的严格检查中,全体干部、员工始终展现了积极饱满的工作热情,给专家组留下了即使现有条件有些不足,但九院是一个未来可期的医院的深刻印象。

四、效果

1.硬件建设展开

拥有"三甲"医院的品牌后,重庆九院随即开展了全面的内涵建设,力求在较短时间内达到与三甲品牌相匹配的硬件条件成为医院的新目标。基础建设方面:

2002年底，医院自筹资金1.5亿元，启动了30000m²的外科综合楼建设，2005年竣工并投入使用；2011年，重庆九院积极争取到部分国债资金，启动了投资1.5亿元、总面积24000m²的新门诊内科楼建设，于2015年初投入使用；医院的病床规模由三甲评审时的502张增加到1200张；医院门诊的整体形象和住院环境得到巨大改善，院内实现了无障碍通行，医院建筑群所处环境呈现了一面临嘉陵江，一面临市政广场的亮丽景观；2014年，重庆九院又通过积极争取，获得国家发改委支持2100万元、地方配套60万元，兴建了位于一分院的全科医师培训基地。大型设备方面：三甲评审后，重庆九院根据自身技术、资金条件和管理经验，先进行对外合作，"借鸡生蛋"，以让利换项目和发展时间的方式加快必要的大型设备配置。当医院财力积累到适当阶段时，实现了大型医疗设备自购配置。信息化建设方面："十二五"期间，重庆九院以临床和电子病历为中心，借助政府支持"区管医院能力建设"项目，建设临床信息系统(HIS)，其中信息化支撑的危急值管理和安全预警、质量安全与成本消耗适时关联，平板电脑移动查房系统等方面都走在重庆前列。重庆九院还将虚拟技术运用于服务器虚拟化管理，在中国西部医院中较早使用云桌面终端管理技术，既节约了大量能耗，又提高了网络安全和维护管理效率，降低了管理成本。十余年来，重庆九院的建设以大型基建、大型设备、信息化为主，其也成为完善三甲硬件内涵的主框架。

2.学科深化推进

重点学科短板作为2003年三甲评审时专家组反馈的主要不足之一，是重庆九院完善三甲内涵的重点工作。经过10年的精心培育、重点扶持，到2015年，重庆九院的学科建设已结出丰硕成果，先后有15个专科被评为省部级、区级重点学科(专科)、特色专科，如全科医学科为重庆市医学重点学科，其全科医师基地已纳入国家级培训基地建设：医院成本控制研究室为重庆市医学重点研究室。儿童孤独症专科、胸外科食管疾病、肾内科血液净化3个专科为重庆市医疗特色专科，儿科、急诊医学、风湿科、神经科、内分泌科5个专科为重庆市临床重点专科，内分泌科、消化内科、妇产科、普外科和骨科5个专科为北碚区临床重点专科。其中，先一步建成的医院成本控制研究室至今仍是全国绝无仅有的，而儿童孤独症专科是目前中国西部规模最大的专业从事儿童孤独症临床治疗与康复的基地。患者多来自云、贵、川，以及新疆、上海等地。该专科于2013年正式挂牌为"重庆市儿童孤独症康复治疗中心"。2014年中心与美国北卡罗来纳中央大学签订战略合作备忘录。2015年经重庆市残联推荐，中国残联领导多次来专科指导工作，专科的发展水平、患儿临床康复效果以及对训练师的培训能力得到领导和民众的充分肯定。2020

年,以医院成本管理研究中心为主被全国总工会评为全国创新示范工作室,也即全国重点学科诞生。

3.医教研均衡发展

近年来,重庆九院通过实施"内培外引"人才队伍建设、学科建设、基础设施设备建设,形成了以介入、内镜等微创治疗为主的核心技术。教学方面已建立8个硕士生点,与重庆医科大学和西南大学合作,承担两所高校相关专业的理论教学、7年制本科生临床教学工作,同时还肩负重庆市住院医师规培基地、全科医师培训基地、护士规范化培训基地任务。此外,科研工作蓬勃发展,近五年重庆九院已有以国家社科基金项目和国家自然科学基金项目为代表的近100项各级科研项目立项。

五、评价

重庆九院成功运用先创品牌,再完善内涵的非常规方式,助推医院发展提速,证明了区管医院的差异化发展战略与路径是符合实际、切实可行的。创建三甲品牌后,重庆九院在医院规模、人才队伍、设备配置、经营收入、教学科研等方面都得到更多的政策支持。其背后的品牌效应吸引了大量患者来院诊疗,医院的知名度不断提升,为医院随后不断深化医教研工作、重点学科建设、人才队伍培育、基础设施设备建设奠定了重要的基础。同时,重庆九院经实践检验的区管医院低成本支撑差异化高速发展的理论与改革亮点,在2011年荣获卫生部、健康报社联合授予的全国"医院改革创新奖"。2013年,走过10年三甲内涵建设的重庆九院,以较高评价顺利通过了按国家卫生和计划生育委员会"新三甲"标准进行的三甲医院复审。目前,重庆九院已基本形成三大定位:医院成本管理研究全国领先,儿童孤独症康复治疗西部领先,医院医教研综合水平在重庆北部领先。2018年,为纪念改革开放40周年,中国医院协会、中国医院院长杂志社、清华大学医院管理研究院联合评审公立医院全国三十例经典案例奖,重庆九院以"重庆市医院成本管理研究中心的创建及其对成本管理的贡献"获奖。2019年,国家卫健委高度评价由"中国医院杂志"推出的建国70周年全国示范医院巡礼,重庆九院是全国推出的8所医院之一,也是唯一的以低成本支撑中等规模医院差异化高速发展的区管医院。

2004年,北碚区准备创建国家卫生城区,笔者被任命为北碚区创建卫生城区办公室主任,在组织领导到位、相关部门支持到位的情况下,笔者作为负责人用差异化理念一举创建成功。

作者:张培林　谭华伟

第八节　管理者把单位作为家、职场、官场的不同价值观,面对重大项目资金链断裂时的资源工具运用选择

一、背景

1997年,重庆在成为直辖市的同时,被赋予了引领长江上游及西南地区经济发展的历史使命,与此相适应,医疗卫生事业的同步发展,也成为一个很现实的议题。如何以此为契机,迅速抢占高地,在重庆北部迅速建设起一个高起点、高水平、高质量的区域医疗中心,对九院来讲,毫无疑问成了一个非常迫切的问题。

2001年,市政府在《重庆市医疗机构设置规划》中,将九院列为重庆市北部区域医疗中心。当时,尽管医院仍不失为重庆北部地区的一个大医院,但按照区域医疗中心的要求来讲,尚有很大的差距,尤其是医院的住院病房等基础设施,远远不能适应人民群众日益提高的医疗保健要求和医院发展需要,同时也与区域医疗中心的作用和地位极不相称。这就在客观上要求医院在软、硬件上都必须有一个尽快和较大的发展与提高。

2002年是重庆九院迎接三甲医院评审做最后冲刺的一年,虽然已经全力以赴,但医院的软硬件条件仍仅有二甲之实,院本部的住院区仅8000m²,尤其是主住院楼,为20世纪70年代修建的三幢砖木结构建筑,内部设置全为使用功能差、无配套卫生间的大病房形式,且安全隐患突出。

二、理念

把单位作为家、职场、官场的不同价值观直接影响管理者在面对单位发展运行中的困难时的态度和应对方法。

把单位作为家,会用心并尽全力做事,会动员私人资源做公家事,迎难而上,解决困难;把单位作为职场,一般中规中矩,按规章做分内事,但较大困难出现时可能会以自己能力有限而推诿;把单位作为官场,真正的好干部是把官场作为为民众服好务的平台,但的确有少数人存在以权谋私、敷衍塞责的想法,则会常出现唯书、不唯实、只唯上的状况。且遇上大矛盾容易有"甩锅"心理和跳蚤定律。

三、措施

1.院领导决策

2000年5月,院领导班子在经过多次反复论证、权衡利弊后,毅然决定以方案二修建综合住院大楼。

2.从禁建区到可建

当时大楼修建有两个选址方案:一是在山下花园左侧修建,此举虽然易于施工,但将在较大程度上影响医院正常业务,破坏医院整体规划;

二是选取原住院部旧址,在山顶修建,此举优势较多,但又牵涉嘉陵江小三峡"禁建区"问题,且所修道路均要挤占禁建区的边缘。

从医院的整体规划和长远发展出发,院领导经过多方努力和协调,最终确定选择方案二,历经艰辛得到了北碚区政府相关职能部门的同意和支持。

3.选择方案的理念与民主程序

(1)理念。

一是要设计成依山傍水、环境优雅独特的园林式医院。

二是要成为北碚区标志性建筑(因修建后的医院正对嘉陵江小三峡)。

三是要体现出"四化"要求:功能现代化,50年不落后人本化;像宾馆,像家庭,有艺术氛围;协调化,与山水协调、与原有的建筑相协调;特色化,不能是简单的模仿。

四是要整体规划,分步实施。

(2)民主程序。

采用邀请招标形式,邀请了重钢设计院等4家具有A级资质的单位参加设计方案投标。并召开了不同层面的汇报会和座谈会,听取对现代风格、欧式风格、中式风格三种不同方案的意见,最终机械工业部第三设计研究院设计的方案,因最接近医院的设计理念而中标。

4.初步预算与规模

最初方案的面积为25259m^2,工程造价6785万元;其后又调整为29224m^2,工程造价7111万元。

5.动工与修建过程中的重大修改

(1)动工。

2002年12月26日,医院特别选定在毛泽东诞辰纪念日这一天,在原老住院大楼旧址上,正式举行了综合住院大楼主体工程开工典礼。

(2)重大修改。

一是一楼突出医院文化大厅的功能,并因此将楼的大半功能调整到一楼。

二是原方案大楼外观前为动面,后为静面,因该大楼一侧面对北碚主城区,一侧面对嘉陵江小三峡,于是全部改为动面;所设计的大楼弧形外观为"似帆非凡",在内涵上寓意九院像一艘出海远航的大船,而外形上力争塑造成北碚区的又一标志性建筑。

三是扩容约5000m²,使扩容后规模达到了29224m²。

四是装修方案由满足基本功能需求改为适度超前且50年不落后。

五是在医院资金已相当困难的情况下,考虑到医院周边其他在建项目可能影响到放疗楼的修建,因此决定在修建大楼的同时,即使再困难也要动工修建放疗楼与行政楼,大胆放手一搏。

六是重庆市分管副市长等领导视察九院大楼建设并给予专项资金支持。2002年12月27日,重庆市副市长率市计委、市财政、市府办公厅、市卫生局有关领导来重庆九院考察在建中的重庆九院综合住院大楼情况,北碚区领导陪同考察,当即决定从专项资金中拿出100万元,支持九院综合住院大楼建设,领导的支持可谓雪中送炭。

七是为了保证大楼高水平的如期完工,重庆九院连续三年每周星期一下午的办公会首先讨论大楼建设问题,以及时解决施工中的重大疑难问题。

八是全力加强大楼建设的组织和协调工作。

①成立了修建综合住院大楼专门组织机构。

②报批立项。2001年7月25日,北碚区计划经济委员会下发了文件(碚计经〔2001〕156号),批准九院上报的修建综合住院大楼基建项目投资计划及立项计划,正式同意立项。

③资金筹措:

一是争取到了重庆市发改委的立项,重庆市发改委同意拨款100万元,并以"戴帽"的方式为项目划拨前期费用20万元。

二是通过时任分管文教卫生副市长,以市长基金方式划投10万元建设费用。

三是分步骤、分计划分别向建行、工行、农行、交行、中行五家银行贷款,总金额为1.6亿元(动工时九院业务收入才8000万元,北碚区作为必建项目规划,但又未投钱,2004年九院业务收入才1.03亿元)。与银行签订的贷款期限为3年、5年、7年,鉴于到期后无法一次性偿还,为进一步获得银行的信用,采取了用医院法定代表人和总会计师的私人房屋作为抵押的措施,通过医院和个人信誉担保,使到期的贷款得以顺延,在特殊的情况下,保证了九院资金的正常运转。也只有把单位作为家才可能这样操作。

四是为寻求资金成本利息下降,向远东租赁公司贷款2000万元。

五是院方自筹部分资金。

2005年3月21日,经过两年的建设(班子几乎每周开会讨论建设中的具体问题),总建筑面积为29224m²,工程造价及配套设施共投入1.5905亿元的新综合住院大楼按期顺利竣工。

2005年3月27日,创三甲品牌两年后,新综合住院大楼正式投入使用(试运行),部分科室开始搬迁进新大楼。建设工期和建设质量达到地基一年、主体一年、装修一年的高速度和高质量(地板和墙面十五年后仍如新建大楼一般)。只有把单位建楼的事作为家事,才可能达到质量和效率的高统一。

四、效果

(1)大大改善了北碚及周边区县老百姓的就医环境,满足了不同层次人群的就医保健需求。

(2)完成了与三甲医院相匹配的硬件建设,特别是对提高医院乃至全区医疗卫生技术水平和服务质量,促进医院经济的快速发展具有重要作用。

(3)大楼独特的建筑风格,以及显示九院厚重历史底蕴的文化大厅、文化长廊,都使九院这所由卢作孚先生创建的医院以其独特的医院文化得到了充分展示,也在客观上提升了医院的文化档次。

(4)"危"可转化为"机"的又一重大理论与实践。纵观整个大楼的修建过程,危机一次次出现,如资金链问题、建设内容不断修改问题、速度与范围的冲突问题、放疗楼问题等,这些都曾是严重影响和制约整个修建工程的重要因素。

但以时任党政一把手为首的院领导班子临危不乱,睿智解困,将一次又一次危机转化为胜机,在险中求胜。尤其是在资金链即将断裂的情况时,时任领导和财务科科长把私人房产抵押给银行,由银行通过"授信"才渡过难关,这种事在全国公立医院建设中不多见,这更是体现出危难之际把医院作为家的价值观和责任担当精神。

五、评价

(1)"三甲"品牌进一步形成。

综合住院大楼被《中国医院》杂志誉为中国医院建筑经典之作,一大批显示三甲医院水平的医疗新技术、新项目相继成功开展,医院的声誉和口碑明显提高。全国多家大型医院修建时均到重庆九院参观并询问设计理念。

(2)规模和体量大幅提升。

2005年3月27日，大楼开始试运行，到4月29日，在院病人首次突破600人；到2014年底，住院床日已突破420534大关，日均住院病人量达1200人；入院人数从2004年的15195人增加到2014年的41116人；新增床位300张，使全院开发的总床位达到850张。

（3）社会经济效益双丰收。

病人住进了宽敞、舒适、整洁、生活方便的病房，基本消除了住过道无尊严，住老病房无卫生间的困窘。

大楼建成当年，每天净增收入近10万元；年收入从2004年的1.03亿元增加到2014年的6.26亿元，平均增长速度达到了19.81%。

（4）国有资产增值较大，员工待遇有保障，留住了人才，稳定了人心。

2004—2014年的10年间，重庆九院总资产平均增长速度为12.35%，净资产平均增长速度为11.55%；专用设备数量平均增长速度为10.47%。近10年来，重庆九院人力成本共计18.86亿元（其中政府拨付1.17亿元），用以维持医院员工队伍的稳定。该大楼功不可没。

（5）高端人才济济一堂。

全院的硕士、博士人数由2004年的50人左右增加到2014年的237人；高级职称195人。

（6）专科建设及科研水平再上台阶。

2004年重庆九院重点学科为零。截至2014年底，有国家级培训基地1个，省部级中心2个，省部级重点学科、特色专科10个，区重点学科5个。硕士培养点已发展到8个，博士培养点1个，完成的科研项目已达到53项。区管的重庆九院也逐渐形成三大发展定位，即医院成本管理研究全国领先；儿童孤独症康复治疗中国西部领先；医教研综合实力重庆北部领先。

（7）建筑专家权威评价。

2006年6月，综合住院大楼荣获了重庆市"巴渝杯优质工程"奖。

仅仅5年之后的2010年，随着九院在群众中的口碑和认可度不断提高，医疗业务范围也不断延伸，医院的850张病床、业务用房面积、使用功能等，又再次严重供不应求。日均1200人左右的住院量，要靠临时通道加床来勉强满足需求，患者感到极不方便。医院又通过反复调研、民主决策，全力争取到国家发改委专项资金和区政府配套资金共计3100万元，银行贷款1.02亿元，克服多重困难，终使投资约1.5亿元、建筑面积约28000㎡的新门诊内科楼于2015年4月19日全部投入运行。该项工程的建设，又促成北碚区政府将九院门诊部与住院部之间的交通要道改造成广场,至此整个医院实现无障碍流通,极大地方便了民众。目前重庆九院建筑群一面临江,一面临广场,其造型优雅、设施现代,不仅使患者就医环境更赏心悦目,而且让医院员工倍感欣慰与自豪。这也是对重庆九院人"危"可以转化为"机"的又一理论与实践的最好诠释。2014年重庆九院被重庆市卫计委选为唯一的单位做了"坚持公立医院公益性、科学性、创新性,促进医院又好又快发展"的专题报告,重庆市卫计委领导评价九院:既两眼向内,又两眼向外;创新是不竭的动力;正确的时间做正确的事。

(8)管理学上,上三层可分为格局、价值观、视野;下三层可分为知识与智慧、是否行动、能力大小。但关键是领导带头,与员工一起把单位作为家,就可迸发出无穷尽的发展潜力。

作者:颜维华

第九节　探索质量安全与成本支撑规律——中国公立医院最早引入 BSC+PDCA 模式(从 2004 年开始)

一、背景

2000 年至 2004 年前后,随着市场经济不断演进,政府对卫生投入占总的卫生费用支出的比例逐步下降。公立医院更多地依靠自收自支的创收模式来维持运行,以弥补政府投入的不足。那么如何在医院内部解决医疗与预防、临床与行政、医疗行为与成本可支撑、近期目标与远期发展等状况的平衡管理? 如何与政府目标、患者需求、员工待遇、当地经济状况相结合,克服医疗体制改革中的机制矛盾,兼顾平衡实现公益性社会责任、医院科学发展进步和员工的物质与精神文化需求的战略愿景? 如何将:卫生主管部门的"等级医院评审""医院评价指南"等目标要求与医院在成本可支撑下有所作为结合一致? 寻求科学有效的管理理论,建立适应医院实际的管理系统工具势在必行。尤其是以先创造三甲品牌再倒逼加快完善三甲内容的号令的发出,九院员工的确迸发出冲天激情与潜力。但当三甲品牌于 2003 年创建成功后,员工的开展激情在消退。此时,除医教研加快补短板的常规工作外,靠什么管理创新去再激发员工工作激情? 为深化医院内涵管理,BSC开始浮出。

二、理念

医院的战略规划无论何等高瞻远瞩、精密周详,都需要付诸具体的实施与执行。但如何让医院远期战略目标、愿景以更简明的方式在短期的战术及行动中得到更好的表达,以利于帮助医院中层对战略理解到位、普通员工对战术执行到位,尤其是医院在常规目标管理要求下,质量安全与成本消耗是两条具有各自要求的平行线,需寻找到更好的办法来将这两条平行线交叉关联并研究其规律。BSC 的诞生可被认为有了一种管理工具,使医院管理质量安全目标与成本消耗控制目标,不断向医院战略目标靠近。

质量安全是医院永远的主体,但它与成本支撑关联规律都不够清晰,尤其是成本管理中的成本核算,从研究角度开展医院成本核算需要明确有关公立医院公益性内涵及其成本支撑来源,以及公立医院医疗服务项目有关真实成本与合理价格问题。长期以来多数医疗卫生服务项目处于"虚有价格,虚无成本"状态。再者,公立医院成本核算需要克服的问题有:医院的科室多、服务项目多、病种多,并且因个体差异而更加复杂,由此产生的核算单元统一编码、数据分类归集计算均需要统一设置,最终获得较为真实的反映医疗服务所需要的成本支出费用结果。由于这是第一次规模化的要在公立医院开展成本核算,极少数已开展成本核算的单位在医疗服务项目成本核算中、在病种成本核算中有一些如同病种不同科室、同病种不同年龄不同并发症等难度不同的问题需要克服;也有因为目前的定价关系难以应用于绩效评估而存在为核算而核算、考评归考评的状况。此外,由于数据量庞大,目前尚没有被认可的核算软件,相当部分区管医院甚至财务会计软件电算化与医院医疗服务的如 Hi 系统软件相连接融合都还有困难,这也是医院成本核算需要克服的问题。

三、措施

(1)以 BSC 为工具的规范化科室建设。

2003年,重庆九院成功创建三甲医院。虽然拥有了三甲的品牌,但医院多数工作仍处于二甲的水平。为尽快改变这种"有面子缺里子"的状况,医院在差异化发展战略的框架下制定了"十一五"规划,提出要实现"四个均衡"的五年目标:科与科之间、人与人之间达到均衡的三甲水平;医院的医疗水平和费用控制提供均衡的性价比;医疗技术、诊疗服务、医院文化、医院品牌均衡发展;员工的人生价值体现与医院的可持续发展均衡同步。在寻找一种适合医院的管理理论和工具时考虑到:既然公立医院的运行方式类似于企业经营,那么学习借鉴国内外优秀企业的管理理念、管理工具,并加以改进,将其移植于医院管理的实践也许会有所裨益。此后,在深入研究了诸如 ISO9000 族系列、学习型组织、价值链管理等多种管理工具或理论后,重庆九院发现这些著名的管理工具对医院管理来讲,虽然具有某些方面的实用意义,但仍不能解决医院如何在成本可支撑运行下解决战略执行、兼顾统筹、平衡互助等关键性问题。于是,1992年诞生于美国,曾被全球管理、经济、商业学术届最负盛名的《哈佛商业评论》誉为"75年来最有影响力的战略管理工具"的平衡计分卡(BSC)进入重庆九院领导者的视野。BSC 将企业依据不同阶段及其内外环境的实际情况所制定的战略、愿景及目标,按照财务、客户、内部流程和学习与成长四个维度进行分解,以财务维度为核心内容,在四个维度建立相关的指标评价体系,根据目标达成的具体需要进行相应的权重赋值,对相应资源按照要求进行配置,从而形成一套完整的、可动态调整的战略目标执行计划及其业绩评价系统。简言之,BSC 拥有的四维度平衡兼顾、动态管理、量化考核和信息化管理特点,恰好与医院必须兼顾各种管理需求相契合。于是,2004年重庆九院先期选择了以临床科室为切入点,开展名为"规范化科室"创建的活动,首次用"洋工具"BSC的四维度框架来设定医院对科室的考核指标。以当期医院的整体目标来分解各科室的考核任务,以任务的重要难易程度来调整权重分配。通过周期性的考核并直接与绩效挂钩,"规范化科室"的创建迅速提升了科室建设的动力,科室之间呈现出"比、学、赶、超"的局面,医院走上了创三甲品牌后再次快速发展的快车道。经过十余年不断深化,BSC的理论与实践在重庆九院得到高度融合与升华,BSC的应用由初期仅用于临床科室绩效考核,到后来扩展到对所有的医技、行政职能科室的管理,再延伸到社区卫生服务健康教育与健康促进、医疗保险评价、医院设备利用评价等医院管理的多个BSC不仅成为重庆九院的管理工具,更成为医院特有的价值体系。至今,已上升为医院差异化战略绩效管理系统的BSC,仍是九院质量安全与成本支撑关联精细化管理最鲜明的特色。

(2)中国公立医院平衡计分卡战略绩效管理系统(以下简称"系统")四个创新、四个提升。

①四个创新。

构建了公立医院新型的战略规划和具体执行的绩效系统。将宏观的医院战略愿景与规划,具体表达为平衡计分卡所具有的关键性指标及其支撑性体系,从而实现了抽象战略与目标执行可量化的绩效管理系统。创造了国外管理工具与中国公立医院管理相结合的新型管理工具。平衡计分卡源于国外企业管理,为发达国家发展较好的企业所应用,后又应用于医疗卫生管理。各国医疗卫生事业的体制、机制不尽相同,相应医院的管理目的要求也不同。运用平衡计分卡理论的特点,重庆九院以自身管理为模式,系统地研究、探索了中国公立医院的环境背景及其运行机制,尤其是与政府目标、患者需求和当地的经济具体状况相结合而创建,创造性地实现了平衡计分卡管理工具在中国公立医院的科学应用,形成了新型的管理模式。

建立实现了中国国情下公立医院兼顾平衡的精细化管理模式。一是在政府财政投入不足、医疗服务技术服务项目亏损、药品补偿机制萧弱的情况下,医院经营管理需求设置多维度指标管理体系,一定程度上让医院克服了改革中的机制矛盾,实现了公益性社会责任、医院发展进步和员工物质精神文化需求三兼顾管理,保障了医疗服务质量;二是质量安全与成本消耗一体化,有所权重地选择目标的定量化,以及推动信息化系统实现精细化管理;三是软件系统的实施降低了管理成本,实现95%以上的会计、成本凭证系统自动生产,大大降低了医院的人力成本。通过在系统中网上填制领用计划单、网上审批、下发自动出库等流程,实现无纸化办公,大大提高了办公效率,降低了消耗。同时通过医院实践,在材料成本方面降低了20%,库存积压成本降低了30%,固定资产使用效率提高了15%,综合管理成本降低了10%,工作效率提高了30%以上,医院综合效益得到明显提升。这也为新医改趋势下公立医院的创新管理提供了一种新的方法。

②四个提升。

提升了公立医院医疗行为与成本可支撑之间的量化管理水平。"系统"多维度、逻辑关联、互动支撑并量化、分析评价管理一体化的指标体系,能较好地揭示复杂医疗行为状况,较为清楚地反映其成本可支撑运行状况,可让管理者掌握经常状态信息并找到解决问题的办法和措施,同时也使得临床医技科室管理人员有更多精力投入提高、改善医疗技术服务及学科建设发展工作中去,有利于平衡近期发展与远期后劲的关系。

提升了多目标管理的科学性,避免综合目标考核指标不成体系的无限增加。中国国情下的公立医院管理需要综合的、多目标的管理,"系统"一体化指标体系揭示了指标间的逻辑关联、互动支撑关系,通过量化并在信息系统的支持下予以动态化的表达,有助于改善综合目标考核时,过多使用指标而不构成相互关联,导致考核不精准、管理成本过于单向偏重财务和效率不高等状况。

提升了平衡医院学科管理的可操作水平。医院的学科建设发展管理涉及成本、技术、人才的综合平衡,涉及医院战略定位及其评价,也涉及医疗与预防、临床与行政、近期绩效与远期后劲发展等管理因素。"系统"的平衡管理理念及其相应的系统指标一体化表达,为中国公立医院的学科建设发展管理提供了可操作性依据,提升了公立医院量化管理的可控水平。现有的医院管理指导文件、管理工具,有着这样或者那样的缺陷,不易于解决中国国情下公立医院存在的复杂矛盾,容易用一种倾向掩盖另一种倾向,如强调质量安全就忽略成本支撑,强调成本支撑又牺牲质量安全。"系统"多维度、逻辑关联、互动支撑并量化、分析评价一体化的管理体系,一定程度上弥补了这些不足,是对现有的医院管理指导文件在操作方面进行的有益补充,提升了公立医院兼顾公益性责任、患者需求、医院及员工"市场性创利"维系生存与发展量化管理的可控水平。

四、效果

(1)相关课题研究。"中国公立医院平衡计分卡战略绩效管理系统"荣获卫生部、中国医院协会2010年评选的首届中国医院管理科技创新三等奖。完成卫生部、中国卫生经济学会2005年第六批招标课题"医院经济管理与成本费用卫生研究"，荣获课题研究成果三等奖。其他课题有重庆市卫生局课题："平衡计分室用控制研农村合作医疗绩效管理中的应用""应用平衡计分卡对社区卫生服务的成本费用控制研究"。北碚区科委课题："平衡计分卡在定点医疗机构参合病人费用控制中的应用""平衡计分卡在医疗设备仓成本核算管理中的应用"等。

(2)培养研究生。先后培养了平衡计分卡与医院管理方向硕士研究生6名。

(3)发表系列论文。先后发表相关研究论文25篇。

(4)开展学术交流。应邀在全国有关医院卫生经济管理内容的学术会上做大会交流、专题讲座30余次。

(5)主办全国会议。2007年10月，在由《中国医院》杂志社主办，重庆九院承办召开的"全国医院绩效管理与成本控制研讨会"上，重庆九院做了"平衡计分卡在医院管理中的理论与实践研究"专题报告。2009年10月，重庆九院承办国家级继续培训项目"平衡计分卡在医院管理中的理论与实践"研讨培训会，来自全国各地70多家医院的院长，以及财务科、人事科、医院经济管理办公室的负责人100多人，参加了这次研讨培训会。

(6)开发管理软件。随着平衡计分卡管理运用的理论与实践的发展，在全国的多次学术会上，在与来访的200多家医院的交流中，结合众多兄弟医院对医院BSC管理的巨大需求，2008年，重庆九院以平衡计分卡管理系统理论和实践模式为基础，和重庆市金算盘软件有限公司开展战略合作，在成功研发财务成本一体化软件基础上，进一步研究开发了适合于中国公立医院全成本核算管理、医院平衡计分卡战略绩效管理系统软件。集战略管理执行、财务管理、成本管理、绩效管理和人力资源管理为一体的系统管理软件，在信息网络的支持下，形成一个无缝集成的医后信息系统管理平台。使得平衡计分卡战略绩效管理系统软件化、信息化，更好地支撑实现医院平衡计分卡管理。目前该管理软件已向数百家医院推广应用，创造经济价值近3亿元。

(7)出版学术专著。2014年4月，积累了重庆九院近十年在卫生经济领域的研究成果，以中国公立医院平衡计分卡战略绩效管理系统为主要内容的专著《平衡计分卡在医院管理中的理论与实践》正式出版，赢得了业内专家、有关部门领导的好评。

五、评价

自2004年重庆九院在中国公立医院率先将平衡计分卡应用于医院经营管理以来,随着不断深入的理论与实践相结合的研究调整,现已形成较为完整的管理体系。在该体系的管理下,重庆九院获得了较好发展,主要体现在医疗收入、住院人次数、新技术开展、教学科研开展、人才结构改善、技术质量等方面,主要业务指标位居重庆市主城区市立三甲医院前茅,而人均住院费用在重庆市主城区三甲医院中为最低。医院先后荣获全国五一劳动奖状、全国百姓放心示范医院、全国卫生系统先进集体、首届医院科技创新奖、全国医院改革创新奖、全国工人先锋号等全国性荣誉26项,"中国公立医院平衡计分卡战略绩效管理系统"也荣获2010年中国医院协会首届医院科技创新奖。

作者:朱在枝

第十节　真实信息、实际成本的二千常用项目成本测定，打下国家卫健委相关标准参与基础，也为重庆市卫生重大规划做贡献

一、背景

我国目前的支付制度还是以医疗服务项目支付为主，但服务项目价格与成本的严重背离长期存在并愈发严重，而我国医疗成本核算基础性支撑作用尚未有效发挥，其关键制约因素在于我国医疗成本核算方法学体系尚未形成，造成医院成本核算能力不足，成本核算应用层次低、应用范围窄，难以对供需管三方提供循证依据。

医疗成本核算对供需管三方的重要性与日俱增。目前，国内供管双方对医疗成本核算有用性重视程度不够，医疗成本核算的基础性支撑作用尚未有效发挥。第一，国内对医疗成本核算有用性认知层次有待深化。国内既有文献从微观和宏观两个维度阐述成本核算的有用性。在微观层面，从成本管理的其他四个内容（成本预算、成本分析、成本控制、成本评估与考核）阐述成本核算对医院内部精细化管理的作用机制；在宏观层面，第一，从提供成本信息的真实性与透明度、合理公平地支付与补偿、实现资源最优配置几方面阐述成本核算对政府政策的参考作用。但成本核算对病人分类系统、价值医疗、质量安全、管理会计与成本会计等的支撑作用尚有待厘清。第二，医疗成本核算结果应用层次较低。在医院内部，成本核算结果主要体现为收支结余核算、部分用于科室奖金分配、预算制定，成本核算尚未作为医院内部精细化管理的主要手段。在医院外部，成本核算尚未同支付、价格、补偿、薪酬体系挂钩，难以为政策制定提供循证依据。第三，尚未建立成本核算及结果应用的激励约束机制。成本核算基础性支撑作用难以有效发挥与全国尚未建立公立医院成本核算制度、政府对公立医院成本核算缺乏刚性要求、医院成本核算产出信息层次低、尚未开展成本核算影响因素大数据分析等因素有关。建议：一是出台全国统一的公立医院成本核算操作手册，制定具体的行业操作指导规范，明确医疗成本核算具体核算技术。二是建立医院成本核算激励约束机制，倒逼医院提升成本核算能力。成本核算结果直接同外部绩效考核、财政补偿、医保支付、绩效工资总量、院长薪酬等直接挂钩，同区域价格形成、病人分类系统、区域卫生资源分配等间接挂钩。三是开展成本核算结果及应用影响因素的大

数据基础研究。

二、理念

分析我国公立医院经济成本运行及医疗服务定价历史特点,结合对比资料文献,以重庆九院2009年至2010年医院发生的住院收费项目为基础,采用作业成本法分析各项目成本因素,制定相关成本核算模式,进行医疗服务项目的成本核算,分析公立医院服务收费的机制作用。最终,对于供需管三方,使供方医院有动力,需方病患有承受力,管方政府医保和财政有支撑力,并以成本核算为基础的结合力,为理顺价值与价格体系决策提供依据。

三、措施

工作量最大、也是最复杂的研究就是医疗服务项目成本核算。九院为此专门组织攻关小组,由时任院长张培林亲自领导,副院长王毅为工作小组直接负责人,专门集合了医院相关科室100多人进行攻关:(1)对历史有关文件资料进行查阅研究;(2)进行有关医疗服务项目成本因素分析,按作业成本法进行成本因素确定;(3)组织专家进行医疗服务项目成本核算模式制定;(4)进行数据归类、核算、录入、验证;(5)进行项目核算、统计;(6)进行结果分析,写出项目成本核算报告。

(一)医疗服务项目简况

医疗服务项目收费是医院最主要的收入来源,通常要占医院业务收入的50%以上。医院的业务收入包含医疗收入、药品收入和其他收入。

目前重庆市医疗服务收费是按照2004年重庆市物价局、重庆市卫生局制定的《重庆市医疗服务价格手册》规定的价格执行。需要指出的是,《重庆市医疗服务价格手册》所规定的收费标准距2011年做核算时已有8年历史。

(二)医疗服务价格体系的历史与趋势

我国医疗服务项目价格的确定及价格形成机制与我国医疗卫生体制变革发展同步,其本身也是医疗卫生体制改革发展的主要内容之一。因此同样经历了从计划性、"市场性"和目前正在进行的"新医改"阶段。

1.1949—1979年 计划经济模式 —— 不考虑成本的公益性低价格状况

医院作为公共卫生事业的主体单位,依靠国家投资补贴包干,以实现社会公益为目标,不以营利为目的,医疗服务收费多少与医疗服务机构成本完全无关,与医疗服务机构本身的发展和医务人员的收入、福利等完全无关,处于一种"虚有价格,虚无成本内涵"的状态,医院的亏损由政府财政补贴。

各种医疗服务的价格(包括药品)基本都是由政府确定,定价不计成本,以保障普通民众都能得到医疗卫生服务,能看得起病。

不仅如此,在1958年、1960年和1972年曾经三次大幅度降低收费标准,使计划价格更加远远低于实际成本。这样,即使没有享受医疗费用报销的民众实际上也已享受到政府医疗卫生投入的益处。

随着医疗费用不断增加,医院长期在不真实成本中依靠政府投入补贴运行,政府负担也越来越重。

而大多数人习惯于长期的、不计成本的医疗服务的定价和低价格服务状态,对医疗服务的真实成本和医疗服务的高技术含量、高风险和高职业压力的认识不全,因而在进入"市场性"后,放开部分医疗服务价格、全部放开药品价格限制导致了人们对较为真实的成本内涵的市场性价格不能理解和接受,这也是形成当今认为"看病贵"的重要因素之一。

2.1979—2009年"市场化"模式形成和一定程度上有恢复真实成本的举措

(1)政府弱化了医疗服务公益性成本支撑需要政府财政投入的责任。

随着我国经济体制的改革,公立医疗服务机构也被要求采用经济手段进行管理,由此而逐渐进入一种相对的"市场化"运行状态。

在政府逐渐减少对公立医疗机构的财政支持情况下,医疗服务机构在经济上从全部依靠政府拨款实现公益性服务目标,转向形成了在相当程度上依靠医疗服务收入,强化自身经济核算来维持公益性服务目标的运行机制。

1980年,开始实施"总量控制、结构调整"的政策。

1983年,对自费医疗病人和公费劳保医疗病人实行不同的收费标准。

1985年,一定程度上对医疗服务收费标准进行了调整,这个调整后的医疗服务收费标准才基本恢复到1952年的"实际"水平。1992年,对自费病人的收费标准和公费劳保医疗病人的收费标准进行了并轨,相当于又对医疗服务的价格进行了一些提高。

1997年,再次调整了医疗服务收费状况,增设了诊疗费,调整了住院费、护理费、手术费,均以提高收费标准为主。同时也调整了大型医疗仪器设备检查和医疗费用。还对一些新技术医疗服务项目进行相对真实成本的核算定价,对部分新药品的价格采用了完全放开定价的政策。这些价格调整涉及的医疗服务项目多达1500多项。

2001年,政府印发了《全国医疗服务价格项目规范》,首次在全国统一了医疗服务价格项目,共3966项。同时明确了中央将负责制定医疗服务价格项目和医疗服务价格标准、原则,各个省负责提出医疗服务的可能价,这样就明确了中央和地方的职能。

2007年,又新增项目204项,修订141处,增补后共4170项。这些调整和增加,既有控制性地提高医疗服务价格的举措,也有由于医学科学的不断发展,新的医疗服务技术涌现而被使用所增加的医疗服务项目。

(2)调整增加幅度赶不上物价、工资等成本上涨。

从1994年至1999年,医疗服务价格的平均增加幅度为15%,手术增加幅度为30%左右,年平均增加幅度为10%。而在这十年期间我国工资增长253.11%,国民总GDP增长231.71%,国民人均GDP增长205.04%,居民消费价格指数上涨了34.79%。

(3)多数医疗服务项目价格仍然处于"虚有价格,虚无成本"状态。

①尽管有多次的调整,但由于过去医疗服务项目价格与成本严重背离,调整又不能与物价上涨、工资成本上涨相一致。

②有考虑到民众经济承受和接受问题,似乎医务人员劳动价值的真实体现考虑在其次,但又不能不考虑;中央政府和地方政府在经济发展目标中和健康目标中投入权重和比重选择;纠结中艰难,艰难中又纠结。

③在2009年底,北京市卫生局得到了一组8所综合性医院、3所专科医院医疗项目成本核算数据:8所综合性医院院级医疗服务项目数量均在2000个左右,其中盈利项目约占总项目数量的43%,另外有57%的医疗项目存在不同程度的亏损,并且盈不补亏。在总医疗项目中有27%的项目属于无保本点项目。

3. 新医改(2009—)要怎么改?趋势与发展

2009年《中共中央国务院关于深化医药卫生体制改革的意见》(下简称《意见》)终于出台,三年中的医药卫生体制五项重点改革分别推进。在这个阶段中,医疗卫生服务的成本、价格有如下特点:

(1)重新明确了医疗卫生服务的公益性质与方向。

《意见》:"坚持医药卫生事业为人民健康服务的宗旨,以保障人民健康为中心,以人人享有基本医疗卫生服务为根本出发点和落脚点,从改革方案设计、卫生制度建立到服务体系建设都要遵循公益性的原则,把基本医疗卫生制度作为公共产品向全民提供,着力解决群众反映强烈的突出问题,努力实现全体人民病有所医。"要强化政府责任和投入,完善国民健康政策,健全制度体系,加强监督管理,创新体制机制,鼓励社会参与,建设覆盖城乡居民的基本医疗卫生制度,不断提高全民健康水平,促进社会和谐。

《意见》及其随后的配套文件及执行,三年中政府财政专门配套提供了8500亿元资金,正在逐步建立和完善基本医疗保障、基本医疗服务、基本公共卫生均等化和初步建立国家基本药物制度,并在推进公立医院改革试点。目前在基本医疗保障、基本医疗服务、基本公共卫生均等方面已经取得了明显的成效。

(2)贯彻落实科学发展观和构建社会主义和谐社会的要求,合理调控药品和医疗服务价格水平。

①作为医改配套文件之一的《改革药品和医疗服务价格形成机制的意见》指出:"进一步理顺医疗服务比价关系。在规范医疗服务价格项目的基础上,适当提高临床诊疗、护理、手术以及其他体现医务人员技术劳务价值的医疗服务价格,同时降低大型医用设备检查和治疗价格。"

②北京市卫生局的研究结果促成了北京市财政新型财政补偿政策,并在北京朝阳医院进行试点。新政策对医院的补偿分成三部分:经常性补偿、鼓励性补偿和专项补偿。其中,经常性补偿包括对亏损且无保本点的项目进行补贴,对离退休人员全额保障;鼓励性补偿是对成本管理控制好的医院进行奖励;专项补偿是对设备更新和重点学科予以支持。

③根据《"十二五"期间深化医药卫生体制改革规划暨实施方案》要求推行按病种付费、按人头付费、总额预付等支付方式的改革试点;推行取消药品差价补偿的改革试点,并通过调整医疗技术服务价格、增加政府投入等途径予以补偿。取消药品加成政策后,同时提高诊疗费、手术费、护理费等医疗技术服务价格。

北京市出台的公立医院改革试点方案内容之一就是试点取消药品差价补偿和挂号费、诊疗费,设立医事服务费,一定程度上体现医务人员的技术价值,为转变医疗服务行为提供了良好契机。北京市医改办主任韩晓芳也指出,有关手术费等其他的(医疗服务项目)费用,也会逐步调整,循序渐进。

(3) 医疗服务价格规范化的文件和指南。

2012年2月,重庆市卫生局编制了《重庆市医疗机构物价管理指南》(下简称《指南》),该《指南》对医疗项目核算成本因素中的人力成本、时间、医卫材料消耗、后勤服务耗费、固定资产折旧和管理分摊有了较为细致的说明。

2012年5月,国家发改委、卫生部和国家中医药管理局联合发布了《全国医疗服务价格项目规范(2012年版)》文件。这个文件的一个鲜明特征就是在医疗服务项目核算因素中,添加了更为接近真实成本的因素,从而可对测算确定医疗服务价格提供较为官方的权威认可依据。

这些文件是贯彻落实深化医药卫生体制改革的重要内容,是推进医疗服务价格改革,规范医疗机构价格行为,建立科学合理的医疗服务价格价值体系,完善医疗机构补偿机制的重要方面,对从根本上维护患者合法权益、减轻患者医疗费用负担而言具有十分重要的意义。最新医疗物价调整精神,以2019年12月重庆市医保局发布的《关于全面取消公立医疗机构医用耗材加成同步调整医疗服务项目价格的通知》(渝医保发〔2019〕81号)文件为准。

(三)重庆九院医疗服务项目成本核算

医疗服务项目成本核算:描绘项目作业流程图,采用作业成本法确定参与成本因素,项目科室提供具体物料名称数量,相关科室(设备、后勤库房、房管、财务等)提供资金数据,按照现用《重庆市医疗服务价格手册》(2004年版)收费标准,参考国家发改委、卫生部、国家中医药管理局编制发布的《全国医疗服务价格项目规范(2010年版)》和重庆市卫生局编制的《指南》及有关文献,设计编制核算模式,对2009—2010年重庆九院住院医疗服务已发生的医疗服务收费项目进行成本核算。

1. 项目基本资料及有关说明

(1)项目基础资料提取。

项目核算工作组人员从医院收费系统中提取了2009—2010年发生的所有住院医疗服务收费项目共计1917项,覆盖了除挂号费外当时医院所有开展的医疗服务内容,项目数与北京地区开展的成本核算项目数2000个相近。

(2)项目基础资料核算分类。

为便于核算因素及数据的确定,结合重庆九院专业学科设置将项目分类。

(3)确定核算因素,编制医疗服务项目成本核算表。

① 确定核算因素:

按作业成本法,将有关项目成本按发生要素分为六个大类作为核算的基本内容:

a.人力资源成本;

b.非一次性使用医卫材料成本:可重复使用的如手术器械、布料等;

c.一次性使用医卫材料成本:只能一次性使用的医卫材料消耗;

d.固定资产折旧:包括房屋、设备、办公家具与办公设备等;

e.后勤服务相关成本:水、电、气,排污、垃圾处理,洗涤消毒,信息系统、闭路电视、维护维修等;

f.管理费用分摊。

② 制作医疗服务项目核算表。

③ 几个需要说明的问题。

静态核算：本次项目成本核算是一个相对的静态核算，是以2009年、2010年的相关数据进行回顾性的核算，而不是财务流水账般的动态核算。因此，其结果完全有可能与现行财务账目结果不一致。故本次的项目成本核算是重在核算模式是否客观、合理及相对科学。

按发生地原则：依据北京医院核算的经验，结合预演核算实际情况，我们这次项目成本核算是按照项目发生地方式进行，即项目在哪个科室进行，就属于这个科室的核算项目，相关成本因素就取用这个科室的成本支出进行核算。

项目成本核算共有因素：项目成本核算有许多需要纳入核算的成本费用因素，如何把这些成本费用计入项目中，需要一个共有关联因素作为依据点，这个共有关联因素我们称为共有因素。如手术项目成本核算，时间可以是共有因素；检验科项目核算，就不一定是时间因素，也许是设备，也许是项目发生次数。

2. 医疗服务项目人力资源成本核算模式

（1）人力资源分类。

医院的工作人员按照业务属性分为两个大类：

临床医技科室业务人员：

临床科室医师、护理、医技技术职称三个系列，分别有：高级职称（正高、副高）、中级职称、初级职称（含初级以下）。

临床医技科室行政级别：科级、副科级。

行政后勤人员：

行政后勤各个科室行政职务系列：处级、副处级、科级、副科级、科员。

行政后勤各个科室技术职称系列：工程师系列、财务经济系列、政工系列等。

医院的工作人员由于专业技术职称、行政职务、工龄时间的不同，其基础工资和绩效工资均不同。在临床医技科室，由于各个科室的业务性质、科室设置需求（公益性、救治性）、科主任经营水平不同，各科室绩效工资有所不同。由于绩效工资向临床医技各科室人员倾斜，通常临床医技各科室人员绩效工资高于行政职能科室工作人员。

（2）人力成本因素测算模式。

① 核算模式A

是将全院员工视为一种人力资源来计算人力资源成本。

其核算公式为：

(全院人力资源支出/年÷全院员工人数/年)÷12个月 = 人均月支出

人均月支出 ÷(22天×8小时)= 人均每小时支出

按照上述公式以2010年为例计算，全院在岗人员共计1367人，全年人力资源成本支出98608545元，人均每小时支出为：34.15元。

全院人力资源支出包含：基本工资、五险一金、福利补贴、绩效工资。

此种方式核算简便、快捷，表达人力成本相对较低。但未能真实反映计算参与医疗服务项目人员成本的职称、职务属性差异和科室属性差异。

②核算模式B

是将全院临床医师系列分为高级、中级、初级三种类型分别计算。

其核算方式是：分别统计全院临床高级职称(含副高职称)、中级职称、初级职称医师人员数及这些人员的人力成本支出，然后按照核算A公式，分别计算得到每种级别医师人均每小时支出。

与核算模式A比较，有在院级层面上表达了职称属性差异客观性。

③ 核算模式C

是以项目发生科室的临床医师人力资源支出计算该科室高、中、初级三种类型的人力成本。

计算公式与上述公式相同。

其优点是既有科室属性，又有级别属性，接近真实人力成本情况。

④ 核算模式D

这是2012年重庆市卫生局编制的《指南》中的人力资源计算模式。

(医务人员的月工资 + 月津补贴)÷(22天×6小时)= 医务人员每小时费用

与上面三种模式的不同点：(1)未把绩效工资计入在内；(2)每天按6小时计算。

(3)护理系列人员人力资源成本支出计算方式同样按照核算模式A进行。

(4)在有关医疗服务项目成本核算的进一步研究工作中，我们将采用核算B、核算C方式，以便更为客观、真实，并为将来实施全成本核算系统做准备。

3.手术项目成本核算模式

手术项目是医院医疗服务项目数最多、涉及成本因素最复杂的项目。厘清了手术项目的核算因素及核算模式，其他医疗服务项目的成本核算则易于建立。

按作业成本法，依据患者入院后确诊需要手术治疗的流程，确定相关成本因素，见下图的手术项目作业流程图及成本因素确定：

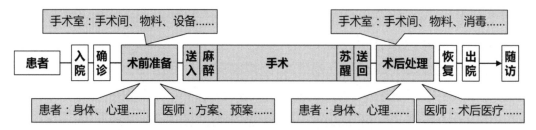

图4-10-1　框内有底色的内容属于与手术有关的成本因素

注:分摊核算因素中有关非业务用房、贷款利息、行政后勤人员费用未计算在内,按照《指南》方式进行的成本核算方式,只有一个管理费用分摊计入。

(1)编制手术项目成本核算表。

(2)手术项目分科、分级。

依据手术项目的专业属性,将其归类到九院的专业科室。同时,按照卫生部制定的手术分级管理要求,依据九院的专业学科设置和按照手术分级管理制度分为甲、乙、丙、丁四级(或可称为一、二、三、四级)【手术分级文件】。从甲至丁,手术级别依次降低,手术的复杂程度也依次降低。这样的分级管理也为手术项目的有关参与人员的级别、人数多少、使用手术器械的种类和数量、手术普通耗材种类数量等核算因素提供了一种依据模式。

(3)手术时间的确定。

手术时间是确定有关手术中相关成本的共有因素,涉及多种成本因素的关联核算。手术时间的定义有如下三种:

①从病房开始,到送至手术室完成手术后,再到符合送回病房(或者监护室)条件并送回到病房的这段时间;

②从麻醉开始到手术完成、麻醉苏醒恢复的时间;

③从手术开始到手术结束的时间。

(4)手术器械的成本核算(非一次性医卫材料)。

手术中要使用各种相关的手术器械来完成手术中的切开、剥离、止血、缝扎等操作,这类手术器械属于非一次性使用医卫材料范畴。不同的手术需要使用的手术器械种类数量均有不同,其成本费用也就不同。

手术器械包的确定:

不同科室的手术项目,需要的手术器械也不尽相同,因此结合九院实际情况,我们将所有手术项目依照手术需求和学科专业不同分为普外科、胸外科、骨伤科、泌尿外科、神经外科、烧伤外科、妇产科、耳鼻喉科、眼科、口腔科十个学科专业手术范畴,并以此相对应地设置了这十个专业学科按甲、乙、丙、丁分级手术的甲、乙、丙、丁类共计四十种手术器械包。其他有些专业科室有时候有很少数的手术要在手术室完成时，也参照这样执行。

①丁类手术器械(包)成本：

由手术室器械护士将各个科室开展丁类手术的手术器械需求列出，包括种类、数量，从设备科、财务科查询这些器械的购入价格并汇总合计，按照《指南》之使用100次为标准，计算得到该手术器械包每次使用的成本费用，以此计入该手术项目成本核算中。

各个学科专业的丁类手术器械包由于器械种类、数量不同其成本费用也不相同。

②丙、乙、甲类手术器械(包)成本：

按照丁类手术包的方式，根据手术级别的不同，得到各个学科专业手术项目丙、乙、甲手术器械包成本费用。

(5)手术中使用布料类的成本核算(非一次性医卫材料)。

手术中需要使用各种包布、手术单、孔巾、手术洗手衣裤、手术衣等布料类非一次性使用医卫材料。按照甲、乙、丙、丁四级分级手术各自需要的布料类，也分为四种手术布料包，按使用次数计算计入手术项目成本。

布料包的设置没有像器械包那样按专业科室分类，重复使用次数按照40次计算。

(6)手术中使用一次性医卫材料成本核算。

与手术器械包一样，也是对应设置十个专业学科的甲、乙、丙、丁四级共计四十种一次性使用医卫材料包，计算出其成本费用计入项目成本核算中。

(7)手术医务人员使用医卫材料成本核算。

这是指参加手术的每一位医务人员所需要的基础性医卫材料，其中有一次性的，也有非一次性的，按照参加手术的医务人员数计入手术项目成本核算。

(8)固定资产折旧——手术室(间)标配设备成本。

手术室按照国家要求有一套基本设备配置以供开展手术用。需要说明的是，手术室基本设备配置中有一些手术麻醉需要使用的设备，由于手术麻醉属于另有收费的项目，所以，未将这些麻醉设备列入计算范畴，而是放在麻醉收费项目中计算。

按照设备折旧规定，折旧年限5年，计算出每小时每个手术室标配设备成本：

[设备值(合计)× 20%(5年折旧)]÷[264天×8小时]＝ 每手术室标配设备成本／小时

= (242305元 × 20%)/(264天 × 8小时)= 22.95元/小时。

按每个手术项目所需时间计入项目成本核算中。

(9)固定资产折旧——手术室(间)其他医疗设备成本。

在除外手术室间标配设备后,手术室还有一些是手术中随时可能需要用,但又不是每个手术室都一定要配备,也不是每台手术都一定要使用的医疗设备。这些设备即使要使用也没有另外收费,我们称之为"手术室其他医疗设备",它包含两种情况:

① 专科使用手术其他设备

这些设备中有些只是在某个专业学科的手术项目中应用,故称为"专科使用手术其他设备"。

其核算公式同样是按5年折旧,每年264个工作日,每天8小时,计算得到每小时折旧成本,再根据有关手术项目时间分摊到这些专科手术项目中去。

②手术通用其他设备

有些设备是所有专业学科手术都可能要用,但不是标配设备,也没有另外收费,称为"手术通用其他设备"。

将其捆绑打包,按5年折旧,每年264个工作日,每天8小时,计算得到每小时折旧成本,依据九院有12个手术间,故将得到的这个每小时成本再除以12,得到每个手术间每小时折旧成本,再根据有关手术项目时间分摊到所有手术项目中去。

(10) 固定资产折旧——手术室的办公家具、办公设备成本核算分摊。

手术室所有的办公家具和办公设备,都是为手术项目服务的,所以其折旧成本应分摊进入手术室所开展的各个手术项目收费和麻醉项目收费中去。

经统计,九院手术室办公家具共有27种类,223件,总值125295元;手术室办公设备共有13种类,39件,总值91072元,合计216367元。

按折旧年限为5年、每年264个工作日、每天8小时计算(5年=10560小时),得到:

整个手术室办公家具与办公设备每小时折旧费=手术室办公家具与办公设备总值÷(5年×264×8小时)

每个手术间每小时折旧费用=整个手术室办公家具与办公设备每小时折旧费÷12个手术间 =1.71元

麻醉和手术在同一手术间、在时间上基本是同步进行、为同一患者服务。麻醉工作从总体上讲在手术进行中占约1/4的工作量,相对收费也与此比例差不多,故手术项目承担3/4的手术室办公家具与办公设备每小时折旧费(1.28元),麻醉项目承担1/4的手术室办公家具与办公设备每小时折旧费(0.43元)。

(11)固定资产折旧——房屋折旧费用成本。

①手术室建造成本

重庆九院手术室的手术间一共有12间,其中万级手术间有11间,百级手术间1间。在具体使用中有时因手术较多,万级手术间安排不下时,在百级手术间空闲时,也把一些不一定需要安排在百级手术间的手术安排进去,以保证患者能得到及时的治疗,尽管其使用成本相对要高。由于不管是哪种手术间,都没有在手术项目收费之外另外收费,故本核算将两种手术间合算为一类手术间进行成本核算,按使用时间进行分摊。

手术室建造成本核算公式如下:

手术室所在大楼总造价÷大楼总面积×手术室面积 + 手术室特殊装修造价
 = 手术室总造价(13545735.40元)

手术室总造价÷12个手术间 = 每个手术间建造成本

每个手术间建造成本÷(50×264×8)= 每个手术间每小时建造成本

(13545735.40元÷12)÷(50×264×8)= 10.69元/小时/每个手术间

同样,手术项目承担3/4的手术间建造折旧成本(8.02元/小时),麻醉项目承担1/4的手术间建造折旧成本(2.67元/小时)。

②有关房屋建造折旧成本核算及说明

房屋建造成本折旧分摊核算包括两方面:

一是各专业科室业务用房折旧成本:

按照专业科室业务开展所占用的房屋面积,依据其建筑成本按规定折旧方式计算,应以共有因素(时间或者次数)计入项目中去。如前面所述的手术室房屋建造成本折旧费用的分摊核算。

根据项目发生地原则,项目在什么地方(科室)进行,就在这个科室里做核算,如上面所做的手术项目,在手术室进行,手术间建造成本就核算到手术项目中去。

但是,也正是由于手术项目在手术室摊销了手术室的建造成本,而手术项目又是各个外科系统专业科室的主要医疗服务业务项目,不可能既要分摊手术室建造成本费用,又要分摊各专业科室的房屋成本。因而只能是由其他发生在各个专业科室的非手术项目来分摊各专业科室的房屋成本。

那么,发生在各个专业科室的非手术项目种类很多,如护理类(32项)、注射类(26项)、治疗类(100项)、床位(47项)。各个专业科室的一些检查治疗项目等数百项在各个专业科室发生,其时间长短不一,参与因素不尽相同,价格形式也五花八门,共有相关因素难于确定。

为此我们反复思考和演算,最后决定将各临床专业科室的业务房屋建造成本全部核算到床位费项目中,其他项目不再分摊此项内容。各医技科室的业务用房建造成本分摊到各医技科室所开展的相关项目中。

二是行政后期服务用房建造成本折旧:

重庆九院行政后勤服务的办公业务用房共21589.72m²,其构建成本共计49475011.94元,按50年折旧计算,每年有折旧费989500.23元需要分摊。

本次项目核算中没有把它分摊到各个医疗服务项目中去,其原因一是尚未考虑成熟如何进行分摊,二是考虑可以以药差补偿进行冲抵。

(12)后勤服务成本费用核算——水电气、维修维护、杂费。

以水电气成本费用核算来说明后勤服务的水电气、维修维护、杂费(闭路电视、垃圾处理、网络信息等)分摊模式:

2010年全年手术室水、电、气费用共计285977.50元,按全年工作日264天、每天8小时计算,手术室每小时水、电、气费用为135.41元,计算到每个手术间,为11.28元。核算公式如下:

每手术间每小时水电气费用 = 年水电气费用÷(264天×8小时)÷12个手术间

11.28元 = 285977.50元÷(264×8)÷12

同样,按手术项目分摊3/4为8.46元,麻醉项目分摊1/4为2.82元。

同样计算方式可以得到维修维护及杂费的结果,限于篇幅此不赘述。

(13)后勤服务成本费用核算——布料类洗涤熨烫成本费用核算。

前面提到的有关手术中使用的各种布料类医卫材料,术后需要做洗涤、熨烫、消毒处理,其按照九院进行的洗涤熨烫内部计费标准进行核算。

(14)后勤服务成本费用核算——布料类消毒成本费用核算。

按照消毒锅的容积,要最大化地利用消毒锅空间并达到消毒要求,因此对消毒物件有体积上的要求。再者也要考虑运送和使用方便,布料包的体积不能过大。因此需要对各类手术布料包进行分包处理:丁类布料包分为2包,丙类布料包分为3包,乙类布料包分为4包,甲类布料包分为5包。

每包消毒灭菌处理费用6元。如此得到:

丁类:12元,丙类:18元,乙类:24元,甲类:30元。

合计上述各类布料包的洗涤、消毒成本费用为:

甲类:167.50元;乙类:108.50元;丙类:96.50元;丁类:71.50元。

（15）管理费用分摊。

这是指所有行政后勤等所产生的费用，包括行政后勤人员的工资、福利、绩效，办公费用等。

按照《指南》所给出的公式是：

项目分摊的管理费用＝上述费用计算完成后的总和×15%

这个公式及其15%的依据是怎样来的？询问市卫生局编制《指南》的同志，答复是在卫生部开会时上级所讲的精神。

由于其简单快捷，目前我们也采用了这样的方法来计算管理费用及其分摊。

2020年全国卫生系统员工1347.5万人。其中卫技人员1067.8万人，约20%为非一线人员，故按15%分摊管理费用是否与该数据有一定关联性值得深度核算。

（16）手术项目年盈亏结果。

以上述成本因素核算模式，对各个手术科室的项目进行成本核算，每个手术项目所得到的结果乘以当年发生的手术项目次数，得到该项目的年盈亏额度：

该手术项目成本核算结果×该手术项目年发生次数＝该手术项目年盈亏总额度

2009—2010年已经发生收费的手术项目有978项，进行核算的项目共有638项，占65.24%。此期间已核算的手术项目中亏损项目573项，年均亏损金额为2896859.57元；结余项目65项，年均结余金额为625582.92元；两者相抵，年均亏损数额为1719471.77元（171.95万元）。

4.护理类项目成本核算

（1）简要情况。

提取收集2010年九院护理项目共计205项，经九院护理部确认核算返回的项目115项（注射项目20项、治疗项目32项、护理项目39项、床位费24项），占提取护理项目数的56.1%。

护理类项目核算方式基本沿用手术项目模式，但护理类项目也有其特殊性。

以项目发生地原则核算，检查费包括：化验项目——检验科；影像学检查项目——B超科、放射科；功能性检查项目——心电图、脑电图、肌电图等；组织学检查项目——病理科；手术项目——手术室。这些项目的成本核算同前述的手术项目在手术室核算、药品单独核算，分别在各相关科室进行核算。

这样一来，患者在住院治疗期间，除了相关检查费、手术费、药品费以外，实际上在各专业科室病房里有关医疗服务项目的就只有床位费、护理费、常规治疗费（注射、一般治疗）了。而病房里面的有关耗费：医卫材料消耗（一次性的和非一次性的)、办公家具和办公设备、后勤服务类(水、电、气、清洁、消毒、信息网络、电梯运行、闭路电视等)、房屋建造成本等需要分摊的内容如何在床位项目、护理项目、常规治疗项目(注射、一般治疗)分别体现,各自分摊多少,按照什么样的共有因素进行? 目前没有明确的标准。

在《指南》里,是把这些因素全部纳入了床位费计算,目前我们尚未找到更有效的分摊方式,故只能按照《指南》方式,将上述的有关耗费内容计入床位费项目中,而其他护理项目、治疗项目一般来说就不再分摊这些费用,基本上就是采用的直接成本因素核算。这也是一种相对较为简单的办法,也考虑到我们要在规定时间内完成核算及核算报告这一因素。

随着将来对医疗服务项目核算的进一步深入研究,看是否能探索出一种相对科学合理的方式,以便能更客观地测算。

(2)护理人力资源成本计算。

由于人力资源成本计算采用的是核算 A 方式,故护理人员也统一按照每人每小时 34.15 元计算。这里需要说明的是,《指南》核算人力资源的方式是:

医护人员数×月平均工资、补贴÷30 天÷床位数=每床位每天医务人员劳务费

实际上每床位分摊了一个医务(护理)人员一天的费用成本,而患者住院的医师诊察、护理治疗等医疗服务项目是另有收费的。因此我们认为不能把花费时间做这些项目的人力成本计入在内。

所以,我们是按照该床位多数情况下护理人员为每个床位实施整理、管理的平均时间来计算人力成本。

由于客观上护理人员的人力成本相对医生系列的人力成本较低,按照这样的计算方式一定程度上加大了护理人力资源成本支出,尽管相应的医师系列的人力成本也有一定程度减少,但在护理项目中就使得人力成本有所增加,特此说明。

我们在以后的继续深入核算中,将采用单独护理系列人员计算方式,以尽量体现护理人力成本的真实性。

(3)床位费项目成本核算。

① 简况

九院床位收费项目共计 24 项,包括:

A.外科大楼(新大楼)病房床位费 7 项:

单人间(200 元)、两人间(60 元)、三人间(40 元)、多人间(22 元)、监护室床位费(70 元)、母婴病房普通单间(200 元)和豪华单间(260 元)。

B.其他非外科大楼病房:

普通病房(6+6=12项)：

单人间带卫生间(70元)、两人间(35元)、两人间带卫生间(40元)、三人间带卫生间(30元)、三人间(25元)、多人间(22元)。

烧伤、肿瘤、传染病病房按照《重庆市医疗服务价格手册》如有烧伤、肿瘤、传染病患者,在上述基础上加收5元。

特需病房(3项)：单人间(205元)、两人间(65元)、三人间(40元)。

儿科病房(2项)：多人间(22元)、单人间(90元)。

② 病床成本因素确定。

患者每天在住院,涉及医师诊查、护理治疗等多个项目的医疗服务,这些医疗服务项目有收费目录标准的均已计费。

以患者住院一天的服务内容流程为例,除去已有收费的医疗服务项目,得到患者每天住院(住床)的成本因素(见下图),与相应数据匹配,得到成本核算结果。

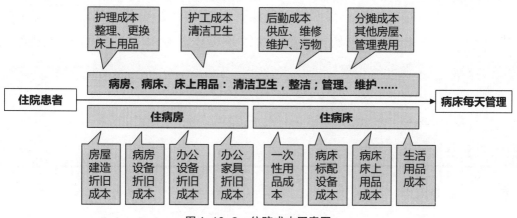

图4-10-2　住院成本因素图

③ 病床成本核算表。

根据上述情况,除因烧伤、肿瘤、传染加收费用以外,核算了17种病床床位费。其核算按照前手术项目思路模式,通过作业成本法得到病床成本因素。依据基本核算表,设计了病床床位成本核算表。

④ 人力资源成本。

在图4-10-2中仅涉及护理人力资源,未涉及医师人力资源,这是因为有关病房的基本管理是由护理系统进行所致。人力成本的核算方式与前面相同——按核算A进行。

⑤ 时间计算。

病房收费是以24小时为计,人力资源中涉及的时间是按照一天24小时计算：

护理人员整理病房、病床,或者更换病床床单等物品所需要花费的人力资源时间。这个时间包括了有的患者因病情需要(出血、两便、分泌物、呕吐物等污染)在一日内数次更换床上布料类物品的时间和一般情况下的时间,是一个估计均数。护工则是每天对病房进行两次清洁维护(包括公共区域),平均到每个床位单元物品及其面积所需要的时间。

⑥医卫材料。

A.一次性使用医卫材料核算:按每天基本需要用量核算,包括:一次性中单1张1.70元、污物袋2个0.28元、一次性手套2个0.12元、一次性手腕带0.35元、床头卡0.035元、住院收费清单1.00元。合计3.49元。

B.非一次性医卫材料核算:按配置,根据使用情况、经验(使用次数、更换期时间计算)计算,折旧摊入每天收费中。

(4)固定资产折旧。

在下面的有关固定资产折旧成本的计算中,各有关设备折旧年限按照规定进行,标注在折旧计算中。与病床直接相关的设施配置按每床日计算;与病床间接相关的设施配置则可有几种计算方法:按年住床日计算;只计算编制床位,不考虑临时加床,因为临时加床收费仅有8元;动态性核算。

本报告中采用的是按编制床位计算,原因是核算思路表达较为清楚。

①病房标配设施设备

按照该种病床所需要的标配设施设备,按规定进行折旧计算到该种病床项目每天的成本费用中。

②通用设置设施

除了标准配置以外,每个病房还另有如轮椅、平车、治疗车、病历车、口服药车、消毒机等通用设备,用于病患者的诊治。

其核算方式为:设备原值÷规定折旧天数=该设备每日折旧费用÷该楼层病房编制床位数=该楼层病房每个床位每日折旧费。

③科室病房办公家具、办公设备

科室病房除了各个病床的家具设备基本配置外,还有其他办公家具和办公设备。与通用设备核算模式相同,计算到每床日费用成本中。

④房屋建设成本

房屋建设成本包括土建、装修及部分固有家具、照明设置等。其折旧成本核算分摊包括两个部分:

A.按病房床位面积的房屋建设费用成本核算:

按单人间、双人间、三人间及多人间的各种床位情况,其所占的房间面积均有所不同,成本费用也就不尽相同。

该病房床位房间面积÷该房间的病床数=该床位占用房屋面积

该病房大楼建造成本(元)÷该病房大楼总面积(平方米)=该病房大楼每平方米建造成本。

按照该建筑物的折旧年限要求,如钢筋及混凝土结构为50年,每年365天折旧计算,得到每平方米每天的折旧成本费用,计入该种病床床位成本中。

B.病房所属公用面积的房屋建设费用成本核算:

这是指病房中的办公室、护士站、配餐室、开水房、处置间、物料库房、值班室、过道等共用房屋面积。这里有两种核算考虑方式:

一种是:将这种公用房屋面积的建造成本费用全部分摊到各床位面积中去计算,其优点是单个床位总面积多的就分摊多一些,相对较为合理。也为以后做动态核算建立基础。但是当该医院病床使用率超过100%,患者暂时在公用面积中加床时,如何计算这种加床的床位房屋建设费用成本? 2004年的价格手册中,加床为8元/日。《指南》中也没有对此进行解释。或者,加床就不再考虑房屋建造成本。本报告中采用的就是这种算法。

另一种是:这种公用房屋面积的建造成本费用以年住床日的形式分摊,附加在每种床位的成本核算中。其优点是,无论何种床位费情况,都有相应共有面积的房屋建造费分摊。也是一种可为动态核算提供参考的方式。

该科室楼层面积-各个病房房间面积之和=该楼层公用面积

该病房大楼每平方米建造成本×该楼层公用面积=该楼层公用面积房屋造价

该楼层公用面积房屋造价÷折旧天数÷该楼层编制床位数=每床位公用面积房屋建设费用折旧分摊成本

⑤后勤服务成本核算分摊

水电气、病房消毒处理、维修维护及相关杂费(信息网络、闭路电视、垃圾处理等)的支出成本费用分摊也可以有两种方式:

一是以年度用量费用(或者月度)计算到每天的费用中,以39个编制床位进行分摊,得到每个床位每天的后勤服务成本费用。

二是以年度用量费用(或者月度)计算到当年(当月)的住床日中,得到每个住床日的后勤服务成本费用。

⑥管理费用分摊

按照《指南》的方式,各项目在上述费用合计上加15%,作为管理费用。

(5)护理、注射、治疗项目成本核算。

由于在床位费中已经把有关设备、服务、后勤服务等成本费用计入,故有关护理、注射、治疗项目成本核算中不再进行这些成本因素分摊,只计算人力资源、相关医卫材料成本,按时间因素进行核算。

(6)检验科项目成本核算。

① 简要情况。

九院检验科在2009—2010年开展的所有检测项目共310项,此次核算项目共有206项,占66.45%。另有104项没有进行核算,其原因是在这104个项目中,有12个项目在两年内共做了不到200次,平均每月不到9次,每周不到3次;另外有92个项目在两年中做了不到100次(有的在两年中仅做了数次,甚至一次),平均每月不到4次,每周不到1次。由于次数太少,成本核算难于真实表达,故未核算在内。

其核算思路与模式的建立与手术项目核算有所不同,手术项目核算成本分摊的共有因素是按照时间因素进行分摊的,而在检验科,由于设备自动化程度很高,按时间因素分摊无法进行,所以在检验科是按发生次数进行分摊的。其核算具体方法如下。

②核算。

A.分类统计与人力资源:

按照检测项目专用设备归类,得到每个设备检测开展的项目种类数和期间内每种项目的检测次数。

在2009—2010年,检验科的206个项目总测定次数为3373736次,年均1686868次。

检验科按照检验业务和相关专用设备进行了人员工作的分类:

生化检验组:6人,承担63个有关生化等检验项目的检测;

免疫检验组:5人,承担63个有关免疫学等检验项目的检测;

放射免疫:2人,承担放射免疫7个项目的检测;

血库管理:2人,承担血库管理和5个有关项目的检测;

本部临检组:6人,承担院本部住院患者23项有关常规项目的检测;

门诊临检组:9人,承担院本部门诊患者12项有关常规项目的检测,另外还承担有关其他检测项目的标本采集、分送、报告发送等日常工作;

一、二分院临检组:9人,承担这两个分院13个有关常规项目的检测,还承担需要送本部检验科检测的其他项目的标本采集、分送、报告发送等日常工作;

三分院临检组:3人,承担该分院12个有关常规项目的检测,还承担需要在本部检验科检测的其他项目的标本采集、分送、报告发送等日常工作;

病原微生物组:4人,承担有关病原微生物检测(细菌鉴别、培养、药敏等)的6个项目。

各组人力资源成本计入各组项目次数中核算,其中四个临检组合放在一起计算。人力资源成本按核算A方式计算。

B.试剂成本核算:

统计每种项目每年所需要的试剂量,计算出该项目试剂的总费用,以发生次数分摊到各个项目的次数中,作为试剂成本费用放在该项目测定一次的成本中核算。

C.耗材成本:

统计每个专用设备每年所需要的耗材量,计算出每个专用设备耗材的总费用,以在该专用设备上所检测的项目全部次数进行分摊核算,作为成本费用放在该项目测定一次的成本中核算。

D.专用设备折旧核算:

按照每个专用设备原值,按5年折旧计算每年折旧费用,分摊到每年该设备检测的各种项目的合计总次数,得到各个项目的每次检测分摊的设备折旧费用。

因设备不同,设备原值也就不同,设备成本分摊数也就不同。

即使是相同项目,也会出现不同成本,出现这样的情况是因为临床需要。如:电解质项目的测定就有两种情况,一种是非急诊状况下的测定,临床需要检测项目报告时间相对不急,就采用了不急的设备进行检测,这种成本相对较低。而需要尽快报告检测结果以供临床医师分析患者病情,并及时采取相应医疗措施处理病情的,就采用了能够尽快得到检测结果的设备方法,但这种成本相对较高。

E.辅助设备折旧核算:

按照专用设备的归类,将辅助设备也相应进行归类核算。由于有些设备是多个专用设备需要的,就只有估算这些辅助设备原值在各专用设备上所需要的分摊情况,再按折旧计算到项目中每次分摊的折旧费用中。

F.办公设备和办公家具、房屋建设、后勤服务成本核算:

将全科的办公家具和办公设备每年的折旧费、所有业务用房每年的折旧费、后勤服务成本(水电气、消毒、垃圾、网络等),按检验科检测项目全年次数进行分摊核算。

G.管理费用分摊核算:

当得到上述成本数据后,按《指南》方式以15%计算每个项目的管理费用分摊数,计入每次检测项目中。

③结果。

核算的206个项目中,有60项有亏损,年亏损额为311万元,主要是以人及其技术、经验为主要检测实施的项目亏损较多,如大便常规、前列腺液常规、白带及各种穿刺液常规、血培养等。有146项有结余,年结余额为1081万元。有结余的项目,主要是依靠仪器设备为主要检测实施的项目。科室年结余额为770万元。

由此可见,在医院最有结余的科室——检验科,医务系统的人力资源价值体现仍然是一个需要解决的问题。

(7)超声科项目成本核算。

超声科的成本因素相比手术项目而言较为简单,成本核算采用的思路与手术项目一样。共有因素以项目操作时间作为分摊依据。

①超声科人力成本核算

以项目实施操作需要的医务人员(医师、技师)计算人数,按照操作时间计算每个人的成本费用,核算标准仍然参照核算A方式。

②时间因素

由超声科医务人员确定每个项目操作(设备诊断检测使用、结果分析、报告打印、相关维护等)实际需要的时间。此时间将作为核算其他成本分摊的共有因素。

③相关医卫耗材

超声科的医卫耗材不多,一次性使用的主要是超声耦合剂、卫生纸(擦除检查后的超声耦合剂用)、消毒液、打印纸等。可重复使用的有医务人员的服装、检查床床单等。

④超声设备折旧

超声科有各种超声诊断仪设备15台,大部分设备可以通用于做各个相关超声检测项目,为此我们将其通算:

15台超声诊断仪设备的原值共计为14047040元,平均每台设备为936469.33元,按5年折旧,计算出每台设备每小时折旧费用为88.68元。再按照每个项目需要的操作时间计入成本核算中。

⑤辅助设备、办公设备、办公家具折旧

超声科的其他设备也不多,故把办公家具、办公设备、辅助设备进行通算,得到通用设备的每小时折旧费用。再按照每个项目需要的操作时间计入成本核算中。

⑥ 房屋折旧

按超声科业务用房屋面积,测算其建造成本,按50年折旧计算出每小时折旧费用,再按照每个项目需要的操作时间计入成本核算中。

⑦ 后勤服务

后勤服务成本包括:水电气费、洗涤消毒费、维修费、保洁费等全年所需的费用,计算出每小时的成本,再按照每个项目需要的操作时间计入成本核算中。

⑧ 管理费用分摊。

按《指南》方式,以加成15%进行核算。

(8)病理科项目成本核算。

病理科的项目成本核算就内容而言应与检验科相似,但由于检验科的有关设备自动化程度远高于病理科,因此在病理科涉及步骤操作内容,其核算与检验科不同。其核算模式方法与手术项目相似。

① 人力资源成本

以项目实施操作需要的医务人员(医师、技师)计算人数,按照操作时间计算每个人的成本费用,核算标准仍然参照核算A方式。

② 时间因素

由病理科医务人员根据每个项目操作(活检组织标本制作、病理学分析诊断、结果报告打印、相关维护等)的实际需要时间计算。此时间将作为核算其他成本的依据。

③ 耗材

病理科的耗材主要是处理组织标本的试剂(包括脱水、固定、染色等)和相应的组织标本载体(玻片),以及保存标本的器材。

部分项目有试剂盒统一操作流程的各种耗费,以试剂盒的价格作为耗材成本核算。

④ 专用设备折旧

病理科的专用设备主要包括:脱水机、包埋机、切片机和显微镜,将其打包通算,得到每小时折旧费用,再按照每个项目需要的操作时间计入成本核算中。

⑤ 通用设备折旧

此外有一些辅助设备,如:染色架、干片板、染色缸、电冰箱、电吹风等,也是作为通用设备打包通算,得到每小时折旧费用,再按照每个项目需要的操作时间计入成本核算中。

⑥ 房屋折旧

按病理科业务用房面积,测算其建造成本,按50年折旧,计算出每小时折旧费用,再按照每个项目需要的操作时间计入成本核算中。

⑦ 后勤服务

后勤服务成本包括:水电气费、洗涤消毒费、维修费、保洁费等全年所需的费用,计算出每小时成本,再按照每个项目需要的操作时间计入成本核算中。

⑧管理费用分摊

按《指南》方式以加成15%进行核算。

(9)有关医师诊查费的核算。

这里的医师诊查费核算是指门诊诊查费和住院诊查费。

2009—2010年重庆九院总计接待门诊患者90.5万人次,按这些患者每次均有交纳正高职称门诊诊查费8元计算,共计收入门诊诊查费724万元。

按前面的人力资源成本核算A方式(每人每小时34.15元),按接待一个门诊患者平均需要20分钟计算,也不考虑任何其他成本耗费,医师接待每个患者的人力成本为11.38元,同样以90.5万人次计算,其人力成本为1029.89万元。两者差数为305.89万元(年均亏损152.95万元)。

2009—2010年重庆九院患者住院床日数为59.99万床日,按每住床日计算的住院诊查费每日6元收费共为3599400元。按每个医师在一日24小时中平均为患者服务1小时,内容包括诊视患者、病情讨论分析、治疗方案确定、开具医嘱、病历书写等。按前面的人力资源成本核算A方式(每人每小时34.15元乘以59.99万人日次)计算,在病房里诊疗服务住院患者的医师成本为20486586.00元。两者差额16887186元(年均亏损844.36万元)。

门诊诊查费和住院诊查费合计年均亏损997.31万元。

四、效果

提取2009—2010年重庆九院医疗服务项目数1917个,经过分类,并制作医疗服务项目成本核算表,发到各相关科室进行有关人力资源、项目时间、医卫材料及设备等内容的填写,最终收回有效核算表并完成核算的项目数共计1176个,占提取项目数的61.35%。

1. 手术项目成本核算

提取978项,回收并核算638项,占比65.24%,其中亏损项目573项,有结余项目65项。计算2009—2010年上述项目的进行次数,得到在此期间上述项目的年均亏损金额:2896859.57元,年均结余金额:625582.92元,两者相抵,年均亏损数额：1719471.77元（171.95万元）。

2.护理系列项目成本核算

提取205项，有效返回并核算90项，占比43.9%，其中亏损项目83项，有结余项目7项。计算2009—2010年上述项目的进行次数，得到在此期间上述项目的年均亏损金额：25672816.70元，年均结余金额：56893.89元，两者相抵，年均亏损数额为24895985.74元（2489.60万元）。

3.医技科室系列项目

提取505项，有效返回并核算303项，占比60%，其中亏损项目97项，有结余项目206项。计算2009—2010年上述项目的进行次数，得到在此期间上述项目的年均亏损金额：6318311.61元，年均结余金额：12840783.19，两者相抵，年均结余数额：6522471.58元（652.23万元）。

4.内科系列项目

提取229项，共计核算145项，占比63.3%，其中亏损项目102项，有结余项目43项。计算2009—2010年上述项目的进行次数，得到在此期间上述项目的年均亏损金额：6784208.70元，年均结余金额：852525.76元，两者相抵，年均亏损数额：5931682.94元（593.17万元）。

5.诊查费差额

门诊诊查费年均亏损152.95万元，住院诊查费年均亏损844.36万元。

综上：1.手术项目：-171.95万元

2.护理项目：-2489.60万元

3.医技项目：+652.23万元

4.内科项目：-593.17万元

5.诊查费：-997.31万元

合计：亏损3599.80万元

五、评价

1.医疗卫生服务项目收费补偿盈不补亏

北京地区耗资三千万、历时三年所进行的医疗服务项目成本核算结果显示53%的项目亏损，47%的项目有结余，盈不补亏。

九院进行的医疗服务项目成本额核算结果：638个手术项目中有573个亏损，65项结余；90个护理项目中83个亏损，7项有结余；医技科室核算303个项目中亏损97项，有结余206项，能够为医院"创收"；内科系列核算的145个项目中，有102

项亏损,43项有结余。

价格与成本付出严重背离的典型医疗服务项目:

(1)医师门诊诊查费。

医师大学毕业后按照规定需要规范化培训1年后才可以成为住院医师,五年以后可以升为主治医师,这个时候在门诊接诊一位患者只有3元钱的价值,经过五年的临床磨炼,可以升为副主任医师,这个时候在门诊接诊一位患者只有5元钱的价值。

(2)住院诊查费。

在病房里的住院诊查费是以24小时为计算单位,每天收费6元钱。医师所付出的却是需要每天至少两次诊视该患者、分析病情、书写病历,如患者有病情变化,则有可能多次诊视患者,甚至就需守在病床边观察处理。

(3)护理费。

以在如今强调缩短住院日情况下,医院护理级别使用最多的项目、也是临床最为常见的Ⅱ级护理为例,以24小时为计,每天收费5元钱。护理人员需要在24小时中,每隔3小时巡视患者一次,同时要观察检测患者的生命体征、病情变化、护理治疗进程、用药反应,还要进行相应的病员生活、健康指导,做好护理记录等多项工作。

由此可见,作为医护人员的高学历、高技术、高职业压力与风险付出没有与之相当的价值。

2.医疗服务项目成本核算亏损的原因

通过文件资料的研究,通过对服务项目定价的历史变化以及上述的项目核算,可以看到我国医疗服务项目长期处于"虚有价格,虚无成本"状态。为什么会产生这样的状态呢?

(1)历史形成的不计成本定价方式。

计划经济时期的定价是完全不考虑成本因素,其目的也就是让多数人能够看得起病,即使没有医保的人也实际上享受到由政府补贴医院运行成本的公益性医疗服务。

医院也不考虑亏损问题,由政府财政解决。医院的医务人员也在不考虑经济因素的情况下,对患者采用时代所能应用的医疗科学技术进行治疗。医患间也没有经济利益上的博弈冲突和矛盾碰撞。

(2)医疗服务项目价格的调整由于诸多原因多数没有能够反映真实成本状况。

①这里的"调整"有两个含义和内容

一个是在计划经济时期,除了定价不考虑真实成本外,还进一步降低医疗服务项目价格,先后在1958年、1960年和1972年曾经三次大幅度降低收费标准,使计划价格更加远远低于实际成本。

另一个是在进入"市场化"时期,随着政府逐渐减少了对公立医院的财政投入,不再为医院亏损埋单,不计成本的医疗服务价格状况使得政府也对原来的价格进行了多次的调整:

"恢复"性调整:其中以在1985年进行的调整最为典型,使医疗服务收费标准才基本恢复到1952年的"实际"水平。

"差异"性调整:其中在1983年对自费医疗病人和公费劳保医疗病人实行不同的收费标准,以后又在1992年将自费病人的收费标准和公费劳保医疗病人的收费标准进行了并轨。

"放开"性调整:随着医学科学技术的不断发展,伴随着新设备项目、新技术项目不断引进、开发、开展使用,政府部分地放开了一些医用耗材、仪器设备项目的价格(也包括一些新药制品)。

但这样的调整赶不上物价、工资等成本的上涨。以1994—2004年计算,医疗服务价格的平均增加幅度为10%,而在这10年期间我国工资增长253.11%,国民总GDP增长231.71%,国民人均GDP增长205.04%,居民消费价格指数上涨了34.79%。到目前为止,重庆公立医院执行的医疗服务价格,多数仍然是八年以前由重庆市物价局、重庆市卫生局制定的2004年版本标准。

②在医疗服务价格调整上的"思考"与决策

有人认为我国国情和制度决定医疗服务价格不能完全按成本而定。广大群众的经济收入、消费水平与医疗费用的支付能力不相适应。目前的医保制度使相当部分民众自付比例较高。因此,医疗服务价格的制定受到一定限制,除考虑基本成本以外,更多的是要考虑患者承受能力。

这实际上也可能是目前顶层设计的主流思维,由此而影响到医疗服务项目价格回归真实成本。国家发展改革委、卫生部、人力资源社会保障部于2009年11月9日发布的医改配套文件《改革药品和医疗服务价格形成机制的意见》中也提道:"价格调整要充分考虑社会各方面利益和群众承受能力,统筹兼顾,逐步疏导矛盾。"

(3)医疗服务项目成本因素及其核算

也正是因为上述的种种原因,在相当长的一段时期里,医疗服务价格缺乏科学精确的计算方法和证据支持,难以真实反映医疗服务必需成本,更不要说制订价格不能随着其他相关因素的变动而及时调整。

过去的医院有关财务管理制度中缺少这样的栏目和要求,新的医院财务管理制度由医院进行全成本管理,其具体如何做到反映真实成本尚有许多需要完善之处。这样的结果使得医院医疗服务项目成本真实因素反映不足,承担和履行公益性职责、任务时,构成了相当部分公益性隐性成本难于计算。

3.长期以来医疗服务项目"虚有价格,虚无成本"的影响及其后果

(1)"虚无成本"的亏损状态导致政府财政补偿负担难于承受

计划经济时期,出于使没有医保的普通民众都能得到医疗卫生服务的公益性目的,政府对医疗服务以不计成本的方式定价,并承担了由此而带来的亏损。随着医疗卫生的发展,随着我国人口的增长,这样的亏损必然越来越大,政府的负担就越来越重。长期的低价状态,如此的亏损缺口,在如今如果要开展新的物价调整,由此而增加的费用除了政府财政能够埋单外,谁来承担都会觉得难受。问题在于如果政府不埋单又怎么办呢?

(2)医疗服务项目亏损使得医疗服务收入亏损由医院自己承担

随着政府退出承担医疗服务项目亏损的角色,医疗服务收入盈不补亏的结果就只有由医院自己承担,在政府以"市场性改革"要求下,在盈不补亏的现实情况下,公立医院的管理者和医务人员,逐渐从原来单纯考虑医疗技术服务于患者演变为既要服务于患者,还要加强经营、经济管理的"矛盾"角色。

政府投入减少,又不承担政策性亏损,部分医疗服务项目定价放开,医用耗材、药品实行市场化运作,公立医院在市场化的浪潮中"扑腾"。2017年全国实行药品零差价,中央精神以"8.1.1"补偿,但全国仅北京执行了中央精神。形成的原因主要还是有关卫生改革中央精神如何政令畅通地落地的认识问题。

(3)"虚有价格,虚无成本"的医疗服务价格体系,导致医疗卫生服务的价值体系紊乱,后果复杂而纠结。

①价格体系的延伸就是价值体系,当高学历、高技术、高职业素养和高职业压力的医务人员的劳动付出价值被低廉的价格标签进行标注时,尊重科学、尊重知识,包括尊重生命就没有了基础,也就没有了与之相应的机制建设、制度建设、思想建设等乃至整个医疗服务体系建设的经济基础。

②民众在长期的不计成本的医疗服务价格体系下,已经习惯了这样的服务价值,无论某个患者的经济状况如何,他可以因为某个星级酒店价格太贵而选择其他合适的旅店入住,但他不会因为这个星级酒店价格贵而觉得不合理。但是如果

患病,他一定会希望选择最好的医院、最好的医生给他治病,在自付比例较高的政策规定下,当他不能承受需要他自己支付的诊治费用时,那就是不"合理",就是看病"贵",进而医院自然是"黑心"的,医务人员就是"白狼"。 我国的卫生总费用仅占全球卫生总费用的3%,我国人口却占全球的22%,这里面究竟还有多少"过诊过治"的内容值得进一步探索。同属中国的香港,医务人员的劳动价值占卫生总费用的70%,而大陆的比例只有不到28%。这样的矛盾结果会产生什么样的认识呢?

③ 在这样的状况下,自然要纠正不合理的价格。民众认为已经够"黑",因而要考虑民众的经济承受能力。而长期以来如此状况下的医务人员的奉献、价值也需要考虑。医务人员在这样的低价值回报中前行,而所有医改都需要医务人员的积极参与,这样的价值体系会起到什么样的作用?

④ 在政府投入少,又不对亏损负责,又需要公立医院完成相应的公益性任务职责时,支撑医院生存的经济来源就只有向价值链上游:延迟付款争取流动资金;压低价格获得价差空间;在医院内部:强化管理,提高效率,注重成本效益;向价值链下游:在政策允许的范围内扩大经济来源。包括尽可能地采用新技术、新设备这些相对价格成本上有一定结余的项目。

⑤ 而由于耗材、药品的定价放开,加之低技术产品竞争的市场性行为,就出现了医务人员的价值市场性转移——收回扣、红包等不良行为,也就是目前的所谓"过诊过治"这样一个令医院管理困难,国家形象受损,民众负担加重,医德体系形象及建设都厌恶的畸形产物,造成了目前医患矛盾碰撞的格局。也严重地影响着医疗卫生服务的科学价值观建设。形成的背景复杂,需用"三个回归"综合治理。

(4)医疗质量服务体系与医疗服务价格体系背离。

为不断地提高医疗服务质量,更好地为患者民众服务,减轻患者尤其是经济收入较低的患者的医疗负担,卫生部系统不断地有一系列要求出台,要求医院改进。这本身是非常有意义的,也是医学科学发展的必然举措。然而,这些要求在"虚有价格,虚无成本"的背景下,如何能保持其可持续性?

(5)单病种核算、临床路径等医保支付方式改革实施必然受到影响。

进行单病种核算付费,进行临床路径付费,我国已经实行多年,但似乎到目前为止没有一个可以让大家接受的方案,为什么?

2012年8月9日,《健康报》第一版刊登的在安徽进行的按病种付费试点结论:"短期内很难覆盖大量病种,甚至永远不可能覆盖全部病种。该试点结果认为,任何一种单一的支付方式都是有缺陷的,容易被钻空子。"其实质就是价格与成本的背离。

同样被称为"毒瘤"的项目付费制,将要用总额预付制替代。如果不正视、不解决目前这样"虚有虚无"的价格体系,可能同样难以有实质性的进展,其原因就是没有科学合理的经济基础。

4.医疗服务项目价格调整势在必行

(1)建立科学合理的医疗卫生服务价值体系。

从上面的分析可以看到,医疗卫生服务项目"虚有价格,虚无成本"的价格体系,是目前医疗卫生服务体系建设发展面临的一个严重挑战和障碍,是关系到医改的深入进行、已有的医改成果能否巩固、医疗服务体系能否科学并可持续发展等的基础性问题。

医改的目标是要让民众身心健康得到保障,具体体现就是要看得起病;能较为方便地看病;在现有的医疗服务技术下使其所患疾病得到控制、治愈,身体健康好转。

要实现这样的目标,需要有两个支撑点,一个是医院,另一个是医院的医务人员。

医院要提供这样的医疗服务是需要如前述的刚性支出的经济成本来支撑的,有人认为,通过补需方后,患者到医院就医,就能给医院带来效益。从上述的医疗服务项目成本核算数据看,这里就会出现另外一个矛盾:患者到医院就诊,医院履行医疗服务职责,这样的职责履行越多,医院亏损就会越严重。目前多数医院没有像北京这样的补偿机制措施的情况下,要么忍受着亏损的煎熬,要么就在可盈利项目上加大力度,来减少亏损。后者也正是所谓的"过诊过治"的根源之一。有人曾经做过测算,政府财政少拨付医院1元,医院要从患者那里多收3倍费用才有可能不亏损,而且还必须是营利性项目。可见如此形成了一种恶性循环:政府加大了对补需方的投入,目的是让老百姓能看得起病,这是政府良好的愿望,也是应做的民心工程。但是医院为患者提供的医疗服务项目多数是亏损的,医院不可能长期承担这种亏损,于是便会出现"过诊过治",结果便是出现国家、民众、医院三方面不满意的纠结结果。

我们应该强调、也一直在强调要加强医务人员的职业素养和道德体系建设,但是在医务人员长期付出与回报不相称、长期没有合理的价值体系背景下,构建好其经济基础的合理机制建设才是体系建设的基础。

2012年5月8日,卫生部办公厅新闻宣传办公室主任邓海华在新闻发布会上讲道:"我们国家用仅占世界医疗资源的医疗总费用的3%,维护了占世界总人口

22%的健康。"依据卫生部2011年的统计年鉴：中国人均卫生费用在193个国家中世界排名居125位，与汤加共和国相当；人均政府卫生支出世界排名居131位，与东帝汶相当；卫生总费用占GDP比值世界排名居149位，与蒙古国相当。

为什么中国卫生总费用如此低？邓海华讲道："并不是因为医疗技术和设备不够先进，而是因为中国医生、护士的平均收入很低，不要说和发达国家比，和不少发展中国家同行的收入比，都是要少得多。"

那么接下来的问题就是：中国医务人员为什么收入很低？是中国的医务人员不勤奋？工作效率差？以卫生部发布的数据看，2011年我国门急诊人次数达到62.7亿人次，住院患者达到1.53亿人次，在全世界范围比较，中国医务人员的工作量都是很高的。显然就是医疗服务项目收费标准的问题，因为公立医院的医务人员工资是国家规定的，医疗服务收费标准是国家规定的。

价格一定程度上的外延是体现价值，医疗卫生服务本身就是一个高技术要求、高风险职业、高职业压力的工作，当医疗卫生服务的价格不能真实反映其真实成本，何来医疗服务的价值？何来谈得上尊重知识、尊重人才？当医务人员的高技术、高风险、高职业压力的价值沦变为耗材、药品的附加值时，还能要求医务人员背负一种成本与价值扭曲机制下催生的扭曲行为的"十字架"吗？

在患者、医院、医务人员这三个点上，科学合理的经济运行机制建设是所有其他机制建设的基础，而这个科学合理的经济运行机制建设的基础首先就是医疗服务价格体系必须回归其真实、科学状态。

因此医疗服务项目价格调整不仅势在必行，而且应当先行。

（2）无论现在还是将来，公立医院改革与管理都需要医疗服务项目的真实成本和与之相应的真实价格。

结合卫生部副部长陈啸宏谈到的公立医院改革的"公"和"立"问题，把公立医院的真实成本运行支撑核算清楚，才能确定公立医院的"公"究竟需要多少的"立"来支撑，其基础就是要把医疗服务项目的真实成本及其相应的价格搞清楚。从而才能明确是谁的责任，该投入的就必须投入，该支付的就一定要支付，该转移支付的就要转移支付，该制约的就要制约，否则就是缺位。

同样的道理，对医院管理来讲，当真实成本和真实价格弄清楚后，在现有体系及机制下，医院管理者可以知道在实现公立医院的公益性责任中哪些是能做的，哪些是做不下去的，哪些是能够控制的，等等。也只有在不断地提出问题和解决问题的进展中，医改才能真正地可持续深入。

（3）医疗服务项目的价格与价值相当的调整行动已经开始。

2010年1月16日,北京市卫生局财务处处长刘建民介绍:北京地区投入巨资,在8家医院进行了为期三年的对2万多个医疗服务项目的成本核算研究,其中盈利的约占43%,57%的医疗项目存在不同程度的亏损。从2010年开始,北京将尝试新型财政补偿政策,以保障医院医疗收支平衡,使公立医院的公益性质得以体现。新政策对医院的补偿将分成三部分:经常性补偿、鼓励性补偿和专项补偿。其中,经常性补偿包括对亏损且无保本点的项目进行补贴,对离退休人员全额保障;鼓励性补偿是对成本管理控制好的医院进行奖励;专项补偿是对设备更新和重点学科予以支持。

重庆市卫生局于2012年2月制订了《重庆市医疗机构物价管理指南》,为医疗服务项目成本因素核算给出了部分相关核算办法。

2012年5月,国家发改委、卫生部、中医药管理局发布了一份长达300多页的《全国医疗服务价格项目规范(2012年版)》,对医疗服务项目的成本因素做出了较为详细的描述,为医疗服务项目成本核算进一步提供了依据。

作者:张云　程敏

🌱 第十一节 补供方与补需方的平衡点研究（从2004年开始）
——供需平衡、公益与市场

一、背景

在我国，公立医院在医疗体系中占主导地位，在提供基本医疗、保障广大民众健康方面具有不可替代的作用。自新医改以来，"加快推进基本医疗保障制度、建立国家基本药物制度、健全基层医疗卫生服务体系、促进基本公共卫生服务均等化"等多项重点改革已取得阶段性成效，但以公立医院为主体的改革却面临不少困难。

习近平总书记在主持召开中央全面深化改革领导小组第十一次会议上强调，要坚持公立医院公益性的基本定位，破除公立医院逐利机制。李克强总理在深化新医改的措施中也提出，坚持保基本、强基层、建机制的基本原则；坚持统筹安排、突出重点、循序推进的基本路径，并调动医务人员积极性。时任国家卫计委主任李斌则认为，在具体操作中要建立一个基层首诊、双向转诊、上下联动、急慢分治的分级诊疗体系；近期国家卫健委力推的"三明"模式，着重于"三个回归"，即回归公益性、回归医生看病、回归药物治疗。国家和行业的主要领导的指示再次强调了公立医院的公益性定位，但公益性的内涵、成本支撑及实现途径等事关公立医院改革的核心元素，仍处不断求索中。

当前，政府投入不足以承担公立医院亏损，公立医院运行中以"市场性"现状维持"公益性"本质的现象广为存在，在要深化改革、逐步建立维护公益性、调动积极性、破除逐利机制的新机制下，公立医院改革难以回避的现实问题是：其运行的成本支撑是什么？取消药差的补偿机制将会给医院的经营管理带来什么？

二、理念

针对供需方如何适配从相对效率视角，通过对历年来投入供（医院）需（患者）方的文件的梳理，以从投入内容和范围、实现的情况出发，将政府卫生支出、医疗卫生服务支出与财政支出相比较，探究投入供需方的实现情况和投入与产出效率。

为此，分析我国对于投入供需方的历程、现状和存在的问题，并通过非参数分析法就投入供需方的投入产出进行效率分析，以期研究财力当期可支撑、未来可持续的补偿机制。并结合国内外普遍运用的卫生总费用的目标性指标，探讨我国政府投入占GDP的现状，公立医院的补偿渠道、方式和范围。以从供需方的视角来看待政府对于公立医院的投入。

三、措施

在供需方适配中，围绕供需方的相对效率进行评价。针对DEA方法介绍，主要是：结合政府投入供方的特点和对产出的多元化目标，就模型建立、指标选择和数据处理等进行分析。DEA最初由Charnes, Cooper and Rhodes(1978)提出，C^2R是第一个DEA模型，用于前沿估算的非参数规划的数据包络分析方法。后Banker, Charnes and Cooper(1984)将C^2R模型中规模收益不变的假定改为规模收益变动的假定，即为BC^2模型。发展到目前为止，最具代表性的DEA模型有C^2R、BC^2、FG和ST模型。其中，FG模型假定规模收益递减，ST模型假定规模收益递增。DEA中，企业相对效率在(0,1)区间内分布，处于效率前缘企业的效率值为1。DEA能计算分配效率和技术效率，后者又可分解为规模效率(scale efficiency)和纯技术效率(pure technical inefficiency)。各个模型均有投入导向(Input-oriented)和产出导向(Output-oriented)两种形式，模型可设定为规模收益不变(CRS)和规模收益可变(VRS)。产出导向的DEA模型设定为给定一定量的投入要素，求取产出值最大。反之，投入导向的DEA模型是指在给定产出水平下使投入成本最小。DEA模型(C^2R, BC^2)是以有效生产前沿面来模拟经验生产函数，从而以其效率反映决策单元相对于"最佳实物"(效率为1的决策单元)的信息。

（一）投入供方

1.相关文献梳理结果

一是整体内容不断增加且强化。在梳理的从1978年到2016年的18个文件中，仅1989年的《关于事业单位财务管理的若干规定》旨在对供方的投入外，其余均在投入范围、标准、措施方面予以了明确规定，除病人欠费从有到无外，包含后来常称的六项买单等内容不断强化。二是首次提出监督政府投入职责。2006年的"十一五"规划纲要要求建立各级政府间规范的责任分担和资金投入机制，2009年《关于完善政府卫生投入政策的意见》中首次提出了加强对政府卫生投入的监督和管理。三是尚未明确在职人员经费投入。在已研究的18个文件中均未提及，或各地执行情况各异。故人力成本补偿标准不明确、不统一，操作中随性较大。四是药品补偿问题不断完善。早在2001年，财政部等五部委在《关于完善城镇医疗机构补偿机制落实补偿政策的规定》中规定：药品收支不足弥补医疗成本时，由同级财政补偿；2015年，国务院办公厅（国办发〔2015〕33号文）首次提出将医院药品贮藏、保管、损耗等列入运行成本予以补偿。2017年9月1日，全国实行药零差，中央也有"8：1：1"的补偿要求。

2.投入供方相关指标分析

一是卫生总费用增长问题。我国THE总量增长迅猛，但占GDP的比值变化不大，且横向比较中人均卫生费用在世界131国家中排125位。进一步探析可知，由于经济社会的发展、新技术和新项目应用、医疗服务价值体系扭曲、疾病谱改变、人口老龄化等多重因素叠加，加上体制性以项目计费和控制人力价格，相对放开物耗相关价格等复杂原因，致使卫生总费用增长较快。二是卫生投入占GDP的适宜份额。根据现有文献可知，多数学者认为THE与GDP呈正向相关性，也有质疑结论的可靠性的，因为按照研究者意愿使用某种模型，而实际情况或迥异。总之，尚无权威机构和权威部门进行确定，加上国内外已有普遍认可的THE/GDP为5%的目标性指标，故仅研究以此目标下投入供方的内容和效率。三是政府卫生支出增长与财政支出增长比较。二者增长幅度变化不一致，在分析的21年中，有11年政府卫生支出超过了同期的财政支出增长幅度，其余10年未达到。其实际数与理想数之间的差异呈现三个时段：1993—1997年，与实际数与理想数差异不大；1998—2008年，实际数明显低于理想数；2009—2013年，实际数高于理想数，但从总体来看，应投额度与实际投入额度相差1269.67亿元。所以，由于多年的欠账，使累计欠投差距仍较大。四是财政支出增长与医疗卫生服务支出增长比较。二者增长幅度变化曲线有趋同性，但有14年投入医疗卫生支出的增长率未达到政府财政支出增长的要求，仅7年达到。其理想数与实际数相距甚远，呈离散趋势。说明政府医疗卫生支出未按照财政支出增长率执行，执行投入供方的政策有趋弱现象。五是医疗卫生服务投入增长与政府卫生投入增长相比较。二条曲线从1993年的几乎接近到2013的逐渐拉大，呈离散趋势，表明政府对医疗卫生服务的投入量化标准不明晰，对供方的投入责任有弱化趋势。小结：尽管我国卫生总费用增长明显，但我国投入供方与GDP、财政支出、GEH等指标相关度不大。

3.投入供方现状

一是投入供方的相关因素。由于投入供方包括财政补助、医疗服务收费和药品补偿（2017年9月1日已全国实行药零差价）等部分，其补偿范围、标准和方式不仅与当地经济社会发展、人口老龄化、疾病谱等息息相关，又与物价、医保部门相关，也与药品耗材的生产商、供应商等相关。多重因素叠加，使得研究更加复杂，本研究重点是从政府政策的制定和执行角度研究投入供方的现状,从卫生总费用占GDP、政府卫生支出占GDP、投入供方占GDP比较可知:政府卫生支出增加,并未着力于供方。二是投入供方的历史及问题。政府投入供方经历了计划经济时期的不计成本、全额包干,到市场经济时期的投入占供方总收入10%不到的现状,公立医院实则是依靠自身"创收"来维持运行。目前临床路径和单病种付费和DRG或DIP等举措仍在探索中运行,医疗服务价格呈现"虚有价格,虚无成本"状态,财政投入供方功能不明,投入方式未起到应有绩效导向作用。三是从全国情况来看。通过对16年全国综合医院财政投入的研究表明,财政投入占综合医疗机构的总收入均未超过10%,在新医改后,均值超过了7%。四是从东、中、西部来看。按照财政投入总量、卫生机构平均拨付、卫生人员人均拨付、当地人均财政拨付等指标来看,财政投入不论是总量还是平均值都在增大。其中,前两项指标中,东部是中部的近两倍,西部比中部稍高,但与东部差距仍较大,且东、中、西部的该两项指标的差距仍呈扩大趋势。在卫生人员人均拨付中,东、西部的变化线几乎重合,表明总量、平均值、变化趋势等趋同,而中部差异较大;在当地人均拟人均拨付中,西部与东部变化趋势相同,但总量和均值差异大,而中部差异仍较大。五是从同一地区不同省市来看。仍然按照财政投入总量、卫生机构平均拨付等四个指标来分析。东部地区内,北京最高,山东最低;中部地区的指标不同,差异较大;西部地区中的重庆,除当地人口人均拨付一项外,其余三项中,从投入绝对值来看,仅稍高于贵州,远低于四川和云南,而卫生机构和卫生人员的均值拨付均低于云南、高于四川和贵州。六是从同一省市的不同医院来看。研究将重庆市的98家医院分为市级医疗机构(17)、区县人民医院(44)、区县中医院(37)三个群,按照整群全样本进入的方式,分析了其六项买单情况,结果是:从投入总量占比排序来看,依次是区县中医院最高,区县人民医院、市级医疗机构次之。分别以床位、在职职工人次、退休职工人数、门急诊人次数和出院人次等指标分析,除最后一项外,其余四条曲线变化趋同,提示要经过投入与效率的产出测算来进行具体分析。

　　4.投入供方效率分析

　　采用目前较为普遍的非参数规划的DEA分析供方效率可知。分别以全国31个省市、重庆市44家区县级人民医院为例来计算。并运用了C^2R、BC^2模型来测算。得出:

　　一是从全国来看:C^2R分析结果为,在规模报酬不变的前提下,我国政府卫生投入的平均效率值较高(0.904),且有11个省市的效率值为1,小于0.7的仅7个省市。进一步分析投入冗余和产出亏空,18个效率值小于1的省市均存在不同程度投入冗余和产出亏空。BC²分析结果为,在规模报酬可变的前提下,13个处于规模报酬不变是省市,其综合效率、纯技术效率、规模效率均为1,表明仅本研究所选用的投入与产出指标中,其决策达到了最优;14个处于规模报酬递增阶段的省市,其综合技术效率小于1,纯技术效率为1与规模效率小于1的有浙江等6省市,建议根据其效率值和规模报酬情况适当调整决策思路;也有12个省市的纯技术效率和规模效率均小于1,同样也要根据其效率值和规模报酬情况适当调整投入决策。

二是从重庆来看:C²R分析结果为,在规模报酬不变的前提下,44家区县级人民医院的综合效率值为0.598,可见资源的利用率并不高;且只有7家医院的效率值为1,达到了最优效率;效率值在0.9以上的仅3家医院,且投入冗余与产出亏空严重,表明重庆市的区县级人民医院的资源不足与浪费情况较为严重。BC²分析结果为,44家医院中,纯技术效率为0.710,规模效率为0.848。但具体到各个医院,8家处于规模报酬不变,8家处于规模报酬递增,其余的28家均处于规模报酬递减。且36家医院的投入冗余和产出亏空均严重,产出亏空指标各异,表明区县级医院的资源配置情况不容乐观。

总之,通过本部分从投入供方的政策历程、补偿因素、补偿现状、投入与产出的效率等分析可知:我国正加大对供方的投入,但存在着区域间、区域内以及同一省市不同医院的差异,且从全国角度来看,投入与产出的效率值较高,而以某一省市为标准的测量中,其投入冗余与产出亏空较为严重。因而在加大对供方投入时,应当着力于优化医疗卫生资源的配置并提高使用率。

(二)投入需方

通过对投入需方内容的梳理和相关指标的解析,以全国、东中西各地区、重庆市以及某个三甲医院为研究对象,对投入需方现状进行了研究,并通过DEA方法对全国29个省区市(天津、广东未在中国卫生统计年鉴2014中查询)的城镇职工医保和新农合的投入与产出进行效率测算。现总结如下:

1.投入需方文件内容

通过对涉及投入需方的14个文件的分析可知:财政对于需方的投入与我国城镇二元化体制和三种不同类型的医疗保障体制息息相关。可根据三种不同的保障体系来分析政府投入需方的内容。

一是公费医疗保障制度。新中国成立至今,针对国家机关工作人员(现称公务员)等执行的医疗保障制度,实际上可称为几乎全免费的医疗保障,此时财政投入需方经费,由需方自由选择医疗机构,经过供方提供需方服务,相当于财政购买医疗服务的行为。

二是城镇职工基本医疗保障制度。其由单位和个人按照一定的比例共同筹资，将经费统一上交至医疗基金管理机构，由其根据供方提供服务的多少再按照相应的规定支付给供方。此时，财政不直接投入需方，也不直接投入供方。

三是新型农村合作医疗制度。这是在农村合作医疗制度上发展起来的，从2002年至今，由于财政投入需方的力度不断加大（包括中央投入），极大提升了参保群众的热情，参合率从2004年的70.53%增至2013年的95%以上。

2.投入需方相关指标分析情况

由于本研究重在从财政投入需方的角度进行分析，故从国内外的医疗保障支出及受益角度来探析医疗保障支出的来源，同时也将医疗保障支出增长与医疗卫生服务支出、财政、政府卫生支出等增长指标相比较，得到的结论是：新医改后，政府投入需方增长率加大，对于投入供方与需方的差异逐渐缩小，到2011年投入需方的占比超过供方，而且存在继续加大的趋势。

3.投入需方现状

一是投入需方的相关因素。由于投入需方的因素，既与医疗保障制度、经济发展、人口状况、疾病谱改变等有关，也与国民素质、法律制度等相关。各国在制定相应的医疗保障制度中，其经济的当期可承受、未来可持续、投入需方的公平与效率兼顾等是重要因素，尤其是公平与效率都较好的情况。目前还未有一种较为成熟的典范。

二是投入需方的历史及问题。政府投入需方的历史是随着我国的医疗保障制度的发展而发展的，大体分为改革开放前的公费医疗、劳保医疗和合作医疗三大保障体系独自运行。到改革开放后的经历了初步探索、制度框架建立和全面建设三个时期。如今，已建立起了以全民（城镇职工、城乡居民、特殊困难群体）为对象的基本医疗保障体系为主，以补充医疗、医疗救助、生育保险、工伤保险、商业保险等为辅的补充医疗体系，其中除城镇职工外，财政均不同程度的直接投入需方。

三是从全国情况来看。①城镇职工基本医疗保障的情况：尽管城镇职工的基本医保筹资渠道是单位和个人，财政并未直接投入需方，但可从城镇职工的参保人数和参保率来了解基本情况。从1993年到2014年，参保率从1.4%增至72%，但仍有近30%的职工未参加，即在全国医疗保障体系下，虽然是政策全覆盖，但并非全民都参加了基本医保。②城镇居民基本医疗保障参保人数的情况：作为原有三大保障体系不能覆盖的城镇居民，从2007年国务院文件出台到2010年全面铺开，参保人数从2007年的4000多人增至2013年的近3亿人。③新型农村合作医疗保障情况较之于前两种而言,新农合参保率不断上升,几乎达到了全体对象的全覆盖,其投入的主要渠道是由国家财政投入,各地方的投入额度和报销比例各异。

四是从投入需方的区域来看。①分地区的城镇职工参保情况:从普参保人数、基金收支等来看,三地区差异明显,东部最大,中部次之,西部最少,但人均基金收入东部最多,西部次之,中部最少。且累计库存东部仍最大,这与当地的经济发展、财力支撑等相关。②分地区的城镇居民参保情况:东部的城镇居民的参保人数上升明显,而中部和西部则相对平缓,并在2013年时,中部和西部接近。表明各地区投入需方的差异明显。③分地区的新型农村合作医疗参保情况:从参合人数、人均筹资等可知,东部最高,西部次之,中部最少,表明中部地区财政对需方投入的数额相对较少。

五是从重庆市来分析具体数额。①城镇职工筹资来源较固定,但比例及细则有相应的变化,以2015年为例,单位职工医保筹资由单位缴8%、个人缴2%的方式共同筹资;个人职工则根据档次按社平工资的5%或11%由个人全额支付。②城乡居民基本医疗保险国家没有统一筹资标准,对于地处西部的重庆而言,以2015年为例,财政对需方的补助为每人每年380元,其中,120元为中央财政按原有比例补助,增加的260元,按80%的方式予以投入。

六是以某医院为样本分析投入需方报销情况。研究中以某医院2013—2014年所有住院患者为对象,研究了城镇职工和城乡居民分别在5个费用段的报销情况,得到:城镇职工和城乡居民在具体报销中,呈现正三七和倒三七的现象,即同一病种、同一的费用段,城乡居民仅能获得30%的报销;同时大额理赔和民政救助在患者总费用中的比例逐渐上升,对缓解民众看病贵起到了一定的作用。

4.投入需方效率分析

采用目前较为普遍的非参数规划的DEA分析供方效率可知。分别以全国31个省市城镇职工和29个省市新农合的投入产出效率来分析。并运用了C^2R、BC^2模型来测算。得出:

一是城镇职工的投入与产出效率:C^2R分析结果为,在规模报酬不变的前提下,通过以基本收支、城镇职工参保率等为投入指标,以出生率、死亡率和预期期望寿命等作为产出指标,得到其综合效率为0.096,可见其使用效率值不高;且除基金收入一项外,其余指标均存在投入冗余与产出亏空,说明资源并没有得到有效的利用。BC^2分析结果为,在规模报酬可变的前提下,除1个省市外,其余均处于规模报酬递减阶段,其投入冗余与产出亏空不如按照规模不变的情况下严重,且能够较为明晰地判定哪个省市的投入与产出严重,为政策制定者提供了相应的依据。

二是新农合的投入与产出效率:C^2R分析结果为,在规模报酬不变的前提下,通过以参加新农合人数、人均筹资、补偿受益、基金使用率等为投入指标,以出生率、死亡率等作为健康产出指标,得到其综合效率值为0.975,且基金使用率、预期期望寿命等的投入冗余与产出亏空均较小,除补偿受益产出指标存在12个省市的产出亏空外,其余值均较优,说明新农合的投入与产出效率较高。BC^2分析结果为,在规模报酬可变的条件下,有18个省市处于规模报酬不变阶段,6个处于规模报酬递增阶段,5个处于递减阶段。且11个省市均存在不同程度的投入冗余与产出亏空,其中参加新农合人数与补偿受益人次数两项指标的投入冗余较大。

总之,通过本部分对投入需方的政策历程、补偿因素、补偿现状、投入与产出的效率等分析可知:我国由于二元制体系的存在,政府直接投入需方重点是公务员体系和新农合,而广大的城镇职工医保,则主要由单位和个人筹资完成,由进行的报销比例和效率测算可知:样本医院的城镇居民报销率一般在30%左右,而70%依靠自费,同时,在进一步效率测算中,较之于城镇职工基本医保,新农合的投入与产出综合效率较高,这与我国广大农民的报销比例较低,资源利用率较高的现状相一致。但也因为自费率较高,部分正当的健康诊疗需求被压抑而未得到释放。

四、效果

通过本研究,笔者在《健康报》上发表了《公立医院补偿要列好时间表》一文,主要内容是分类补偿怎么分? 如果"六项买单"到位,政府财政补助应占公立医院总收入的28%左右。而有数据显示,目前我国公立医院政府财政投入占总收入的均数是10%,重庆市为8%。也就是说18%左右的少投入是靠公立医院"逐利"实现,因此建议把"六项买单"作为财政投入补偿第一类进行。如果实行分步补偿,又该怎么分? 笔者建议分成六步,依次是:离退休人员经费,在职人员经费,药品补差,公卫公益任务和政策性亏损,基本建设、大型设备购置和维修维护等,重点学科建设和专科深化。

通过本研究,笔者在《中国社会科学报》上发表了《公立医院改革中基本医疗服务的底线思维》一文,主要内容一是建立基本病种目录——基本病种底线,二是形成基本诊疗标准——基本诊疗底线,三是制定基本用药标准——基本药物底线,四是明晰基本人力支撑——基本人力底线,五是履行六大买单承诺——基本设施底线,六是界定基本保障范围——基本服务底线。

该项研究使国家社科基金以良好结题,为后期的成研中心成为博士后工作站奠定了基础。

五、评价

通过相对效率评价的理念,通过建立相应的指标体系,对政府投入供需方的效率进行对比分析,能够得出有限资源下,效率的对比值为未来进行供需方平衡点的探索提出了思路与借鉴。也为有限卫生资源的匹配提出了新的切入点和思考点。总体上,公益性多补供方,社会卫生效益的公益性、公平性更好。北大李玲2018年曾做中国卫生经济学会重大课题,已有结论:由于医疗市场是一个"失灵"的市场,市场因素越强,供需方的矛盾最终会让整个社会付出更大代价与成本。

作者:郑万会

第十二节　不同条件与参数下项目成本核算的方法学选择，世行项目结题诞生"重庆模式、亚太推广、国际标准"

一、背景

2016年，重庆九院"重庆市医院成本管理研究中心"作为研究主体中标世界银行全球招标项目，医院标准化成本核算体系建立。其活动目标为：在国家卫生计生委关于医院标准化成本核算的规范文件基础上，通过项目活动的开展，在共8家项目区县医院建立规范的科室全成本核算管理体系，选择有条件的1家医院开展县级医院项目成本核算探索，提升项目区县医院管理水平及经济运行效率。在世行项目办公室、市卫健委项目办的领导、支持下，项目组组长张培林教授提出"重庆模式、亚太推广、国际标准"的总目标。

二、理念

坚持"遵循医学科学规律、遵循卫生经济学科学规律、遵循管理学科学规律"为指导思想，采用点、线、面工作方式，按照招标大纲目标要求、项目合同和设计方案，以已有的国家文件为依据，借鉴国内外已有的经验，结合各业主单位基线调查的具体实际情况，以建立适合的、可用于为医疗卫生服务的、可持续发展改进的医院成本核算体系为目标。

三、措施

第一，成本核算理论与技术的掌握。通过集中和现场培训指导，学术交流与共同研讨等多种形式的数十次活动，使各业主单位逐渐掌握医院成本核算相关理论和操作技术。第二，成本核算组织机构建立。结合业主单位具体情况，以有人负责组织和决策、有人实施和执行，以工作开展有效率为本质，建立了各业主单位的成本核算组织机构、职责制度和操作规程。第三，核算单元与编码设置。研究现有相关文件中一些与实际情况甚至是与文件自身不相吻合的问题，设置核算单元归类原则，在政府颁布的文件基础上，设置了医院科室核算单元及其四级7位数编码，形成核算单元与编码字典。第四，核算数据规范。以门诊住院分开建立核算单元要求，结合各业主单位存在的难于相应归集的原始数据现状，制定数据采集对接规范和数据规范规程，以"先易后难""分阶段""包容性"方式逐步完善数据归集并进行成本核算。第五,计算参数选择。提出了核算过程中需要采用的各相关参数参考选择方式,强调各医院内部参数选择的一致性和备注说明规程。第六,医院科室核算报表。结合管理需求,尤其注重医院科室管理人员对财务专业不熟悉的情况,在保留原报表设计的基础上,对部分相关报表进行重点设置,并以各单位的核算报表为基础,对各业主单位院领导和中干进行报表应用辅导培训。第七,与政府会计制度对接。针对2019年各业主单位实施政府会计制度而成本核算不变的情况,编制成本核算费用类别与《政府会计制度》科目对接表和会计科目与成本核算科目相对具体细化的对接表,指导产出2019年成本核算报表。第八,医疗服务项目成本核算的探索与开发。系列对比研究了目前医疗服务项目成本核算的方法,结合目前我国公立医院的实际情况,成功地采取了以收入比例系数法对被选择的综合性医院医疗服务项目进行成本核算,协助临床路径项目完成了制定病种的成本核算,为各医院开展、推广项目成本核算和精益化管理奠定了基础。

四、效果

(一)技术和管理模式上的突破

(1)实现了在关键细节上的创新突破。归类、分摊、编码、核算单元划分在全国尚难统一的情况下,找到了公约数;根据项目单位信息化条件、卫生大数据及支撑条件,项目成本核算开发方法学选择,以及为DRG实施打下基础按临床路径的病种成本核算探索。

(2)实现了在关键细节上的技术突破。信息化建设、队伍建设,形成可复制可推广于全国各区县的医院成本核算体系;加快完善本项目的质控体系和满意、较满意、不满意的参数与条件设置,以利于成本核算的方法学选择。

(二)形成系列研究科研成果

从项目启动伊始,成本核算咨询组不仅仅注重业主单位医院成本核算的推展应用,还在业主单位的集中培训中、在全国或地区的卫生经济学会的系列学术活动中,均有注意邀请其他非业主单位的医疗机构相关人员参加。项目活动开展以来,在核心期刊发表相关论文5篇,编写《公立医院成本核算的理论与实践》专著,在2019年11月28日—30日,由重庆市卫健委世行项目办、《中国医院》杂志社主办,重庆市卫生经济学会、重庆市第九人民医院、重庆市医院成本管理研究中心、重庆市城口县人民医院具体承办的全国"世行项目成本核算与绩效改革专题研讨会",受到与会代表120多人的好评。

(三)研究成果转化为国家和重庆市政策标准

该项目的部分研究内容("真实成本信息""成本与质量双底线原则"等)被国家卫健委采纳,转化为国家标准:2021年2月,国家卫健委、国家中医药管理局联合印发《公立医院成本核算规范》(国卫财务发〔2021〕4号)。为向全国详细解读该国家标准的具体内容,2021年3月,课题组组长受国家卫健委邀请在《健康报》上刊发《成本核算:医院治理"用数据说话"》一文。

以该项目研究结果为基础,重庆市卫健委于2021年2月出台《重庆市公立医院成本管理办法(试行)及成本核算操作指引》(渝卫发〔2021〕7号),具体包括:《重庆市公立医院成本管理办法(试行)》《重庆市公立医院科室成本核算操作指引》《重庆市公立医院医疗服务项目成本核算操作指引》《重庆市公立医院DRG病种成本核算操作指引》等具体办法。

五、评价

(一)总体评价

在该项目结题验收会上,重庆市世行项目办和评审专家对该项目研究成果进行了高度肯定,认为达到"重庆模式、亚太推广、国际标准"的总体目标。《中国医院》杂志社郝秀兰主编给予了"项目设计高端,实施细致接地,内容翔实震撼"的评价。清华大学医院管理学院院长刘廷芳院士给予了"世行成本核算项目的成功经验可以作为对发展中国家输出医院管理的内容,在一带一路推广应用"的评价。

(二)系列重大意义

1.对国内已有标准、文件的完善具有借鉴意义

世行项目的进行对上述文件将有着完善和借鉴意义,具体有如下几个方面:第一,遵循医学科学、卫生经济学和管理学规律,以已有文件为指导,对项目活动实施进行适用性、合规性推进。第二,世行项目的业主单位包括三级医院、二级医院;有综合性医院和中医院、妇幼保健院的专科医院,医院标准化成本核算活动在重庆市区县不同属性的业主单位成功进行,标志着此项目对多数医疗机构具有较好的适应、借鉴、推广性意义。第三,医院科室成本核算体系建设过程中一系列难点问题的解决,为其他医院的推行奠定了基础。第四,世行项目成本核算中对医疗服务项目成本核算体系建设中方法的选择和支撑条件的论证与具体实施,使这个医疗服务项目成本核算最大的难点问题得到解决,为各级医院开展医疗服务项

目成本核算及深入进行医院精益化管理奠定了基础。第五，根据世行医院标准化成本核算活动的经验，编制了医院科室成本核算、医疗服务项目成本核算和相应软件系统的标准化文件，可作为范本文件使用。第六，国家卫健委财务司委托国家卫健委卫生发展研究中心正在进行《公立医院成本管理办法》《公立医院成本核算操作手册》标准编制的课题组工作人员周海龙先生在2020年7月14日向我们来电（本项目咨询组张培林教授、刘宪教授是标准编制课题组的成员），并提出推荐一家县级医院加入课题组参与标准编制。按照课题组要求，我们推荐了城口县人民医院加入。城口县人民医院虽然在世行项目成本核算活动中就报表质量而言不是最好的单位，但它是进步改变、成效和应用最显著的单位，也是唯一一个开展了医疗服务项目成本核算的单位。

2.在中小型医院具有较强的适宜推广价值，大型医院也可借鉴

本项目在多家不同属性医院不断解决一系列问题中成功实施，并以此项目活动为基础编写的《医院标准化成本核算》范本文件和对区县医院、大型医院的推行方案，对中小型医院具有较强的适宜推广价值，大型医院也可借鉴。

3.对目前正在进行的医改深化具有重要的现实意义

第一，医疗服务项目价格调整。我国医疗服务项目价格制定是医改深化中的一项极为重要的举措。从我们过去所承担的研究课题"重庆市公立医院成本核算与补偿机制""医疗服务价格动态调整机制研究"和世行项目此次在城口县人民医院进行的医疗服务项目成本核算的结果中可以看到，目前虽然正在朝着体现医务人员高学历、高技术、高职业压力和高风险的价值方向改进，但多数以医务人员活化劳动进行的医疗服务项目的价格仍然处在收费价格与服务价值严重背离状态。其原因除了价格调整需要慎重兼顾考虑外，医疗服务项目的成本认定尚未有相关大数据支撑，而没有大数据支撑的主要原因是医疗服务项目的成本核算在绝大多数医院中没有开展，没有普遍开展的原因就是目前没有合适的医疗服务项目成本核算方法。本项目中对医疗服务项目进行成本核算的方法学的全面论证和最终采用收入比例法作为医疗服务项目成本核算方法的实施，为各类型医院开展医疗服务项目成本核算提供了佐证，大数据形成有了基础，依据数据结果对物价的动态调整就有了直接的量化依据，最终会有利于医改的深入进行。

第二，DRG实施。DRG作为医疗保障体系支付制度改革举措正在进行试行，明年将执行。目前的DRG计费是以病案首页上发生的项目内容进行计算，这个内容就目前的医院运行而言或多或少地包含了药价虚高和"过诊过治"的成分。由于多数医疗机构医疗服务项目成本核算未能开展，相应病种成本核算及DRG组群

的成本核算缺失,无论是医疗机构或是医保支付,医疗机构的费用控制及收益来源从何着手? 在随着药品、耗材直采的逐渐开展,医院资金流将会有较大的紧缩,更会触动和增加医院经营的痛点与难点。上述这些伴随着DRG实施的问题都需要医院成本核算作为经营管理的基础,进而找到解决问题的根源。如此,DRG实施的真实效果才会体现。

4.构成公立医院精益化管理的基础之一

精细化管理目前因为加入了成效评估被称为精益化管理。精益化管理有三个特征性内涵:医疗服务项目成本核算为基础的成效分析;以战略为导向、成本核算为基础的预算绩效管理一体化;在上述两个基础上的流程再造与PDCA。由此可见医院成本核算的重要意义。

5.可增加为新三甲医院评审标准的内容

医疗卫生服务的质量安全是三甲医院评审标准的主要内容。我们已经知道,任何产品也包括服务型产品其质量的高低与成本的高低一般讲是正相关关系,即产品质量高,其相关耗费也高。从过去到目前,随着医学科学的发展和相关管理的要求,行业部门必然会对医疗机构医疗质量安全的要求越来越高。同样,政府为加强对公立医院的财务管理,也提出了一系列财务管理要求。可能是由于部门管理的属性问题,谈医疗质量安全发展与提升的部门不考虑财务资金如何支撑,谈财务管理提升的部门不考虑医疗质量安全发展与提升如何保障,处于一种似乎各不相关的"两张皮"的分离状态,没有统一的医疗卫生服务质量安全与成本消耗关联标准。这些内容在过去部门下发的各种文件中都有体现。但到了医疗机构层面,这两者的关系则是密切相关又相辅相成的。提高医疗卫生服务质量安全需要有成本可支撑的底线,控制成本需要有保障医疗卫生服务质量安全的底线。因此,可以认为医院成本核算体系的建立及相关大数据的形成对财务管理部门以及医疗质量管理部门都是有着重要意义的。

鉴于目前多数医疗机构尚未建立完整的医院成本核算体系,在2019年11月举办的全国"世行项目成本核算与绩效改革专题研讨会"期间,中国医院协会评价与评估部张振伟教授在听取了张培林会长有关世行项目成本核算工作开展的经验介绍后认为,应当把医院成本核算体系建立纳入新三甲医院评审标准。

作者:谭华伟

🌱 第十三节 重庆市医院成本管理研究中心的创建及其对全国医院成本管理研究的重大贡献（从2018年开始）
——四重境界 追求卓越

一、背景

（一）社会经济环境面临的新挑战

从2009年新医改至今，全国和各地区经济增速放缓成为各行业发展面临的显著特征和共同挑战。在总体资源有限的情况下，社会需求总量和结构持续发生重大变化。民营医院以经营灵活、就诊环境、服务态度为优势形成强有力的市场竞争。互联网时代，信息技术的发展已带来医疗服务模式的转变。新冠肺炎疫情的突袭，揭示了人类依然面临新疫情、新病毒不断出现的挑战。

（二）健康中国战略带来的新变化

在没有全民健康就没有全面小康的政策感召下，在《"健康中国2030"规划纲要》的引领下，新医改也在不断深入，面对互联网+医疗的日益兴起，"五破除"（破除自收自支的运行机制、破除以药养医现状、破除以耗材养医陋习、破除以促销贿医恶习、破除以检验养医惯例）现状、药品耗材集中带量采购、从按病种分值付费试点（Diagnosis-Intervention Packet，DIP）到按疾病诊断相关分组付费（Diagnosis Related Groups，DRG）的医保支付方式改革、医疗服务价格调整、医务人员薪酬待遇提升、脱贫攻坚向乡村振兴过渡的健康扶贫等都为未来五年的研究重点提供了根本遵循和新动力源。

（三）落实国家政策提出的新要求

为贯彻落实中央大政方针、战略部署，以及成渝地区双城经济圈建设，重庆市及重庆市北碚区先后出台了《健康中国重庆行动（2019—2030年）》《重庆市区县域医共体"三通"建设工作方案》和《健康中国北碚行动（2019—2030年）》等制度文件，从普及健康知识、提升全民健康、优化健康服务、提高健康寿命四大方面对医院提出了一系列新举措、新要求，同时我区于2020年正式拉开"绵碚"交流合作的序幕……系列新政策都为成研中心提供了新机遇。

（四）防控新冠肺炎疫情带来的新空间

我国抗击新冠肺炎疫情的成就世界瞩目，在常态化防控的背景下，医疗机构面临着运营困境，医院需要从医院成本、医院绩效、医院目标和科室会计制度以及资本运营和管理等方面，创新自身的管理模式，加强自身的内部管理，以实现医院社会经济效益的最终目标。为此，公立医院的绩效管理、医疗卫生资源匹配、医务人员价值评估、医疗服务价格动态调整等卫生经济领域的难题又面临新的挑战，这也为卫生经济领域研究提供了新的空间。同时，对于整个"健康中国"的发展策略是否还有新的重大调整，成研中心要做好准备。

（五）研究平台不断延伸，研究团队不断壮大，研究内容以"点、线、面"不断深化，在面临新挑战、新变化中寻找新空间

二、理念

九院人及其成研中心始终贯彻"积极为当地服务、努力在全国推广、争取进国家标准、力争国际有影响"的四重境界理念。

（一）积极为当地服务

九院人以成研中心为依托，首要任务是在研究实践低成本支撑的医院差异化中不断突破，除过去在理论和实践中的持续积淀外，重点是结合九院发展实情和新医改新形势，在三医联动中，为医院争取量化空间，以促进医院更好发展，为当地民众带来更大福祉。

（二）努力在全国推广

九院人以成研中心为代表，在现有条件下，创造适合公立医院改革大潮，有温度、接地气、能操作的理论，并在小范围实践，以期在试错中不断优化调整，达到在本土先行先试，在西部重点实践，然后在结合中东部经济社会发展实际，进行不断改进，争取在全国推广。

（三）争取进国家标准

从"做课题"到"做标准"，是九院人在卫生经济、医院管理领域研究始终不渝的奋斗目标，在参与的《公立医院成本核算规范》已出台的基础上，还需在医疗资源的优化匹配上有新突破，在Pareto Optimality下，为全国的医疗资源配置中的人、财、物、时间、信息等标准制定提供量化依据。

(四)力争在国际有影响

作为发展中国家的卫生经济团队,除了研究本国的医疗卫生领域的经济问题外,还需要在人类命运共同体中贡献自己的光和热,尤其是结合国家"一带一路"倡议,借助国内的知名高校和专家学者,将已有的研究成果进行管理输出,以期在国际上产生一定影响。

三、措施

(一)深化已有基础

一是以BSC理念为基础,强化在医疗配置、效率提升等方面的研究;二是利用重庆市成本核算管理办法出台之机,大力助推成本核算在医院的应用;三是以预算绩效一体化等载体,深化在绩效管理中的应用;四是利用医保相关课题,深化三医联动的研究;五是继续深化医疗服务价格动态调整的研究和政策建议。

(二)开创未有局面

在已有系列成果的基础上,"点、线、面、体"多视角并进,借助医院经济管理年之机,深化公立医院的政府补偿、医保支付改革、医疗服务价格调整、医疗成本核算等方向的成果推广与应用,为公立医院的深化改革、现代化治理等提供政策建议,并力争获得政府部门批示或文字性认可。

(三)探索或有未来

一是以年薪制为载体,探索医科大以控制为主、中等规模医院以激励+控制为主、基层医疗机构以激励多点执业为主的年薪制模式;二是探索互联网+医疗下的医保基金支付、财政投入补偿、习总书记的"两个允许"落地等;三是探寻药品和耗材集中带量采购下的"三医"之间的影响及量化空间挪移,以及如何把握空间的存量与增量的关系,"空间"在医保、医院、患者三方的腾换。

(四)推广现有成果

在布局全国、重在西部、立足重庆的理念下,将各类成果推广:一是通过发表SCI等高质量论文和出版专著向学界推广;二是通过成研中心网站、医院公众号、院报等向公众推广;三是劳模式创新引领或以议案提案等形式向国家级层面建言献策;四是通过培养博士后、研究生、实习生进行潜移默化。

（五）延伸已有平台

在现有全国劳模示范创新工作室重点学科、成研中心省部级重点学科、博士后科研工作站、重庆市卫生经济学会以及与西南大学、重庆工商大学等合作的平台基础上，加强与国家卫健委卫生发展中心、中山大学附属一院、南方医科大学等市外机构的合作，以使平台建设更高远。

（六）注重产学之研

产学研相结合，是科研、教学、生产不同社会分工在功能与资源优势上的协同与集成化，是技术创新上、中、下游的对接与耦合。成研中心未来的研究要着重研究和实践的双结合、社会效益与经济效益的双丰收，从研究立项之初就对未来的应用有较为清晰的规划，并尽可能与信息技术相结合，同时加强院企合作和定向培养。

（七）配好各种保障

一是加强经费管理：实施以内为主，用好现有的学专科、科研课题的专项资金，适时争取外部经费；二是补齐学科建设的实用性短板，对成研中心的电脑及相应设备进行升级换代，加强软件及相关数据库建设的投入；三是进一步做好成研中心办公场所及周边环境的美化、维护和其他后勤保障。

（八）兼顾其他工作

在上述工作扎实推进的同时，还要兼顾学会秘书室的日常行政、党务工作，川渝学术、京津沪渝卫生经济论坛、中国卫生经济学会年会等学会工作，并做好未来五年或更长时期承担该任务的准备；同时还要兼顾医院相关行政管理工作，如：规范化科室检查、医院院报、对外经济合作办、党务，以及上级领导交办的其他工作。

四、效果

在遵循四重境界的理念下，九院人以成研中心为代表，取得了六大转变：一是从做课题到做标准的转变。在课题上中标世行项目和国家社科基金等多层级课题；在标准上参与医院标准化成本核算等"三个国家标准"。二是从无到有做到创建研究平台的转变：自主创建成研中心和劳模创新示范工作室；还与西南大学和重庆工商大学分别共建研究所。三是从国内到国际的转变。《医院标准化成本核算研究》取得国际突破。围绕医改、医管等BSC、成本核算、RBRVS研究国内闻名。四是从培养财会人才到培养复合研究型人才的转变。从培养卫生经济团队的财会人才到培养财务专业人才、医院成本管理人才等的复合研究型人才。五是从卫生经济学术研究延伸到贯彻党的"健康中国"方针的转变。建言献策受到中央巡视督导组高度赞誉;并在《健康报》《中国社会科学报》发文。六是从创新研究到创造价值的转变。团队的点值法本土化创新理论等,并与金算盘软件公司合作创利5亿元,指导鄂钢医院改制获中国典型。

重庆市医院成本管理研究中心的创建及其对全国成本管理的贡献有目共睹。在2018年获中国医院协会、清华大学医院管理研究院、《中国医院院长》杂志社联合评选的改革开放四十周年经典案例奖,成研中心主任张培林作为发言的特邀嘉宾,在会上被采访时回答的四重境界让与会者赞赏有加。2019年作为建国七十年中等规模医院代表,重庆九院被《中国医院》杂志社推荐为全国八家巡礼医院之一。2019年成研中心被批准为博士后科研站,2020年被全国总工会评为全国创新示范劳模工作室。

五、评价

"四重境界"既是对人生的理解及实践,更是对九院人及成研中心"情系民生、追求卓越"精神的诠释。近年来,其不断从西部走向全国乃至全球,是"四重境界"理念的指引,是"四重境界"思想的光芒,尤其是以领军人物带领的团队不断推出创新成果,并应用于国家相关部委,更是表明坚持"四重境界"理念更加会为中国的医疗资源优化配置、中国的新医改贡献更大的力量。

作者:彭琳

第十四节 资源针对医院自收93%，并"抓中间、促两头"，"医疗卫生单位预算绩效一体化研究"获得国家卫健委重点课题二等奖（2020年）

一、背景

全面实施预算绩效管理是政府治理方式的深刻变革，是提高国家治理能力和实现国家治理现代化的重要举措。2018年9月中共中央、国务院印发的《关于全面实施预算绩效管理的意见》（中发〔2018〕34号）（以下简称《意见》）提出"用3—5年时间基本建成全方位、全过程、全覆盖的预算绩效管理体系，实现预算和绩效管理一体化，着力提高财政资源配置效率和使用效益"。《意见》为医疗卫生单位预算绩效管理指明了方向、规划了路径、明确了举措。具体到医疗卫生领域，2019年1月国务院办公厅印发的《关于加强三级公立医院绩效考核工作的意见》（国办发〔2019〕4号）明确要求"强化绩效考核导向，推动医院落实公益性，实现预算与绩效管理一体化，提高医疗服务能力和运行效率"。对医疗卫生单位而言，预算与绩效管理一体化是一种融入绩效思想的创新预算管理模式，其内在规律和逻辑关系尚处于探索阶段，亟待厘清一体化的全流程融合路径、关键环节、工作举措、职责定位、工作目标、绩效评价、激励约束机制、信息化手段等基本要素。从而量化落实提升医疗卫生单位管理的系统性、协同性、整体性和有效性，提高财政资源配置效率和资金使用效益。由于重庆九院在医院绩效管理和全面预算管理上具有多年实践基础和系列创新做法，2020年5月重庆九院作为组长单位，与中山大学附属第一医院联合中标国家卫健委委托中国卫生经济学会重点课题"医疗卫生单位预算与绩效管理一体化研究"。

二、理念

以差异化为导向，针对全国公立医院以往重财政项目预算、轻自有资金预算难题，重庆九院及中大一院以医院自收自支资金（大约占总数的93%）为研究对象，"抓中间、促两头"为工作思路，小切口导入实现三对接。

(一)"抓中间":绩效管理指标体系构建思路

"抓中间"着力点在于设定一套整合预算与绩效的绩效考核指标体系。绩效考核指标体系构建思路为"3+N",从中选择可与预算对接的指标体系。"3"是参考三个刚性制度:财政部《预算绩效评价共性指标体系框架》(财预〔2013〕53号)、国务院办公厅《关于加强三级公立医院绩效考核工作的意见》(国办发〔2019〕4号)55个绩效考核指标或《关于加强二级公立医院绩效考核工作的通知》(国卫办医发〔2019〕23号)、财政部《项目支出绩效评价管理办法》(财预〔2020〕10号)。"N"为课题拟探索建立的系列特色指标,初步纳入4类指标:N1类指标为成本管理指标体系,包括以成本库为基础的模式和预算案项目库为基础的模式;N2类指标为与预算分析挂钩的指标体系;N3类指标为等级医院标准评审指标体系;N4类指标为国内公认医改典型的指标体系,如"三明模式"的成本三分类。

(二)促上头:促预算思路

第一,在战略决策预算层面,主要体现预算治理功能:一是体现现代化医院治理体系(价值医疗、整合医疗、精益化、公益性);二是体现《"健康中国2030"规划纲要》具体量化要求;三是体现医改"基层首诊、双向转诊、急慢分治、上下联动"16字方针;四是符合各级各类医疗卫生单位的功能定位;五是重大公共卫生事件要有储备,比如根据本次新冠肺炎疫情将持续多年现状,需要强大的感染科、呼吸内科、ICU,做好院感科,规范标准的发热门诊。第二,在经营预算层面,要用好两个刚性文件:一是参考"三明模式"的人力成本、运行成本、基建设备成本三分类;二是参考重庆市政府指令性任务研究课题中的重要结论,如绝对刚性支出和相对刚性支出分类(绝对刚性支出包括在岗人员工资、五险一金、公卫公益支出、贷款利息、基本运行支出,相对刚性支出包括维修维护、学科发展、重大建设、员工福利、绩效工资)。第三,在财务预算层面,有效区分财政性资金和财政项目资金边界和管理重点。财政资金应该关注预算绩效管理主体一体化,即医疗卫生单位预算管理如何同政府财政部门和主管部门预算对接。财政性资金不仅包括政府财政资金,还包括医疗卫生单位自有资金。财政性资金预算应体现以下重点:一是以人为本,医务人员成本要适应价值医疗;二是按价值支付,要在科室成本三级分摊基础上,向临床倾斜;三是要部分解决好运行成本问题;四是资本性成本支出,在政府无拨付或少拨付情况下,医疗卫生单位该如何补充。

（三）促下头：促一体化思路

进一体化主要通过系列管理工具来促进预算与绩效管理一体化内涵和一体化路径的有机联动和整合。主要涉及三个层面的一体化：在战略层面，实现预算与绩效指标对接；在战术层面，实现质量安全与成本消耗一体化；在分配层面，实现目标-任务-考核-发放一体化。

三、措施

在融合思路上，从医院战略分解出发，创新性提出绩效目标和预算目标、绩效考评和预算考评"双对接"机制，有机整合了"预算编制—预算执行—预算调整—预算评价—预算反馈"全过程和各环节。在融合路径上，创新性将项目库和成本管理作为融合工具，实现医疗卫生单位预算与绩效一体化、有机量化融合；在一体化工作举措和工作要求上，创新性提出预算绩效目标指标库、预算项目库、预算绩效评价指标库、收入绩效分配方案等具体工作办法，有助于预算与绩效一体化落地。

四、效果

第一，荣获中国卫生经济学会第二十一批重点招标课题二等奖。第二，形成政策标准。以课题研究内容为基础，归纳提炼《医疗卫生单位预算绩效管理办法（草案）》《医疗卫生单位预算项目库管理办法（草案）》两个办法，并提交国家卫健委财务司供其参考决策。上升两个办法部分内容被国家卫健委采纳，进入2021年4月国家卫健委、财政部、国家中医药管理局联合印发的《卫生健康领域全面实施预算绩效管理实施方案》（国卫财务发〔2021〕14号）。第三，为两名博后选题和深化研究奠定基础。2020年12月，重庆市医院成本管理研究中心面向全国招聘两名博士后人员。两名工作人员以课题研究内容为基础，分别深化研究预算绩效管理与薪酬制度、医院资源配置的关系。第四，出版专著一部。由课题组负责人张培林教授作为主编编写的《公立医院预算与绩效管理一体化研究的理论与实践》，于2021年4月由西南师范大学出版社正式出版并公开发行。

五、评价

（一）理论上的政策导向

本课题结合医疗卫生行业特点，从医院和政府两个角度提出医疗卫生单位的预算与绩效管理一体化的理论框架，系统梳理一体化的全流程融合路径、关键环节、管理主体职责定位、工作目标、工作内容、绩效评价、绩效反馈与改进等全过程管理的基本要素，从学理上丰富医疗卫生单位预算管理和绩效管理的理论内涵。立足预算管理关键环节，以专项预算、经营预算、财务预算为根基，基于绩效目标和预算目标、绩效考评和预算考评"双对接"机制，构建预算编制绩效目标指标体系、预算与绩效管理一体化效果评价指标体系以及收入绩效分配方案，填补了本领域研究的不足。以预算项目为载体，基于项目库管理为工具提出"单位—部门（科室）—项目"三级预算绩效管理体系和项目库，有助于当前研究的理论突破。

（二）实践上的工作导向

本课题以医疗卫生单位预算绩效管理现存的突出问题为导向，在构建的预算与绩效管理一体化的理论框架、绩效目标指标体系、效果评价指标体系、三级预算绩效管理体系、预算项目库、收入绩效分配方案基础上，基于案例研究、问卷调查、现场调研、专题研讨等形成的预算与绩效管理一体化证据链条，有助于评估医疗卫生单位预算与绩效管理一体化关键制约因素并厘清其发生机制及实现条件，提出预算与绩效管理一体化的融合路径，构建预算与绩效管理一体化的核心支撑体系。在微观上，将提升医疗卫生单位在管理上的系统性、协同性、整体性和有效性，提高财政资源配置效率和资金使用效益；同时提升医疗卫生单位现代治理能力。在宏观上，将为政府部门（预算主管部门和财政部门）建立医疗卫生单位预算与绩效管理一体化工作制度和操作指南提供有理论、有实践、能操作的政策建议和技术支持。

作者：谭华伟　彭琳

第十五节　从"五有"到"五好"的全国劳模创新示范工作室（2021年）

——劳模引领　创新发展

一、背景

全国劳模创新示范工作室（下简称劳模室）诞生在具有93年历史的重庆市第九人民医院，其下辖的卫生经济团队、儿童孤独症团队和全科医科团队三个团队，其中前两个团队持续主导了九院的全国领先（医院成本管理研究）和西部领先（儿童孤独症康复治疗）。尤其是卫生经济团队在2007年被当时的重庆市卫生局批准为医学重点研究室——医院成本控制研究室；2010年时任九院院长的张培林教授喜获全国劳模荣誉称号；2014年卫生经济管理创新团队建立了区级劳模创新工作室；2015年，全科医学团队和儿童孤独症康复治疗团队先后加入劳模室；2015年，该团队卫生经济研究被重庆市卫健委批准成立重庆市医院成本管理研究中心；2016年，评为重庆市劳模创新示范工作室；同年，被重庆市人社局批准成立博士后科研工作站；2020年，被全国总工会命名为全国示范性劳模创新工作室。

二、理念

劳模室秉行"苟日新，日日新，又日新"，意从勤于省身和动态的角度来强调及时反省和不断革新。劳模室积极"服务当地、形成标准、全国推广、国际影响"的创新思维，从"五有"（有工会组织、有创新团队、有工作条件、有经费保障、有创新成果）到"五好"（创新队伍好、创新条件好、工作机制好、创新业绩好、示范效应好）不断发展壮大，着力推动劳模室规范化发展。

劳模室三个团队的定位是九院的重要组成部分：一是全国领先——医院成本管理研究（劳模室卫生经济管理创新团队主导）；二是西部领先——儿童孤独症康复治疗（劳模室儿童孤独症康复治疗创新团队主导）；三是重庆北部领先——医教研综合实力 璧山、合川、铜梁、潼南等。

三、措施

（一）做好制度保障，健全创新机制

主要从"加强组织领导体系、创建推进体系、深化考核监管体系、促进服务保障体系、完善评审认证体系"的"五个体系"建设出发，做好制度保障，健全创新机制。

1.加强组织领导体系

为建设好劳模室，医院成立专班谋划劳模室的工作，实行统一规划、统一标准、统一部署。院党委书记、工会主席多次带领劳模室成员，参观学习其他劳模创新工作室建设的经验，院党政多次听取关于劳模室建设情况的汇报，并提出劳模室建设应把握的原则。强调劳模室建设过程中，要紧紧围绕医疗卫生、医院的重点工作和中心工作，制定工作计划和攻关目标。

2.创建推进体系

医院劳模室工作推进领导小组，统筹劳模室创建及运行整体工作，把劳模室近期及中长期规划纳入医院的重点学科和人才发展规划，把申报全国示范性劳模创新工作室纳入院党政的议事日程和工会工作计划，形成"党委领导、党政支持、部门配合、先进挂帅、职工参与"的创建推进体系，使劳模室创建工作规范化、高效率开展。

3.深化考核监管体系

自劳模室创建以来，我们一直注重制度建设并不断完善。先后完善了劳模创新工作室的创新项目的申报、考核、评比机制，修订了《劳模工作室管理办法》《劳模工作室创新项目考核办法》《劳模创新工作室章程（试行）》《劳模创新工作室专项资金管理办法》等系列文件，确保劳模室高标准创建，高水平管理，高质量运行。

4.促进服务保障体系

创建劳模室为工会组织更好发挥作用、服务发展、服务职工搭建了一个新的平台。院工会为了更好地围绕中心、服务大局、促进发展，通过协调、组织开展劳模室活动，为劳模在创先、创新、创优、创效上发挥骨干带头作用提供了平台和机制保障，凸显了工会组织在发展大局中的地位，彰显了工会服务大局的能力和水平。

5.完善评审认证体系

从医院多年积淀的"五有"（有工会组织、有创新成果、有创新团队、有工作条

件、有经费保障)基本条件到"五好"(创新队伍好、创新条件好、运行机制好、创新业绩好、示范带动好)的二次跃升,再到"八项标准"(标志明显、场所固定、设施齐全、组建团队、制度相对完善、经费到位、台账翔实、成效明显)的达到,我们不断完善和规范了劳模室的运行和评审认证体系。

(二)筑牢创新平台,营造创新氛围

近年来,劳模室结合各团队自身的特色、特点,不断创新发展,不断筑牢创新平台,不断营造创新氛围。

1.全科医学管理创新团队

一是"四定"模式更加深入扎实。全科医学管理创新团队在抓好党建、带领医院改革与发展的同时,将多年实践研究成果"四定"(定点、定人、定时、定量)管理创新模式,借助劳模室这一平台,在重庆合川、北部新区、万州、忠县、南川等地区多个社区卫生服务中心深入扎根、推广运用,取得了良好的效果。

二是抗击"新冠肺炎疫情"冲锋在前。2020庚子年春初,当疫情来临,全科医疗科主任作为九院第二批援鄂医疗队队长,带着20名队员逆行而上,奔赴重庆市主城区新冠肺炎集中救治点——市公共卫生救治中心;刚刚援藏归来不久的全科医疗科副护士长王晓容主动请缨,作为九院第一批援助重庆市公卫中心的医务人员奔赴疫情第一线;援鄂医疗队临时党支部书记陈强匆匆告别了家人,和战友们一起前往重庆市公卫中心;内分泌科主治医师陈婕,她顾不上刚接受肺癌手术正处化疗艰难期的父亲,顾不上年仅3岁的女儿正需要妈妈的陪伴,毅然请战奔赴重庆市公卫中心抗疫一线;全科医疗科主治医生何国金,年轻的护士、老党员李冬菊主动积极地参加到湖北孝感东南医院抗役支援大军中……

2.卫生经济管理创新团队

一是劳模示范,队伍成长。在张培林劳模的引领和示范下,不仅在创建劳模室前创造了全国"五个第一",还在创建和推进建设中培育了人才,锻炼了队伍。卫生经济管理创新团队,3人职称晋升,1人获得博士研究生学位,团队人员交流学习培养25人次,国家和市级学会任职10人。国家新闻出版总局、《中国医院》主编、上海、辽宁、广东、安徽、湖北、广西、重庆部分区县等全国各地来劳模室参观学习。二是"六个创新转变"再上台阶。一是从"做课题"到"做标准"。在"做课题"上,中标"国际级—国家级—省部级"多层级重大课题;在"做标准"上,不仅完成世界银行项目的标准要求,也参与了国家卫生与发展研究中心的部分有关医院成本管理的标准编制,部分标准即将颁布。二是从"有人做"到"创建研究平台做"。不仅创建了重庆市劳模创新示范工作室,还创建了重庆市医院成本管理研究中心、重庆市医院成本研究方向博士后科研工作站,与西南大学和重庆工商大学合作创建了医院经济研究所等多个研究平台。三是从国内到国际。国内层面:主要围绕医改、医管和卫生经济进行研究。如,医疗保障与支付制度研究、公立医院绩效改革研究、创新版的"点值法"研究等。国际方面:中标和主持世界银行重大项目——"医院标准化成本核算的体系建立"。四是从培养财会人才到培养复合研究型人才。劳模室经历了从培养卫生经济团队的财会人才到培养财务专业人才、医院成本管理人才、融合其他知识的复合研究型人才的人才培育与发展历程。近三年还带教重庆医科大学研究生等,导师带徒6人。五是从创新研究到创造价值。在提出点值法本土化创新理论、"质量—安全—成本—消耗"一体化理论、"真实成本、合理价格"等创新性研究理论的同时,与民营医院、企业进行"产学研"合作,逐步实现从创新研究到创造价值的转变。六是从卫生经济学术研究延伸到贯彻党的"健康中国"方针。在《健康报》《中国社会科学报》以及《中国卫生经济》等报纸杂志上发表了《公立医院补偿要列好时间表》《公立医院改革中基本医疗的服务底线思维》《公立医院补偿机制改革,典型模式和路径反思》等研究论文,为政府决策提供参考依据。目前,国家已逐级开始考核政府对公立医院的补偿投入量化情况。

3.儿童孤独症康复治疗创新团队

一是不断扩大治疗范围。近三年来先后为上万名儿童提供医疗服务,进行康复训练的孤独症儿童达到50000余人次,90%的孤独症儿童取得了显著的临床治疗效果,超过30%的患儿进入正常幼儿园、小学生活学习。其中,进入正常幼儿园的有23%左右,进入正常小学的有9.8%左右。

二是不断加强对外合作。与美国合作搭建研究平台,开展CITASS(中国婴儿—学步期幼儿孤独症筛查量表)研究,在国内首次对1—2岁孤独症儿童进行早期筛查,为儿童孤独症的早发现、早干预提供有效的工具。创新团队还积极承担了西南大学、重庆文理学院等高校的临床教学工作,并接收外院进修人员,已带教西安市第四人民医院、贵州省妇幼保健院等多个医院的数十名康复治疗师。

三是强化成果运用,提升创新能力。劳模室自成立以来,不断探索、固化、改进,"五好"目标建设持续推进。尤其是近三年,劳模室在创新成果、人才培养、技术攻关、科研合作、学术交流及效益方面,均取得突出成效。

（三）引领新未来

一是适宜转化方向：将已研究得较成熟的科研成果进一步转化为社会生产力，具体为医院成本核算为基础的系列应用性研究、医院绩效管理为基础的系列应用性研究、公立医院战略成本管理……

二是延伸研究方向：在现有基础上已经开展并将要进一步进行民营医院质量安全与成本支撑逻辑关联研究、互联网医疗生存发展与成本支撑逻辑模式研究、不同成本支撑条件下，互联网医疗生存发展模式研究……

三是健康发展方向：以现有研究成果为基础，以《"健康中国2030"规划纲要》为引领，为"健康中国"宏观决策提供依据的研究方向、区域中心医院人效薪以及对接55项考核指标的规律研究、财政补供方底线及补多少的主要要素研究……

四、效果

劳模室在"五有"积淀的基础上，在首创五个"全国第一"后，继续脚踏实地工作，于2020年喜获全国示范性劳模创新工作室称号。同时，由劳模带领的团队完成的世行项目高质量结题，创建了医院标准化成本核算的"重庆模式、亚太推广、国际标准"；由劳模引领的医院成本管理的国家标准已于2021年2月3日由国家卫健委以"规范"形式出台；同时，国家卫健委重点课题"医疗卫生单位预算绩效一体化研究"以二等奖结题；博士后工作进展有序（已招收的两位，一位侧重研究年薪制，一位侧重研究卫生资源优化配置）。

五、评价

"五有"与"五好"是市区工会领导关怀的结果，也是医院党政常抓不懈的结果。医院专门成立以党委书记、院长为组长，纪委书记为常务副组长，常驻在院工会办公室的机构，一直沿着"从出成果出人才的机制建设，到出成果出人才的土壤培养"道路前进。

作者：李晓军